LEHRBUCH DER INNEREN MEDIZIN

VON

H. ASSMANN · K. BECKMANN · G. v. BERGMANN
H. BOHNENKAMP · R. DOERR · H. EPPINGER · E. GRAFE
FR. HILLER · G. KATSCH · W. NONNENBRUCH
A. SCHITTENHELM · R. SCHOEN · R. SIEBECK
R. STAEHELIN · W. STEPP · H. STRAUB† · F. STROEBE

VIERTE UMGEARBEITETE UND ERGÄNZTE AUFLAGE

ZWEITER BAND

MIT 163 ABBILDUNGEN

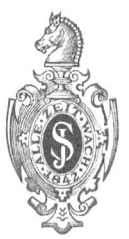

SPRINGER-VERLAG BERLIN HEIDELBERG GMBH 1939

ISBN 978-3-662-37142-8   ISBN 978-3-662-37855-7 (eBook)
DOI 10.1007/978-3-662-37855-7

ALLE RECHTE, INSBESONDERE DAS DER ÜBERSETZUNG
IN FREMDE SPRACHEN, VORBEHALTEN.
COPYRIGHT 1939 BY SPRINGER-VERLAG BERLIN HEIDELBERG
URSPRÜNGLICH ERSCHIENEN BEI JULIUS SPRINGER IN BERLIN 1939
SOFTCOVER REPRINT OF THE HARDCOVER 4TH EDITION 1939

Inhaltsverzeichnis.

Seite

Krankheiten des Wasser- und Salzstoffwechsels, Krankheiten der Nieren und Harnwege sowie der männlichen Geschlechtsorgane. Von Professor Dr. H. Straub †-Göttingen. Für die vierte Auflage bearbeitet von Professor Dr. K. Beckmann-Stuttgart. (Mit 5 Abbildungen). 1
  I. Allgemeine Pathologie des Wasser- und Salzstoffwechsels und der Harnbereitung 1
    1. Der Anteil der Niere an der Regulation der Blut- und Gewebszusammensetzung 1
    2. Die Konstanten der Blut- und Gewebszusammensetzung 9
      a) Das Wasser 9
      b) Die Elektrolyte 11
      c) Die Isohydrie 13
      d) Die Körperasche 15
      e) Organischer und anorganischer Stoffwechsel 16
      f) Nahrung 16
      g) Selektive Resorption 16
      h) Ausscheidung 17
    3. Extrarenale Regulation der Blut- und Gewebszusammensetzung 17
  II. Spezielle Pathologie und Therapie der Krankheiten des Wasser- und Salzhaushaltes 23
    1. Krankheiten des Wasserhaushaltes 23
      Diabetes insipidus 23
      Polydipsie 26
      Symptomatische Polyurien 26
      Primäre Oligurie 27
      Wasservergiftung und Durstkrankheit 27
    2. Krankheiten des Salzhaushaltes 29
      Ungenügende und übermäßige Salzzufuhr. Salzfieber 29
      Hypochlorämie 29
      Phosphaturie 30
    3. Transmineralisation 32
    4. Das Ödem 35
  III. Spezielle Pathologie der Nierenkrankheiten 40
    1. Symptomatologie 40
      a) Blutdrucksteigerung 40
      b) Albuminurie. Cylindrurie 44
      c) Niereninsuffizienz 47
      d) Poikilopikrie und Azidose 49
      e) Die Urämie 49
      f) Atemstörungen bei Nierenkranken 52
      g) Sonstige Begleitsymptome der Urämie 52
    2. Prüfung der Nierenfunktion 53
      a) Durch Urinuntersuchung 53
      b) Durch Blutuntersuchung 56
      c) Durch Vergleich zwischen Blut und Harn 57
  IV. Klinik und Therapie der doppelseitigen hämatogenen Nierenkrankheiten . 57
    Einleitung 57
    1. Die Glomerulonephritis 60
      a) Die akute Glomerulonephritis 60
      b) Die chronische Glomerulonephritis 66
      c) Die Herdnephritis 70
      d) Die Schwangerschaftsniere 71
    2. Parenchymatöse Nierenerkrankungen 72
      a) Febrile Albuminurie 72
      b) Die Lipoidnephrose 72

	Seite
c) Die Amyloidniere	75
d) Nierenschädigungen durch Vergiftungen. Nekrosen	75
3. Hochdruckkrankheit und Nephrosklerose	77
4. Die arteriosklerotische Atrophie der Niere	81
5. Die Stauungsniere	81
V. Spezielle Pathologie und Therapie der sog. chirurgischen, ein- und doppelseitigen Erkrankungen der Nieren und der Harnwege	82
Spezielle Diagnostik	82
Physiologie und Pathologie der Harnentleerung	82
1. Infektiöse Erkrankungen der Harnwege	84
2. Die Tuberkulose der Nieren und der Harnwege	87
3. Harnstauung und Niere	88
4. Die Steinkrankheit des Nierenbeckens und der Harnblase	89
5. Die Paranephritis	91
6. Niereninfarkt	92
7. Tumoren der Nieren und der Harnwege	92
8. Kongenitale Anomalien der Nieren und der Harnwege	93
VI. Spezielle Pathologie und Therapie der männlichen Geschlechtsorgane	94
1. Die Erkrankungen der Prostata	94
2. Die Erkrankungen von Hoden, Nebenhoden und Samenblasen	95
Literatur	96

Die Krankheiten des Stoffwechsels und der Ernährung.
Von Professor Dr. E. GRAFE-Würzburg. (Mit 14 Abbildungen) 97

A. Allgemeine Physiologie und Pathologie des organischen Stoffwechsels und der Ernährung	97
I. Gesamtstoff- und Kraftwechsel	97
II. Die Sonderaufgaben der einzelnen Nahrungsstoffe	100
III. Die Vitamine	101
1. Vitamin A	104
2. Die B-Vitamine	104
3. Vitamin C	107
4. Vitamin D	108
5. Vitamin E	110
6. Vitamin H	111
7. Die Beziehungen der Vitamine untereinander und zu den Hormonen und Enzymen	111
IV. Nahrungsbedarf und allgemeine Diätetik	113
B. Spezielle Pathologie und Therapie der Krankheiten der Ernährung und des organischen Stoffwechsels	119
I. Wesen und Behandlung der Schädigungen durch unzureichende Ernährung	119
1. Hunger und Unterernährung und ihre Behandlung	120
2. Fieberstoffwechsel und Fieberdiät	122
3. Die A- und Hypovitaminosen und ihre Behandlung	123
II. Die Stoffwechselkrankheiten und ihre Behandlung	126
1. Die Fettsucht	127
2. Die Magersucht	142
3. Die Lipoidosen	146
4. Der Diabetes mellitus	147
5. Die Gicht	168
6. Seltenere Eiweiß-Stoffwechselerkrankungen	178
7. Die Porphyrinopathien	179
8. Allgemeines über sediment- und steinbildende Diathesen	180
Literatur	184

Die Krankheiten der Drüsen mit innerer Sekretion.
Von Professor Dr. H. EPPINGER-Wien. (Mit 29 Abbildungen) 186

I. Die Schilddrüse	191
A. Allgemeine Physiologie und Pathologie	191
1. Ausfallserscheinungen nach Schilddrüsenentfernung	192
2. Erscheinungen nach Schilddrüsenfütterung	194

Inhaltsverzeichnis (Band II).

	Seite
B. Spezielle Pathologie und Therapie	195
1. Hypothyreoidismus — Myxödem	195
2. Hyperthyreoidismus — BASEDOWsche Krankheit	200
3. Kropf und Kretinismus	209
II. Die Epithelkörperchen	212
A. Allgemeine Physiologie und Pathologie	212
B. Spezielle Pathologie und Therapie	215
1. Die Tetanie	215
2. Überfunktionszustände der Epithelkörperchen	218
III. Die Hypophyse	220
A. Allgemeine Physiologie und Pathologie	220
B. Spezielle Pathologie und Therapie	225
1. Die Akromegalie	226
2. Der Riesenwuchs	229
3. Die Dystrophia adiposogenitalis (Typus FRÖHLICH)	229
4. Cachexia hypophyseopriva (Typus SIMMONDS)	233
5. Der hypophysäre Zwergwuchs	234
6. Das basophile Vorderlappenadenom (Morbus CUSHING)	236
7. Diabetes insipidus	237
IV. Die Nebennieren	238
A. Allgemeine Physiologie und Pathologie	238
B. Spezielle Pathologie und Therapie der Nebennieren	241
1. Die ADDISONsche Krankheit	241
2. Übermäßige Funktion der Nebenniere	243
V. Die Zirbeldrüse	245
VI. Die Thymusdrüse	246
VII. Das Pankreas	248
VIII. Die Keimdrüsen (Ovarium und Hoden)	249
IX. Die pluriglanduläre Insuffizienz	253
Literatur	254

Die Krankheiten des Blutes und der blutbildenden Gewebe.
Von Professor Dr. A. SCHITTENHELM-München. (Mit 26 Abbildungen) 255
Einleitung 255

	Seite
I. Allgemeine Physiologie und Pathologie des Blutes und der blutbildenden Gewebe	256
A. Blutmenge, Blutzusammensetzung, Blutkörperchensenkung	256
B. Blutgerinnung	257
C. Blutgruppen und Bluttransfusion	258
D. Die wichtigsten diagnostischen Untersuchungsmethoden und Normalwerte	260
E. Die blutbildenden Gewebe im embryonalen und postembryonalen Leben	261
1. Die roten Zellformen	262
a) Bildung und Untergang, Funktion und Zusammensetzung der Erythrocyten	262
b) Die Morphologie der roten Zellformen	264
2. Die weißen Zellformen	268
a) Bildung, Untergang, Funktion und Zusammensetzung der weißen Zellen	268
b) Die Morphologie der weißen Zellformen	270
3. Die blutbildenden Gewebe	274
a) Knochenmark, Sternalpunktion (Hämomyelogramm) und ihre diagnostische Bedeutung	274
b) Lymphatisches Gewebe, Funktion und Untersuchung	280
c) Milz, Funktion und Untersuchung	281
d) Reticuloendotheliales System	283
4. Theorien der postembryonalen Blutbildung	283
II. Die Krankheiten des Blutes und der blutbildenden Gewebe	284
A. Erkrankungsformen der Erythrocytopoese	284
1. Hypochrome Anämien, Hämoglobinbildungsstörung	285
a) Die posthämorrhagische Anämie	285
b) Alimentäre Anämien	287
c) Chlorose	287

	Seite
d) Achylische Chloranämie. Essentielle hypochrome Anämie	289
e) Symptomatische hypochrome Anämien	291
2. Hyperchrome Anämien. Störung der Zellreifung und Zellbildung	294
a) Hyperchrome perniziöse Anämie (BIERMER)	295
b) Symptomatische perniciosaähnliche Anämien	302
3. Abwechselnde Entstehung hypo- und hyperchromer Anämien durch dieselbe Schädlichkeit, Bleianämie	302
4. Hämolytische Anämien mit kongenital und erbmäßig bedingten Zellanomalien	304
a) Konstitutionelle hämolytische Anämie (hämolytischer Ikterus, Kugelzellenanämie)	304
b) Erworbene hämolytische Anämie (symptomatische Form)	308
c) Elliptocytose (Ovalocytose)	308
d) Sichelzellenanämie. Ovalocytenanämie	308
e) Die Erythroblastenanämie (COOLEYsche Anämie. Mediterranämie)	308
Anhang: Symptomatische hämolytische Anämien	309
5. Hypoplastische und aplastische Anämien	309
a) Kryptogenetische aplastische Anämie, Aleukie, Panmyelophthise	310
b) Symptomatische aplastische Anämien	312
6. Polyglobulien (Polycythämie)	313
a) Erythrocytose, Symptomatische Polyglobulie	313
b) Polycythaemia rubra (Erythrämie)	313
B. Erkrankungsformen der Leukocytopoese und der weißen Blutzellen	315
1. PELGERsche familiäre Kernanomalie	316
2. Symptomatische Änderungen der Leukocytopoese	316
3. Infektiöse Mononukleose, Pfeifersches Drüsenfieber. Monolymphocytose	317
4. Agranulocytose. Granulocytopenie	318
5. Leukämien (Leukosen)	321
a) Akute Leukämien (Leukosen)	322
b) Chronische myeloide Leukämie (myelogene Leukose)	325
c) Chronische lymphatische Leukämie (chronische Lymphadenose, lymphogene Leukose)	329
d) Andere chronische Leukosen	332
6. Geschwulstformen	333
a) Chlorom (Chloroleukämie)	333
b) Lymphosarkom (KUNDRAT)	333
c) Retothelsarkom (Reticuloendothelsarkom)	334
d) Myelom (KAHLERsche Krankheit)	334
C. Hämorrhagische Diathesen	335
1. Erkrankungsformen der Thrombocytopoese und der Thrombocyten	335
a) Symptomatische Änderung der Thrombocytenzahl	335
b) Morbus maculosus Werlhofii. Essentielle Thrombopenie	336
c) Heredopathien von Blutplättchen, erbliche Thrombopathien	339
α) Hereditäre hämorrhagische Thrombopathie (GLANZMANN)	339
β) Konstitutionelle Trombopathie (v. WILLIBRAND-JÜRGENS)	339
γ) Typus NÄGELI	339
δ) Typus JÜRGENS	339
2. Gefäßwandschädigungen: Capillartoxikosen. Venöse Blutungen	339
a) Morbus SCHÖNLEIN-HENOCH, ALLERGische Capillartoxikose	340
b) Pupura majocchi (Teleangiectasia annularis)	341
c) OSLERsche Krankheit (familiäres Nasenbluten)	341
d) HIPPEL-LINDAUSCHE Krankheit	341
3. Hämophilie	341
a) Echte Hämophilie	341
b) Fibrinopenische Pseudohämophilie	344
D. Die Hämoglobinurien	344
1. Die Kältehämoglobinurie	345
2. Die Marschhämoglobinurie	346
3. Paroxysmale Myoglobinurie	347
E. Lymphdrüsenerkrankungen	347
1. Lymphogranulom (PALTAUF)	347
2. Tuberkulöses Granulom	352
3. Luisches Granulom	352

	Seite
4. Lepröses Granulom	352
5. Andere Lymphdrüsenerkrankungen	352
F. Erkrankungen der Milz. Splenomegalien und Lipoidosen	353
1. Megalosplenien bei Infektionen	353
2. Megalosplenie bei Lebercirrhosen. BANTIsche Krankheit	354
3. Megalosplenie bei Stauung und Pfortadererkrankung	355
4. Milzinfarkt und Milzabsceß	355
5. Megalosplenien bei Blutkrankheiten	356
6. Neubildungen der Milz. Echinococcus	356
7. Ablagerungs- und Speicherungsvorgänge in der Milz. Die Milz bei Stoffwechselstörungen	356
a) Die Amyloidmilz	356
b) Die Pigmentablagerungen	357
c) Lipoidablagerungen, Xanthomatose	357
α) Die GAUCHERsche Krankheit (cerebrosidige Lipoidose)	357
β) NIEMANN-PICKsche Krankheit. Lipoidzellige Splenomegalie (phosphatidige Lipoidose)	358
γ) CHRISTIAN-SCHÜLLERsche Krankheit (cholesterinige Lipoidose)	359
δ) Glykogenspeicherungskrankheit (v. GIERKE)	360
Literatur	360

Krankheiten der Bewegungsorgane. Von Professor Dr. H. ASSMANN-Königsberg/Pr. (Mit 27 Abbildungen) 361

Physiologische Vorbemerkungen	361
I. Erkrankungen der Muskeln und Sehnen	362
1. Angeborene Muskeldefekte	362
2. Muskelatrophie	363
3. Akute degenerative Schädigungen der Muskulatur	364
4. Haffkrankheit	365
5. Muskelschmerzen nach Anstrengungen	366
6. Polymyositis	366
7. Myositis acuta epidemica (BORNHOLMsche Krankheit)	367
8. Lokale Myositis	367
9. Myositis ossificans	367
10. Calcinosis universalis	369
11. Kalkgicht	369
12. Verkalkung von Schleimbeuteln (Periarthritis humeroscapularis usw.)	370
13. Calcaneus- und Olecranonsporn	370
14. Muskelrheumatismus und Myalgie	370
II. Erkrankungen der Gelenke	374
A. Akute Gelenkerkrankungen	374
1. Akuter Gelenkrheumatismus	374
2. Sonstige akute Infektarthritiden	381
a) Arthritis durch Streptokokken-, Pneumokokken-, Meningokokken-, Staphylokokkeninfektionen	381
b) Gonokokkenarthritis	382
c) Arthritiden bei Scharlach und anderen exanthematischen Infektionskrankheiten	383
d) Arthritiden bei Ruhr, Typhus, Morbus BANG usw.	383
e) Tuberkulöse Arthritiden	384
f) Luetische Arthritiden	384
g) Anaphylaktische Gelenkerkrankungen	385
B. Chronische Gelenkerkrankungen	386
1. Chronische Arthritis	386
a) Sekundäre Polyarthritis	388
b) Primäre chronische Polyarthritis	391
c) Spondylarthritis ankylopoetica	392
d) STILLsche Krankheit	394
e) Behandlung der chronischen Polyarthritis	395
2. Osteoarthrosis deformans	396
Spondylosis deformans	400
Knorpelknötchen	401
Calcinosis intervertebralis	401

	Seite
Behandlung der Arthrosis und Spondylosis deformans	402
Neuropathische Gelenkerkrankungen	402
3. Osteoarthrosis (Osteochondrosis) deformans juvenilis (necroticans)	404
4. Kaschin-Becksche Krankheit	405
5. Blutergelenke	405
6. Gicht	406

III. Erkrankungen der Knochen 406
   A. Entwicklungsstörungen der Knochen 406
      1. Chondrodystrophie 407
      2. Osteogenesis imperfecta 408
   B. Andere allgemeine Knochenerkrankungen 409
      1. Knochenatrophie 409
      2. Osteomalacie 410
      3. Rachitis 413
      4. Möller-Barlowsche Krankheit 416
      5. Ostitis fibrosa (Recklinghausen) 416
      6. Ostitis deformans (Paget) 419
      7. Osteosklerose 421
      8. Marmorknochenkrankheit 422
      9. Melorheostose 422
     10. Periostitis hyperplastica (Osteoarthropathie hypertrophiante Pierre Marie) 422
   C. Entzündliche Knochenerkrankungen 423
      1. Osteomyelitis durch Eitererreger 423
      2. Knochenerkrankungen bei Typhus 423
      3. Knochenlues 424
      4. Knochentuberkulose 426
      5. Knochenerkrankungen bei Lymphogranulomatose, Lepra, Aktinomykose 426
      6. Knochenechinokokken 426
   D. Knochenveränderungen bei Erkrankungen des Blutes 426
   E. Knochenveränderungen bei Erkrankungen des Stoffwechsels . . 427
   F. Geschwülste der Knochen 427
      1. Multiple Enchondrome 427
         Kartilaginäre Exostosen 427
      2. Multiple Myelome und Endotheliome 428
      3. Metastatische Knochengeschwülste 429
   Literatur 433

Organische Nervenkrankheiten. Von Fr. Hiller-München.
(Mit 51 Abbildungen) 434

Allgemeiner Teil.

I. Anatomie des Zentralnervensystems 434
   1. Die topographische Anatomie der Hirn- und Rückenmarksoberfläche . 434
   2. Histologie des Zentralnervensystems 439
   3. Die Hüllen des Zentralnervensystems 440
   4. Die Blutversorgung des Zentralnervensystems 441
   5. Der Liquor cerebrospinalis 441
II. Allgemeines über die Reaktionen des Zentralnervensystems und des Liquors bei Schädigungen des Organs 441
III. Physiologische Voraussetzungen 443
IV. Das sensible System 447
   1. Die periphere Sensibilität 447
      a) Die Rezeptionsorgane 447
      b) Die peripheren sensiblen Nerven sowie die bei peripheren Nervenläsionen auftretenden Sensibilitätsstörungen (Prinzipielles über die Neuralgie und Neuritis) 448
   2. Die zentrale Sensibilität 451
      a) Der Wurzeleintritt. Segmentales Sensibilitätsschema. Radikuläre sensible Reizerscheinungen und Lähmungen 451

Seite
      b) Die sensiblen Bahnen im Rückenmark, ihre Funktionen und Läsionsfolgen 453
      c) Die sensiblen Bahnen im Hirnstamm und Großhirn und die Folgen ihrer Läsion 456
  V. Das motorische (pyramidale) System 459
    1. Das zentrale motorische Neuron. (Die motorische Rinde und die Pyramidenbahn.) Ihre Läsionsfolgen 459
      a) Spastische Lähmungen im allgemeinen 461
      b) Die klinischen Symptome bei Läsionen der Hirnrinde und der inneren Kapsel 463
    2. Die periphere Motilität (das letzte motorische Neuron) 467
      a) Die motorischen Vorderhörner und Vorderwurzeln sowie die Folgen ihrer Läsion. Die spinale Lokalisation der Reflexe 467
      b) Die motorischen Nerven; periphere motorische und Hirnnervenlähmungen 469
 VI. Das olfactorische System und seine Störungen 481
VII. Das optische System 481
    1. Anatomie und Physiologie 481
    2. Störungen im optischen System 483
    3. Die Störungen der Augenbewegungen und der Pupilleninnervation . . . 486
VIII. Das akustische System 488
    1. Anatomie und Physiologie 488
    2. Die Störungen im akustischen System 489
 IX. Das Vestibular- und Kleinhirnsystem 490
    1. Die afferenten Beziehungen des Kleinhirns 490
    2. Die efferenten Beziehungen des Kleinhirns 491
    3. Die Läsionen des Kleinhirnsystems 492
    4. Labyrinth- und Vestibularisläsionen. Der Schwindel 493
  X. Das extrapyramidal-motorische System 494
    1. Anatomie und Physiologie 494
    2. Pathophysiologie des extrapyramidal-motorischen Systems 496
      a) Tonusstörungen (Hyper- und Hypotonie) 496
      b) Bewegungsstörungen (Hypo- nnd Hyperkinesen) 497
    3. Läsionsfolgen einzelner Teile des extrapyramidal-motorischen Systems . 499
 XI. Das vegetative oder autonome Nervensystem 500
    1. Anatomie 500
    2. Physiologie und Pathophysiologie des autonomen Nervensystems . . . 502
    3. Die vegetative Innervation einzelner Organe sowie die Innervation von Blase und Mastdarm und ihre Störungen 503
XII. Syndrome 506
    1. Das Syndrom der R-Querschnittsläsion 506
    2. Das Syndrom der Halbseitenläsion (BROWN-SÉQUARD) 507
    3. Das Kompressionssyndrom 508
    4. Syndrome seitens der Medulla oblong., des Pons und Mittelhirns . . . 509
      a) Bulbäre Syndrome 509
      b) Pontine Syndrome 511
      c) Mittelhirnsyndrome 511
XIII. Die klinisch wichtigen Formen der Störungen des Erkennens, Handelns und der Sprache, ihre Symptomatologie und Lokalisation 512
    1. Die taktile Agnosie (reine Tastlähmung WERNICKES) 513
    2. Die optische Agnosie (Seelenblindheit LISSAUERS) 513
    3. Apraxie 514
      Die klinischen Formen der Apraxie 515
    4. Störungen der Sprache im allgemeinen 516
      Die klinischen Formen der Aphasie 520
      a) Die subcorticale sensorische Aphasie (reine Worttaubheit) . . . 520
      b) Die corticale sensorische Aphasie WERNICKES 520
      c) Die subcorticale motorische Aphasie (Wortstummheit) 521
      d) Die corticale motorische Aphasie BROCAS 521
    Anhang: Die wichtigsten Störungen des Bewußtseins und der Intelligenz . . . 522
XIV. Neurologische Untersuchung 523

Spezieller Teil.

- I. Die auf Zirkulationsstörungen beruhenden Erkrankungen des Zentralnervensystems 531
  - 1. Die Arteriosklerose des Zentralnervensystems und seine Schädigungen beim arteriellen Hochdruck und bei der Hirnembolie 532
    - a) Die Pathogenese dieser Störungen 532
    - b) Der apoplektische Insult 533
    - c) Andere arteriosklerotische Erkrankungen des Zentralnervensystems . 536
  - 2. Das Aneurysma der Hirnarterien 538
  - 3. Die subarachnoidale Blutung (meningeale Apoplexie) 538
  - 4. Die Sinusthrombose 540
- II. Die traumatischen Erkrankungen des Zentralnervensystems 541
  - 1. Die Commotio cerebri 541
  - 2. Die Contusio cerebri 542
  - 3. Die Compressio cerebri (einschließlich Pachymeningitis haemorrhagica interna) 543
  - 4. Die traumatischen Läsionen des Rückenmarks einschließlich Hämatomyelie 544
  - 5. Traumatische Schädigungen der peripheren Nerven 545
- III. Die Tumoren des Zentralnervensystems 546
  - 1. Die besondere Einwirkung der Tumoren auf das Gehirn 546
  - 2. Allgemeinsymptome 547
  - 3. Herdsymptome und biologische Qualität der Hirntumoren 549
    - a) Die Tumoren der Gehirnhemisphären 549
    - b) Die Tumoren der mittleren Schädelgrube 552
    - c) Die Tumoren in der hinteren Schädelgrube 554
  - 4. Die Diagnose des Hirntumors 557
  - 5. Die Differentialdiagnose des Hirntumors 559
  - 6. Die Behandlung der Hirntumoren 560
  - 7. Die Tumoren des Rückenmarks 560
- IV. Die entzündlichen infektiösen und toxischen Erkrankungen des Zentralnervensystems 567
  - 1. Die eitrigen Entzündungen des Zentralnervensystems 567
    - a) Die Sinusphlebitis 567
    - b) Der Hirn- und Rückenmarksabsceß 568
    - c) Die metastatische Encephalomyelitis 571
    - d) Die eitrigen Meningitiden 571
  - 2. Die Viruserkrankungen des Zentralnervensystems 576
    - a) Die Encephalitis von ECONOMO (Encephalitis epidemica oder lethargica) 576
    - b) Die Poliomyelitis anterior acuta, HEINE-MEDIN (die akute, epidemische spinale Kinderlähmung) 584
    - Die Lyssa (Tollwut) 589
    - d) Der Herpes zoster 590
  - 3. Die infektiös-toxischen Erkrankungen des Nervensystems 592
    - a) Nichteitrige Meningitiden 592
    - b) Encephalomyelitiden 593
    - c) Die Polyneuritiden 598
    - d) Der Tetanus (Starrkrampf) 601
    - e) Die Chorea minor (SYDENHAM) 603
    - f) Die Neuralgien 605
    - g) Die MÉNIÈREsche Krankheit 612
    - h) Die Neuritis des N. facialis (Gesichtslähmung) 612
  - 4. Exogene Intoxikationen des Nervensystems 614
    - a) Die Alkoholschädigungen 614
    - b) Die Bleivergiftung (Saturnismus) 617
    - c) Die Arsenvergiftung 618
  - 5. Endogene Intoxikationen 619
    - a) Die funikuläre Spinalerkrankung 619
    - b) Polyneuritiden und degenerative Erkrankungen des Nervensystems beim Diabetes, in der Schwangerschaft usw. 620
  - 6. Die multiple Sklerose 621
- V. Die Syphilis des Nervensystems 626
  - 1. Die Neurosyphilis der Frühperiode 627
  - 2. Die Neurosyphilis der Tertiärperiode 628

	Seite
a) Die meningitische und encephalomyelitische Form	629
b) Die auf Zirkulationsstörungen beruhende hemiplegische Form	630
c) Die raumbeengende Form	631
3. Die „Metasyphilis"	632
a) Die Tabes dorsalis	633
b) Die progressive Paralyse	637
c) Die Therapie der Neurolues	640
VI. Die tuberkulösen Erkrankungen des Nervensystems	642
1. Die Spondylitis tuberculosa (Malum Pottii)	642
2. Die tuberkulöse Meningitis	644
VII. Angeborene exogene Entwicklungsstörungen und Mißbildungen sowie früherworbene Schädigungen des Zentralnervensystems	645
1. Encephalopathische Idiotien und der Hydrocephalus int. chronicus	645
2. Mißbildungen und Entwicklungsstörungen	646
3. Die cerebrale Kinderlähmung	647
VIII. Die Erbkrankheiten des Zentralnervensystems	648
1. Erbliche Entwicklungsstörungen, Miß- und Neubildungen	649
a) Die Neurofibromatose (RECKLINGHAUSENsche Erkrankung)	649
b) Die Syringomyelie	651
c) Die Myatonia congenita (OPPENHEIM)	653
2. Systematische Atrophien	654
a) Die spastische Spinalparalyse	654
b) Die spinale progressive Muskelatrophie	655
c) Die progressive Bulbärparalyse	656
d) Die amyotrophische Lateralsklerose	656
e) Die hereditäre Ataxie (FRIEDREICHsche Krankheit und die cerebellare Heredoataxie)	657
f) Die neurale Muskelatrophie	659
g) Die Paralysis agitans (PARKINSONsche Krankheit)	660
h) Die Chorea HUNTINGTON	661
i) Der essentielle Tremor, die Myoklonien und verwandte Hyperkinesen	662
Anhang: Hereditäre Störungen des Zellwachstums und Stoffwechsels	664
3. Erbkrankheiten mit vorwiegend muskulären Störungen	665
a) Die Myasthenia gravis pseudo-paralytica	665
b) Die Dystrophia musculorum progressiva	666
c) Die Myotonia congenita (THOMSENsche Krankheit)	669
4. Erbkrankheiten bei vorwiegend funktionellen Störungen im Zentralnervensystem	669
a) Die Epilepsie	669
b) Die Migräne (Hemikranie)	674
Literatur	677

Neurosen. Von Professor Dr. R. SIEBECK-Berlin 678

I. Die Bedeutung der Neurosen und der funktionellen vegetativen Erkrankungen in der inneren Medizin. Abgrenzung des Gebietes	678
II. Allgemeine Neurosenlehre	680
1. Begriff und Wesen neurotischer Erscheinungen	680
2. Die Psychogenese der Neurose. (Die psychische Dynamik)	682
3. Neurosebereitschaft und psychopathische Persönlichkeit	687
4. Die Gestaltung des Krankheitsbildes (Symptomwahl der Neurose)	692
III. Die funktionellen Erkrankungen des vegetativen Systems	696
1. Der Begriff des „vegetativen Systems" und das Wesen seiner funktionellen Erkrankungen	696
2. Die vegetativ Labilen („Stigmatisierte")	699
3. Vegetativ labile und psychopathische Persönlichkeiten, funktionelle und neurotische Erkrankung	700
IV. Die Krankenbeurteilung	701
V. Die Krankenbehandlung	708

Anhang:

VI. Besondere Begriffe und Formenkreise	715
1. Der Begriff der Neurasthenie und „nervösen Erschöpfung"	715
2. Der Begriff der hysterischen Reaktion	717
3. Die Neurosen der Versicherten	719

	Seite
Die Krankenbeurteilung	721
Die Krankenbehandlung	723
Literatur	724

Vergiftungen. Von Professor Dr. R. SCHOEN-Göttingen 727
  A. Allgemeine Toxikologie 727
    1. Einleitung 727
    2. Allgemeine Erkennung von Vergiftungen 728
    3. Allgemeine Therapie 730
  B. Spezielle Toxikologie 734
    1. Säuren, Alkalien, Phenole (Ätzgifte) 734
    2. Halogene 736
    3. Schwermetalle 737
    4. Metalloide 741
    5. Gase und Dämpfe 743
    6. Alkoholreihe, Narkotica, Schlafmittel 747
    7. Alkaloide 751
    8. Ätherische Öle, Glykoside 755
    9. Pilzvergiftungen (Mycetismus) 756
    10. Nahrungsmittelvergiftungen 757
    11. Tierische Gifte 757
  Literatur 758

Krankheiten aus äußeren physikalischen Ursachen.
  Von Professor Dr. G. KATSCH-Greifswald. (Mit 1 Abbildung) 759
  Krankheiten durch Luftdruckveränderung 759
    Druckluftkrankheit (Preßluftkrankheit, Caissonkrankheit, Taucherkrankheit) . 759
    Störungen durch Wechsel des Luftdruckes 760
    Höhenkrankheit (Krankheit durch Luftdruckverminderung, Fliegerkrankheit,
      Ballonkrankheit, Bergkrankheit, Sorochs) 760
  Krankheiten durch passive Bewegungen (Kinetosen) 762
    Seekrankheit 762
    Luftkrankheit 763
    Erfrierungen und Kältetod 763
    Erkältungskrankheiten 764
    Verbrennungen 766
    Hitzschlag und Sonnenstich 767
    Schädigungen durch Licht 769
    Elektrischer Unfall und Blitzschlag 770
  Luftfahrtmedizin 772
  Literatur 774

Schädigungen durch radioaktive Strahlen, ihre Beurteilung und Behandlung.
  Von Professor Dr. A. SCHITTENHELM-München 774
  I. Pathologische Physiologie der radioaktiven Strahlen 774
  II. Klinik und pathologische Anatomie 777
    A. Lokale Strahlenschädigungen der Körperoberfläche 777
    B. Tiefenschäden 780
      1. Unterhaut, Fett und Muskulatur 781
      2. Knorpel und Knochen 781
      3. Kehlkopf 781
      4. Pleura und Lunge 782
      5. Herz 782
      6. Verdauungstrakt und Harnblase 782
      7. In- und exkretorische Drüsen 782
      8. Keimdrüsen, Fruchtschäden 783
      9. Nervengewebe und Auge 784
  III. Allgemeinschäden 784
    1. Blut und blutbildende Gewebe 784
    2. Röntgenkater 786
  IV. Ursachen und Verhütung der Strahlenschädigungen 787
  V. Die Therapie der durch radioaktive Strahlen entstandenen Schädigungen . 790
  Literatur 791

Seite

Allgemeine Therapie. Von Professor Dr. H. BOHNENKAMP-Freiburg i. Br.
(Mit 10 Abbildungen) 792
  A. Therapie als Krönung ärztlichen Tuns 792
      Notwendigkeit der Ursachenforschung und der Diagnose, die Therapie als
      wichtigstes Bedürfnis des Kranken 792
  B. Wesen und Bedingung einer allgemeinen Therapie 793
      1. Vertrauensverhältnis. Freie Arztwahl, Hausarzt 793
      2. Aufgabe der speziellen als Ergänzung der allgemeinen Therapie . . . 794
      3. Die seelische Behandlung als gleichbedeutungsvolle biologische Grundlage der
         allgemeinen Therapie wie die rein naturwissenschaftlichen Verfahren . . 795
      4. Behandlung des gesamten Menschen. Gefahr der Fehl- und Überbehandlung
         des kranken Menschen 796
      5. Der Arzt im Auftrag der Wissenschaft und des Staates 796
      6. Die ärztliche Aufgabe in der sozialen Therapie 796
      7. Allgemeine Therapie ist individuelle Therapie. Die spezielle Therapie als
         unpersönliches Heilverfahren 797
      8. Vertrauen als erste Voraussetzung allgemeiner Therapie. Psychotherapie —
         auch als Therapie der Sprechstunde — immer notwendig 798
  C. Formen allgemeiner Therapie. Der Heilplan 799
      1. Ursachenbehandlung 799
      2. Vorbeugende Behandlung. (Erzieherische Maßnahmen. Meldepflicht. Imp-
         fung. Arzt als Vorbild) 803
      3. Konstitutionstherapie. (Disposition. Erbpflege. Allergische Reaktionen.
         Organminderwertigkeit) 805
      4. Umstimmende Behandlung. (Serotherapie. Kurort. Unspezifische Um-
         stimmung. Bluttransfusion) 808
      5. Ableitende Therapie. (Haut, Lunge, Magen, Darm, Galle, Niere, Genitalien,
         Blutentzug [Schröpfkopf, Blutegel, Aderlaß], Punktionen) 810
      6. Ernährungstherapie. (Diätetische Schonung, gezielte Diätbehandlung, Be-
         rechnung des Kaloriengehaltes. Künstliche Ernährung. Nährwert, Art
         der Nahrung. Wasser, Salze, Vitamine, Genußmittel. Kuren) 816
         Künstliche Wege für die Ernährung 817
         Nährwert, Art der Nahrung (Eiweiß, Kohlenhydrate, Fette, Fruchtsäuren,
            Alkohol) 818
         Wasser, Salze, Vitamine und Genußmittel 823
         Kuren 824
      7. Physikalische Therapie. (Wasserbehandlung, Wärme- und Kälteanwendung,
         Elektrotherapie, Strahlenbehandlung, Mechanotherapie, Massage) . . 825
         Beispiel einer Übungsbehandlung im Sitzen 831
      8. Klimatische und Bäderbehandlung 834
      9. Symptomatische Behandlung (Blutung, Bewußtlosigkeit, Vergiftung, Krämpfe,
         Fieber, Schmerz, Schlaflosigkeit) 835
     10. Medikamentöse Therapie 842
  D. Technische Anweisungen 846
      1. Punktionen 847
         a) Venenpunktion 847
         b) Lumbalpunktion 847
         c) Suboccipitalstich 848
         d) Pleurapunktion 850
         e) Perikardpunktion 851
         f) Bauchpunktion 851
         g) Hautpunktion 853
      2. Magensondierung 853
      3. Zwölffingerdarmsondierung 853
      4. Rektoskopie 854
      5. Blasenkatheterismus 854
      6. Darmeinläufe 856
      7. Einspritzungen 857
      8. Bluttransfusion 857
      9. Infusion 859
  Literatur 859
Sachverzeichnis 860

Inhalt des ersten Bandes.

	Seite
Einleitung (Begriff und Stellung der Medizin. Der Kranke und seine Lage. Der Arzt und seine Aufgabe). Von Professor Dr. R. SIEBECK-Berlin	1
Allgemeine Erbpathologie innerer Krankheiten. Von Professor Dr. R. SIEBECK-Berlin	47
Infektionskrankheiten. 1. Die Lehre von den Infektionskrankheiten in allgemeiner Darstellung. Von Professor Dr. R. DOERR-Basel	68
2. Allgemeine Therapie der Infektionskrankheiten. Von Professor Dr. R. STAEHELIN-Basel	170
3. Spezielle Pathologie und Therapie der Infektionskrankheiten. Von Professor Dr. R. STAEHELIN-Basel	183
Krankheiten des Kreislaufes. Von Professor Dr. W. NONNENBRUCH-Prag	327
Krankheiten des Mediastinum. Von Professor Dr. W. NONNENBRUCH-Prag	461
Krankheiten der Atmungsorgane. Von Professor Dr. H. ASSMANN-Königsberg i. Pr.	469
Krankheiten der Verdauungsorgane. Von Professor Dr. W. STEPP-München	658
Allgemeine und spezielle Zwerchfellpathologie. Von Professor Dr. H. EPPINGER-Wien	846
Krankheiten der Leber und Gallenwege. Von Professor Dr. G. v. BERGMANN-Berlin und Professor Dr. F. STROEBE-Bremen	857
Krankheiten der Bauchspeicheldrüse. Von Professor Dr. G. KATSCH-Greifswald	958

c) Die metastatische Encephalomyelitis.

Die *metastatische Verschleppung von Eitererregern*, wie wir sie als Ätiologie für den Hirnabsceß kennengelernt haben, kann gelegentlich den Charakter einer *miliaren Aussaat kleinster Absceßchen*, wahllos über Hirn und Rückenmark verbreitet annehmen. Dergleichen sieht man bei *Bakteriämien* verschiedenster Art, hervorgerufen durch Pneumo-, Strepto-, Staphylokokken, selten auch Di-Bacillen; bei Coli- und Typhussepsis wie auch bei der Sepsis post abortum und der ulcerösen Endokarditis. — Die *Endocarditis lenta* (vgl. S. 381f., Bd. I dieses Lehrbuches) führt zu mykotischen Metastasierungen ganz anderer Art. Hierbei erkranken die *kleinsten Gefäße* im Sinne eines *Lumenverschlusses* und die *größeren* mit *schweren Wandschädigungen*, wodurch *aneurysmatische Erweiterungen* und *Hirnblutungen* entstehen können. — *Klinisch* ähneln die Symptome der metastatischen Encephalitis den auf S. 594 beschriebenen Bildern bei der disseminierten hämorrhagischen Encephalitis. Nicht selten bleiben die Hirnsymptome infolge der Schwere des Allgemeinzustandes unbemerkt. Andererseits können Hirnstörungen bei Endokarditis massiven cerebralen Zirkulationsstörungen gleichen. Eine Mitbeteiligung der Meningen an der Pyämie kann eine *purulente Meningitis* zur Folge haben. — Bezüglich weiterer Einzelheiten, auch unter anderem der hierher gehörigen cerebralen Komplikationen der Malaria, sei auf die einschlägigen Kapitel dieses Lehrbuches verwiesen.

d) Die eitrigen Meningitiden.

α) Die epidemische Meningitis.

Epidemiologie und Ätiologie. Die *epidemische Genickstarre* ist eine Seuche die mit Vorliebe im Winter und Frühjahr auftritt, keine Abhängigkeit von regionären Faktoren aufweist und in schwerster Form das jugendliche Alter befällt. 85% der Erkrankungen fallen auf das Alter bis zu 15 Jahren. Die Tatsache, daß zu Zeiten einer Epidemie und sogar noch lange über sie hinaus *ältere Individuen* virulente Meningokokken in ihrem Nasenrachenraum beherbergen können und *als Krankheitsüberträger* funktionieren ohne selbst zu erkranken, spricht dafür, daß die Prädisposition der frühesten Jugend offenbar auf dem Mangel an spezifischen Schutzkörpern gegen das Virus beruht. Andererseits liegt der Schluß nahe, daß neben den schweren Formen von Meningitis auch leichte larvierte in großer Zahl vorkommen müssen, die aber offenbar genügen, um diese Individuen gegen eine spätere Neuinfektion zu schützen.

Der Erreger der epidemischen Genickstarre ist der dem Gonococcus sehr ähnliche *Diplococcus intracellularis (Weichselbaum)*, der gramnegativ ist, sich charakteristisch intracellulär meist in Leukocyten (z. B. des Liquors) findet, die Gestalt einer Kaffeebohne hat, streng aerob wächst und aus frisch entnommenem Material am besten auf Ascitesagar meist leicht kultivierbar ist. Es ist jedoch zu beachten, daß der Liquor auch bei typischen Fällen gelegentlich keimfrei gefunden wird, weil die Bakterien entweder noch nicht oder nicht mehr in ihm enthalten sind. (Es gilt die Regel, daß eine eitrige Meningitis, zumal bei Jugendlichen und zu Zeiten einer Epidemie *auch ohne Kokken im Liquor für* epidemische Meningitis spricht.) Im Blut, aus dem die Meningokokken häufig züchtbar sind, werden — meist nach dem 6. Krankheitstag — Agglutinine gebildet, welche noch nach Monaten zur nachträglichen Identifizierung einer meningitischen Erkrankung fraglicher Art dienen können. In dem Übertritt der Erreger in die Blutbahn sehen wir einen Beweis für die *septische* Natur der Seuche und auch eine Erklärung für die Beteiligung einer Vielzahl von Organen an der Erkrankung.

Die *Übertragung* der Krankheit geschieht wohl meist durch „Tröpfcheninfektion". Epidemien entstehen daher am ehesten dort, wo Jugendliche in größerer Zahl auf einen engen Raum beschränkt sind; z. B. in Schulen, Kasernen usw. und wo kinderreiche Familien unter räumlich und auch sonst unhygienischen Bedingungen hausen müssen. Nicht nur infizieren sich da die Kinder gegenseitig, sondern die — klinisch gesunden — Erwachsenen bringen die Seuche in die Familie und tragen sie wieder hinaus. — Die *Eintrittspforte* für die Erreger ist wohl der Nasenrachenraum, obwohl andere Infektionswege auch gangbar sein mögen.

Pathologisch-anatomisch sieht man das typische Bild einer eitrigen Meningitis mit einer Bevorzugung der basalen Liquorräume des Gehirns. Das Übergreifen der Entzündung auf die Nerven, das Gehirn, weniger das R, erfolgt in der oben angegebenen Weise. Das Ependym und die Plexus nehmen an der Entzündung teil. Kleine Hämorrhagien in der nervösen Substanz wie den Meningen sind nicht selten. — Der septische, *allgemein*-infektiöse Charakter der Krankheit verrät sich in den sehr häufigen eitrigen Entzündungen der Nebenhöhlen, oberen Luftwege, Bronchien, Lungen, unter Umständen Gelenkentzündungen und pathologischen Befunden in der Haut, dem Herzen, den Hoden und Nebenhoden usw.

Symptomatologie und Verlauf. Die *Inkubationszeit* pflegt nicht mehr als 2—3 Tage zu betragen. *Prodromalsymptome* können ganz fehlen oder sind meist nur von kurzer Dauer. Man beobachtet unter Umständen leichtes Fieber, Abgeschlagenheit, diffuse Schmerzen, leichte Nackensteifigkeit, Kopfschmerz und Erbrechen. Schwere Formen der Erkrankung beginnen oft mit einem Schüttelfrost, und nicht selten weisen Krämpfe als Initialerscheinung auf die Hirnaffektion hin. Innerhalb von 1—2 Tagen pflegt die Krankheit bereits ihren Höhepunkt erreicht zu haben. Meningitische Symptome beherrschen dann das Bild, und zwar mit jenen bereits S. 453 erwähnten typischen Hinterwurzelsymptomen. Die Patienten machen einen schwerkranken Eindruck zumal in den vielen Fällen, bei denen schon frühzeitig eine schwere „*Genickstarre*" auftritt. Der Kranke liegt mit angezogenen Knien, „kahnförmig" eingezogenem Leib und starrem Gesicht, oft zähneknirschend (*Trismus*), meist mit nach rückwärts fixiertem Kopf (*Opisthotonus*) oder auch den ganzen Körper in Überstreckung erstarrt (*Orthotonus*) da. Dabei kann das Bewußtsein völlig klar sein. Mit zunehmendem Hirndruck (Kopfschmerz, Erbrechen!) pflegt allerdings ein sich allmählich vertiefendes Koma einzusetzen. Infolge der enormen allgemeinen Hyperästhesie wird bisweilen jede stärkere Berührung mit lautem Aufschrei beantwortet. Das KERNIG-, LASÈGUEsche und BRUDZINSKYsche Phänomen sind positiv. Reizerscheinungen an der Muskulatur äußern sich in allgemeiner Rigidität, Muskelzuckungen, stark erhöhter Reflexerregbarkeit. Meist besteht auch eine vasomotorische Übererregbarkeit in Gestalt flammendroter Streifen nach Bestreichen der Haut — *Taches cérébrales*. Fokale Symptome können in Form einzelner *Hirnnervenlähmungen*, u. a. besonders des Opticus, Acusticus und Facialis, sowie in corticalen Reiz- und Ausfallserscheinungen auftreten, welche auf lokalen Entzündungsprozessen beruhen. So sieht man nicht selten JACKSON-Anfälle, Mono- bzw. Hemiparesen. Die Erkennung von Störungen komplizierterer psychischer Hirnleistungen scheitert in der Regel an dem schweren Allgemeinzustand der Kranken. Die *Pupillen* können different und ihre Reaktion bald ganz aufgehoben, bald verschieden gestört sein. Nicht selten beobachtet man einen *Hippus*, d. h. rasche Schwankungen der Pupillenweite, evtl. synchron mit der Atmung. Gefürchtet sind schwere *Opticus-Neuritiden* und die *metastatische Panophthalmie*. In den prognostisch infausten Fällen zunehmender Hirnbeteiligung steigert sich die Somnolenz, Delirien treten auf, die anfangs gesteigerten Reflexe verschwinden, es kann sich der Zustand einer allgemeinen Lähmung mit Retentio urinae et alvi, bisweilen auch Ischuria paradoxa ausbilden. Der *Puls* ist meist unverhältnismäßig frequent, die *Atmung* beschleunigt und geht gegen das Ende oft in typisches CHEYNE-STOKESsches Atmen über. Auf der Höhe der Erkrankung sieht der meist unter erhöhtem Druck stehende *Liquor* trübe, oft gelbgrünlich eitrig aus. Er enthält eine Unmenge Leukocyten, die schon spontan sedimentieren und in denen man dann intracellulär gelagert, aber auch manchmal außerhalb der Zellen Meningokokken nachweisen kann.

Bei Kindern beginnt die Erkrankung meist mit hohem *Fieber*, bisweilen einem Schüttelfrost, wohingegen *Erwachsene mehr zu einem schleichenden Beginn neigen*. Hyperpyretische Temperaturen müssen als übles Symptom gedeutet werden. In der Mehrzahl der Fälle findet sich eine akut entzündliche Rötung der Schleimhäute von Mund, Rachen und Nase, und zwischen dem 2. und 6. Tag entwickelt sich ein charakteristischer, meist symmetrischer *febriler Herpes* auf den Lippen und im Gesicht aber auch an anderen Körperstellen. Die Konjunktiven sind meist stark injiziert und die Lider geschwollen. — Flüchtige *Exantheme,* evtl. mit späterer Abschilferung der Haut finden sich häufig, und zwar von recht verschiedener Form, meist von heller Farbe und wechselnder Lokalisation. Sie sind prognostisch nicht ungünstig.

Die anderen Körperorgane pflegen wechselnd stark affiziert zu sein. Am *Herz* können entzündliche Myokard- und Endokardschädigungen, bisweilen auch Perikarditis auftreten. — Ziemlich regelmäßig findet sich eine *Bronchitis;* oft mit Meningokokken im Sputum; auch können Broncho- und lobäre *Pneumonien* evtl. mit metapneumonischer eitriger *Pleuritis* entstehen. — Der *Magendarmtrakt* ist meist affiziert. Anorexie, schwerstes Erbrechen, Obstipation und schwere Diarrhöen — besonders bei Säuglingen — sind häufig. Oft findet sich auch eine toxische *Albuminurie*, bisweilen sogar Hämaturie; Zucker, Indican und die Diazoreaktion im Urin sind mitunter positiv. — Ikterus, Milz- und Leberschwellung gehören zu den Ausnahmen. — Die *Gelenke* können schon in den ersten Tagen ergriffen sein. In der Regel findet sich dann das Bild einer *Polyarthritis*. — Eine wichtige *Komplikation* sind die meist in die 2. Woche fallenden Erkrankungen des Ohres, weniger die *Otitis media* als vor allem die relativ oft zu Taubheit führende doppelseitige *Innenohr*- (bzw. *Acusticus*-) Schädigung. — Das *Blutbild* zeigt gewöhnlich eine bedeutende polynukleäre *Leukocytose* (bis zu 50 000 und mehr), die im Verlauf einer *Leukopenie* Platz machen kann. Eosinophile fehlen mitunter völlig.

Die **Dauer** der Erkrankung beträgt meist 8—14 Tage, doch kommen sog. *hyperakute* Formen vor, bei welchen unter schwerstem Vasomotorenkollaps hohem Fieber und toxischen Allgemeinerscheinungen, oft unter Auftreten von Blutungen in der Haut, schweren eklamptiformen Konvulsionen die Krankheit innerhalb von 24 Stunden zum Exitus führen kann. Ja es wird sogar berichtet, daß Kinder nach ziemlich geringfügigen Prodromalien in apoplektiformer Weise der Krankheit erliegen können. Auch *abortive* Formen sieht man, bei denen entweder stürmisch einsetzende meningitische Symptome sich rasch zurückbilden oder aber überhaupt nur vage, oft falsch gedeutete Symptome meningitischer Reizung für kurze Zeit vorhanden sind. Nicht so selten gehen aber abortive Formen plötzlich oder in Gestalt eines Rezidivs in die schwere Form über. Reicher Wechsel des Krankheitsbildes kommt überhaupt bei dem Leiden recht häufig vor. Fälle, die in solchen immer wieder auftretenden Schüben verlaufen, können Wochen, ja Monate dauern. Dies gilt besonders von jener besonders häufigen, zu *Hydrocephalus* führenden Form der epidemischen Meningitis, bei welcher nach dem Abklingen der bedrohlichen Symptome Remissionen aufzutreten pflegen, die ihrerseits wieder plötzlich durch schwere cerebrale Symptome, Kopfschmerz und Erbrechen, unterbrochen werden können. In ständig intermittierender Weise kann sich das Krankheitsbild so über Monate hinziehen. Die Kinder verfallen dabei einer schweren *Kachexie,* bekommen ein greisenhaftes Gesicht, werden immer mehr benommen, Beugekontrakturen treten auf; es entwickelt sich ein *Status hydrocephalicus* und schließlich erfolgt der Tod im Koma. Heilung ist dabei die Ausnahme.

In seltenen Fällen kann die epidemische Meningitis das klinische Bild einer echten *Meningokokkensepsis* machen, wobei hämorrhagische Exantheme, schwere, bisweilen eitrige Arthritiden, Erythema nodosum, Purpura mit oder aber auch ohne schwere meningitische Erscheinungen erscheinen. Im Blut und im Gelenkpunktat kann man dann manchmal den Meningococcus nachweisen. Die Krankheit kann subakut mit remittierendem oder intermittierendem Fieber über Wochen dauern. Die Prognose ist dabei nicht absolut infaust. Intravenöse Injektionen von Trypaflavin können zur Heilung der Sepsis beitragen.

Aus alledem ergibt sich, daß die *Prognose* im ganzen sehr ernst ist. Auffällig ist aber, wie außerordentlich die *Mortalität* in den verschiedenen Epidemien schwankt. Sie beträgt im Mittel etwa 50%, unter Umständen bei Säuglingen sogar 80—100%. Die *Rekonvaleszenz* wird oft durch Rückfälle unterbrochen, so daß die Genesung viele Wochen auf sich warten lassen kann. Kopfschmerz und andere leichtere meningitische Reizsymptome pflegen noch lange bestehen zu bleiben. Die Kranken kommen während des akuten Stadiums sehr herunter und erholen sich nur langsam. Waren das Gehirn und Hirnnerven an der Entzündung stark beteiligt, so können dauernde *Defekte* zurückbleiben. Hierzu gehören vor allem Schwerhörigkeit, doppelseitige Taubheit, seltener Sehstörungen, ferner Kopfschmerz, epileptiforme Anfälle, spastische Lähmungen, psychische und Intelligenzstörungen und bisweilen ein noch nachträglich wachsender Hydrocephalus int.

Diagnose und Differentialdiagnose. Die Diagnose hat zunächst zu entscheiden, ob es sich um eine akute eitrige Meningitis handelt. Gegen eine *tuberkulöse* Meningitis entscheidet meist schon die Anamnese; auch ist der Beginn der tuberkulösen Meningitis selten so stürmisch wie der einer akuten Meningitis. Der *Liquor* zeigt bei der tuberkulösen Meningitis nur ausnahmsweise und dann nur im Anfang eine ausgesprochene Polynukleose, nie aber eitrige Beschaffenheit. In den Eiterkörperchen des Liquors finden sich die morphologisch und färberisch leicht erkennbaren Diplokokken. Man findet eine Erhöhung des Drucks, des Gesamteiweißes und der Eiweißfraktionen. Die Reaktionen nach PANDY und NONNE sind stark positiv und die Kolloidkurven zeigen die S. 531 beschriebenen Veränderungen. Der Globulin-Albuminquotient ist erhöht. — Irrtümlicherweise als akute eitrige Meningitis können Zustände von *Meningismus* (vgl. S. 592), *seröser Meningitis*, aber auch eine Reihe andersartiger Hirnprozesse gedeutet werden. Genannt seien nur: die *Encephalitis* und *Poliomyelitis acuta*, die *Sinusthrombose*, die *subarachnoidale Blutung* und der *Hirnabsceß*. Die *eitrige Pachymeningitis*, welche meist metastatisch, aber auch durch das Übergreifen eitriger Prozesse aus der Nachbarschaft entstehen kann, vermag gleichfalls ähnliche Symptome zu machen, zumal wenn die weichen Hirnhäute sekundär mitbeteiligt sind. Ihre Symptomatologie entspricht dem des *epiduralen Abscesses* (vgl. diesen!).

Zur Klärung, ob es sich um eine *epidemische* Meningitis handelt, ist das Auftreten einer akuten eitrigen Meningitis im Rahmen einer Epidemie und vor allem der Erregernachweis entscheidend. Handelt es sich um einen sporadischen Fall mit negativem Meningokokkenbefund im Liquor und Rachen, und fehlen Symptome eines Leidens, an die sich eine andersartige akute eitrige Meningitis anschließen kann, und läßt schließlich auch der Nachweis von Antikörpern im Blut im Stich, so wird man sich mit der Diagnose einer akuten eitrigen Meningitis begnügen müssen, aber doch therapeutisch so handeln, als ob eine epidemische Meningitis vorläge.

Therapie. In der Anwendung des *Meningokokkenantiserums* sehen wir die beste Therapie. Sowohl die Mortalität als auch die Dauer der Erkrankung und ihre Folgen werden durch seine Anwendung sehr günstig beeinflußt. Von größter Wichtigkeit ist seine *frühzeitige* Verabreichung.

Das Serum wird nach Ablassung einer möglichst großen Menge Liquors (unter Umständen bis 100 ccm) in den Subarachnoidalraum injiziert, und zwar gibt man 10—40 ccm im akuten Stadium täglich so lange, bis die Meningokokken verschwunden sind. Bleiben trotzdem die klinischen Symptome bestehen, so soll man nach einer 4tägigen Pause noch einmal 4 Tage lang Serum injizieren; dies auch bei jedem Wiederauftreten von Symptomen. Es ist empfehlenswert, die Injektionen in die Cisterna cerebello-medullaris zu machen und die Patienten so zu lagern, daß das Serum auch zur Hirnbasis gelangen kann. Außerdem sind reichliche, wiederholte Liquorpunktionen indiziert. Man kann auch versuchen durch Kombinationen einer Lumbalpunktion mit suboccipitaler Seruminjektion die Liquorräume „auszuwaschen". (Näheres bei PERITZ: „Nervenkrankheiten des Kindesalters".)

Außer der Serumtherapie ist *Trypaflavin* intralumbal oder intravenös und vor allem auch *Prontosil* intralumbal, intramuskulär oder per os angezeigt.

Die Kopfschmerzen, die allgemeine Hyperalgesie und das Fieber erfordern den Gebrauch von Analgeticis und Antipyreticis. Auf den Kopf wird am besten eine Eisblase gelegt. Der Versuch mit Anlegung einer BIERschen Stauung am Hals ist zu empfehlen. Die Patienten verspüren zumindest häufig eine Erleichterung. Alle von außen kommenden Reize sind nach Möglichkeit fernzuhalten. Daneben gelten natürlich die Allgemeinvorschriften zur Behandlung Schwerkranker. Zu achten ist auf die gehörige Entleerung der Blase, evtl. mittels Katheters, und auf geregelten Stuhlgang. Die Behandlung des *Hydrocephalus int.* erfordert die Zuziehung eines Chirurgen. — Die Kranken sind zu isolieren; auch ist nach Kokkenträgern in der Umgebung zu fahnden. Diese müssen gleichfalls isoliert und saniert werden. Das Wartepersonal muß sich in üblicher Weise gegen Tröpfchen- und Kontaktinfektion schützen.

β) Andere eitrige Meningitiden.

Ätiologie. Sie nehmen am häufigsten ihren Ausgang von eitrigen Prozessen in der Nachbarschaft der Liquorräume. So können sie sich an akute und chronische Eiterungen im Innen- und Mittelohr, an osteomyelitische Prozesse der Knochen des Schädels und der Wirbelsäule, an ein Empyem der Nebenhöhlen, vor allem der Keilbein- und Stirnbeinhöhle und an entzündliche Thrombosen der Sinus anschließen. Je nach Lokalisation des eitrigen Prozesses können Lähmungen oder Reizsymptome einzelner Hirnnerven den meningitischen Symptomen vorausgehen, was für die Lokaldiagnose des primären Herdes sehr wichtig ist. Die Infektion der Liquorräume braucht dabei durchaus nicht die Folge eines direkten Eiterdurchbruches zu sein, sondern kann sich über Blut- oder Lymphwege den Meningen mitteilen. Bisweilen kommt es zunächst zur Bildung *extraduraler Abscesse* oder zu infizierten und später eitrig einschmelzenden *Sinusthrombosen*. Auch entlang der Nerven können Eitererreger in den Liquorraum gelangen. Traumen führen besonders leicht zu Meningitis, wenn es sich um infizierte, das nervöse Gewebe freilegende Wunden handelt; doch können selbst ohne Knochenverletzung Meningitiden dadurch entstehen, daß eine lokale Resistenzverminderung für die Ansiedlung im Blut kreisender Eitererreger geschaffen wird. Gefürchtet als mögliche Ursache für eine eitrige Meningitis sind ferner das Erysipel und Furunkel des Gesichts, besonders die der Oberlippe und Augengegend. Auch von einem Dekubitalgeschwür kann eine Meningitis ausgehen. Meningitiden bei Infektionskrankheiten beruhen auf einer Verschleppung von Eitererregern in den Liquorraum auf dem Wege der Blut- oder Lymphbahn. Wir sehen sie bisweilen bei schweren septischen Strepto-, Pneumo-, Staphylokokken- und auch Coli-Infektionen. Durch PFEIFFERsche *Influenza*bacillen verursachten Meningitiden begegnen wir vor allem bei Säuglingen und Kleinkindern, seltener bei Erwachsenen. Ihre Prognose ist vor allem im frühen Alter sehr ungünstig.

Symptomatologie und Verlauf. Als erste Zeichen einer meningitischen Komplikation sehen wir in der Regel *Kopf-* und *Nackenschmerz, Hyperästhesie* besonders an den Nervenaustrittsstellen des Schädels, aber auch des Rumpfes und der Glieder, *Nackensteifigkeit*, positiver *Kernig*, profuse *Schweiße, erhöhten Muskeltonus, gesteigerte Reflexe*. Die Verschlimmerung verrät sich in zunehmender *Bewußtseinstrübung, Erbrechen, Zunahme des Pulses* und der *Atmung*, starken *Opisthotonus*, Auftreten eines leichten *Babinski* und oft auch *Pupillenstörungen*. Im übrigen sei auf die Schilderung der epidemischen M. verwiesen. Eitrige Meningitiden bei eitrigen Prozessen in der Umgebung des Hirns — z. B. bei Felsen- und Keilbeineiterungen — können (sogar unter Zurücktreten eigentlich meningitischer Symptome) unter dem Bild eines *akuten Hirnödems mit Stauungspapille* verlaufen. Im Gegensatz zu dem protrahierten Verlauf der epidemischen Meningitis erfolgt bei diesen eitrigen Meningitiden der Tod in tiefem Koma oft schon nach wenigen Tagen. In seltenen Fällen können akute eitrige Meningitiden ausheilen. Die geringsten Chancen bietet die Influenzameningitis. Meningitiden bei chronischen Mittelohreiterungen pflegen günstiger zu sein als bei akuten. Die Heilung wird oft mit Defekten erkauft. Bisweilen kommt es zur Ausbildung eines Hydrocephalus int. — Die *Lumbalpunktion* ergibt einen trüben bis rein eitrigen Liquor, in dem die Erreger nachweisbar sein können. Die Zellen setzen sich vorwiegend aus polynukleären Leukocyten zusammen. Der Eiweißgehalt pflegt sehr hoch, der Globulin-Albuminquotient erhöht zu sein. Der Druck ist gesteigert. Leichte Gerinnbarkeit weist auf größere Mengen Fibrin hin, welches z. B. in leichteren oder abklingenden Fällen auch einmal bei relativ geringem Eiweißgehalt stark vermehrt sein kann. Der Liquorzucker ist infolge der glykolytischen Wirkung leukocytärer Fermente meist vermindert.

Die Diagnose und Differentialdiagnose begegnet in der Regel keinen großen Schwierigkeiten; vgl. das bei der epidemischen Meningitis Gesagte.

Therapie. Die kausale Therapie ist das erste Erfordernis und hat die Beseitigung fokaler Eiterungen, z. B. im Warzenfortsatz, zur Aufgabe. Empyeme der Nebenhöhlen können auch mittels Röntgenstrahlen aufgedeckt und dann operativ angegangen werden. Besteht Verdacht auf einen extraduralen Absceß, so muß dieser eröffnet werden. Sind erst einmal Zeichen generalisierter Meningitis — eitriger Liquor — vorhanden, dann sind die operativen Chancen meist schlecht; doch sollte der primäre Herd nach Möglichkeit stets freigelegt werden. Nicht so selten heilen auch eitrige Meningitiden durch wiederholte Lumbalpunktionen, welche man mit Injektion von Serum, z. B. Pneumokokkenserum, und Trypaflavinlösung, auch Prontosilinjektionen kombinieren kann. Im übrigen gelten die Verhaltungsmaßnahmen wie bei der epidemischen Meningitis. — Isoliert zu werden brauchen diese Kranken natürlich nicht.

2. Die Viruserkrankungen des ZNS.

a) Die Encephalitis von Economo (Encephalitis epidemica oder lethargica).

Epidemiologie und Ätiologie. 2—3 Jahre vor dem Auftreten der großen Influenzaepidemie der Jahre 1919—1920 ist die Krankheit erstmalig und bereits in klassischer Form von v. Economo in Wien beschrieben worden. Ihr Auftreten war von Anfang an epidemisch und als Infektionskrankheit charakterisiert. Sie erhielt von ihrem ersten Beobachter den Namen *Encephalitis lethargica*, da sich bei ihr die Schlaffunktion in 80—85% der Fälle gestört erwies. Vieles spricht dafür, daß diese Krankheit unter verschiedenen Namen bereits in früherer Zeit epidemisch aufgetreten ist. — Die letzte große Epidemie hat von 1915—1926 gedauert, doch werden sporadische Fälle immer wieder beobachtet. Die meisten der großen epidemischen Schübe brachen ungefähr zu Beginn des Winters aus, und die akuten Fälle häuften sich im ersten Jahresviertel, um gegen den Sommer zu wieder abzuflauen. Die *Kontagiosität* der Erkrankung durch direkte Übertragung — Tröpfcheninfektion und Berührung mit infektiösem Material — sowie durch gesunde Zwischenträger scheint weniger bedeutsam zu sein als die Übertragung durch die Luft. Sicheres ist hierüber wie auch über die *Inkubationsdauer* nicht bekannt. Die *Disposition* zur Erkrankung ist generell vorhanden, doch schwankt sie individuell und mit dem Alter; am höchsten ist sie um das 25. Lebensjahr. Der *Verlauf* wird durch höheres Alter und vor allem auch die Schwangerschaft ungünstig beeinflußt. Ganz unklar ist noch die Rolle, die die Influenza als prädisponierendes Element in der Epidemie gespielt hat; doch liegt die Annahme nahe, daß sie die Abwehrkräfte des Organismus gegen das Virus schwächt. Das *Virus* ist bis heute noch nicht einwandfrei identifiziert worden. Untersuchungen vieler Forscher lassen es aber sehr wahrscheinlich erscheinen, daß es sich um ein unsichtbares, filtrierbares Virus handelt, das dem gewöhnlichen Herpesvirus nahesteht und jedenfalls *nicht* mit dem Influenzavirus identisch ist. Seinen Weg ins ZNS nimmt nach neuesten Anschauungen das Virus aus dem Nasen-Rachenraum über die Lymphbahnen der peripheren Nerven und infiziert das Gehirn vom Liquorraum aus.

Die einzelnen Typen der akuten Erkrankung und ihr klinischer Verlauf.

Die somnolent-ophthalmoplegische Form. Sie ist dasjenige Syndrom, unter dem die Krankheit erstmalig epidemisch auftrat und das auch die Mehrzahl der späteren sporadischen Fälle kennzeichnet. Nach einer Zeit der Mattigkeit, des Abgeschlagenseins und grippöser Symptome setzen unter Kopf- und Gliederschmerzen Schläfrigkeit, leichte Verwirrtheit und Benommenheit, bisweilen auch leichte meningeale Reizerscheinungen ein. Auch Singultus, unwiderstehliches Gähnen und Trismus kann vorkommen. In den folgenden Tagen tritt eine *abnorme Schläfrigkeit* ganz in den Vordergrund. In allen Lagen und inmitten aller möglicher Beschäftigungen werden die Patienten vom Schlaf übermannt, aus dem sie meist leicht erweckbar sind, um aber, sich selbst überlassen, sogleich wieder einzuschlafen. In schweren Fällen vertieft sich die Schläfrigkeit zu einer tiefen *Schlafsucht*, die sich bis zum *Koma* entwickeln und von monatelanger Dauer sein kann. Dabei kommen *traumhafte Delirien* während des Schlafes vor, die aber im wachen Zustand sistieren. *Fieber* kann völlig fehlen, ist bisweilen aber — wahrscheinlich als encephalitisches hypothalamisches Symptom — vorhanden und kann selbst einen so kontinuierlichen hohen Verlauf aufweisen, daß man an einen Typhus denken kann.

Schon in den ersten Krankheitstagen pflegen *Paresen* der *Hirnnerven*, mit Vorliebe des Oculomotorius, zu erscheinen. Man sieht leichte *Ptosis*, auch eine doppelseitige, unvollständige *Ophthalmoplegia externa*. Meist handelt es sich um Kern-, seltener um periphere Lähmungen. *Pupillenstörungen* treten bei dieser Form zurück. Der Abducens ist häufig befallen, und die Kranken klagen über *Doppeltsehen*. Auch assoziierte Blicklähmungen, Konvergenzparese und Nystagmus können vorkommen. Nicht selten treten Paresen der Gesichts-, Kau- und Schlundmuskulatur auf. Komplette atrophische Lähmungen gehören zu den Seltenheiten; doch können Vagus- und Phrenicuslähmungen wie die Affektion der medullären vegetativen Zentren in diesem Stadium zum Exitus führen. Die Krankheit kann zum Bild einer *Bulbärparalyse* führen. Die an sich seltenere *Opticus*-affektion entspricht einer Neuritis optica (vgl. S. 484) und ist mitunter gefolgt von Amblyopie und Amaurose. Der *Vestibularis* erkrankt häufiger als der sensible Trigeminus und der Cochlearis. Manchmal kompliziert eine Mitbeteiligung des *Kleinhirns* das Bild und führt zu einem Zustand, den man als *hypotonisch asthenischen Komplex* bezeichnet hat. Gangstörungen, Schwindel, Pulsionen, Ataxie und andere cerebellare Symptome treten auf. Die *Pyramidenbahn* leidet offenbar nur indirekt infolge entzündlicher Herde in ihrer Nachbarschaft. Schwerer pflegen die letzten Neurone der *spinalen* Nerven befallen zu sein, wodurch schlaffe Paresen der Glieder verursacht werden können.

Nehmen noch weitere Gebiete grauer Substanz an der Erkrankung teil, so verwischt sich die Symptomatologie immer mehr. Die Affektion der *Rinde*, auf welche die Delirien zurückzuführen sind, kann auch einmal zu JACKSON-Anfällen und Herdsymptomen aphasischer oder apraktischer Art führen. Eine stärkere Beteiligung der *Stammganglien* ist bei dieser Form ungewöhnlich.

Die hyperkinetische Form. Hier beherrscht die *motorische Unruhe* das Bild. Schon die *Initialsymptome* pflegen hierbei schwerer zu sein. Die starken Kopfschmerzen sind oft von Erbrechen begleitet; es besteht Fieber, häufig ein Herpes labialis und ödematöse Gesichtsschwellung. Eine allgemeine Prostration und deliröse Benommenheit stempelt das Bild zu einer schweren allgemein-toxischen Erkrankung. *Sensible* und *motorische* Reizerscheinungen zentraler und peripherer Natur treten auf. Für viele Tage können manche dieser Kranken von einer schweren *psychischen* und *motorischen Unruhe* besessen sein, oft verbunden mit vorwiegend *optischen Sinnestäuschungen.* Tritt schon in diesem Zustand der Exitus ein, so ergibt sich, daß toxische *Hirnschwellung* die Ursache dieses foudroyanten Verlaufs war. Nimmt die Krankheit einen mehr protrahierten Verlauf, so stellen sich auch hier zentralbedingte *Schlafstörungen* ein, weniger jedoch Schlafsucht als Schlaflosigkeit, eine *Agrypnie*, welche jeder medikamentösen Behandlung trotzt. Auch eine Schlafumkehr wird beobachtet. Die Schlafstörung kann sich bis weit in die Rekonvaleszenz hinein erstrecken. Wieder begegnen wir *Augenmuskelstörungen*, aber häufiger als bei der ersten Form den *Pupillenstörungen,* welche alle Übergänge bis zur völligen Starre selbst, sehr selten das ARGYLL-ROBERTSONsche Phänomen aufweisen können. Meist sind die Pupillen miotisch. — Charakteristisch sind die *Hyperkinesen.* Aus der psychomotorischen Unruhe entwickelt sich das Bild oft schwerster *Chorea*, bisweilen Hemichorea, vermischt mit Myoklonien, vor allem der *Bauchmuskulatur.* Diese Muskelzuckungen werden durch Kälte gesteigert und pflegen selbst im Schlaf fortzubestehen. Daß Zustände dieser Art den Kranken schnell erschöpfen und Komplikationen erleichtern, ist leicht verständlich. Die Mortalität ist daher beträchtlich. Es kann sich an das hyperkinetische Stadium aber auch noch ein somnolentes anschließen und die hyperkinetische Form in die somnolent-ophthalmoplegische übergehen; oder aber es folgt der hyperkinetischen Phase eine *hypo-* bis *akinetische.*

Die akut-amyostatisch-akinetische Form. *Rigidität* und *Akinese* ohne Lähmungen charakterisieren diese dritthäufigste Form, welche symptomatologisch große Ähnlichkeit mit später zu besprechenden Endstadien des Leidens (vgl. später) hat. Das gelegentliche Auftreten eines Tremors erhöht den Eindruck eines *Parkinsonismus* (vgl. auch S. 498). Die Übereinstimmung wird um so eindringlicher, wenn auch Speichelfluß, Talgdrüsenhypersekretion *(Salbengesicht)* und trophische Störungen an der Körperdecke hinzukommen. Die Akinese löst sich nicht selten gegen Abend und macht einem bisweilen sogar erregten psychomotorischen Verhalten Platz, das in Form von Delirien und nachtwandlerischen Zuständen bis tief in den Schlaf hinein dauern kann.

Diese drei Hauptformen der Encephalitis v. ECONOMOs sind bedingt durch *pathologisch-anatomische Prädilektionstypen* der Erkrankung in umschriebenen Territorien des ZNS. Der Prozeß kann sich aber praktisch in den grauen Massen vom Caudalmark bis hinauf zur Rinde ausbreiten, ja sogar gelegentlich die weiße Substanz und die peripheren Nerven befallen. Daher kommt es, daß außer den typischen vielerlei andere Formen auftreten können, die gegenüber anderen Erkrankungen des ZNS ähnlicher Verlaufsform bisweilen gerade durch die *Systemlosigkeit* der Symptomkombination abgrenzbar sind. Bald können cerebellare, viscerale oder peripher neuralgisch-neuritische Symptome im Vordergrund neben anderen bereits genannten Symptomen stehen. Es gibt auch sog. *monosymptomatische* Formen, bei denen z. B nur Trismus, nur Hyperkinesen, nur Atemstörungen, nur einzelne Klonismen beobachtet werden. Ferner sind pseudotabische, pseudoparalytische, psychotische Zustandsbilder beschrieben worden. Schließlich kann der Entzündungsprozeß sich mit so besonderer Heftigkeit an gewissen Orten lokalisieren, daß an sich flüchtige Symptome einmal zu Dauersymptomen werden. So entstehen aphasische, agnostische, hemi- und paraplegische Bilder, atrophische Lähmungszustände, symptomatische Epilepsien und Tic-Formen.

Sporadische Fälle, die sich immer wieder nach Abklingen der Epidemien ereignen, zeigen mit Vorliebe die somnolent ophthalmoplegische Form.

Das *Blutbild* zeigt in der Regel eine Polynukleose, manchmal auch eine Mononukleose. Leukopenie ist jedenfalls nicht die Regel. In der Rekonvaleszenz kommt Eosinophilie und Lymphocytose vor. Die Veränderungen des *Liquors* sind konstant nur in Fällen mit meningealen Reizerscheinungen. Sonst können sie auch einmal fehlen. Häufig ist eine mittlere Drucksteigerung; das Aussehen des Liquors ist bei unkomplizierten Fällen normal; Fibrin fehlt in der Regel. Das Eiweiß pflegt nur sehr gering vermehrt zu sein. Die Phase I und der Pandy sind meist positiv. Die Kolloidreaktionen geben in der Regel Kurven, die mittleren Fällungen bei Lues cerebri entsprechen und nicht in die Rechtskurve der Meningitisfällungen hinüberreichen. Die Zellen sind fast stets vermehrt, auf etwa 15—20 im Kubikmillimeter und darüber. Lymphocyten überwiegen. Differentialdiagnostisch gegen Meningitis wichtig ist die fast regelmäßige *Vermehrung* des *Liquorzuckers* auf bisweilen das Doppelte seines normalen Wertes.

Der Verlauf. Neben den geschilderten *ausgeprägten* akuten Typen des Leidens kommen Fälle *uncharakteristischer Symptomatologie* — „grippöse Erkrankungen"! — *abortiv verlaufende Fälle* und vor allem *oligosymptomatische Syndrome* häufig vor. Fälle, die einen foudroyanten, ja apoplektiformen Beginn und Verlauf nehmen, machen den Eindruck allgemein toxischer Erkrankungen mit Hirnschwellung. Von den ganz leichten Erkrankungen abgesehen, dauert die Erkrankung Wochen bis Monate; Nachschübe können die Genesung unterbrechen. — Ein leichter Krankheitsbeginn kann täuschen, da auch anscheinend milde Fälle ad exitum oder zu späterem Siechtum führen können. Außer schweren toxischen Symptomen machen vor allem bulbärparalytische und hochgradig hyperkinetische Erscheinungen die Prognose infaust. Schwangere sind ganz besonders gefährdet. Die *Mortalität* in den akuten Stadien beträgt über 30%; und von den anscheinend Genesenden verfallen die Mehrzahl jenen noch zu besprechenden *Folgeerscheinungen* der Encephalitis. Völlige Heilungen betreffen nur um 10% der Kranken. Die beste Prognose bieten noch *Kinder* und *Jugendliche*, bei denen die Encephalitis gern zu besonderen Verhaltensstörungen führt. Diese sog. **encephalitische Pseudopsychopathie** zeigt typische Charakterveränderungen, die sich auszeichnen durch ein Übermaß an Bewegungsantrieb, triebhafte Unruhe und ungehöriges Benehmen, Dreistigkeit, Schamlosigkeit, Sucht zum Lügen, selbst Neigung zu Verbrechen u. a. m. Dabei besteht Krankheitseinsicht, jedoch Unfähigkeit sich dem Zwang zu solchem Benehmen zu entziehen und sich zu beherrschen. Ein Intelligenzdefekt liegt meist nicht vor. Die Pubertät scheint insofern einen entscheidenden Einfluß auszuüben, als mit ihrem Eintritt in der Minderheit der Fälle Heilung mit oder ohne sozialen Defekt eintritt, in der Mehrzahl der Zustand stationär wird und in einer gewissen Zahl eine deutliche Verschlechterung eintritt.

Diagnose und Differentialdiagnose. Die differentialdiagnostischen Schwierigkeiten sind angesichts der Vielfältigkeit der Symptome — zumal außerhalb einer Epidemie — bisweilen sehr erheblich. Diejenigen Nervensymptome, die man zur Diagnose im Auge behalten muß, sind nach v. ECONOMO: das akute

Einsetzen nervöser Erscheinungen, der Charakter dieser Symptome, die auf eine Erkrankung des nervösen *Graues* hinweisen, das Zurücktreten massiver Lähmungen gegenüber multilokulären in ungewöhnlicher Symptomkombination auftretender Störungen — dabei das Vorherrschen von oft flüchtigen Paresen gegenüber völligen Lähmungen — und das Unsystematische der Ausfälle. Trotzdem ist das Krankheitsbild und der Verlauf ganz verschieden von dem etwa der *multiplen Sklerose*. Differentialdiagnostische Schwierigkeiten können *bulbäre Formen* der *akuten Poliomyelitis* bereiten. In typischen Fällen macht die Poliomyelitis freilich rasch einsetzende *totale* Lähmungen, welche der Encephalitis v. Economos nicht zukommen. Die akute *toxische Encephalomyelitis*, wie sie auf S. 594 beschrieben wird, ist, wenn auch mitunter schwer, einmal ätiologisch, vor allem aber dadurch unterscheidbar, daß die vorherrschenden Symptome auf eine Erkrankung vorwiegend des Großhirn*marks* hinweisen. Andere *Encephalopathien* können — wie z. B. die Polioencephalitis haemorrhagica sup. — sehr ähnliche Symptome machen, aber auch hier wird meist die Anamnese entscheiden, welche Alkoholabusus, Vergiftungen mit Salvarsan, Schlafmitteln oder Nahrungsmitteln aufdeckt. Die *Meningitis* hat — sieht man von jenen merkwürdigen akut *serösen* Meningitiden ab — einen andersartigen Liquorbefund, wie auch die *Lues cerebri* mit ihren mannigfachen nervösen Störungen sich durch die Besonderheiten der serologischen Befunde zu unterscheiden pflegt.

Therapie der akuten Fälle und Prophylaxe. v. Economo empfiehlt die intravenöse Joddarreichung als Therapie der Wahl. In der Mehrzahl soll sie bessernd und sehr oft heilend wirken.

Verwandt wird frische Preglsche Lösung oder 10%ige wässerige *Jodnatriumlösung*. Am ersten Tag werden 20 ccm gegeben und bei guter Verträglichkeit am folgenden Tag 50 ccm, zwei Tage darauf 100 ccm und dann 3mal pro Woche je 100 ccm intravenös; bis zu einer Gesamtdosis von 1—2 l. Verwendet man Jodnatrium (*nicht* Jodkali!), so geht man bei den Einzeldosen besser nicht über 50 ccm hinaus. Auch *Alival* wird empfohlen.

Auf alle Fälle soll die intramuskuläre evtl. auch intralumbale Injektion von 20—50 ccm *Rekonvaleszentenserum* 3—4mal und öfters vorgenommen werden. Anstatt Rekonvaleszentenserum kann man im Notfall auch Poliomyelitisserum benützen. Des Versuchs wert scheint auf alle Fälle auch eine unspezifische Proteinkörpertherapie z. B. in Form von *Vaccineurin*injektionen zu sein. — Eine ganze Reihe anderer Mittel sind mit fraglichem Erfolg gegeben worden, so: Urotropin, Trypaflavin, Kollargol, graue Salbe, Salicylpräparate usw. Gute Erfolge haben oft auch wiederholte Lumbalpunktionen. Gegen die Unruhe und Schlaflosigkeit wird man hydrotherapeutische Anwendungen versuchen und unter Umständen auch Betäubungs- und Schlafmittel, schließlich auch Scopolamin und Morphium geben müssen. Daneben gelten die Grundsätze sorgsamster Krankenpflege. Wenn irgend möglich sind die Kranken zu isolieren. Das Pflegepersonal muß sich der Infektions- bzw. Übertragungsgefahr bewußt sein. (Verwiesen sei auf v. Economos „Die Enceph. lethargica", 1929.)

Pathologische Anatomie der akuten Fälle. *Makroskopisch* fehlen — außer bei Hirnschwellung — gröbere Veränderungen. Lediglich eine *Hyperämie* besonders der grauen Substanz und der Meningen, mit feinen petechialen Blutungen, tritt hervor. Die *mikroskopischen* Läsionen sind vom Charakter *entzündlicher* Veränderungen, die allerdings gerade bei den akut-toxischen Fällen infolge mangelhafter Abwehrkraft auffällig gering ausgeprägt sein können. Hier überwiegen die *diffusen regressiven* Veränderungen am Parenchym. Die entzündlichen Reaktionen sind gekennzeichnet durch leukocytäre, lymphocytäre und plasmocytäre Infiltration der meist stark erweiterten Gefäße, vor allem an den Prädilektionsstellen der Erkrankung und auch in wechselnder Intensität an den Meningen. Die Zellinfiltrate mesodermaler Herkunft reichen auch ins ektodermale Gewebe hinein und sind vergesellschaftet mit Proliferationsherden der Glia. Daneben finden sich aber auch schwere Zerfallserscheinungen der Ganglienzellen, besonders ausgeprägt in der *Substantia nigra*, aber auch sonst im Hirn. Die reaktive Wucherung der kleinen Gliaelemente

— Trabantzellen — um die geschädigten und untergehenden Nervenzellen führt zu dem bei der Encephalitis v. ECONOMO besonders stark ausgeprägten Bild der *Neuronophagie*.

Die *Verteilung* der Veränderungen im ZNS läßt eine unzweideutige Bevorzugung der *grauen* Substanz erkennen; daher der Name: *Polioencephalitis*. Prädilektionsorte sind nach H. SPATZ außer der schwarzen Zone der Subst. nigra die ventrikelnahen grauen Gebiete des Zwischen-, Mittel- und Rautenhirns mit den Kleinhirnkernen. Das Endhirn und *R* sind in der Regel frei von ausgesprochen entzündlichen Veränderungen. Bei atypischen Fällen können das Striatum, die Rinde und die grauen Vordersäulen befallen sein.

Die Beziehung dieser histologischen Befunde zu den klinischen Formen der Erkrankung ist im großen ganzen gegeben. Der in der Regel über Wochen progrediente Verlauf der akuten Fälle findet seine Erklärung in dem offensichtlich allmählichen Fortschreiten des Entzündungsprozesses; das Zurücktreten von Strangsymptomen in der Intaktheit der weißen Substanz. Die auffällige Störung der Schlaffunktion darf mit guten Gründen **mit** den Läsionen der vegetativen Zentren im Höhlengrau des III. Ventrikels in Zusammenhang gebracht werden. Augen- und bulbärparalytische Symptome finden ihr anatomisches Substrat in den Affektionen dieser Kerngebiete in Brücke und Med. oblongata und die cerebellaren Ausfälle in der Läsion der cerebellaren Kerngebiete. Die Störungen des Tonus von anscheinend striärem Charakter beruhen offenbar auf den schweren Veränderungen die sich in der Substantia nigra finden (SPATZ). Delirien und fokale Großhirnsymptome können die Folge meist toxischer diffuser Hirnprozesse der Rinde sein.

Die Endstadien.

Die in späteren Stadien der Erkrankung zur Beobachtung gelangenden Symptome der Encephalitis von ECONOMO bilden einen so charakteristischen klinischen Symptomenkomplex, daß sie eine besondere zusammenfassende Besprechung erheischen. In jenen 20% akuter Fälle, die nicht ausheilen, ist der *Übergang* in das chronische Stadium nicht immer von ausgesprochenen klinischen Symptomen begleitet. Eine große Zahl wird *anscheinend* gesund, um dann „wieder" zu erkranken. Das entzündliche Stadium des Leidens ist wohl abgeklungen; geblieben aber sind nicht nur irreparable Schädigung, sondern vor allem eine eigenartige Neigung zu besonderen *degenerativen Prozessen* in bestimmten Hirngebieten, vor allem — wenn auch nicht allein — im Bereich der *Subst. nigra. Diese „Wiedererkrankung" kann lange Zeit — 10 Jahre und mehr! — auf sich warten lassen.*

Manche Fälle zeigen eine verzögerte Rekonvaleszenz, in der Rezidive auftreten oder in immer neuen Schüben der Zustand dauernd schlechter wird, bis entweder in einem solchen Schub der Exitus erfolgt oder der Kranke dem chronischen Siechtum verfällt. Wieder andere entwickeln sog. *pseudoneurasthenische* Zustände (STERN), meist depressiver Färbung. Dabei werden Klagen, wie Müdigkeit, Reizbarkeit, Unruhe, Entschlußunfähigkeit und Kopfschmerz, geäußert. Schließlich gibt es Fälle, bei welchen allmählich Symptome des Endstadiums auftreten, ohne daß überhaupt je Anzeichen einer akuten Erkrankung bestanden hätten.

Die Symptomatologie der „chronischen Encephalitis" ist zwar wieder vielgestaltig; doch hebt sich aus der großen Zahl der Folgeerscheinungen vor allem das Bild des **postencephalitischen Parkinsonismus** heraus. Dieser kündigt sich häufig an durch einen *Tremor*, zunächst meist in einer Extremität, bald auch durch ein „Lahmheitsgefühl" in dem oder jenem Glied. Die *automatische Zusammenarbeit* einzelner Muskelgruppen bei Bewegungen erweist sich *gestört*. Die *rohe Kraft* ist zwar *völlig erhalten;* und doch können die Kranken ihre Glieder erst nach *Überwindung eines Widerstandes, schwerer, träger, ungeschickter* als in gesunden Zeiten benützen. Weist diese Bewegungsstörung mehr auf das Vorhandensein einer *Tonuserhöhung der Muskulatur* hin, so sprechen *Fehlen von Mitbewegungen* und *Störungen der Intention von Bewegungen* für das Vorliegen einer echten *Hypokinese* (vgl. S. 498).

Rigor und *Hypokinese*, die beiden mehr oder minder selbständigen Komponenten des PARKINSON-Syndroms (vgl. S. 496), können sich von einer Extremität über den ganzen Körper ausbreiten. Der Rigor ist anfänglich meist in den *proximalen* Gliedabschnitten am deutlichsten ausgeprägt, schwankt auch noch stark in seiner Intensität und verschwindet oft ganz in der Ruhe. Neuer Bewegungsbeginn, brüske passive Bewegungen erhöhen den Rigor, langsam einschleichende Bewegungen helfen ihn zu überwinden. Starke affektive Impulse, wie Angst, freudige Erregung, eine Notlage, energische Befehle, auch das unerwartete Durchbrechen fast automatischer Bewegungsabläufe — Klavierspielen z. B. — überwinden gelegentlich Hypokinese und Rigor — (ein Hinweis auf den erheblichen vegetativen Anteil der gesamten Störung!). — Unter den *hyperkinetischen* Erscheinungen des Syndroms steht der *Tremor*, bald als *Zittern*, bald aber auch als grober *Schütteltremor* einer oder der anderen Extremität an erster Stelle. Seltener sieht man tic-ähnliche Automatismen, *Gähn-* und *Schreikrämpfe* und eigenartige Atemstörungen, z. B. eine *Polypnoe* mit bizarren Mitbewegungen. Sehr charakteristisch sind auch die sog. *Blickkrämpfe* oder *Schauanfälle*, d. h. anfallsweise auftretende Zwangsstellungen der Bulbi meist nach oben außen für viele Minuten (Abb. 38), *Torticollis* usw. Derartige „Zwangsbewegungen" treten auch als *Iterationen* und *Stereotypien*, krampfhafte Wortwiederholungen *(Palilalie)* und klonusartige Silbenwiederholungen

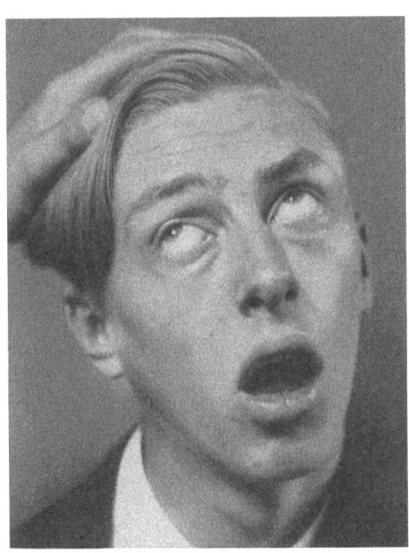

Abb. 38. Schauanfall bei postencephalitischem Parkinsonismus. (Aus der neurologischen Abteilung der University of Chicago.)

(Logoklonie) beim Sprechen auf. Auch *choreiforme* Automatismen sind nicht so sehr selten.

Langsam fortschreitend ergreifen Hypokinese und Rigor den ganzen Körper. Die Haltung wird gebückt, der Gang kleinschrittig *(Bradybasie)* und ein Stoß löst eine zwangshafte Vor- bzw. Rückwärtsbewegung des ganzen Körpers *(Pro-* bzw. *Retropulsion)* aus. Hals und Gesicht, dessen Mimik immer ärmlicher wird *(Maskengesicht)* und in dem einmal erreichte Ausdrucksbewegungen zu Grimassen erstarren, nehmen an dieser zunehmenden Versteifung teil (Abb. 39). Im Endstadium sehen wir das traurige Bild eines fast unbeweglichen ans Bett gefesselten Körpers, oft in bizarrer Stellung, die Glieder versteift in eigentümlichen prädilektiven Haltungen (vgl. S. 497).

Kennzeichnend sind auch eine Reihe *vegetativer Störungen*, vor allem die häufige Hypersekretion der Talgdrüsen *(Salbengesicht)* und des Speichels *(Sialorrhöe)*. Dazu kommen vasomotorische Störungen, hochgradige Empfindlichkeit gegen Temperaturschwankungen und bisweilen basedowide Züge. Als *zentralvegetative Störungen* — offensichtlich infolge einer Affektion der Zwischenhirnzentren — können dann und wann Anomalien des Fett-, Salz-, Wasserstoffwechsels, Störungen der Sexualität und des Körperwachstums, Bilder wie die des *Diabetes insipidus* und der *Dystrophia adiposogenitalis* auftreten.

Es ist leicht verständlich, daß diese tiefgreifende Störung der gesamten Motorik nicht ohne *tiefgreifende Veränderung der Gesamtpersönlichkeit* dieser

Kranken vor sich geht. Zwar bleiben Gedächtnis, Auffassung und Urteilsfähigkeit in der Regel lange intakt; aber die Affektivität leidet mit zunehmender Erschwerung der Bewegungsintention und fortschreitendem Rigor immer mehr Schaden. Die *psychische Spontaneitätseinbuße*, bei der die Kranken ohne äußere Anregung schließlich überhaupt nichts mehr tun, hat man als „*Bradyphrenie*" bezeichnet. Die seelische Verlangsamung oder Torpor (v. ECONOMO) geht wohl sicher auch mit einer Beeinträchtigung der Willens- und schließlich auch der Denkvorgänge einher (BOSTROEM). Die Verwechslung *katalepsieähnlicher* Zustände mit einer Schizophrenie verhindern ja bereits die geschilderten körperlichen Symptome. — Manche Kranke mit krampfartigen Bewegungen (vgl. oben) bieten auch *Zwangserscheinungen auf psychischem Gebiet* — paranoide und paranoid-halluzinatorische Bilder wie auch schizoforme Psychosen von langer Dauer. JOH. LANGE beschreibt solche Zustände mit dranghafter Unruhe vor allem bei jüngeren Individuen. Bei *Kindern* sind diese *Drangpsychosen als besondere Form postencephalitischer Bilder* allgemein bekannt und schaffen schwierige Erziehungsprobleme. Oft empfinden diese Kranken das Zwanghafte ihres Verhaltens, ohne imstande zu sein sich dessen zu erwehren. Solche Jugendliche können auch kriminell werden. — Wenn sich auch gelegentlich eine erhebliche Besserung mit der Zeit einstellt, so ist doch der Übergang dieses psychotischen Syndroms in einen Parkinsonismus nicht selten.

Im ganzen ist der **Verlauf** der postencephalitischen Folgen meist langsam progredient. Schubartige Verschlimmerungen treten mit Vorliebe im Winter auf. Eine wirkliche Heilung ist bei der organischen Natur der Hirnläsionen ausgeschlossen.

Diagnose und Differentialdiagnose. Der *Anamnese*, die den Vorhergang eines typischen akuten Stadiums aufzeigt, kommt die größte Bedeutung zu. Fehlt sie, so kann die Unterscheidung eines postencephalitischen Parkinsonismus von einer *Paralysis agitans* sehr schwierig sein. Jugendliches Alter, schubweiser Ver-

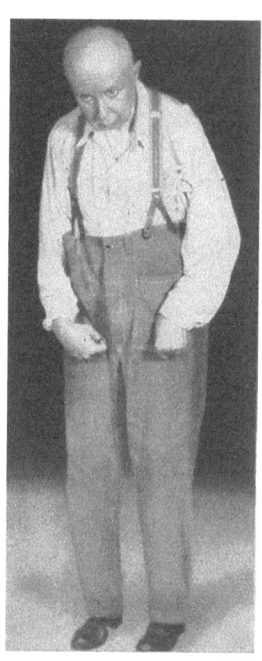

Abb. 39. Typische Haltung bei postencephalitischem Parkinsonismus. (Aus der neurologischen Abteilung der University of Chicago.)

lauf, Salbengesicht, andersartige Form des Tremors (Pillendrehen bei der P. agitans) sprechen für Parkinsonismus. Bei älteren Patienten wachsen die diagnostischen Schwierigkeiten. Leichter ist die Abgrenzung von der WILSONschen Erkrankung (vgl. diese). Man muß auch bedenken, daß einmal die Lues, die Arteriosklerose, ein Tumor und Intoxikationen so lokalisiert sein können, daß dem Parkinsonismus ähnliche Bilder entstehen. Die Entscheidung wird an Hand anderer Symptome, der Serologie oder der Anamnese in der Regel möglich sein.

Therapie. Bei dem Versuch, den qualvollen Zustand des postencephalitischen Parkinsonismus therapeutisch zu beeinflussen, hat man schon bald gefunden, daß das auf den parasympathischen Anteil des vegetativen NS wirkende Atropin, das Hyoscin oder Scopolamin, die Belladonna, das Harmin und verwandte Stoffe günstig auf den Rigor (weniger den Tremor wirken). Man fängt gewöhnlich mit Dosen von etwa 0,25 mg Scopolamin oder Atropin mehrmals täglich an und versucht die dem individuellen Fall optimale Dosis zu finden. Manche erhöhen auch nach der RÖMERschen Vorschrift die Dosis unter Nichtachtung der subjektiv unangenehmen Nebenerscheinungen auf das Vielfache, um —

namentlich in den fortgeschrittenen Fällen — den gewünschten Effekt zu erreichen. — Die sog. ,,bulgarische Kur" ist prinzipiell auch eine Atropinkur; nur kombiniert sie in nützlicher Weise in speziell hierfür eingerichteten Krankenabteilungen psychologische, gymnastische und erzieherische Behandlung mit der medikamentösen Therapie.

Die pathologische Anatomie der Nachkrankheiten. Die Hauptprädilektionsstelle der Veränderungen ist die *Substantia nigra*, in der ein grober Ausfall der nervösen Elemente erfolgt und gliöses Narbengewebe das zerstörte Parenchym ersetzt. Gelegentlich finden sich hier auch noch entzündliche Erscheinungen. Die Veränderungen in der Subst. nigra sind um so charakteristischer, als sie sich schon makroskopisch im Verlust der normalerweise hervorstechenden schwarzen Pigmentierung dieses Graues äußern. Die Veränderungen an anderen Stellen sind weniger ausgesprochen. In Form von Parenchymausfällen finden sie sich um den Aquädukt, im Boden des IV. Ventrikels, vor allem aber in der Umgebung des Bodens des III. Ventrikels. Veränderungen in der Rinde und den ventrikelfernen Anteilen der Stammganglien gehören zu den Ausnahmen.

b) Die Poliomyelitis anterior acuta, HEINE-MEDIN (die akute, epidemische spinale Kinderlähmung).

Epidemiologie und Infektionsmodus. Die Poliomyelitis ant. gehört zu den wenigen durchaus erforschten infektiösen Erkrankungen des ZNS. Das Leiden als spinales erkannt zu haben, ist das Verdienst HEINES (1840), und seine reiche Symptomatologie im Zuge einer großen Epidemie richtig gewürdigt zu haben, das von MEDIN (1890). Daß es sich um ein infektiöses Leiden handeln müsse, war schon zuvor von STRÜMPELL vermutet worden. Die Entdeckung des *Erregers* der Poliomyelitis ant. ist an die Namen LANDSTEINER, FLEXNER, NOGUCHI, LEVADITI und RÖMER geknüpft. Wir wissen heute, daß es sich dabei um ein *ultravisibles Virus* handelt, das anaerob züchtbar ist und auf den Affen übertragen das typische Krankheitsbild hervorruft. Die P. tritt als gefürchtete Seuche in Form von *Epidemien* auf. Die ersten großen Epidemien wurden 1887 und 1895 in Schweden und anschließend bei uns und überall in der Welt beobachtet. Früher hat man die Krankheit nicht richtig erkannt; auch ist sie wohl nicht so seuchenartig aufgetreten. In den letzten Jahren ist die P. nicht mehr zum Erlöschen gekommen. Sowohl bei uns wie auch in Übersee sind größere Epidemien aufgetreten, wobei — wie bei der Influenza — Seuchenwellen in erschreckender Geschwindigkeit über die ganze Erde gehen. — Mit Vorliebe tritt die Seuche im Sommer auf, ohne daß freilich die Wärme dabei von entscheidendem Einfluß ist, und klingt allmählich bis zum Dezember ab. — Das *kindliche Alter*, vom 2. bis 10. Jahr, ist überwiegend befallen; aber auch *Erwachsene* erkranken sowohl in Epidemien wie auch *sporadisch* recht häufig. — Die *Eintrittspforte* für das Virus ist mit größter Wahrscheinlichkeit der obere Respirationstrakt, vor allem die *Nase*; vielleicht auch der Verdauungstrakt.

Die Übertragung des Virus erfolgt wohl meist durch Kontakt oder als Tröpfcheninfektion; doch hat man auch mit gutem Grund die Ausbreitung der Krankheit durch Staub, Nahrungsmittel, Wasser, selbst durch Insekten erwogen. Die Übertragung von Mensch zu Mensch ist nachgewiesen und begründet auch den Versuch einer *Prophylaxe gegen die Ausbreitung der Seuche*. So rasch sich auch die Seuche verbreitet, so schwierig ist doch zumeist der Nachweis der Infektionsquelle. Eigenartigerweise scheinen manifest Kranke fast nie infektiös zu sein. So sieht man auch gar nicht selten kranke Kinder in Krankenhäusern — offenbar ohne Gefahr — neben gesunden liegen. Andererseits weisen Beobachtungen in geschlossenen Gemeinschaften — z. B. auch beim Militär — darauf hin, mit welcher Leichtigkeit die Krankheit übertragen wird. *Unheimlicherweise sind es aber die anscheinend Gesunden oder kaum Kranken, die die Seuche verbreiten.* Die Eltern, der Lehrer, der Briefbote usw. sind gar oft Überbringer der Infektion. Bei ihnen wird auch dann und wann das Virus auf der Nasenschleimhaut gefunden, das man bei manifest P.-Kranken fast nie antrifft. Unter günstigsten Beobachtungsbedingungen sieht man, daß in einer P.-Epidemie nur ein geringer Hundertsatz typisch erkrankt, wohingegen die große Mehrzahl nur uncharakteristische oder gar keine Krankheitszeichen bietet. *Viele Menschen*, vielleicht die meisten in unseren Breiten, *haben solch eine mehr oder minder symptomlose Infektion überstanden*, die aber genügt, um den Körper gegen die P. zu immunisieren. Man nennt diesen Vorgang „stille Feiung" (PFAUNDLER). Diese Immunität schützt vor Zweiterkrankungen. Mütter übertragen sie auf ihre Kinder und schützen sie so für die Zeit des Säuglingsalters. Auch die viel geringere Häufigkeit manifester Erkrankungen bei *Erwachsenen* ist sicherlich die Folge davon, daß der größte Teil der Jugend durch die Feiung gegangen ist. Wo dies nicht geschah — z. B. in dünn besiedelten oder vom zivilisatorischen Verkehr abgelegenen Gegenden —, sehen wir, wie eine Epidemie nicht nur viel gefährlicher verläuft, sondern auch einen viel größeren Hundertsatz an manifest erkrankten Erwachsenen enthält. Warum nun im Individualfall die Infektion zur *sichtbaren Erkrankung des ZNS* führt, wissen wir nicht; doch scheinen da verschiedenartige *begünstigende Faktoren*: verminderte Widerstandskraft, interkurrente und konkommittierende Infekte, Traumen, veränderte Lebensweise (Gefahr des Ortswechsels während einer Epidemie!), Operationen (z. B. Tonsillektomie), körperliche Überanstrengung, übermäßige Besonnung usw. wie auch eine angeborene Anfälligkeit des ZNS wirksam werden zu können.

Das P.-Virus ist auf Affen übertragbar. Hier entwickelt sich nach einer *Inkubationszeit* von 9—12 Tagen — gegenüber *7—10 Tagen beim Menschen* — ein sehr charakteristisches Krankheitsbild.

Symptomatologie und Verlauf. Eine große Zahl von P.-Erkrankungen verläuft *abortiv*, d. h. die Kranken zeigen nur mehr oder weniger angedeutete Zeichen einer Erkrankung des ZNS und da auch fast nur Reizsymptome seitens der Meningen, allgemeine und Muskelschmerzen neben geringfügigen Reflexstörungen und höchstens Muskelschwächen. Eine Rachenrötung pflegt, wenigstens im Anfang, meist vorhanden zu sein. Der *Liquor* bietet auch bei diesen noch abortiven Fällen meist die noch zu beschreibenden Veränderungen.

Den Verlauf der typischen P. kann man in **4 Stadien** einteilen, wobei das **erste, prodromale, präparalytische** oder auch **meningeale Stadium** sich durchaus nicht immer so klar abzeichnet, daß man — wie bei vielen anderen Infektionskrankheiten — an seinen Erscheinungen den Beginn der Krankheit erkennen könnte. Es ist durchaus möglich, daß viele dieser „Prodromalsymptome" in Wirklichkeit *unspezifische Infekte* darstellen, die — wie bereits erwähnt — lediglich die Wandlung eines schon bestehenden P.-Infekts in die manifeste Erkrankung verursachen. Die große Anzahl ganz verschiedenartiger „Erstsymptome" legt diese Vermutung nahe. Schwierig ist die Entscheidung hinsichtlich der häufigen *katarrhalischen Symptome* seitens des Respirations- und Verdauungsapparats. Die fast obligate Rötung des Rachenrings gehört wohl ebenso bereits zu den P.-Symptomen wie *Fieber, Pulserhöhung*, die auffällige und lästige *Hyperhidrosis*, auch die häufig geklagte *Obstipation* und vor allem die alsbald auftretenden Merkmale *einer entzündlichen Reizung der Hirn- und Rückenmarkshäute*, d. h. Kopf-, Nacken- und Lendenschmerz, oft begleitet von einer Steifhaltung des Halses und Lordose der Wirbelsäule sowie einer quälenden diffusen Schmerzhaftigkeit des Rumpfes und der Glieder *(allgemeine Hyperästhesie, Meningismus)*. Punktiert man in diesem Zeitpunkt, so findet sich — *das sicherste diagnostische Frühsymptom!* — eine deutliche vorwiegend *lymphocytäre Zellvermehrung*, oft auch *Druckerhöhung des Liquors* bei nur geringer Eiweißvermehrung und einer uncharakteristischen Mastix- und Goldsolreaktion. An *Allgemeinerscheinungen* sieht man im Beginn Unlust, Verdrießlichkeit, Apathie, Appetitlosigkeit, Brechreiz und auch Erbrechen, nächtliche Unruhe, Schlafstörungen und gelegentlich deliröse Zustände, kaum je schwere Bewußtseinsstörungen. Bisweilen tritt ein Herpes simplex, selten Exantheme auf. Das Blutbild und der Urin zeigen keine charakteristischen Veränderungen.

Mit diesen Erscheinungen des I. Stadiums, die oft eben nur angedeutet zu sein brauchen, kann sich die P. erschöpfen. Häufigere Lumbalpunktionen dürften — in Epidemiezeiten — manchen Fall unklarer, meist nur gering und vorübergehend fieberhafter „neuralgischer" Schmerzen als leichte P.-Erkrankung mit meningitischen Reizerscheinungen aufdecken (vgl. S. 453).

In typischen Fällen geht die Erkrankung — oft auf der Höhe oder schon mit dem Abklingen des Fiebers — in das **zweite, paralytische Stadium** über. Manchmal sind besonders heftige lokalisierte Schmerzen, auch Muskelzuckungen der warnende Vorbote der *Lähmung. Diese ist die Folge einer schweren Erkrankung stets der motorischen Ganglienzellen der Vorderhörner des R sowie der Med. oblongata, mit besonderer Bevorzugung der lumbalen und cervicalen R-Anschwellung.* Die Innervation eines Muskels durch mehrere R-Segmente (vgl. S. 468) bedingt, daß der Prozeß meist *nicht zu einer völligen Lähmung* dieses oder jenes Muskels führt, obschon im Beginn schwere lokale Funktionsstörungen eines größeren Rückenmarksbezirks den *Eindruck einer kompletten Lähmung* machen können. Oft — namentlich bei Kindern — bleiben die ersten Schwächeerscheinungen der Muskeln unerkannt, so daß nach anscheinend normalem Abendbefund die Patienten am Morgen das Bild einer überraschend aufgetretenen Lähmung — „paralysis in the morning" — bieten. Die Lähmung, welche stets die Merkmale einer *schlaffen, rein motorischen Lähmung mit Verlust der Eigenreflexe und hochgradiger Hypotonie* (vgl. S. 468) trägt, zeigt in etwa 90% der Fälle den **spinalen Verteilungstyp.** Hierbei sind in etwa 80% *die Beine* allein oder vorwiegend gelähmt. Die Seitenverteilung ist dabei meist *asymmetrisch.* Die *proximalen Muskelgruppen sind bevorzugt,* und oft verbindet sich eine Oberschenkel-, meist Quadricepslähmung mit einer der tiefen Hüftbeuger oder verschiedener Glutäalmuskeln. Am Unterschenkel sind Peroneus und Tibialis ant., am Fuß die Beuger gern befallen. Die Oberarmmuskeln sind häufiger gelähmt als Unterarm und Hand. Einzelne Fingerlähmungen sind sehr selten, kommen aber vor. Ziemlich oft sieht man *Bauchmuskellähmungen,* wodurch infolge Preßunfähigkeit eine Blasenlähmung — *Retentio urinae — vorgetäuscht* werden kann. Läßt man die Kranken aufsitzen, so entdeckt man nicht selten Rückenmuskellähmungen, wie auch eine genaue Beobachtung der Atmung bisweilen Lähmungen an den Brustmuskeln erkennen läßt. *Halsmuskellähmungen* verhindern die Kranken an der normalen Kopfhaltung und Kopfbewegung. Eine *Zwerchfellähmung* ist stets eine ernste Komplikation.

In einer Minderzahl der Fälle tritt die P. von Anbeginn als eine **bulbärpontine motorische Lähmung** auf. Meist sehen wir nur den *Facialis* einer Seite in allen 3 Ästen vorübergehend gelähmt; doch können auch die äußeren Augenmuskeln — inkomplette *Ophthalmoplegia externa* oft mit leichter Ptosis! — geschädigt sein. Die große Gefahr dieses Lähmungstyps droht von dem Übergreifen der Ganglienzelläsion auf den Bereich des *Respirations-* und *Vasomotorenzentrums.* Mit oder ohne die Merkmale einer *akuten Bulbärparalyse* wird die Atmung unregelmäßig, der Puls beschleunigt und klein, und in der Regel ist damit der letale Ausgang sicher.

Der bulbäre Typ verbindet sich auch wohl mit dem spinalen, sei es, daß die verschieden lokalisierten Lähmungen *zugleich* auftreten oder eine primär bulbäre Lähmung *descendiert* oder aber — ein nicht seltener und gefürchteter

Vorgang — eine spinale P. rasch als **ascendierende** oder sog. LANDRYsche **Lähmung** die Medulla erreicht (vgl. S. 599).

Als **cerebellaren Typ** bezeichnet man eine weit seltenere prognostisch günstige Form der P., die sich durch Ataxie, Gleichgewichtsstörung, Schwäche und Hypotonie der Muskulatur zu erkennen gibt.

Die schwersten Lähmungsformen sind glücklicherweise verhältnismäßig selten und die *Mortalität* liegt wohl sicher unter 10%.

In den mittelschweren Fällen halten die Lähmungen Tage bis einige Wochen an, wobei die gelähmten Glieder oft hochgradig *schmerzhaft*, auch bläulich verfärbt und bisweilen sogar etwas ödematös sind. Die Kranken nehmen je nach der Lähmungsverteilung *Schutzhaltungen ihrer Glieder*, meist in Beugestellung ein und sind gegen jede passive Lageveränderung sehr empfindlich.

Allmählich geht dieser Zustand in das **dritte, das Reparationsstadium** über. Noch sind die Muskeln stark schmerzhaft, aber die Lähmungen gehen sichtlich zurück. Bei kleinen Kindern, wo man in über 50% den prognostisch günstigen raschen Lähmungsrückgang sieht, kann schon in wenigen Wochen die Lähmung ohne oder mit nur geringfügigen Spuren ausgeheilt sein. Bei Erwachsenen geht die Reparation meist erheblich langsamer und ist meist unvollkommen. Dabei verschwinden zuerst die zuletzt aufgetretenen Lähmungen, während die schweren initialen Lähmungen eine nur ganz allmähliche Besserung zeigen. Den Fortschritt der Reparation beurteilt man teils aus der Zunahme von roher Kraft und Bewegungsfähigkeit, teils aber — wo noch kein Bewegungseffekt zu sehen ist — mittels der *elektrischen Untersuchung*. Diese gibt an den gelähmten Muskeln — besonders im 2. Stadium — meist eine partielle, selten totale EaR (vgl. S. 529). Im 3. Stadium sieht man maßgeblich der noch oder wieder funktionierenden Muskelfasern eine meist nur quantitativ herabgesetzte Erregbarkeit. — In diesem Heilungsstadium sieht man auch *Muskelzuckungen*. *Trophische Störungen* — Cyanose, Ödem, sogar pseudohypertrophische Fettablagerungen — bleiben oft sehr lange bestehen. — Schwere Fälle mit der Aussicht auf ausgedehnte *Residuallähmungen* zeigen wenig Neigung zu spontanen Bewegungen, und damit droht in zunehmender Weise die bereits durch die Schutzhaltungen des 2. Stadiums begründete *große Gefahr der Kontrakturen, deren Ausbildung in entscheidender Weise das spätere Schicksal vieler P.-Kranker beeinflußt.*

Die Dauer des Reparationsstadiums kann man — namentlich in schwereren Fällen — bis auf ein und 2 Monate bemessen; erst dann muß man die noch bestehenden Ausfälle als **residuäre Lähmungen** bezeichnen. Dieses **vierte** oder **Endstadium** der P. ist gekennzeichnet nicht allein durch die schlaffen motorischen Lähmungen als solche, sondern vor allem auch durch die Auswirkungen der Lähmungen und Muskelschwächen auf den ganzen Körper, die Gelenke und das Skelet. Vor allem wird der wachsende kindliche Körper nur zu leicht das Opfer dieser verunstaltenden Spätfolgen der P. Wir begegnen dann Gelenkdeformierungen, wie dem Genu recurvatum, falschen Gelenkstellungen mit Neigung zu Luxationen, auch Schlottergelenken. Der Fuß gerät häufig in eine Equino-varus-Stellung (wenn Peronaeus und Extensoren gelähmt sind) oder nimmt die Form eines Pes calcaneus an (wenn die Wadenmuskeln atrophiert sind) oder die eines paralytischen Hohlfußes (wenn bei gelähmter Unterschenkelmuskulatur die kleinen Fußmuskeln noch funktionieren) oder eines Pes valgus (bei gelähmten Mm. peronaei und erhaltenem Tib. ant.). An der Hand können sich entsprechende Deformitäten, z. B. eine Krallenhand, ausbilden. Oft sieht man eine Lordose oder auch Skoliose, die aus einer Schwerpunktsverlagerung, bisweilen aber auch durch Lähmungen einzelner Rückenmuskeln entstanden ist. Schwere Rückenmuskel- bzw. Gesäßmuskellähmungen führen zu hochgradigen Störungen der Körperhaltung, verunmöglichen sogar den aufrechten Gang. Trophische Störungen der Röhrenknochen können Spontanfrakturen verursachen. Vor allem aber wird das Wachstum der Knochen schwer gestört.

Die *Häufigkeit bleibender Lähmungen* — die leichten mitinbegriffen! — wird bei der P. vor allem des kindlichen Alters auf etwa 25% geschätzt.

Die **Diagnose** und **Differentialdiagnose** der P. ist aus dem Gesagten unschwer abzuleiten. In zweifelhaften Fällen wird meist das Auftreten eines meningitisch-poliomyelitischen (bulbären bzw. spinalen) Syndroms im Rahmen einer Epidemie die Diagnose klären helfen. Die größten differentialdiagnostischen Schwierigkeiten macht wohl die *Polyneuritis* (vgl. S. 598). Abgesehen davon, daß bei dieser Sensibilitätsstörungen die Regel sind, helfen auch ihre allmähliche Entstehung, der distale Beginn und die symmetrische Ausbreitung der Lähmung, die Mitbeteiligung mehrerer Hirnnerven gelegentlich auch der Blase, wie auch peripher ataktische Störungen zur Unterscheidung. Auch die Polyneuritis kann als „LANDRYsche Paralyse" verlaufen. R-Erkrankungen *myelitischer* Art weisen einen anderen Lähmungstyp — vorwiegend spastische Paresen und spinale Sensibilitätsstörungen auf. — Die Unterscheidung gegen die *spinale Muskelatrophie* ist nicht schwierig (vgl. S. 655).

Die **Therapie** der P. ist hinsichtlich unseres spezifischen Vorgehens — Serum- bzw. Vaccinebehandlung — noch sehr unbefriedigend. Dies haben gerade die letzten Epidemien erwiesen. *Rekonvaleszentenserum vor* Auftreten der Lähmungen injiziert schadet jedenfalls wohl nie und hilft vielleicht dann und wann. — Die Schmerzen im meningitischen Stadium muß man mit Analgeticis bekämpfen; oft bringen Kälteapplikationen am Nacken und Rücken Linderung. Besonders wichtig ist eine günstige, in jedem Fall besondere Lagerung des Kranken. Hierbei versuche man von Anbeginn an abnorme Kontraktionen, evtl. auch unter Anwendung von Schienungen auszugleichen. Nichts ist für die gelähmten Muskeln schädlicher als eine konstante starke Dehnung infolge Kontraktion der funktionsfähigen Antagonisten. Lokale Wärme unterstützt die Korrektur der ungünstigen Gliederhaltungen. Im akuten Lähmungsstadium wird Strychnin (ein- bis dreimal 0,0005 g), auch Urotropin intravenös und besonders Tetrophan (1—3 Tabl. tgl. 5—7 Tage, darauf 3 Tage Pause) empfohlen. Bei bedrohlichen aszendierenden Lähmungen kann das Tetrophan (1—2 ccm) auch intralumbal gegeben werden. Ist die Atmung einmal gestört, so ist alle Hilfe, auch die natürlich anzuwendende künstliche Atmung meist vergeblich. — *Einige Wochen nach Krankheitsbeginn soll die Bewegungsbehandlung, die mit besonderem Erfolg im warmen Bad ausgeführt wird, beginnen.* Größere Krankenanstalten besitzen hierfür geschultes Personal. Passive Gymnastik und leichte Massage ergänzen die aktive Bewegungsbehandlung. Bis über 2 Jahre hinaus können so Besserungen erreicht werden. — Auch Folgen schlecht behandelter P.-Lähmungen können noch nach Jahren durch Beseitigung von Kontrakturstellungen und anschließende Bewegungsbehandlung außerordentlich gebessert werden. — Man hat auch — angeblich mit Erfolg — die Malariabehandlung (vgl. S. 641) bei der P. versucht. — Nach 2 Jahren und mehr müssen Versteifungen, Sehnenverkürzungen und Skeletveränderungen orthopädisch, evtl. chirurgisch angegangen werden.

Prophylaktisch müssen wir uns fürs erste mir den behördlichen Maßnahmen und der Isolierung begnügen, obschon — wie wir sahen — ihre Erfolge zweifelhaft sind.

Die **pathologische Anatomie** der P. ist gekennzeichnet durch einen entzündlichen Prozeß, den man an den weichen Häuten des Rückenmarks, vor allem aber am Gefäßbindegewebe der Vorder- und Vorderseitenhörner findet. Das anatomische Substrat für die schlaffen Lähmungen sehen wir in dem Untergang der motorischen Ganglienzellen, die in schwersten Fällen gruppenweise über einen größeren Bezirk zerfallen. — In chronischen Endzuständen verrät dieser Ganglienzellausfall und die an seine Stelle getretene gliöse Narbe Art und Ort der ursprünglichen Erkrankung.

c) Die Lyssa (Tollwut).

Die Lyssa tritt dank intensiver Schutzmaßregeln heute nur noch vereinzelt auf. Sie ist ursprünglich eine Erkrankung der Tiere, am häufigsten der Hunde, kommt aber auch bei Katzen, Rindern und anderen Haustieren vor. Die *Übertragung* auf den Menschen geschieht meist durch Biß, bisweilen aber auch durch Belecken verletzter Hautpartien, wodurch der infektiöse Speichel in die Gewebe gelangt. Den Erreger kennen wir noch nicht.

Symptomatologie und Verlauf. Bei den Hunden fällt zuerst ihr verändertes Wesen auf; sie sind unruhig, matt, fressen bisweilen unverdauliche Dinge, stromern herum und werden bald sehr bissig, jaulen und bellen mit heiserer Stimme, bekommen Schlingkrämpfe, magern ab, zeigen Krampferscheinungen und schließlich Lähmungen. Der Tod tritt bei ihnen etwa 1 Woche nach der Infektion ein. Beim Menschen erfolgt eine Infektion um so eher, je tiefer die Bißwunde ist, und die Erkrankung ist um so schwerer und ihre Inkubation um so kürzer, je näher die Wunde dem ZNS liegt. Die *Inkubation* beträgt etwa 15 bis 60 Tage, aber bisweilen kann das Wutgift auch weit länger latent im Gewebe deponiert bleiben, bis irgendein akzidentelles Moment zu seiner Propagation führt. *Prodromalsymptome* sind: — jedoch nicht obligaterweise — Kopfschmerz, Reizbarkeit, Unruhe, Schlaflosigkeit, allgemeine Hyperästhesie gegen Sinneseindrücke und nicht selten melancholische Depression. Die Wunde ist häufig schmerzhaft, und Parästhesien entlang der von der Verletzungsstelle hinaufziehenden Nerven stellen sich ein. Auch objektive Sensibilitätsstörungen im Bereich der Wunde sind nicht selten. Den Prodromalien folgt (oder setzt bisweilen auch ohne sie ein) das *Erregungsstadium*, das gekennzeichnet ist durch *Krämpfe* der Schling- und Atemmuskulatur, aber bald auch des übrigen Körpers. Heftige Delirien treten auf. Es besteht starke Salivation. Die Krämpfe werden besonders leicht ausgelöst durch den Versuch zu trinken, selbst schon durch die Betrachtung von Wasser *(Hydrophobie)*, daneben aber auch durch die verschiedensten anderen Reize. Durch die Übererregbarkeit der Atemmuskulatur wird die Atmung schwer beeinträchtigt. Der Puls und die Temperatur steigt. Die Reflexe sind gesteigert. *Rasende Wut* kann den Kranken ergreifen, so daß er zur Gefahr für die Umgebung wird. Die Dauer dieses Zustandes beträgt etwa 3 Tage. Es folgt das meist kurze *Lähmungsstadium*, in welchem bei zunehmender Schwäche *schlaffe Lähmungen* der Gesichts-, Zungen-, Schling- und Augenmuskulatur wie auch einzelner Muskelgruppen an den Extremitäten auftreten. Auch spastische Lähmungen kommen vor. Schließlich kann der ganze Körper von der Lähmung ergriffen werden. Der Tod erfolgt dann in der Regel binnen eines Tages.

Mitunter fehlt auch das Erregungsstadium, und ausgehend von der gebissenen Stelle setzt sogleich die Lähmung ein, die die Merkmale einer vom peripheren Nerven zum R und dem Bulbus ascendierenden Lähmung motorischer und sensibler Art hat. Auch diese mehr polyneuritischen Fälle verlaufen stets tödlich. Bei geringfügiger Infektion kann die Lyssa auch einmal *abortiv*, z. B. nur unter den Prodromalsymptomen, verlaufen.

Pathologisch-anatomisch finden sich *entzündliche* und *degenerative* Prozesse. Die ersteren bestehen in einer vorwiegend lymphocytären Gefäßwandinfiltration und einer starken proliferativen Wucherung der Glia *(Wutknötchen)* um zugrunde gehende Ganglienzellen (SPATZ). Die Entzündungsherde befallen im R vor allem das Grau, und zwar am stärksten die den Bißstellen entsprechenden Segmente. Im Hirn ist das Mittelhirn und Nachhirn, und zwar wie bei der Encephalitis v. ECONOMOS am stärksten nahe den inneren Liquorräumen, weniger die Rinde affiziert (SPATZ). Die *degenerativen* Veränderungen sind von den entzündlichen unabhängig und mehr diffus, finden sich oft in der Rinde, dem Ammonshorn und Kleinhirn.

Auch die peripheren Nerven und die Spinalganglien erweisen sich als schwer geschädigt. Als besondere Degenerationsprodukte sind die der Lyssa eigentümlichen, zur Schnelldiagnose wertvollen NEGRI-Körperchen, die am leichtesten im Ammonshorn gefunden werden, zu betrachten.

Diagnose. Entscheidend ist die Anamnese. Da man nicht darauf warten kann, bis Symptome von Lyssa auftreten, so muß bei bestehendem Verdacht einer Infektion danach getrachtet werden, Sicherheit dadurch zu gewinnen, daß das Tier, sei es nach genügender Beobachtung oder natürlichem Tod an der Tollwut, autoptisch untersucht wird. NEGRI-Körperchen finden sich bei 90—95% aller wutkranken Tiere. Der *Tierversuch*, bei dem R-Substanz eines an Tollwut verstorbenen Tieres — *„Straßenvirus"* — einem Kaninchen oder einer Ratte subdural eingeimpft wird, fällt zwar mit großer Regelmäßigkeit positiv aus, dauert aber meist zu lange.

Therapie. Erstes Erfordernis ist sachgemäße Behandlung der Bißwunde, die ausgebrannt oder geätzt oder excidiert werden soll. Die schnelle Verbreitung des Virus entlang der Nerven vermindert den Wert dieser Therapie allerdings erheblich. Die Therapie der Wahl ist die PASTEURsche *Tollwutschutzimpfung*, welche die Erzeugung einer aktiven Immunität bezweckt.

Zur Immunisation wird nach den Vorschriften des ROBERT KOCH-Instituts das *„Virus fixe"*, d. h. durch mehrere Kaninchenpassagen in seiner Pathogenität gesteigertes und fixiertes Virus verwandt. Zur Impfung dient das R geimpfter Kaninchen. Dieses verliert durch Austrocknung allmählich seine Virulenz. Auf der Verwendung verschieden alten Marks ist die Dosierung der Impfung aufgebaut. Der Erfolg der Impfung ist nachgewiesenermaßen groß. Da der volle Impfschutz erst 2—$2^1/_2$ Wochen nach der 21 Tage dauernden Impfbehandlung eintritt, und die Inkubation der Lyssa meist unter 60 T. liegt, muß mit der Impfung *sofort* nach der Verletzung begonnen werden. Die Behandlung der ausgebrochenen Wut kann nur symptomatisch sein. Morphium, Chloralhydrat, Chloroform wirken lindernd; auch Curare (stündl. 0,2—0,3 g subcutan) soll Erleichterung geben.

In etwa $^1/_2^0/_{00}$ der Impfungen können sich schwere *postvaccinale* Schädigungen des ZNS einstellen: Myelitische Prozesse mit Querschnittslähmungen, Lähmungen vom LANDRYschen *Typ* und solche der peripheren und kranialen Nerven. Zweifellos fällt wenigstens ein Teil dieser bedauerlichen Fälle der Impfung zur Last; was jedoch ihren großen Nutzen nicht mindern kann.

d) Der Herpes zoster.

Der akuten Poliomyelitis anterior kann man eine *akute Poliomyelitis posterior*, bei welcher das *Spinalgangliom* als das graue Ursprungsgebiet des peripheren sensiblen Neurons in *entzündlicher* Weise erkrankt, gegenüberstellen. Diese Erkrankung ist bekannt als *primärer* oder *idiopathischer Herpes zoster*. Er befällt mit Vorliebe die *Spinalganglien* der Intercostalnerven, das *Ggl. Gasseri*, seltener das *Ggl. geniculi* und die Ganglien der Sacralnerven. Die Entzündung kann auf die Hinterwurzeln, in seltenen Fällen sogar auf die Hinterhörner übergreifen, wofür die häufige *Pleocytose im Liquor* Zeugnis gibt. Charakterisiert ist der Herpes durch die Bildung von *Bläscheneruptionen in segmentalen bzw. radikulären* Zonen, deren Entstehung höchstwahrscheinlich auf eine Mitschädigung der durch die Ganglien ziehenden afferenten sympathischen Fasern zurückzuführen ist.

Über die **Ätiologie** des Herpes wissen wir so viel, daß die *verschiedensten invisiblen Virus* das Syndrom hervorrufen können. Warum bei der Infektion mit einem dieser Virus — der Herpes zoster ist eine *Allgemeininfektion!* — nun allerdings gerade die Spinalganglien erkranken (Hinaufwandern des Giftes entlang der sensiblen Nerven?), ist uns unbekannt. Die Immunitätsverhältnisse sind noch strittig. — Außer diesem genuinen Herpes kennen wir *symptomatische* Formen, die durch Krankheitsprozesse in der Nachbarschaft der Spinalganglien (vgl. unten!) entstehen können.

Symptomatologie und Verlauf. Dem Erscheinen der Herpeseruptionen können Prodromalsymptome wie mäßiges Fieber, Abgeschlagenheit, Verdauungsstörungen, Lymphdrüsenschwellungen in dem betreffenden Dermatom usw.

vorausgehen. Das erste nervöse Symptom ist der *Schmerz* von segmentalem Ausbreitungstyp. Er kann sehr erheblich, bisweilen kaum erträglich sein und läßt zunächst an eine Neuralgie denken. Nach wenigen Tagen treten rote Flecken im Schmerzareal auf, und in ihrer Mitte entstehen rasch mit seröser Flüssigkeit gefüllte kleine Bläschen, die infolge Sekundärinfektion leicht vereitern oder aber auch eine bullöse, hämorrhagische, gangränöse oder ulcerative

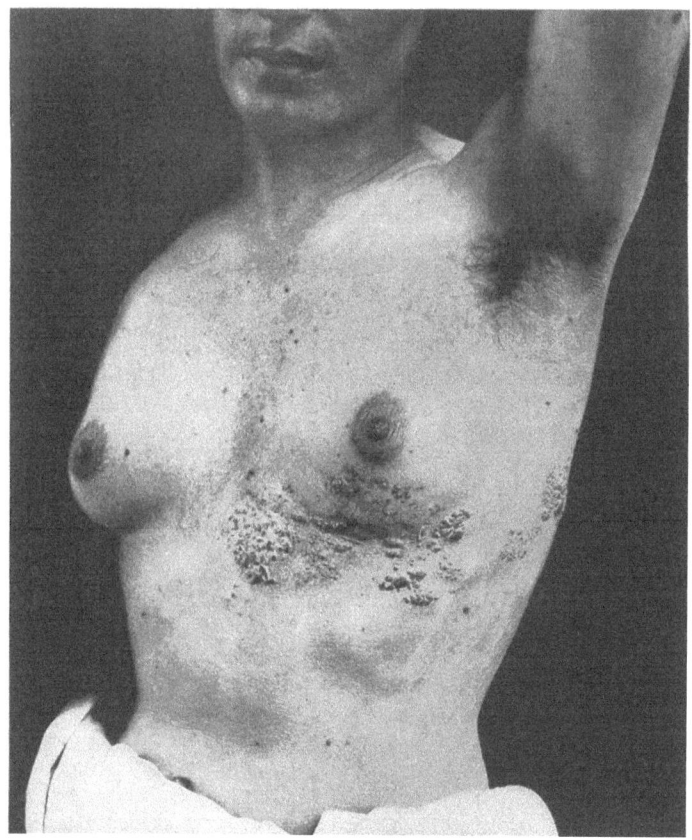

Abb. 40. Herpes zoster-Eruptionen in charakteristischer segmentaler Ausbreitung (D_6).
(Aus der medizinischen Klinik Freiburg i. Br., Professor EPPINGER.)

Beschaffenheit annehmen können (vgl. Abb. 40). In späteren Stadien kommt es im Bereich der Bläschen fast stets zu abnormer Pigmentation und Narbenbildung. Die Haut um die Bläschen ist meist hyp- oder sogar anästhetisch. Mit Auftreten der Eruption kann der Schmerz nachlassen, bleibt aber bisweilen in Form heftiger Neuralgien selbst noch nach Abheilung des Herpes wochenlang bestehen. Befällt ein Herpes das *Ggl. Gasseri*, so erweist sich fast immer nur der I. Trigeminusast erkrankt. Dabei reichen die Eruptionen oft bis zum Scheitel hinauf und können an der Stirn die Mittellinie etwas überschreiten. Besonders gefürchtet ist sein Übergreifen auf die Cornea. Mitunter wird als *Zeichen der Mitaffektion sympathischer Fasern* auch ein sog. *Horner* beobachtet. Bei Affektionen des *Ggl. geniculi* ist der Herpes im äußeren Gehörgang lokalisiert und kann mit Facialisparese einhergehen (HUNT). Wo immer ein typischer Herpes zoster auftritt, pflegt er *einseitig* zu sein. Die *Prognose* ist meist günstig, es sei denn, daß eine schwere Augenschädigung entsteht. Einmaliges Überstehen eines Herpes zoster macht in der Regel, aber durchaus nicht immer, immun gegen eine wiederholte Erkrankung.

Die Diagnose und Differentialdiagnose des Herpes zoster ist im allgemeinen einfach, doch hat sie jenen schon erwähnten *symptomatischen* Herpes zoster auszuschließen. Zu fahnden ist da nach Affektionen der Wirbelsäule und Meningen, Vergiftungen durch Arsen, Kohlenoxyd usw. Als symptomatisch ist auch ein Herpes zoster zu betrachten, der sich — in seltenen Fällen — im Bereiche einer HEADschen Zone bei Erkrankungen visceraler Organe entwickelt.

Therapie. Der symptomatische Herpes zoster verlangt Behandlung der Grundkrankheit. Bei der idiopathischen Form müssen wir uns mit Analgeticis (z. B. intramuskulären Injektionen von Atophanyl oder Cibalgin) und lokaler Behandlung mittels Puder (Talkum, Bismut. subnitr. Amylum āā) oder Salben (z. B. Anästhesinsalbe, Panthesinbalsam usw.) begnügen. Gegen die Corneaschädigung scheinen sich Einträufelungen von 5%igem Acetylcholin zu bewähren; man ziehe aber einen Augenarzt hinzu.

3. Die infektiös-toxischen Erkrankungen des NS.
a) Nichteitrige Meningitiden.

Die weichen Hirnhäute reagieren entzündlich auf die verschiedensten Noxen. Injektion von Luft oder körperfremden Stoffen, auch Blutungen in den Subarachnoidalraum (vgl. S. 539) sind oft von deutlichen *meningitischen Reizsymptomen* gefolgt. — Die Ansiedlung von *Echinokokken* macht zunächst akute, dann durch Verwachsungen und Bindegewebswucherung, bedingt die schweren chronischen Erscheinungen einer *Cysticerkenleptomeningitis*. In die Liquorräume einwachsende *Tumoren* — zumal Metastasen, *durchbrechende Hirnerweichungen* (ASKANAZY), alles dies kann klinisch-symptomatologisch das Bild einer vorwiegend *lymphocytären* Meningitis machen. — In anderen Fällen bildet eine *primäre Hyperämie der Meningen*, z. B. nach übermäßiger *Besonnung* oder aber als *toxisches* bzw. *allergisches* Phänomen bei akuten Infektionskrankheiten die Einleitung meningitischer Reaktionen. In leichtester Form nennen wir dies Syndrom **Meningismus**, worunter wir das Auftreten von meningealen Reizsymptomen, vor allem Kopfschmerz, Nackensteifigkeit, Gliederschmerzen, auch wohl motorische Unruhe und leichte Benommenheit verstehen. Der *Liquor* weist in diesen Fällen vor allem eine starke Druckerhöhung auf, während Zell- und Eiweißvermehrung fehlen oder nur geringfügig sind. Wir sehen solche Meningismen besonders häufig bei Oberlappenpneumonien, auch beim Typhus — Exanthem der Meningen? — bei schwerer Influenza usw. Bisweilen sind sie Teilsymptom *infektiös-toxischer Meningo-Encephalomyelitiden*, die — vgl. S. 594 — wir vor allem bei der *Influenza*, aber auch bei Infektionen mit *Masern, Scharlach, Mumps* usw. beobachten. Gelegentlich, z. B. bei Mumps, sehen wir auch echt **lymphocytäre, seröse Meningitiden**, Bilder, wie sie mit bisher uns *unbekannter Ätiologie* nicht selten sind.

Diese — wie man sie auch nennt — **aseptischen, idiopathischen Meningitiden** sind vorderhand nur ein *Syndrom*. Vielleicht spielt bei diesen *meist sporadisch, gelegentlich* aber auch *epidemisch* auftretenden Meningitiden eine Virusinfektion eine Rolle; obschon ihr gelegentliches Rezidivieren nicht gerade dafür spricht. Die **Symptomatologie** der serös-lymphocytären Meningitis ist gekennzeichnet — ähnlich den Viruserkrankungen — durch häufige *prodromale katarrhalische Erscheinungen*. Dabei ist es unentschieden, ob z. B. die der Meningitis vorausgehende *Rachenrötung* wirklich schon Krankheitssymptom ist oder wie allerhand andere körperliche Schädigungen nur unspezifisch die Entstehung der Meningitis begünstigt. Die *meningitischen Erscheinungen* — meist geringer ausgeprägt als bei den eitrigen Formen (vgl. S. 571) — verlaufen unter meist nur kurz dauerndem *Fieber* und geringfügiger Leukocytose bei fast normaler Blutsenkung. Der *Liquor* ist eindeutig krank. Im Anfang sieht man Vermehrung der Polynukleären, die aber bald durch eine *Lymphocytose* abgelöst wird. Das Gesamteiweiß ist um das zwei- und mehrfache erhöht, der Globulin-Albuminquotient — im Gegensatz zur eitrigen M. — niedrig und die Kolloidkurve entsprechend der relativ geringen Eiweißvermehrung viel weiter links verschoben als bei der eitrigen Meningitis. — Der *Verlauf* der gelegentlich recht stürmischen Erkrankung ist fast stets ziemlich rasch und *günstig*.

Die die klinische Gesundung oft überdauernde Eiweißvermehrung im Liquor, dazu die gelegentlich beobachteten *Rezidive* legen nahe, daß manche der als **chronisch-adhäsive Meningitis** bezeichneten Krankheitsbilder als Folgen einer kaum bemerkten serösen M. entstanden sind. Bei der adhäsiven M. handelt es sich um *Verwachsungen* an *der Oberfläche* des *ZNS*, die je nachdem, ob sie vor allem die *Basis* mit den *Hirnnerven*, das *Rückenmark* mit den *Nervenwurzeln* oder die *Hirnkonvexität* befallen, ganz verschiedene Symptome machen können. *Circumscripte*, gelegentlich *cystische Formen* können Symptome wie *Hirntumoren* machen; Verschwielungen an der Basis können z. B. ein *Chiasma*- oder auch ein *Kleinhirn-Brückenwinkelsyndrom* (vgl. S. 556) und verschiedene Hirnnervenlähmungen verursachen; solche an der Hirnkonvexität verraten sich gelegentlich durch *epileptische Anfälle* vom JACKSON-Typ (vgl. S. 672). Narben an der R.-Circumferenz können einen extramedullären Tumor — oder mehrere! — mit mehr oder minder völligem „Liquorblock" (vgl. S. 508) vortäuschen. Schließlich sind adhäsive Meningitiden — vor allem auch nach meningealen Blutungen bei der Geburt! — nicht selten die Ursache eines — *Hydrocephalus*.

Die **Diagnose** und **Differentialdiagnose** begegnet bei einem ätiologisch so mangelhaft erfaßbaren Syndrom wie der *serösen M.* natürlich einigen Schwierigkeiten. Sie ist eine Diagnose per exclusionem, erleichtert durch den gutartigen Verlauf. Vielleicht verbergen sich hinter diesen günstigen Meningitiden gelegentlich mildeste *bakterielle M.*, wohl gar auch einmal eine ganz leichte *tuberkulöse M.* — In einzelnen Fällen hat man eine Infektion mit der *Spirochaeta icterohaemorrhagica*, also eine WEILsche Krankheit (vgl. Bd. I, S. 266), meist gutartigen Verlaufs gefunden. — Auch die *chronisch-adhäsiven Endstadien* sind oft schwierig diagnostizierbar, und gar nicht selten stellt erst der Chirurg fest, daß der vermutete Tumor eine Narbe war. Hier und bei ätiologisch unklaren epileptiformen Anfällen wird unter Umständen die Encephalographie (vgl. S. 559) heranzuziehen sein.

Die **Therapie** der akuten serösen M. besteht in Lumbalpunktionen, die durch *Druckentlastung* günstig wirken und öfters wiederholt werden dürfen; sowie in unspezifischer schmerzlindernder und beruhigender Behandlung. — Die chronisch-adhäsiven Formen dürften wohl nur chirurgisch beeinflußbar sein. — *Spezifische* Meningitisformen erheischen natürlich eine dementsprechende Behandlung.

b) Encephalomyelitiden.

Die einleitenden Bemerkungen für die Meningitiden gelten im Prinzip auch für die nichteitrigen, infektiös-toxischen Erkrankungen des ZNS überhaupt. Auch bei den Encephalitiden wie den Myelitiden und schließlich den hierhergehörigen peripheren Neuritiden wissen wir viel zu wenig über ihre Ätiologie. Auf S. 567 wurde bereits darauf hingewiesen, daß wir bei diesen Erkrankungen sowohl an *allergische* wie *rein toxische Vorgänge* zu denken haben.

Man kann die hier zu beschreibenden Affektionen des ZNS auch *Pseudoencephalomyelitiden* benennen.

α) Die akute hämorrhagische Encephalitis.

Diese von STRÜMPELL und LEICHTENSTERN als **Influenzaencephalitis** beschriebene Erkrankung tritt mit Vorliebe — wann auch nicht ausschließlich — in Influenzaepidemien auf. Bei gewöhnlichen *Pneumonien* ist sie jedenfalls selten. Die beim *Scharlach* bisweilen beobachtete toxisch-hämorrhagische Encephalitis wie auch cerebrale Komplikationen bei der bacillären *Dysenterie* gehören gleichfalls hierher. Fraglich ist die Einordnung der *Keuchhustenencephalitis*, bei der cerebrale Zirkulationsstörungen das Bild beherrschen.

Die **pathologische Anatomie** der akuten hämorrhagischen Encephalitis, ergibt den Befund einer von Fall zu Fall verschieden stark ausgeprägten **Hirnpurpura.** Großhirn, Kleinhirn, Brücke und Med. oblong. erweisen sich — bei einer bald mehr hyperämischen, bald ödematösen Beschaffenheit der Hirnsubstanz — durchsetzt von kleinen *flohstichartigen* Blutungen. Ist das *Rückenmark* mitbeteiligt, so spricht man von einer **hämorrhagischen Encephalomyelitis.** Eigentliche *entzündliche Reaktionen* treten hinter diesen offenbar toxischen Zirkulationsstörungen — die man als *Stase* mit *Diapedese von Blutelementen* auffassen kann — zurück. Degenerative Schädigungen der Ganglienzellen und Glia finden sich neben reaktiven gliösen Wucherungen.

Symptomatologie und Verlauf. Die akute hämorrhagische Encephalitis vom Typ der Influenzaencephalitis entwickelt sich meist aus einem Syndrom fieberhafter katarrhalischer Erscheinungen oder im Verlauf der oben genannten Infektionskrankheiten. Das eigentliche encephalitische Bild kann sich allmählich entwickeln; häufiger sieht man das überraschend schnelle Auftreten und Anwachsen bedrohlicher Hirnerscheinungen, die bald mehr den Charakter einer *diffusen* Erkrankung des Großhirns mit Übergreifen auf die lebenswichtigen Zentren des Zwischenhirns und der Med. oblongata — im Sinn eines Hirnödems oder einer Hirnschwellung — haben, oder mehr als *herdförmige* Erkrankungen mit sich deutlich abhebenden *Lokalsymptomen* erscheinen. Die Erkrankung des Großhirns zeigt sich an durch das Auftreten von schweren Kopfschmerzen, Erbrechen, Bewußtseinstrübung, auch gelegentlich corticalen Reizsymptomen, z. B. epileptiformen Krämpfen. Nicht so selten tritt rasch eine völlige Bewußtlosigkeit ein. Die epileptiformen Anfälle, die oft JACKSONschen Charakter haben, können sich zu einem Status epilepticus steigern. Es besteht Fieber, meist hoher Puls, aber bisweilen auch Pulsverlangsamung; Störungen der Atmung setzen ein; die Pupillen können reaktionslos werden; eine meist mäßige Schwellung der Papille (seltener eine Neuritis optica) und stark erhöhter Druck des Liquors, der leichte oder auch starke Zell- und Eiweißvermehrung aufweisen kann, dokumentieren den Zustand akuter Hirnschwellung und Übergreifen des toxischen Prozesses auf die Meningen. Der Exitus kann in so schweren Fällen bereits nach wenigen Tagen erfolgen. — In anderen Fällen beginnt das Leiden mit *Herdsymptomen,* z. B. Mono- und Hemiparesen, Hemianopsie, Lähmungen einzelner Hirnnerven. Gelegentlich kommen diese erst zum Vorschein, wenn die foudroyanten Allgemeinsymptome abgeklungen sind. In relativ seltenen Fällen verschwinden auch die Lokalsymptome innerhalb weniger Wochen wieder völlig. Meist bleibt im Fall der Heilung ein Defekt zurück; auch können selbst in späteren Stadien epileptische Anfälle erneut auftreten. — Der Prozeß befällt mitunter auch primär die caudalen Hirnteile und das R. Die *pontine* und *medulläre* Lokalisation des Prozesses geht meist ohne schwere Bewußtseinstrübung und mit geringem Fieber einher und verrät sich in Bulbärsymptomen, die besonders gern in Lähmungen der Augenmuskeln, des Facialis, Trigeminus, Vestibularis und der Schlundmuskulatur bestehen und mit gleichseitigen oder gekreuzten motorischen wie auch sensiblen

Extremitätenlähmungen kombiniert sein können (vgl. S. 509f.). Auch cerebellare Symptome können auftreten. Der Ausgang dieser Fälle ist nicht immer so ungünstig, wie man es bei dem lebensgefährlichen Sitz des Prozesses erwarten könnte. Oft freilich geschieht es, daß das Leiden progressiv an Ausdehnung gewinnt, zu tödlichen Zirkulations- und Atemstörungen (unter Auftreten CHEYNE-STOKESscher Atmung) führt oder absteigend das R ergreift.

Diagnose und Differentialdiagnose. Die typische Form der STRÜMPELL-LEICHTENSTERNschen Encephalitis ist mit ihrem meist hoch fieberhaften foudroyanten Beginn, den Störungen des Bewußtseins, den Reiz- und Lähmungssymptomen seitens des Großhirns eine gut charakterisierte Krankheitseinheit. Trotzdem können beachtliche differentialdiagnostische Schwierigkeiten gegenüber einer *akuten*, aber selbst *tuberkulösen Basalmeningitis*, dem *Hirnabsceß*, auch der *entzündlichen Sinusthrombose* bestehen. Allerdings vermag meistens die Anamnese und der andersartige Verlauf dieser Erkrankungen das Bild zu klären. Die pontine, medulläre und cerebellare Form des Leidens kann außerdem zu Verwechslungen mit einer *Polio-Encephalitis haem. sup.* Anlaß geben (vgl. S. 616). Abgesehen von der Anamnese verlaufen diese Intoxikationen nicht mit den Allgemeinerscheinungen einer infektiös-toxischen Erkrankung. Gegenüber der *Polioencephalitis* und *-myelitis* ist die Ausdehnung der Lähmungen auf sensible Kerngebiete und die weiße Substanz ein wesentliches Unterscheidungsmerkmal. Von den *metastatischen Encephalitiden* unterscheidet sich die Influenzaencephalitis besonders durch die anderweitigen klinischen Krankheitserscheinungen.

β) Die infektiös-toxische Myelitis.

Pathologische Anatomie. Wie bei der infektiös-toxischen Encephalitis stehen auch bei der Myelitis *zirkulatorisch bedingte Läsionen* und *degenerativ-reaktive Parenchymveränderungen* vor eigentlich entzündlichen Schädigungen im Vordergrund. Häufig sieht man ein *Ödem*, aber viel *seltener petechiale Blutungen*. Die Parenchymschädigung kann bis zur *Erweichung* entwickelt sein und verrät sich in Endstadien durch Lückenfelder mit *gliöser Narbenbildung*, selbst in *Höhlenbildung*. *Meningitische Erscheinungen* sind meist reaktiver, jedenfalls in der Regel *lymphocytärer, nichteitriger Natur*.

Verlauf und Symptomatologie. Die Abhängigkeit von Infektionskrankheiten ist bei den infektiös-toxischen Erkrankungen des R meist weniger ausgesprochen, fehlt in vielen Fällen auch ganz. Dementsprechend sind *Prodromalsymptome* meist vage und bestehen oft nur in Abgeschlagenheit, mäßigem Fieber und Schmerzen. Bei den Myelitiden setzt die Lähmung meist plötzlich ein und erreicht ihr Maximum in kürzester Zeit. Obwohl in der Mehrzahl der Fälle multiple Läsionen des R vorliegen, pflegt doch klinisch zumeist der Eindruck einer lokalisierten Störung vorzuherrschen. Genaue Untersuchung fördert freilich auch dann oft Symptome zutage, welche die größere Ausdehnung des Prozesses zeigen. Die Lähmungen sind meist doppelseitig, aber oft nicht symmetrisch. *Motilitätsstörungen* pflegen die *Sensibilitätsstörungen* zu überwiegen. Neben *spastischen* Lähmungen sieht man auch *atrophische*; Blasen-Mastdarmlähmung besteht fast immer. In den nicht seltenen Fällen einer *Conus* bzw. *Epiconusmyelitis* kennzeichnen totale Blasen-Mastdarmlähmungen und die sonstigen S. 565 erwähnten Symptome einer solchen Lokalisation den myelitischen Herd. Auch *trophische* Störungen kommen in vielen Fällen vor; so vor allem schwere *Dekubitalgeschwüre*, vasomotorische und sekretorische Anomalien. Nicht selten findet sich das Bild einer **gekreuzten Halbseitenlähmung** (BROWN-SÉQUARD) oder eines inkompletten bis totalen Querschnitts. Man spricht dann von **Querschnittsmyelitis (Myelitis transversa).** Deren seltene Kombination mit einer Neuritis optica wird auf S. 597 erwähnt (vgl. auch S. 484). Die Irritation der *Meningen* in Höhe des Hauptherdes kann zu segmentalen Hyperästhesien führen, welche die exakte Höhendiagnose des Querschnittes gestatten. Man kann je nach dem Sitz der Markläsion eine obere und untere cervicale, eine dorsale und lumbosacrale Form unterscheiden, von denen die dorsale die häufigste ist. Über die diesem verschiedenen Sitz der Erkrankung zukommenden Besonderheiten des klinischen Bildes vgl. S. 467 und 564. In Fällen, die eine Tendenz zum Fortschreiten der degenerativen Prozesse haben, stellen sich neue Lähmungen nicht selten schubweise ein. Werden die Meningen in größerer Ausdehnung befallen, dann addieren sich zu den genannten Symptomen solche einer akuten Meningitis und es entsteht das klinische Bild einer *Meningomyelitis* mit ausgesprochen entzündlichen Veränderungen des Liquors. — Die *Prognose* ist zweifelhaft. Eine große Zahl der Fälle verläuft tödlich, zumal die cervicalen Myelitiden. Heilung tritt meist mit Defekt (z. B. spastischen Paresen) ein. Sekundäre Leiden, vor allem eine ascendierende Cystopyelitis, können auch im späteren Verlauf noch den Exitus herbeiführen. Immerhin sieht man doch manche im Beginn bedrohliche Lähmung, z. B. gerade eine Conusmyelitis überraschend gut heilen.

Diagnose und Differentialdiagnose. Das Fehlen infektiöser Prodromalien, bzw. ihre Geringfügigkeit erschwert nicht selten die richtige Diagnose im Beginn der Erkrankung. Fieberfrei, offenbar auf toxischer Grundlage zumal in Schüben verlaufende Myelitiden können einer *multiplen Sklerose* sehr ähnlich sehen, wenn auch gerade einige der Kardinalsymptome dieses Leidens nicht bei der „Myelitis" vorzukommen pflegen. — Schwierigkeiten kann die Ausschließung einer *Polyneuritis* machen; um so mehr, als man eben doch nicht so selten ein Übergreifen des ursprünglich peripherneuritischen Prozesses auf das R erlebt. Gegen eine Querschnittsmyelitis müssen sowohl *extramedulläre* Prozesse wie R.-*Tumoren* abgegrenzt werden. In der Regel ist der Verlauf dieser Prozesse anders, plötzlicher Beginn ist die Ausnahme; auch sieht man das FROINsche Liquorsyndrom (S. 508) bei „Myelitis" doch nur in Ausnahmefällen, bei denen eine R.-Schwellung die Liquorpassage sperrt. Das häufig akute Einsetzen der Symptome hat die „Myelitis" mit der *Hämatomyelie* gemeinsam, die sich jedoch in der Regel an ein Trauma anschließt.

Therapie. Gegen den Decubitus muß die druckfreie Lagerung des Patienten auf Luft- oder Wasserkissen, sorgsamste Pflege auch nur geröteter oder oberflächlich wunder Hautstellen, z. B. auch an den Fersen, beachtet werden. Abwaschungen mit alkoholischen Essenzen, Pudern der Haut mit Zinkpuder, Behandlung offener Stellen mit antiseptischen Verbänden und Perubalsam sind die üblichen Behandlungsmittel. Bei großen Dekubitalgeschwüren bleibt schließlich nur das Dauerbad übrig. Die Blasen-Mastdarmlähmung erheischt sorgfältige, *steril* vorgenommene Entleerung der Blase. Im Anfang erweist sich oft die Einführung eines Verweilkatheters als sehr nützlich. Restharnansammlung ist nach Möglichkeit zu vermeiden. Die Darmlähmung erfordert Überwachung der Diät, damit Durchfälle vermieden werden, und regelmäßige Entleerung des Darms mittels Einläufen. Ist die Lähmung einmal dauernd geworden und beherrschen Kontrakturen das Bild, dann muß der Lagerung des Kranken große Aufmerksamkeit geschenkt werden, damit nicht durch sekundäre Einflüsse und vermeidbare Hautreize für später ungünstige Versteifungen eintreten.

γ) **Andere disseminierte Encephalomyelitiden.**

In diese andere Gruppe *nichthämorrhagischer E.* gehören eine Reihe akuter Erkrankungen des Hirns, seltener des Rückenmarks, deren Ätiologie noch nicht so genügend erforscht ist, als daß man sie mit Sicherheit gruppieren könnte.

Die Mehrzahl dieser Erkrankungen könnte man als **Encephalomyelitiden bei exanthematischen Infektionskrankheiten** zusammenfassen. Man beobachtet sie bei **Masern, Röteln, Varicellen** und **nach Pockenschutzimpfung**. Hinzuzurechnen wären wohl auch jene Fälle, die man als *„akute multiple Sklerose"* (vgl. S. 623f.) bezeichnet, deren Verwandtschaft mit der multiplen Sklerose zum mindesten aber nicht bewiesen ist.

Die **pathologische Anatomie** dieser E. ist gekennzeichnet durch Läsionsherde, die diskontinuierlich um die kleinen Venen, vor allem in der weißen und grauen Substanz des Großhirns, aber auch um die Venen der Vasacorona des R angeordnet sind. Im Vordergrund stehen *degenerative Prozesse an allen Parenchymbestandteilen*, vor allem umschriebene *Entmarkungen und Proliferationen der Glia*; wohingegen eigentlich entzündliche Merkmale am mesodermalen Gewebe zurücktreten. Die Qualität der pathologischen Veränderungen dieser Encephalomyelitiden ist also doch von jenen metastatischer, Virus- und jener zuvor besprochenen infektiös-toxischer Genese so weit verschieden, daß man auf einen anderen Entstehungsmodus schließen kann. Man denkt an allergische Vorgänge.

Bei **Masern** können in seltenen Fällen — dann meist 4—6 Tage nach Ausbruch des Exanthems — encephalitisch-meningitische Symptome auftreten. Der Verlauf ist sehr wechselvoll, indem bald leichte, bald schwere Allgemeinsymptome (Benommenheit, Erregungszustände, Krämpfe, Sopor), bald lokale Lähmungssymptome (Mono-, Hemiparesen, bulbäre Lähmungen, cerebellare, extrapyramidale, spinale Erscheinungen, auch eine Neuritis optica) dem Krankheitsbild eine besondere Note geben. — Die *Prognose* ist bei einer Mortalität von etwa 15% und Ausheilung mit Defekt in etwa 40% ernst. Der therapeutische Versuch mit Rekonvaleszentenserum ist zu empfehlen.

Zentralnervöse Störungen bei **Varicellen** treten mit Vorliebe in den ersten 2 Lebensjahren meistens am 3.—6. Tag nach Ausbruch des Exanthems auf. Wir begegnen wieder der gleichen klinischen Polymorphie. Hervorzuheben ist die Häufigkeit cerebellarer neben extrapyramidalen Störungen; auch poliomyelitisähnliche Bilder wurden beschrieben. Akut tödlich verlaufende Fälle treten hinter den in Heilung übergehenden Fällen sehr zurück. Folgeerscheinungen dürften in kaum mehr als 10% der Erkrankungen zurückbleiben.

Bei **Röteln** kommen encephalitische Erscheinungen nur selten vor und kündigen sich dann meist 3—4 Tage nach Auftreten des Exanthems durch bedrohlich ausschauende cerebrale Allgemeinsymptome und Krämpfe an. Trotzdem tritt meistens völlige Heilung ein.

Um einen prinzipiell analogen pathogenetischen Vorgang scheint es sich auch bei der sog. **postvaccinalen Encephalitis**, die in seltenen Fällen *nach der Pockenschutzimpfung* beobachtet wird, zu handeln (L. van Bogaert). Diese encephalitischen, viel seltener myelitischen Symptome kommen meist nach der Erst-, selten nach der Zweitimpfung vor und betreffen mit Vorliebe relativ spät — nach ihrem 3. Lebensjahr — geimpfte Kinder. Andere Erkrankungen und Körperschädigungen begünstigen das Auftreten encephalitischer Symptome. Die ersten Erscheinungen machen sich meist um den 10.—12. Tag nach der Impfung bemerkbar. Die Symptomatologie — meningitisch-encephalitische Bilder — ist wieder sehr wechselvoll (vgl. oben) und kann hier nicht in ihren Einzelheiten behandelt werden. (Ich verweise auf das einschlägige Kapitel im Handbuch der Neurologie, Bumke und Foerster, Berlin: Julius Springer, 1936.) Die Prognose ist ernst. Gewisse Statistiken berichten über 25—50% Mortalität. Die Heilung erfolgt oft mit körperlichen auch geistigen Defekten.

Die **Diagnose** all dieser Encephalitiden ist aus ihrer zeitlichen Abhängigkeit von den genannten Infekten in der Regel leicht zu stellen. In Zweifelsfällen hilft die Lumbalpunktion, die meist einen Liquor unter erhöhtem Druck, lymphocytäre Pleocytose und Eiweißvermehrung mit uncharakteristischen Kolloidkurven liefert. — Schwierig wird die Diagnose dort, wo die Grundkrankheit —

z. B. die Röteln, aber vielleicht auch andere Exantheme! — ihrer Geringfügigkeit wegen übersehen wurde. Dann sieht der Arzt das Bild einer akuten disseminierten Encephalomyelitis, das manche — sicher irrtümlich! — als „*akute multiple Sklerose*" bezeichnen und weiß sich die Art der Erkrankung nicht zu erklären. Der Übergang der beschriebenen disseminierten Encephalomyelitiden in eine multiple Sklerose ist nicht erwiesen. Dies gilt auch für jene seltenen von DEVIC beschriebenen Fälle von mehr oder minder akut auftretender *Neuritis optica* bzw. retrobulbärer Neuritis kombiniert mit spinalen Symptomen, die nicht selten das Bild einer *Querschnittsmyelitis* bieten und die man als **Neuromyelitis optica** bezeichnet. Wir kennen die Ursache dieser Erkrankung nicht. Die Heilungsaussichten sind trotz anfänglicher Erblindung und schwersten spinalen Lähmungen nicht so schlecht; allerdings ist die Mortalität beträchtlich.

Differentialdiagnostisch müssen natürlich alle die verschiedenen anderen Encephalomyelitiden ausgeschlossen werden. Es sei hier auch darauf hingewiesen, daß encephalomyelitische, bisweilen auch meningitische und peripherneuritische Komplikationen gelegentlich bei der **epidemischen Parotitis** — dem Mumps — auftreten. Man weiß noch nicht recht, ob es sich hierbei um eine *Virusinfektion* oder toxische Schädigungen handelt. — Schließlich möchte ich noch erwähnen, daß auch die **Malaria** schwere zentralnervöse Komplikationen machen kann (vgl. Bd. I, S. 315 dieses Lehrbuchs).

c) Die Polyneuritiden.

Die Polyneuritis ist — wie der Name besagt — *im wesentlichen eine Erkrankung der peripheren Nerven;* doch ist eine Mitbeteiligung des R und des Gehirns an der Erkrankung durchaus nicht übermäßig selten. Der häufige *pathologische Liquorbefund* — deutliche Eiweiß- bei geringer Zellvermehrung! — bezeugt ja schon, daß der Krankheitsprozeß zum mindesten bis in die *Nervenwurzeln* fortgeschritten ist. Klinisch einwandfrei spinale und cerebrale Symptome — wie solche der Pyr.-Bahn oder z. B. Delirien — sichern die Diagnose einer zentralnervösen Komplikation.

Die Polyneuritis ist ätiologisch keine einheitliche Krankheit, begegnet man ihr doch nicht nur — wie des näheren ausgeführt werden wird — bei der *Diphtherie*, sondern auch in Zusammenhang, z. B. mit *Typhus, Scharlach, Keuchhusten, Influenza* und anderen Krankheiten, die, wie wir bereits gesehen haben, an sich eine gewisse Neigung für zentralnervöse Komplikationen haben. Wir begegnen ihr aber auch als anscheinend **selbständiger Erkrankung,** wobei man sich dann fragt, ob hier wirklich ein besonderer Infekt, etwa eine *Viruskrankheit* vorliegt. Es könnte aber auch so sein, daß eine *Konstellation verschiedener krankmachender Bedingungen* vorliegen muß, um neuritische und polyneuritische Krankheitsbilder zu erzeugen. Man erwägt z. B., ob nicht gewisse *Hypovitaminosen* bei dem Zustandekommen sowohl der infektiös — wie rein exogenen — oder endogen toxischen Neuritiden und gewisser degenerativer zentralnervöser Erkrankungen — z. B. auch der funikulären Spinalerkrankung (vgl. S. 619) — mitspielen. Wir wissen, daß die **B-Avitaminose** mit Symptomen seitens des NS einhergeht. Dies gilt in erster Linie von der **Beri-Beri** aber auch von der **Pellagra,** bei denen wohl besonders die B_1-Hypovitaminose für die *polyneuritische* aber auch *myelitischen* und *cerebralen Störungen* verantwortlich ist. — Man stellt sich vor, daß nun auch bei anderen Erkrankungen des NS, sei es infolge ungenügenden Angebots, erhöhten Bedarfs bzw. Umsatzes oder auch mangelhafter Resorption eine B-Hypovitaminose mit im Spiele ist. Infekte, Intoxikationen, intestinale und Stoffwechselstörungen würden demnach vorwiegend mittelbar — über eine Vitaminstörung — für die Pathogenese der Polyneuritis bzw. der zentralnervösen Störungen wirksam sein.

Symptomatologie und Verlauf. Die Symptome der Polyneuritis sind einem solchen Wechsel unterworfen, daß eine prinzipielle Unterscheidung zwischen Formen nach Infektionskrankheiten und eigentlichen essentiellen Polyneuritiden unmöglich ist. Die meisten Fälle beginnen ziemlich akut mit Fieber und Blutveränderungen, welche auf eine infektiöse Ätiologie hinweisen. — Die reiche Symptomatik versteht man wohl am besten, wenn man davon ausgeht, daß in typischen Fällen eine *Polyradiculitis und periphere Neuritis* vorliegt. Im Beginn pflegen Schmerzen, Parästhesien und sensible Störungen der verschiedensten Art zusammen mit uncharakteristischen, bisweilen an Meningismus (positivem *Kernig*) erinnernden Beschwerden das Bild zu beherrschen. Die Verteilung der Schmerzen und sensiblen Störungen wechselt von Fall zu Fall; doch überwiegt die Hyperalgesie der peripheren Nerven und Hyperästhesien, welche von der Peripherie her zentralwärts fortschreiten. Ein Überwiegen von Tiefensensibilitätsstörungen kann zum Bild einer *Pseudotabes* führen. Neben solchen sensiblen Erscheinungen von sicher peripherem Verteilungstyp — vgl. S. 448f. — begegnet man aber auch Schmerzen und Hypästhesien (besonders für Schmerzempfindung) von ausgesprochen *radikulärem* Typ (vgl. S. 451). Dabei kann auch einmal ein *Herpes zoster* auftreten. — Die *motorischen Ausfälle* pflegen sich an die sensiblen anzuschließen und können zwischen subjektivem *Schwächegefühl* und echten *Paresen* und *Lähmungen* schwanken. Auch hier herrscht der *distale* Typ peripherer, meist *symmetrischer* Lähmungen vor, doch werden auch Paresen *radikulärer* Verteilung, sogar auch solche vom peripher *hemiplegischen* Typ, beobachtet. *Atrophien* sieht man dabei vor allem an Händen und Füßen, doch kann auch isolierter Muskelschwund da oder dort am Körper vorkommen. Die *Sehnenreflexe*, die im Beginn oft gesteigert sind, pflegen später zu *erlöschen*. Das Verhalten der *Hautreflexe* geht im wesentlichen der Sensibilitätsstörung parallel. Die *elektrische Prüfung* ergibt oft eine Ea.R. der gelähmten Muskeln. — Die *Muskulatur* kann im ganzen sehr schmerzhaft sein; auch Gelenkschmerzen kommen vor. Das Übergreifen des Prozesses auf die Intercostalnerven aber zum Teil wohl auch auf das vegetative NS kann sehr schmerzhafte Sensationen des Herzens, des Magens und anderer Organe zur Folge haben. — *Vasomotorische Störungen* — Cyanose, Ödeme — aber vor allem sekretorische Reizerscheinungen und Lähmungen — Hyperhidrosis und Anhidrosis, besonders an den Extremitätenenden — sind außerordentlich häufig. Ferner sieht man *trophische* Störungen (glossy skin, mal perforant usw.). — Von den *Hirnnerven* kann der *Opticus* in Form einer Neuritis, unter Umständen sogar sek. Atrophie, erkranken. Häufig sind Hyperalgesien im *Trigeminusgebiet*. *Facialis*lähmungen kommen gleichfalls vor. Erkrankt — was aber doch selten ist — das R auch, so könnten *myelitische Symptome* (vgl. S. 595), unter Umständen auch Erscheinungen seitens der Med. oblongata hinzutreten. *Blasen-Mastdarm*störungen gehören *nicht* zum Bild der Polyneuritis. — Als *allgemein cerebrale Symptome* anzusprechen sind: Kopfschmerzen, Ermüdungsgefühl, Reizbarkeit, Schlafstörungen, Labilität der Stimmung, aber auch schwerere Störungen wie Verlust der Merkfähigkeit, Halluzinationen, Orientierungsstörungen, völlige Amnesie, welche insgesamt Bilder *exogener Psychosen* und bisweilen Monate anhaltende *Korsakow*-ähnliche Zustände ergeben können. — An sonstigen Organschädigungen kommen Funktionsstörungen seitens der Leber und Niere vor.

Der *Verlauf* ist ganz verschieden, je nachdem ob es sich um leichte Erkrankungen handelt, d. h. abortive Formen, die kaum ein schweres Krankheitsgefühl erwecken, oder auf der anderen Seite um ernste, gefährliche Erkrankungen, die gelegentlich unter dem Bild einer LANDRYschen Paralyse (vgl. S. 587) verlaufen können. Unter diesem Syndrom verstehen wir eine mehr oder minder akut *aufsteigende Lähmung*, welche eine anfänglich als ,,Polyneuritis" imponierende

Erkrankung in eine *Bulbärparalyse* mit Herz- und Atemlähmung ausgehen läßt. — *Rezidive* von Polyneuritis wie auch ein Verlauf in Schüben über Monate und Jahre mit Ausbildung von dauernden Defekten kommen vor. Die *Prognose* quoad vitam ist meist gut. Selbst Fälle LANDRYscher Lähmung können unter langsamem Rückgang der Lähmung ausheilen. Die Polyneuritiden post infectionem (auch die posttyphösen) sind im allgemeinen ungünstiger. *Vagus-* und *Phrenicuslähmungen* komplizieren da nicht selten die Situation. Schlechter Allgemeinzustand und cerebellare Komplikationen verschlechtern die Prognose. Quoad sanationem ist selbst in leichten Fällen mit Monaten zu rechnen. Lang dauernde Lähmungen heilen meist mit Defekt.

Diagnose und Differentialdiagnose. Die Vielheit der aufgezählten *möglichen* Symptome einer Polyneuritis zeigt schon, wie schwierig gelegentlich ihre Diagnose sein kann. Auszuschließen sind einmal die *rein exo-* oder *endogen toxischen Polyneuritiden*. Auch *Myalgien* muß man von Nervenstörungen zu trennen wissen (Reflexe, Lähmungen!); das gleiche gilt von *myositischen* Prozessen. Schwer kann die Unterscheidung von der akuten *Poliomyelitis ant.* sein. *Für* Polyneuritis spricht im Zweifelsfall: Auftreten bei Erwachsenen, allmähliche Progredienz und remittierender Verlauf, Hirnnervenbeteiligung (besonders des Opticus), meist symmetrische, distale, motorische Lähmungen oft ascendierender Art, allmählicher Reflexverlust, Sensibilitätsstörungen, im Liquor Eiweiß bei fehlender Zellvermehrung.

Therapie. Die Kranken gehören, auch bei leichten Erkrankungsformen, ins Bett. Schwitzen mit Verwendung von Diaphoreticis, heißen Bädern und Packungen ist bei normalem Kreislauf indiziert. Gegen starke Schmerzen helfen Aspirin, Pyramidon und verwandte Präparate. Die Behandlung mit dem elektrischen Strom — Kathodenzuckungen — und Massage gehört in das spätere Stadium der Erkrankung, d. h. nach Abklingen der Reizsymptome. Wie bei allen „kryptogenetischen" neuralgischen und neuritischen Prozessen muß auf die Entfernung von Infektionsherden Bedacht genommen werden (vgl. den Abschnitt über Ischias). 40% Urotropinlösung intravenös wird empfohlen. Die Injektionsbehandlung mittels Vitamin B — in Form von Betaxin, Benerva, Betabion usw. — ist auf alle Fälle zu versuchen; nur gebe man genügend große Dosen.

Die postdiphtherische Polyneuritis.

In diesem häufigsten Fall einer polyneuritischen Lähmung kennen wir die Natur des toxischen Agens und sehen in den Lähmungen, deren Lokalisation in sichtbarer Beziehung zum Ort des diphtherischen Infekts steht, seine die peripheren Nerven schwer schädigende Wirkung.

Symptomatologie und Verlauf. Als prognostisch ungünstiges Frühsymptom der Polyneuritis bei Rachendiphtherie tritt die *Gaumensegellähmung* bereits in den *ersten* Tagen der Erkrankung auf. Man erkennt diese Lähmung an den Schlingbeschwerden (Regurgition von Flüssigkeit durch die Nase) und der näselnden Sprache. Die Inspektion zeigt dann das Unvermögen, das Gaumensegel willkürlich und reflektorisch zu innervieren. Günstiger sind die häufigeren Fälle, bei denen diese Lähmung erst ein bis mehrere Wochen nach der Rachendiphtherie auftritt. Doch kann auch dann ein Übergreifen der Lähmung auf den Kehlkopf und sogar die Speiseröhre zu gefährlichen Komplikationen (Aspirationspneumonie!) führen. Selbst der viscerale Vagus kann betroffen werden, wodurch außer intestinalen Reizerscheinungen auch üble Tachykardien entstehen können. Die eigentlichen gefährlichen kardialen Komplikationen rühren freilich von einer toxischen Herzmuskelschädigung her. Gelegentlich stellt sich meist etwa 1 Monat nach einer Diphtherie die durch Lähmung der Ciliarmuskeln verursachte, fast immer doppelseitige *Akkommodationslähmung* ein. Andere Augenmuskeln erkranken selten. — Auch eigentliche *polyneuritische* Symptome sind häufig. Hierzu gehört unter anderem das Fehlen der Kniephänomene mit Müdigkeit in den Beinen und die gerade nach Diphtherie so kennzeichnende *pseudotabische Ataxie* bei kaum gestörter sonstiger Sensibilität. *Schwerste Polyneuritiden mit motorischen* und *sensiblen Lähmungen* usw., die in infausten Fällen auch auf die Atemmuskulatur und die Hirnnerven übergreifen können, sind glücklicherweise *selten*. Dabei sieht man mitunter auch psychische Störungen. — Die *Prognose* ist bis auf die schweren Fälle ziemlich günstig. Mit einer Rückbildung der Lähmungen in etwa $1/4$ Jahr kann man rechnen. Ein tödlicher Ausgang ist eigentlich nur in den ersten Stadien der Lähmungen zu befürchten.

Therapie. Es hat den Anschein, daß das späte Abgestoßenwerden der Beläge, bis über den 10. Tag hinaus, das Auftreten einer Polyneuritis begünstigt. Dies weist auf die ursächliche Bedeutung prolongierter Toxinresorption hin. Von größter Wichtigkeit ist daher die *frühzeitige Serumtherapie*, und zwar mit großen Dosen (50 000 A.E. und mehr). — Auch wenn bereits Lähmungen eingetreten sind, soll bei aller berechtigter Skepsis doch Antiserum versucht werden. Die übrige Behandlung hat der bei der idiopathischen Polyneuritis erwähnten zu gleichen, doch ist auf die der Diphtherie eigene Kreislaufschädigung besonders zu achten. Die Gaumensegellähmungen erfordern besonders sorgsame Ernährung — zumal bei Kindern — die evtl. durch die Schlundsonde zu erfolgen hat.

d) Der Tetanus (Starrkrampf).

Ätiologie, Pathogenese und Infektionsmodus. Der Tetanus entsteht durch die Infektion mit dem von NIKOLAIER entdeckten Tetanusbacillus, einem Stäbchen mit abgerundeten Enden, welches in Kulturen unter anaeroben Bedingungen an einem Ende rundliche Formen (Trommelschlegel) bildet. Der Tetanusbacillus färbt sich grampositiv. Die Sporen besitzen gegenüber natürlichen Einflüssen eine fast unbegrenzte Haltbarkeit. In der Natur findet sich der Tetanusbacillus mit Vorliebe in gedüngter Acker- und Gartenerde und häufig im Kot von Pferden, Rindern und Schafen aber auch Menschen. Damit beim Menschen eine Infektion entsteht, muß das infizierte Gewebe irgendwie in seiner Resistenz geschädigt sein, was bei groben Verletzungen, Quetschungen und vor allem Verunreinigung der Wunde leicht geschieht. Die Bacillen vermehren sich an Ort und Stelle nur wenig und wirken durch ihre *Toxine*. Sporen, welche im Narbengewebe oder mit einem Fremdkörper abgeschlossen im Gewebe liegen, können jahrelang ein latentes Dasein führen. Für das Tetanustoxin besitzt neben dem Pferd der Mensch die größte Empfindlichkeit. Das Toxin wirkt zunächst auf die peripheren Nerven, um in ihm hinaufwandernd die motorischen R.-Zentren zu erreichen. So kommt es zunächst zu lokaler und dann zu zentraler *Muskelstarre*. Übergreifen des Giftes auf die sensiblen Anteile spinaler Reflexbögen wird als die Ursache der *Reflexsteigerung* angesehen. — Der Ausbreitungsmodus des Toxins hat zur Folge, daß die *Inkubation* verschieden lang ist, je nachdem ob das Gift einen kurzen oder weiten Weg zum R zurückzulegen hat, wobei im Beginn der allgemeinen (= zentralen) Muskelstarre das Toxin aus der Blutbahn entlang beliebig vieler motorischer Nerven das ZNS erreicht. So kommt es, daß tetanische Symptome in der Regel sich zuerst in der dem ZNS nächstgelegenen Kau- und Nackenmuskulatur einstellen. Der zentralen Giftwanderung in sensiblen Nerven setzen offenbar die Spinalganglien eine unüberwindliche Schranke entgegen. Am häufigsten entsteht ein Tetanus bei mit Erde und Mist verunreinigten Wunden, wobei die Verletzungen an sich unter Umständen sehr klein sein können.

Auch von primär geschädigten und sekundär infizierten Schleimhäuten der oberen Luftwege und des Intestinaltrakts kann der Tetanus seinen Ausgang nehmen. Gelatine, die zu Injektionszwecken verwandt wird, kann Tetanusbacillen enthalten. Der *Tetanus neonatorum* geht von der Nabelwunde aus (meist binnen der ersten 14 Tage post partum) und wird nach seinem hervorstechendsten Symptom auch *Trismus neonatorum* genannt. Der *Tetanus puerperalis* entsteht durch eine Infektion der Gebärmutter oder der Genitalien im Verlauf einer Geburt oder eines Abortes.

Symptomatologie und Verlauf. Nach einer Inkubation von 4 Tagen bis zu mehreren Wochen beginnt ein schwerer auf Toxinüberschwemmung des Körpers beruhender Tetanus meist ohne eigentliche Prodromalien mit Spannungsgefühl in der *Kaumuskulatur*, welchem bereits eine objektiv nachweisbare *Masseterenstarre* entspricht. Bald stellt sich Kaumuskelkrampf — *Trismus* — ein. Starre und Krampf greifen innerhalb von Stunden oder Tagen auf die übrige Gesichtsmuskulatur über. Es kommt zu jener typischen Gesichtsverziehung, die man *Risus sardonicus* nennt. Die Stirn ist hochgezogen, die Augen zugekniffen, der Mund in die Breite gezogen. Die Starre der Nackenmuskulatur führt zu *Opisthotonus*, die der Rückenmuskulatur zu einem Orthotonus. Schon früh pflegt die *Zungen-* und *Schlundmuskulatur* befallen zu sein, so daß Schlucken unmöglich wird und der Speichel aus den Mundwinkeln rinnt. Die Starre der Brustmuskulatur führt zu *flacher Atmung* und Cyanose, die der Bauchmuskeln zu brettharter Spannung des Leibes, wodurch *Retentio urinae et alvi* eintreten kann. Schließlich werden auch die Glieder starr und geraten in Zwangsstellungen. Durch allerhand Reize, aber auch spontan treten kurze paroxystische, meist tonische *Krämpfe* auf, die Ausdruck der enorm *erhöhten* allgemeinen *Reflexerregbarkeit* sind. Häufig stöhnen dabei die Patienten unter Schmerzen laut auf. Das *Bewußtsein* bleibt unglücklicherweise meist frei. Der Schlaf ist schwerst gestört. Erst kurz vor dem *Tod*, der den völlig entkräfteten Kranken, sei es infolge Asphyxie durch Krampf der Atemmuskulatur, Erschöpfung oder plötzlicher Herzlähmung erlöst, tritt Benommenheit ein. Der *Puls* ist meist sehr frequent, die *Temperatur* in der Regel nur mäßig erhöht oder selbst normal; nur kurz vor dem Ende steigt sie oft zu hyperpyretischen Graden an. Die *Dauer* des Leidens kann bei foudroyantem Verlauf nur 2—3 Tage, mitunter aber viel länger (6—8 Wochen) sein. Die Mortalität ist sehr hoch (80—90%). In den seltenen Fällen von Genesung läßt die Starre allmählich nach, am spätesten die der Kiefermuskeln. Einen besonders schweren und akuten Verlauf pflegen Infektionen zu nehmen, die das ZNS vom Respirations- oder Intestinaltrakt aus erreichen. — Einen relativ gutartigen Verlauf sieht man meist bei Kranken, bei denen lange Zeit im Gewebe ruhende Sporen durch einen erneuten Eingriff oder sonstwie wieder mobilisiert worden sind, oder bei Patienten, bei welchen eine Antitoxinbehandlung rechtzeitig genug eingesetzt hat, um wenigstens das im Blut kreisende Toxin zu neutralisieren. In solchen Fällen entwickelt sich nur ein sog. *lokaler Tetanus* in dem infizierten Körperteil. Ein *Tetanus facialis* ist nicht selten mit einer prognostisch gutartigen Facialisparese verbunden. Bleiben die tonischen Starrezustände, unterbrochen von schmerzhaften klonischen Zuckungen lokal beschränkt, so ist die Prognose günstig; während Auftreten von Trismus — vorausgesetzt der Kopf ist nicht der infizierte Teil — den Ausgang immer zweifelhaft macht.

Die *Rekonvaleszenz* pflegt rasch fortzuschreiten; es sei denn, daß die nicht seltenen *Komplikationen*, Pneumonie, auch einmal eine Apoplexie, die Aussichten verschlechtern. Muskelsteifigkeit und Muskelschmerz, wohl infolge traumatischer Schädigung der Muskeln, kann lange zurückbleiben.

Diagnose und Differentialdiagnose. Solange nur Trismus besteht, müssen alle lokalen Ursachen, die zu diesem Symptom führen können, ausgeschlossen werden. Auch an *Meningitis* wird man denken müssen; doch entscheidet da der Liquorbefund, der bei dem Tetanus negativ ist. Im fortgeschrittenen Stadium ist eine Verwechslung kaum möglich. Betr. *Tetanie* vgl. Bd. II, S. 215f.

Therapie. *Das* Mittel gegen den Tetanus ist das BEHRINGsche *Heilserum*, das freilich auf das Toxin, soweit es bereits an das nervöse Gewebe gebunden ist, in den üblichen Dosen kaum wirkt, und deswegen auf alle Fälle so früh wie möglich zu injizieren ist. Dann kann es lebensrettend wirken.

Nach Ausbruch der Krankheit sind mindestens 50000 A.E. intramuskulär oder intravenös zu geben; evtl. ist Serum nahe der Infektionsstelle, beim T. puerperalis auch in die Vagina zu injizieren. Bei Fortschreiten der Symptome soll die Injektion täglich wiederholt werden, und zwar muß unbedingt der Versuch gemacht werden — evtl. mit dem Vielfachen der bisherigen Dosen bzw. intralumbaler Applikation — der Intoxikation Herr zu werden.

Außerdem empfiehlt sich der Gebrauch von Narkoticis: Morphium, Chloralhydrat usw. (evtl. per Klysma). Im Kriege hat sich die intralumbale Injektion einer 25% Magnesiumsulfatlösung, bis zu 10 ccm — nach vorheriger Ablassung mindestens der gleichen Menge Liquors — recht gut bewährt. Der Patient ist nach der Injektion mit dem Kopf hoch zu lagern, um die Gefahr einer Atemlähmung auszuschalten. Auch die intravenöse Applikation von Evipan ist zu erwägen. Die Ernährung muß evtl. per rectum erfolgen. Für die Entleerung der Blase ist zu sorgen. Strengste Ruhe, möglichst in dunklem Raum, ist notwendig. Beim *Verdacht* auf eine Tetanusinfektion soll prophylaktisch Tetanusserum intramuskulär gespritzt werden. In jedem Fall ist ein Chirurg zuzuziehen, um evtl. erforderliche lokaloperative Maßnahmen am Ort des Infekts vorzunehmen.

e) Die Chorea minor (SYDENHAM).

Ätiologie. Die Chorea — im Volksmund auch *Veitstanz* genannt — wurde erstmalig von dem englischen Arzt SYDENHAM beschrieben. Ihre Einordnung in die Gruppe der infektiös-toxischen Erkrankungen ist gut begründet. Man zählt sie wohl auch zu den rheumatischen Erkrankungen, womit zum Ausdruck gebracht ist, daß Beziehungen bestehen zu der akuten *Polyarthritis* bzw. der hierbei so häufigen *Endokarditis*. Vielleicht stellt die *Tonsillitis* das Bindeglied dar. Akuter Gelenkrheumatismus wird in fast der Hälfte aller Choreafälle anamnestisch angegeben. Bisweilen schließt er sich auch an die Chorea an. Jedenfalls kommen Polyarthritis und Chorea nie zu gleicher Zeit vor. Die Chorea kann auch *anderen Infektionskrankheiten* — Keuchhusten, Masern, Scharlach usw. — folgen. Außer diesen in ihrer Wirkung noch unklaren Infekten spielen *endogene Momente*, eine konstitutionelle Anlageschwäche, sicher eine sehr bedeutsame Rolle. Man sieht immer wieder, daß die Kinder schon zuvor nervös, zappelig, fahrig, oft schwierig befunden wurden. Für den familiären, also hereditären Charakter dieser Prädisposition spricht die Häufigkeit neurasthenischer, hysterischer, epileptoider Zustände, der Migräne und verschiedener Nervenleiden unter den Verwandten. — Die Chorea bricht mit Vorliebe in der kalten Jahreszeit, und zwar meist bei Kindern zwischen 6 und 15 Jahren, vorwiegend Mädchen aus. — Die **Chorea gravidarum** ist oft nur das Rezidiv einer infektiösen Chorea der Kindheit bei jugendlichen Schwangeren in der ersten Hälfte der Gravidität (bisweilen auch erneut bei folgenden Schwangerschaften).

Symptomatologie und Verlauf. Das Leiden beginnt selten plötzlich, vielmehr geht ihm meist eine allgemeine psychische und physische Unruhe voraus. Die Kranken fallen auf durch ihr ängstliches, verschüchtertes Wesen und klagen über mangelhaften Appetit und mitunter über Schwäche und diffusen Gliederschmerz. Häufig sind es Kleinigkeiten, die übrigens meist zuerst der Mutter oder dem Lehrer auffallen, welche den Verdacht auf eine Chorea lenken sollen; so ein gegen früher verändertes Verhalten, das anfänglich wohl als Unart, Nachlässigkeit, Zerfahrenheit usw. gedeutet wird und zu falschen Erziehungsmaßnahmen führen mag. Erwähnt sei nur das Nicht-ruhig-Sitzen, Schlechtschreiben, Getränkeverschütten, Grimassenschneiden. Stellen sich erst einmal jene schon S. 478 erwähnten ungewollten, hastigen Bewegungen an Händen und Füßen ein, dann bleibt an dem Krankhaften des Zustands kaum mehr ein Zweifel. In leichten Fällen können die Symptome auf eine Seite beschränkt bleiben (Hemichorea), während die schwerere Chorea doppelseitig auftritt. Auf der Höhe der Krankheit sind die Patienten von dauernder Unruhe geplagt. In ganz unmotivierter Weise machen die Hände, Arme und Beine kurze ruckartige Bewegungen; die Stirn wird gerunzelt, der Mund verzerrt, die Augen blinzeln, die Kranken schnalzen mit der Zunge und stoßen ungewollt Laute aus. Besonders schwer pflegt der Gang durch die Zappeligkeit gestört zu sein. Er kann sogar infolge vehementer Spontanbewegungen des ganzen Körpers unmöglich sein. Die Störung greift mitunter auch auf die Atmung, Sprache und den Schlingakt über; selbst die Muskulatur der Pupille kann sich ohne äußeren Anlaß kontrahieren. Psychische Erregung und das Gefühl beobachtet zu sein steigert die Chorea, während sie im Schlaf aufzuhören pflegt. In *schwersten Fällen*, die zu einem *Erschöpfungstod* führen können, werden die ununterbrochen anhaltenden und den *ganzen Körper* befallenden Zuckungen zur *Raserei*. Auffällig ist auch die *Hypotonie* der Muskulatur, die gelegentlich eine Lähmung vortäuschen kann. Die *Reflexe* pflegen dabei aber *normal* zu sein. *Psychische* Symptome, Reizbarkeit, Launenhaftigkeit, Schreckhaftigkeit, Angst, Störungen der Spontaneität, ja, selbst Zustände von Verwirrtheit, Sinnestäuschungen und Halluzinationen, kurz die verschiedenen Erscheinungen *exogener Psychosen* sind in schweren Fällen nicht selten. — Obwohl die *Dauer* einer Chorea 1—2 Monate zu betragen pflegt, tritt doch in der Regel Genesung ein. Gefährlicher ist die *Chorea gravidarum* (30% Mortalität). — Eine schwere Belastung erfährt die Prognose durch die immer wieder beobachtete Neigung der Chorea zu *Rezidiven* — wenigstens bis zur Pubertät — durch die in ihren späteren Folgen unabsehbare *Komplikation* mit einem *Herzleiden*, meist einem Mitralvitium und nicht zum wenigsten durch die mannigfachen „neurasthenischen" Züge, Wesensveränderungen, oft auch Störungen der Motorik — z. B. auch Tics, — die zurückbleiben können.

Diagnose und Differentialdiagnose. Choreiforme Bewegungen sind nicht so selten rein *psychogenen* Ursprungs. Sie können z. B. bei Kindern einer Klasse, in der ein Kind mit echter Chorea am Unterricht teilnimmt, geradezu epidemisch auftreten. Im übrigen sind hyperkinetische Formen von *Encephalitis* v. Economo, die Huntingtonsche Krankheit und auch choreatische Bewegungen bei angeborenen oder früh erworbenen cerebralen Lähmungen auszuschließen.

Pathologisch-anatomisch überwiegen bei der akuten Chorea *degenerative* Prozesse (besonders an den kleinen Ganglienzellen des Striatums, aber auch in der Hirnrinde, dem Kleinhirn und anderen Gebieten zentraler grauer Massen) die entzündlichen Reaktionen.

Therapie. Die therapeutischen Resultate sind gut, wenn die Behandlung streng durchgeführt wird. Der Patient muß *isoliert* und von allen vermeidbaren äußeren Reizen und Eindrücken abgesperrt werden. Er gehört in jedem Fall ins Bett. Peritz empfiehlt dringend die noch im akuten Stadium der Chorea vorzunehmende *Tonsillektomie*. Man mache auch wenigstens den Versuch durch eine energische kurze Aspirinbehandlung die Erkrankung zu coupieren. Seit jeher gebräuchlich ist die *Arsen*behandlung, Sol. Fowleri in Tropfen bis zu 3mal 10 Tropfen, bei älteren Kindern ansteigend. Die Nirvanoltherapie, 3mal 0,05—0,1 täglich bis zum Ausbruch des Nirvanolexanthems wird am besten der klinischen Behandlung überlassen. Bei großer Unruhe kann Chloralhydrat,

Brom oder Luminal gegeben werden. Vorsichtige hydrotherapeutische Maßnahmen — warme Packungen, Fichtennadelbäder — wirken oft günstig. Die Kost muß reizlos — am besten laktovegetabil — sein; für gute Verdauung ist zu sorgen. In der Rekonvaleszenz gehe man behutsam mit den Kindern um.

f) Die Neuralgien.

Das allen Neuralgien eigene Merkmal — der *Schmerz* — wurde bereits auf S. 448f. besprochen. Hier, bei der Besprechung der Art der verschiedenen Neuralgien, müssen wir uns klar machen, daß es *zwei Arten von Neuralgien gibt, die sog. symptomatischen und die idiopathischen Formen.*

Symptomatische Neuralgien können durch körperliche Schädigungen verschiedenster Art, angefangen von einfachen Traumen (Quetschung, Zerrung), Blutergüsse, lokale Entzündungen, aber auch durch allgemeine toxische und infektiöse Prozesse verursacht werden. Oft spielt dabei eine familiär hereditäre *Disposition zu rheumatisch-neuralgischen Erkrankungen* eine große Rolle. Chronische, oft unbemerkte lokale Infekte, wie Zahneiterungen, Tonsillitiden, Nebenhöhleneiterungen usw. erklären manche anscheinend ursachenlose, oft chronische oder immer wieder rezidivierende Neuralgie. Andererseits scheinen Intoxikationen, Infekte, Magendarmstörungen, Erschöpfungen, auch Schwangerschaften — kurz allerhand Umstände, welche mit einem Vitamin B-Mangel bzw. seiner schlechten Ausnutzung einhergehen, besonders zum Auftreten neuralgischer (und neuritischer) Symptome zu disponieren. Infektionskrankheiten, bei denen man öfters Neuralgien sieht, sind vor allem die Influenza, die Malaria, auch der Typhus. — Die Lokalisation der symptomatischen Neuralgien wechselt von Fall zu Fall, die Occipitalregion, Nacken, Schultern, Arme, der Brustkorb, die untere Rückenpartie, die Peronaeusregion können Sitz der Schmerzen sein. Näheres — auch über die Art der Beschwerden und ihre Behandlung — wird bei den folgenden **idiopathischen Neuralgien** mitgeteilt werden.

Die Trigeminusneuralgie.

Ätiologie. Die Ursachen der *idiopathischen, echten, großen Trigeminusneuralgie* sind uns gänzlich unbekannt. Eine „nervöse Anlage" ist für ihre Entstehung ziemlich belanglos; denn die schwersten Neuralgien finden sich nicht selten bei sonst ganz gesunden, kräftigen Menschen in den „besten Jahren". — Für die *symptomatischen* Formen, welche meist den präganglionären Nervenabschnitt befallen, sind in der Regel *lokale Ursachen* ausschlaggebend: so Zahn- und Kiefererkrankungen (nicht selten entzündliche und degenerative Prozesse im *zahnlosen* Kiefer!), chronische Entzündungen und Empyeme der Keilbeinhöhle und der anderen Nebenhöhlen, sowie Erkrankungen der knöchernen Schädelbasis, daher die Notwendigkeit guter Röntgenbilder. Refraktionsanomalien, intrakranielle Erkrankungen in der mittleren und hinteren Schädelgrube (Tumoren, Abscesse, besonders im Schläfenlappen, Aneurysmen), Neurinome des Trigeminus und Herde von multipler Sklerose, besonders auch meningitische Prozesse können gleichfalls die Ursache einer Trigeminusneuralgie sein. Auch *chronisch infektiöse Prozesse* (fokale Infektionen) und *toxische* Schädlichkeiten sowie andere chronische Leiden können zum mindesten auslösend wirken. Nicht so selten sieht man Trigeminusneuralgien nach Malaria.

Symptomatologie und Verlauf. Das charakteristische Symptom der sog. großen Trigeminusneuralgie ist der Schmerz, welcher bei der *idiopathischen* Form plötzlich und mit furchtbarer Heftigkeit, manchmal zu bestimmten Tageszeiten, einen Ast des Nerven befällt, bisweilen mit krampfhaften Kontraktionen im Facialisgebiet *(Tic douloureux)* und starker Rötung der befallenen

Gesichtshälfte, Tränen- und Speichelfluß einhergeht und in der Regel nach wenigen Sekunden verschwindet. Häufig wird dieser paroxysmale Schmerz durch an sich unbedeutende Ursachen ausgelöst, wie Kauen, Sprechen, Erschütterung, kaltes Wasser, kühler Luftzug usw. Auf der anderen Seite kann der Druck auf das Gesicht oder Zusammenbeißen der Zähne, Saugen usw. den Schmerz mildern. Im Beginn der Erkrankung findet sich fast stets ein schmerzfreies Intervall zwischen den einzelnen Anfällen, die unter Umständen Monate auseinanderliegen können. Später pflegen die Intervalle immer kürzer zu werden, bis schließlich der Patient überhaupt kaum mehr schmerzfrei wird. Dann unterdrücken die Kranken aus Angst vor dem Schmerz jede Gesichtsbewegung auf der kranken Seite, so daß sogar eine Facialisparese vorgetäuscht werden kann. Der Nerv pflegt häufig, aber nicht immer, an seinen Austrittsstellen sehr druckempfindlich zu sein (VALLEIXsche Druckpunkte). Diese entsprechen für den 1. Ast: dem For. supraorbitale, den 2.: dem For. infraorbitale und den 3.: dem For. mentale. Andere Druckpunkte kann man neben der Nasenwurzel, auf dem Jochbein, der Schläfe, am Kiefer und harten Gaumen finden. Die große Schmerzhaftigkeit der Gesichtshaut vor allem gegenüber Kältereizen im Anfall läßt sich bisweilen auch noch im Intervall als Hyperästhesie nachweisen. Im Anfall kommen auch Lichtscheu, Schwerhörigkeit und Geschmacksparästhesien vor. Vor allem begegnet man zahlreichen *vasomotorischen, sekretorischen* und auch *trophischen* Störungen (Hitze, Hyperämie, Ödem, Ekchymosen, Herpes, Pigmentverschiebungen usw.). — Nicht alle drei Äste pflegen gleichzeitig und gleichmäßig erkrankt zu sein. Es scheint, als ob bei den akuten infektiös-toxischen Formen öfters der 1. Ast und bei den chronisch idiopathischen der 2. und 3. Ast häufiger befallen ist. Fast niemals sind beide Seiten affiziert. (Eine doppelseitige Erkrankung des 1. Astes findet sich nicht selten bei Lues.) Sensible und motorische Ausfallserscheinungen, auch Aufhebung des Cornealreflexes kommen der reinen Neuralgie nicht zu, sondern weisen auf eine entzündliche oder degenerative Neuritis hin. Die idiopathische Neuralgie hat eine deutliche Tendenz zur Verschlimmerung und darum eine recht zweifelhafte Prognose.

Bei *symptomatischen* Neuralgien, die in jedem Alter vorkommen können, entscheidet die Ursache über die Symptomatologie. Die Schmerzen sind häufig dauernd, bisweilen mit paroxystischem Anschwellen, betreffen oft alle drei Äste, sogar unter Umständen beide Seiten und gehen häufiger einher mit neuritischen Symptomen. (Aufhebung des Cornealreflexes, Hypästhesien, Kaumuskelschwäche.) Dazu treten je nach der Ursache des Leidens dessen eigentliche Symptome. Die Dauer solcher Neuralgien hängt von dem Bestand des Grundleidens ab. Postinfektiöse Neuralgien sind prognostisch günstig.

Diagnose und Differentialdiagnose. Zunächst muß darüber Klarheit gewonnen werden, um was für eine Form der Neuralgie es sich handelt. Jugendliches Alter, vorausgehende Infektionskrankheiten, die Möglichkeit verschiedenartiger Intoxikationen, Symptome, welche auf einen der genannten Prozesse in der Nachbarschaft der Nerven oder des Ganglions hinweisen und das Fehlen der typischen Schmerzanfälle werden gegen eine idiopathische Neuralgie sprechen. Genau zu untersuchen sind auch die Augen. Die Schmerzen bei der *Migräne* sind ganz anders (vgl. S. 674). Etwas anderes ist auch die Neuralgie des *Ggl. spheno-palatinum* und die **Glossopharyngeus-Neuralgie**, die sich in unangenehmen Sensationen in der Nase, dem Rachen, bisweilen auch in vasomotorischen und sekretorischen Störungen der betroffenen Schleimhäute sowie anfallsweisen, echten neuralgischen Schmerzattacken, vor allem im Schlund, die oft durch den Schluckakt ausgelöst werden, äußert. — Schwierigkeiten können entstehen bei der Abgrenzung *psychogener* Schmerzen von Neurasthenikern gegen eine echte Neuralgie. Bei Kranken dieser Art pflegt der Schmerz aber häufig zu wandern, zeigt eine deutliche Abhängigkeit von psychischen Einflüssen, trotzt auch einer Therapie, die selbst schwere, echte Paroxysmen günstig zu beeinflussen pflegt.

Therapie. Die sachgemäße Behandlung ätiologisch wichtiger Leiden ist die beste Behandlung der symptomatischen Formen. Im Beginn mache man einen Versuch mit antipyretischen Mitteln, Chinin, Schwitzprozeduren, lokaler Wärme und hyperämisierenden Applikationen, evtl. Diathermie. Bei der *idiopathischen* Form nützt des öfteren die Einatmung von *Chlorylen*. Längere Darreichung von Aconitin zumal in Kombination mit salinischen Abführmitteln wird empfohlen (BING). Zu versuchen ist schwache Anodengalvanisation und auch eine Röntgenbestrahlung. Kommt man so nicht weiter, so versuche man die *Injektionsbehandlung* von Novocainlösung oder Alkohol zunächst in den erkrankten Nerven. Man verwendet dazu allgemein 80% Alkohol, der in ganz geringer Menge nach vorheriger Anästhesie in den Nerven injiziert wird. Die Folge dieser Nervenzerstörung ist in jedem Fall eine komplette Anästhesie, die über 1 Jahr anhalten kann. Die Beseitigung der Neuralgie pflegt aber auch dabei nicht von Dauer zu sein, und Rezidive erheischen Wiederholung der Injektion, welche in den Trigeminusstamm im For. ovale bzw. rotundum oder aber unter röntgenologischer Kontrolle auch in das Ggl. *Gasseri* selbst vorgenommen werden kann. Diese Methode bedarf speziell geübter Technik. Wiederholtes Rezidivieren und *besondere* Schwere des Zustandes erfordern schließlich doch eine Operation, sei es die von KIRSCHNER angegebene Elektrokoagulation des Ganglions oder aber die Resektion der postganglionären Wurzeln nach FRAZIER.

Die Ischias.

Ätiologie. Die Neuralgie des N. ischiadicus ist die häufigste aller Neuralgien und befällt mit Vorliebe das mittlere Lebensalter. Obwohl die Ischias sich bisweilen an akute Infektionskrankheiten anschließen kann und besonders die Influenza ein für die Ischias — wie überhaupt für Neuralgien — wichtiges ätiologisches Moment ist, sehen wir doch in der Mehrzahl der Fälle die idiopathische Form dieses Leidens sich an „Erkältungen" anschließen. Der „kalte Luftzug in den Rücken", das „Sitzen auf einem kalten Stein oder nassem Boden" spielen in der Anamnese dieser Kranken eine wichtige Rolle. Große Bedeutung kommt zweifellos auch chronischen Eiterherden im Körper (in den Tonsillen, Zähnen, Nebenhöhlen, chronischer Appendicitis, Salpingitis, Cholecystitis usw.) zu. Auch toxische Ursachen (Alkohol, Blei, Quecksilber u. a. m.) müssen bedacht werden. Direkte traumatische Einflüsse von außen werden wohl überschätzt, während solche von der Umgebung des Nerven, vor allem im kleinen Becken (Tumoren, Gravidität), nicht selten eine Ischias verursachen können. Chronische Obstipation kann von ursächlicher Bedeutung sein. Auch statische Anomalien können zum mindesten ähnliche Symptome machen. Von erheblicher Bedeutung können schließlich arthritische Prozesse im Bereich der Synchondrosis sacroiliaca, der unteren Lendenwirbelsäule und des Kreuzbeins sein. Dies gilt auch für anatomische Anomalien dieser Gegend; z. B. Sakralisation und Lumbalisation eines Kreuzbein- bzw. Lendenwirbels.

Symptomatologie und Verlauf. Sehr häufig beginnt die Ischias mit einer *Lumbago* — einem „Hexenschuß" im Kreuz. Von hier zieht der Schmerz nach der Rückseite eines Oberschenkels, in die Wade und die vom Peronaeus innervierten Partien des Fußes. Der Schmerz hat die Charaktere des Tiefenschmerzes. Stehen oder Gehen, Sitzen oder Liegen können zu erheblicher Schmerzzunahme führen. Stets ist das KERNIGsche bzw. LASÈGUEsche *Phänomen* (vgl. S. 448) positiv. Bei schwerer Ischias genügt oft bereits die passive Dorsalflexion der großen Zehe bei gestrecktem Bein, um einen heftigen Schmerz bis in das Gesäß hinauf auszulösen. In den vielen Fällen, bei denen die Affektion bis in den Plexus hinaufreicht, klagen die Patienten auch über vom Kreuz ins Bein strahlende Schmerzen beim Pressen, Husten, Niesen und Lachen. Die Auslösung des *Lasègue* am gesunden Bein pflegt beim hohen Sitz der Neuralgie zu Schmerzen im Gesäß und Bein der kranken Seite zu führen. In solchen Fällen sieht man auch häufig ein Ausstrahlen des Schmerzes in die Inguinalgegend und die Vorderseite des Oberschenkels. *Die idiopathische Ischias ist fast ohne Ausnahme einseitig. Doppelseitigkeit weist auf neuritische oder spinale Prozesse* (Tumor oder Neuritis der Cauda equina) *oder Wirbelerkrankung hin*. Die Betastung der Muskulatur des Gesäßes und der Wade pflegt recht schmerzhaft zu sein. Mit großer Regelmäßigkeit wird Druck unterhalb des Darmbeinkammes und im Bereich der Synchondrosis sacroiliaca sehr unangenehm empfunden. Im Verlauf des Nerven kann man auch sog. *Druckpunkte* tasten. — Wenn eine Ischias längere Zeit gedauert hat, so entwickeln sich charakteristische Haltungsanomalien und auch Gangstörungen, die alle die Tendenz zur Entlastung der kranken Seite verraten. Der Kranke liegt auf der gesunden Seite oder, wenn auf dem Rücken, dann mit abduziertem, auswärts rotiertem und gebeugtem krankem Bein. Beim Stehen belastet er nur das gesunde Bein und verlegt den Schwerpunkt über den gesunden Fuß. Hierdurch kommt es zu einer Skoliose der Lendenwirbelsäule mit der Konvexität zur kranken Seite. Läßt der Patient dabei das Becken auf der kranken Seite herunterkippen, so entwickelt sich eine Skoliose mit der Konvexität zur gesunden Seite. Der Gang ist gebückt und vermeidet jede nicht unumgänglich notwendige Belastung des kranken Beins.

Wenn auch schwere sensible und motorische Ausfallserscheinungen nicht mehr zur reinen Neuralgie gehören, so pflegt bei schwerer und länger bestehender Ischias doch nicht selten eine Hypästhesie (besonders für Temperaturen) im Peronaeusgebiet, eine Abschwächung des Achilles-S-Reflexes, Schwäche der Wadenmuskulatur (z. B. beim Versuch, sich auf die Zehen zu stellen) und eine Inaktivitätsatrophie der befallenen Seite aufzutreten. Schwerere Ausfälle weisen auf eine Neuritis des Nerven hin. Wie hoch hinauf die Nervenerkrankung bei der Ischias bisweilen reicht, kann man aus der häufigen Drucksteigerung und Eiweißvermehrung des *Liquors* entnehmen. — Der *Verlauf* der idiopathischen Ischias pflegt — falls nicht bereits kurz nach dem Auftreten der ersten Symptome durch richtige Behandlung Heilung erzielt wurde — häufig sehr chronisch zu sein. Am Ende kommt es aber doch zu Heilung, wenn auch mit einer starken Tendenz zu Rezidiven. In auffällig vielen Fällen langdauernder Ischias tritt eine hartnäckige, psychische Fixierung ehedem organisch bedingter Symptome ein.

Diagnose und Differentialdiagnose. Die Diagnose typischer Fälle, die akut mit Schmerzen im Kreuz begannen, welche über die eine Gesäßhälfte hinab in das eine Bein entlang des N. ischiadicus ziehen, ist leicht. Man sehe nach dem LASÈGUEschen Phänomen und prüfe, ob typischer Druckschmerz vorhanden ist. Die Untersuchung der Sensibilität und Motilität ermöglicht eine *Neuritis* auszuschließen. Stets prüfe man auch das gesunde Bein, orientiere sich über die Blasen-Mastdarmfunktion und die Sensibilität in den untersten Sacralsegmenten. Nur so kann man einen *Cauda*prozeß als die Ursache „ischiadischer" Beschwerden rechtzeitig entdecken. Man mache sich es überhaupt zur Regel, eine Ischias solange als *symptomatisch* zu betrachten, bis nach bestem Können alle möglichen Ursachen der Beschwerden ausgeschlossen worden sind. Zu diesem Zweck ist der Körper auf Eiterherde zu durchfahnden, sind Diabetes und Gicht wie exogene Intoxikationen auszuschließen, eine genaue Untersuchung des Hüftgelenkes, der Beckenknochen und vor allem der Wirbelsäule mit der Synchondrosis sacroiliaca vorzunehmen, der Mastdarm und das kleine Becken zu untersuchen, sind statische arteriosklerotische und phlebogene Schmerzen auszuschließen. Beim Verdacht auf einen R.-Prozeß ist unbedingt eine Lumbalpunktion vorzunehmen. Auch die Wa.R. im Blut muß angestellt werden. Hat sich bei all dem nichts gefunden, so kann man von einer *idiopathischen* Ischias sprechen. Fehldiagnosen können vorkommen bei *Hüftgelenksleiden*, vor allem dem *Malum coxae senile*, beim *Psoasabsceß*, *Varicen*, einer *Neurofibromatosis* und *Rückenmarksleiden*, unter Umständen bei der *Tabes* (lanzinierende Schmerzen!). Schwer kann die Unterscheidung von *Myalgien* (Muskelspann und dem tastenden Finger fühlbare Knoten, Myogelosen) sein; doch kommt diesen nicht der Dehnungsschmerz des Nerven zu. Auch *statische Anomalien* — Plattfuß usw.! — sind auszuschließen.

Therapie. Die Behandlung symptomatischer Formen ist die des Grundleidens. Man soll aber auch zwischen der Behandlung einer akuten und chronischen idiopathischen Ischias unterscheiden. Die akute Form behandle man wie jede akute Neuralgie, d. h. mit Bettruhe, Hitze in jeder Form, Schwitzpackungen und Diaphoreticis; nicht so aber jede chron. Ischias.

Besonders empfehlenswert ist es, den Patienten in einem sehr heißen Bad eine große Menge heißen Tees oder Limonade trinken zu lassen, dazu etwa 2 g Atophan oder Aspirin oder eines der vielen neueren Kombinationspräparate zu geben, nach raschem Abtrocknen ihn ins Bett zu packen und 1—2 Stunden schwitzen zu lassen. Danach ist der Kranke gut abzutrocknen und frisch zu betten. Ein geschädigter Kreislauf macht diese etwas heroische Prozedur allerdings unmöglich. Je früher eine derartige Behandlung einsetzt — möglichst noch im Stadium des Lumbago! — um so besser der Erfolg. Der Kranke ist unter stetiger Wärmeanwendung im Bett zu halten, bis er im Liegen völlig schmerzfrei ist. Evtl. müssen in dieser Zeit die Schwitzpackung wiederholt und Antipyretica weiter gegeben werden.

Sieht man die Kranken mit einer *chronischen* Ischias, so schadet dauernde Hitzebehandlung oft mehr als sie nützt. Man sorge dann vor allem für schmerzfreie Nächte durch entsprechende Lagerung, lasse Federbetten durch Wolldecken ersetzen, gebe auch Schlafmittel; man verbiete langes Stehen, verordne wollene Unterwäsche und wasserdichtes Schuhwerk und behandle mit Wechselduschen (kurz heiß, länger kalt), leichter Massage (evtl. CORNELIUS-Massage) und scharfem Hautbürsten. Nach heißen Bädern kann man nicht selten Rezidive erleben. Der Stuhlgang muß geregelt, die Diät soll leicht sein. Alkohol und auch Rauchen ist besser zu unterlassen. Diathermie und vor allem die sog. Kurzwellenbehandlung sind sehr nützlich, desgleichen Anoden-Galvanisation mit etwa 20 mA 10—15 Minuten täglich, auch Blaulichtbestrahlung. Zweifellos gibt es alte torpide Formen von Ischias, bei denen eine Aktivierung des Prozesses und der Körperabwehr gut tut. So muß man sich wohl den guten Erfolg einer systematischen Badekur und die, wenn auch durchaus nicht regelmäßigen Erfolge der Reizkörpertherapie erklären. Für die Wahl eines geeigneten Bades sind natürlich vielerlei Momente, u. a. auch nicht zuletzt der Allgemeinzustand des Kranken und seine Mittel zu berücksichtigen. Je nachdem wird man einem Schlamm-, Fango- oder Moorbad, Radium enthaltenden oder indifferenten Thermen, Kochsalz-, Kohlensäure- oder Schwefelwässern den Vorzug geben. — Schließlich sollte bei chronischen Formen, zumal von hohem Sitz, der Versuch mit einer *epiduralen Injektion* von hypotonischer NaCl-Lösung mit 0,02 Eucainzusatz gemacht werden. Bei Verwendung hochprozentiger Antipyrinlösung sieht man bisweilen sensible Lähmungen auftreten. Die Injektion erfolgt streng aseptisch in den Hiatus sacralis, in welchen die Nadel etwa 6 cm tief eingestochen wird. Beim Einfließen soll der Patient einen Schmerz im kranken Bein fühlen. Man injiziert zwischen 40 und 60 ccm. Bisweilen ist der Erfolg verblüffend. Als weniger erfolgreich hat sich die Injektion in die Nerven selbst erwiesen. (Niemals darf Alkohol injiziert werden!) Die sog. *Nervendehnung* ist mit Vorsicht anzuwenden. Bei allerschwersten chronischen Fällen mit lange bestehender reaktiver Skoliose und Kyphose rate ich dringend zur völligen Ruhigstellung in Gips. Von größter Wichtigkeit ist die *psychische* Beeinflussung der oft recht verzweifelten und lebensunfrohen Kranken. Vorsicht vor Morphium!

Die Brachialneuralgie.

Diese auf die aus C_4 bis D_1 entspringenden Fasern des Cervicobrachialplexus sich beschränkende Neuralgie entspricht etwa der Ischias als *die* Neuralgie der oberen Extremitäten. Auch hier muß man idiopathische Formen von sekundären trennen, welch letztere sich in Zusammenhang mit verschiedenartigen Läsionen und Erkrankungen im Plexusbereich entwickeln können. Neben Traumen und ihren Folgen spielen da vor allem arthritische Prozesse eine große Rolle. Der *Schulterrheumatismus* mit seiner Behinderung der freien Beweglichkeit des Schultergelenks muß von der Brachialneuralgie unterschieden werden. Diese ist gekennzeichnet durch Schmerzen, die mit Vorliebe *einseitig* aus der Halswirbelsäule in den Bereich des M. supraspinatus, den Oberarm und vor allem in die Hand, besonders die ulnare Seite ziehen. Kopfbewegungen, manchmal auch Husten (Wurzelschmerzen!) und vor allem Manipulationen der kranken Extremität verschlimmern den Schmerz. Passive Überstreckung der Hand bei seitlich erhobenem und gestrecktem Arm und Abwendung des Kopfes zur Gegenseite löst einen dem *Lasègue* entsprechenden Dehnungsschmerz aus. Gelegentlich klagen die Kranken nicht nur über Mißempfindungen — Parästhesien verschiedener Art — sondern auch leichte Hypästhesien an der Hand. Atrophien — es sei denn Inaktivitätsatrophien — gehören nicht zum Bild der Neuralgie. In der *Anamnese* finden sich oft Überanstrengung, Erkältung, Infekte, arthritische Attacken. — Man achte stets auf eine allenfallsig organische Erkrankung der Wirbelsäule (Röntgen!) und denke auch an eine Pachymeningitis oder einen extramedullären Tumor im Bereich des unteren Halsmarkes. Nicht zu vergessen ist, daß kardiale, auch pleurale Erkrankungen sowie Gallenblasenerkrankungen oft mit Schulter- auch Armschmerzen einhergehen.

Intercostalneuralgien *symptomatischer* Art schließen sich gern an Infektionskrankheiten, vor allem an Influenza, an, oder aber sie werden durch lokale Affektionen nicht nur traumatischer Art, die die sensorischen Nerven von ihrem Ursprung im R an in ihrem Verlauf schädigen, ausgelöst. Auch intrathorakale Prozesse, wie Pleuritis, Perikarditis, Aortenaneurysmen usw. können ähnliche Symptome hervorrufen (HEADsche Zonen!). — Der in der Regel ständig vorhandene, meist einseitige Schmerz exazerbiert bei Bewegungen des Brustkorbes. Daher versuchen die Patienten die befallene Seite zu schonen. In ihrer Ätiologie unklare *idiopathische* Formen sind recht selten. Meist handelt es sich dann wohl um mehr myalgische (rheumatische) oder auch neurasthenische Beschwerden. Die *Diagnose* muß stets mit der Möglichkeit eines Grundleidens rechnen, wobei auf Erkrankungen in der Brust, der Rippen, Wirbel, Meningen und des R zu fahnden ist. Differentialdiagnostisch ist u. a. auch an neuralgische Schmerzen im Beginn oder im Gefolge eines Herpes zoster zu denken.

Meralgia paraesthetica des N. cut. fem. lat. (BERNHARDT) entwickelt sich bisweilen auf dem Boden traumatischer Läsionen oder statischer Anomalien, kommt aber auch bei „Erkältungen", endogenen und exogenen Intoxikationen und als ein Frühsymptom der Tabes vor. Das männliche Geschlecht ist entschieden bevorzugt. Auffallend häufig findet es sich bei Fettleibigen. Eine gewisse *ererbte Disposition* scheint — wie ja überhaupt bei Neuralgien — recht häufig vorzuliegen. Charakterisiert ist diese Neuralgie durch Schmerzen und Parästhesien im Bereich der Fascia lata vor allem beim Stehen, in der Regel nur auf der einen Seite. Die fast stets vorhandene Sensibilitätsstörung spricht für den mehr neuritischen Typ der Nervenläsion. Motilitätsstörungen fehlen vollkommen. Das Leiden kann sehr hartnäckig sein und sogar einen operativen Eingriff rechtfertigen.

Neuralgie des N. femoralis, die man überflüssigerweise auch wohl „Ischias anterior" nennt, ist weniger häufig bedingt durch die üblichen zu Neuralgien führenden Einflüsse als vielmehr durch lokale Prozesse im Bereich des Hüftgelenks, Hernien, Tumoren der verschiedensten Art und Erkrankungen im kleinen Becken. Sie wird auch beobachtet bei chronischer Obstipation, exogenen und endogenen Intoxikationen, z. B. beim Diabetes. Die Schmerzen ähneln ihrer Art nach jenen bei der Ischias, folgen aber dem Verlauf des N. cut. fem. ant.

Die *Diagnose* hat all die Prozesse zu bedenken, die in rein symptomatischer Weise zu solchen Beschwerden führen können; so außer den genannten auch eine Trombophlebitis, statische Anomalien, Erkrankungen der Wirbelsäule und des Rs. Auch Myalgien können ähnliche Symptome machen. Ist der Patellarreflex aufgehoben, so handelt es sich nicht mehr um eine einfache Neuralgie, sondern um eine Neuritis. Radikuläre bzw. spinale Erkrankungen müssen, zumal bei doppelseitiger Affektion, ausgeschlossen werden.

Außer den aufgeführten Neuralgien gibt es eine Menge **andere Neuralgien,** die aber weniger bedeutsam sind oder nur als *sekundäre* neuralgische Reaktionen zu deuten sind.

Die sog. **Occipitalneuralgie** im Bereich des N. occipitalis maj. mit der charakteristischen Schmerzhaftigkeit der Nervenaustrittsstellen ist eine häufige und oft banale Erkrankung, z. B. nach Verkühlung. Sie findet sich auch nach übermäßigem Nicotingenuß, als Begleiterscheinung vieler Infektionen, aber auch — gleich wie Schmerzen an den Austrittsstellen des Trigeminus — bei Hirndruck- und meningitischen Erscheinungen. Auch Sehstörungen machen oft ähnliche Schmerzen im Hinterkopf.

Die **Phrenicusneuralgie** mit ihren bald periodenweisen, bald dauernden Schmerzen in der Brust, der meist durch die Atmung verstärkt wird, ist fast immer Symptom einer Mitbeteiligung des Phrenicus entweder an einer intrathorakalen Erkrankung, sei es des Herzens, der großen Gefäße, der Lunge, der Pleura, oder an einer Störung im Bereich des Diaphragmas.

Zu erwähnen sind noch die meist bei Neuropathen auftretenden, ziemlich seltenen neuralgischen Schmerzen im Bereich des *Steißbeins* — die *Coccydynie* (vgl. S. 664). — Die *Hodenneuralgie* ist meist sekundärer Natur (verschiedene Hodenerkrankung, Varicocele usw.).

Diese hat sich in erster Linie nach dem Grundleiden zu richten. Gegen die Schmerzen wird man analgetische Mittel, sog. „Antineuralgica", wie sie in sehr großer Menge existieren, verwenden. Genannt seien als die bekanntesten nur: Aspirin, Pyramidon, Antipyrin, Phenacetin, Veramon, Gelonida antineuralgica, Titretta analgica, Neurit und Cibalgin. Die Dosierung muß sich dem Einzelfall anpassen; doch scheinen mir größere Dosen, zumal im Beginn neuralgischer Erkrankungen, entschieden vor kleinen verzettelten Darreichungen den Vorzug zu verdienen. Oft müssen antineuralgische Mittel mit Schlafmitteln kombiniert werden, wie es ja z. B. beim Veramon schon der Fall ist. Als Einschlafmittel bewährt sich da das Evipan, während als eigentliche Schlafmittel Phanodorm, Quadronox, Adalin, Sedormid usw. verwendet werden können. — Äußerlich verdient die Hydrotherapie systematischen Gebrauch. Im Beginn der Erkrankungen ist *Ruhigstellung* und *Wärme*, sei es als Kataplasma, Wärmebestrahlung (Sollux-Lampe), Schwitzkasten, Dampfdusche, Fango, Sandbad, Rotlicht usw. anzuwenden. Auch Diathermie und Kurzwellenbehandlung, auch Höhensonne werden gute Dienste leisten. Daneben behandle man auch lokal mittels Einreibungen von Salicyl, Campher usw. enthaltenden Präparaten (z. B. Rheumasan, Capsifor). Sehr schmerzhafte Zustände können auch iontophoretisch (Histamin) angegangen werden. Die Röntgenbestrahlung wird man stets auf besonders hartnäckige Fälle beschränken. Radiumtrink- und Badekuren, sowie die Verwendung der verschiedensten rheumatischen und balneologischen Heilfaktoren in den zahlreichen Badeorten, die für rheumatische und neuralgische Leiden zur Verfügung stehen, können von Fall zu Fall erwogen werden (vgl. die Behandlung der Ischias). Liegen endogene Störungen (Gicht, Diabetes, Fettleibigkeit usw.) vor, so hat die Behandlung natürlich da anzugreifen. Bei alten Leuten und schwächlichen Patienten versuche man den *Allgemeinzustand* zu heben, wofür u. a. auch eine Arsenkur zu erwägen ist. — Diätetische Maßnahmen, z. B. eine Zeit rein vegetarischen, unter Umständen sogar rohköstlerischen Regimes (BIRCHER-

BENNER) können — vorausgesetzt, daß keine sonstigen Kontraindikationen vorliegen — in dem oder jenem Fall schöne Erfolge zeitigen. *Zu warnen ist vor dem Morphium,* Codein usw., es sei denn, daß es sich um so hoffnungslose und entsetzlich quälende Zustände handelt, wie sie u. a. durch Carcinommetastasen vor allem der Wirbelsäule entstehen können. (Hier kann auch eine sog. *Chordotomie,* d. h. operative Durchtrennung der Seitenstränge, erwogen werden). — Man fahnde stets nach fokalen Infekten, besonders an den Zähnen, Tonsillen und Nebenhöhlen.

g) Die MÉNIÈREsche Krankheit.

Ich möchte an dieser Stelle die kurze Besprechung dieses eigenartigen Syndroms einschalten, das — eigentlich ganz wie die Trigeminusneuralgie — nur in seiner *symptomatischen Abart* (vgl. S. 605) Beziehungen zu toxischen und infektiösen Schädigungen aufweisen kann, das jedoch als *essentielle Erkrankung* gewissermaßen eine „*sensorische Neuralgie*" darstellt, obschon auch hier — wie bei der Trigeminusneuralgie — zu bedenken ist, ob nicht doch eine zentrale, d. h. wohl nukleäre Störung vorliegt.

Die MÉNIÈREsche Krankheit betrifft Erwachsene und beginnt meist mit einseitigem *Ohrensausen.* Dies bleibt manchmal unbemerkt, bis der erste für das Leiden charakteristische *plötzliche schwere Anfall von Drehschwindel,* der den Kranken unter Umständen zu Boden wirft, aufgetreten ist. Solche Schwindelanfälle, die Sekunden aber auch Stunden dauern können, treten in ganz verschiedenen, manchmal sogar jahrelangen Intervallen auf. Sie gehen mit den S. 493 geschilderten *vegetativen* Störungen einher; auch *Kopfschmerzen* und leichte *Bewußtseinstrübungen* kommen dabei vor. Im Anfall sieht man einen meist rotatorischen *Nystagmus* auf der kranken Seite. Manchmal klagen die Kranken auch über vorübergehendes Doppeltsehen. Ist der Anfall vorüber, so wären die Kranken ganz gesund, bliebe nicht das meist einseitige Ohrgeräusch — „wie eine Lokomotive" — und das zweite Kardinalsymptom—die *Innenohrschwerhörigkeit* auf der gleichen Seite. Diese schwankt — wird besser und schlechter — mit der Häufigkeit der Anfälle, um schließlich meist in völlige *Taubheit* auszugehen; womit dann die Anfälle abzunehmen und aufzuhören pflegen. — Schwindelanfälle ohne Cochlearisstörung rechnet man zu den bereits S. 494 erwähnten symptomatischen Formen der Krankheit. Die *Diagnose* der essentiellen Form und ihre Unterscheidung von „verschiedenen Erkrankungen *mit* Schwindelanfällen" ist meist nicht schwierig; doch rechne man auch mit *leichten,* mehr oder minder *abortiven* Formen des Leidens!

Die **Therapie** kennt unzählige Mittel; die im Monotrean enthaltene Papaverin-Chininkombination wirkt oft gut. Man versuche eine salz- bzw. Na-freie Kost, evtl. unter Darreichung von Ammoniumchlorid und eine Veränderung der ganzen Lebensweise. — Für schwerste chronische Fälle bleibt die von DANDY angegebene Durchschneidung des Vestibularis, die bei sehr geringer Gefahr sehr gute Resultate gibt.

h) Die Neuritis des N. facialis (Gesichtslähmung).

Ätiologie. Obwohl die periphere Facialislähmung eine sehr häufige Erkrankung ist, wissen wir über ihre Ursache in den meisten Fällen nichts Sicheres. Natürlich kann der Facialis im Kanal durch einen vom Mittelohr übergreifenden Prozeß oder bei einer Operation am Felsenbein, oder traumatisch oder sonstwie am Ort seines Austritts aus dem For. stylomastoideum geschädigt werden.

Die chronische Otitis media führt häufiger als die akute zu Facialisparesen, wie auch die bei chronischen Fällen vorgenommene Radikaloperation öfter eine meist durch Blutungen, Tamponade, Ödem oder lokales Anaestheticum verursachten Lähmung des Nerven verursacht. Wir kennen auch Tumoren oder umschriebene meningitische Prozesse usw., welche den Nerven innerhalb des Schädels lädieren können; aber alle diese ätiologischen Möglichkeiten treffen doch nicht zu bei der Mehrzahl aller Facialisparesen, welche man als „*rheumatische*" bezeichnet. Der Nachweis toxischer oder infektiöser Prozesse, die bisweilen sicherlich gleichfalls ursächliche Bedeutung haben können, versagt hier meistens auch.

Symptomatologie und Verlauf. Die Facialislähmung tritt mit Vorliebe im mittleren Alter, und zwar — wie auch die meisten Neuralgien — fast stets einseitig auf. Charakteristisch ist der plötzliche Beginn — über Nacht! Nur manchmal klagen die Kranken schon vorher über eine leichte Steifigkeit in der einen Gesichtshälfte. Die „rheumatische" Lähmung betrifft in der Regel alle Gesichtsäste des Nerven und bietet von Anfang an das Bild der *kompletten Facialislähmung*. Dabei sieht man, daß die gelähmte Gesichtshälfte wie „ausgebügelt" alle gewohnten Falten vermissen läßt, der Mundwinkel hängt und Speichel hinausfließen läßt, der gelähmte Nasenflügel bei der Einatmung den Naseneingang verlegt, die Backe wie ein schlappes Segel dem Luftdruck in der Mundhöhle nachgibt und, beim Versuch das Auge zu schließen, die weiße Sklera des nach oben rollenden Auges (BELLsches Phänomen) sichtbar wird. All diese

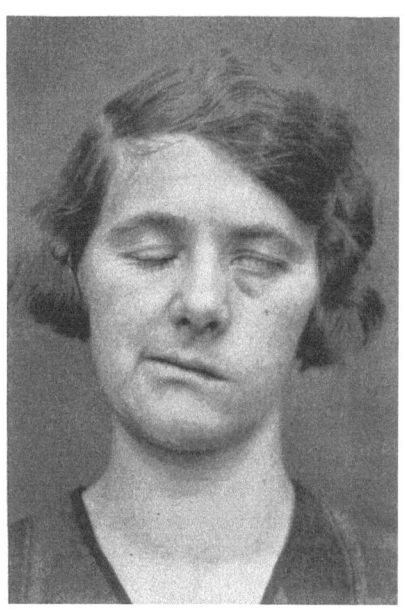

Abb. 41. Linksseitige periphere Facialislähmung beim Versuch die Mundwinkel seitwärts zu verziehen und die Augenlider zu schließen. (Aus der II. med. Klinik [F. v. MÜLLER], München.)

Lähmungssymptome werden um so deutlicher beim Innervationsversuch, und zwar, da die „letzte motorische Strecke" betroffen ist, sowohl beim willkürlichen wie reflektorischen (zum Unterschied von corticalen Gesichtslähmungen). — Wie entstellend so eine Lähmung ist, zeigt Abb. 41.

Die Unfähigkeit, den Orbicularis oculi zu innervieren, bringt infolge des so entstehenden *Lagophthalmus* die Gefahr unangenehmer Reizerscheinungen der Conjunctiva und infolge des aufgehobenen Lidreflexes sogar die schwerer Augenläsionen mit sich. — Eine *leichte Facialisparese* verrät sich durch die Asymmetrie beim Pfeifversuch, Mundverziehen, Naserümpfen, Stirnfalten und allen möglichen Ausdrucksbewegungen; ferner auch durch die Kraftlosigkeit des Lidschlusses, der Platysmakontraktion der gelähmten Seite usw. Aus der Abb. 21 ist leicht ersichtlich, daß die Stelle, an welcher der Nerv lädiert wurde, die Symptomatologie der Lähmung variieren muß. So wird eine Läsion zentralwärts vom Ggl. geniculi den ganzen Nerven incl. den N. intermedius und die den M. stapedius innervierenden Fasern außer Funktion setzen (vgl. S. 474). Das hat zur Folge, daß der Kranke außer der Gesichtslähmung noch über ein Gefühl der Steife in der gelähmten Muskulatur, Störung der Tränensekretion und der Geschmacksempfindung in den vorderen zwei Dritteln der Zunge und bisweilen auch eine sog. Hyperakusis klagt. — Ist das *Ggl. geniculi* selbst betroffen — zumal durch einen infektiös toxischen Prozeß — so kann sich ein HUNTsches Syndrom — Facialisparese mit heftigen Schmerzen im Gesicht und manchmal auch einem Herpes zoster im Ohrbereich — entwickeln. Bei einer Läsion zwischen Ggl. geniculi und Abgang des *N. stapedius* werden wir die zuvor genannten Symptome ohne Störung der Tränensekretion und bei einer distal von seinem Abgang auch ohne Hyperakusis erwarten müssen.

Zur Beurteilung der *Prognose* bedient man sich gern der *elektrischen Untersuchung*, ein Verfahren, dessen Anwendung bei motorischen Nervenlähmungen überhaupt dringend zu empfehlen ist (vgl. S. 529).

Von immer vorkommenden Ausnahmen abgesehen, gelten dabei folgende empirisch gewonnenen Regeln: Normale oder nur leicht herabgesetzte elektrische Erregbarkeit am Anfang der 3. Woche läßt Heilung innerhalb 2—3 Wochen erwarten; besteht eine Lähmung mit partieller Entartungsreaktion, so dauert die Heilung meist 6—8 Wochen; bei einer solchen mit kompletter Entartungsreaktion kann die Heilung ein halbes Jahr brauchen oder überhaupt ausbleiben. Nicht so selten sieht man, daß bei sehr lange bestehender Lähmung die elektrisch gut reagierende Muskulatur aus psychisch-funktionellen Gründen doch nicht innerviert wird; „Gewohnheitslähmung".

Chronische, d. h. besserungsunfähige Facialislähmungen können mit der Zeit zu *Kontrakturen* führen, wodurch auf den ersten Blick — solange der Kranke das Gesicht nicht bewegt — eine stärkere Kontraktion der gelähmten Seite vorgetäuscht wird. Diese Kontrakturen beruhen auf Schrumpfungsprozessen in der gelähmten Muskulatur. — In Fällen *inkompletter Heilung*, ein recht häufiger Ausgang, können sich *ticartige Zuckungen* oder auch abnorme *Mitbewegungen* der kranken Seite einstellen. — Daß Kranke wiederholt an einer Facialislähmung erkranken können, ist bekannt.

Therapie. Bei der akuten Facialislähmung, wie bei anderen Neuritiden auf rheumatischer bzw. infektiös-toxischer Basis soll stets der Versuch mit energischer Diaphorese gemacht werden. Es empfiehlt sich reichlicher Gebrauch von Salicylpräparaten und fortgesetzte lokale Hitzeanwendung (Leinsamenpackungen, Lichtbäder usw.). Das entblößte Auge ist durch einen Verband zu schützen. Lokale Reizbehandlung (Massage, Elektrisieren) ist auf einen späteren Termin zu verschieben. Um die dritte Woche kann man mit Kathodengalvanisierung unter Verwendung von möglichst geringen Stromstärken und kurzer Applikation (5—10, dann 30—40 Zuckungen) beginnen, um allmählich — vorausgesetzt die Muskulatur reagiert — auf schwache Faradisation überzugehen. Zu starkes Faradisieren kann zu Kontrakturen führen (die gelegentlich gut auf Anodengalvanisation reagieren). Die elektrische Behandlung wird vorteilhaft mit Wärmeanwendung, Massage und Gymnastik kombiniert. Hoffnungslose Fälle können nach Ablauf eines Jahres der chirurgischen Behandlung (Muskel-, Sehnen-, Nerventransplantation usw.) zugeführt werden.

4. Exogene Intoxikationen des NS.

a) Die Alkoholschädigungen.

Der *Äthylalkohol* kann das gesamte Nervensystem schädigen, indem er an den peripheren Nerven zu einer degenerativen „Neuritis" mit Markscheidenzerfall, am R zu degenerativen myelomalacischen Prozessen in den Stranggebieten und Ganglienzellschädigungen führt. Im Hirn können akute Vergiftungen Hyperämie, Schwellungen und Blutungen in der Hirnsubstanz und in den Meningen verursachen. Die chronische Vergiftung führt zu atrophischen Prozessen in der Hirnrinde, den Stammganglien und vor allem im Kleinhirn zu degenerativem, mehr diffusem oder herdförmigem Markscheidenzerfall, Gliawucherung und degenerativen Gefäßerkrankungen und schließlich zu Wucherungsvorgängen an den Meningen, die, wenn mit Blutungen kombiniert, das Bild der „Pachymeningitis" haemorrhag. int. ergeben können. Hierbei ist jedoch stets an Schädeltraumen als weiteres ursächliches Moment zu denken (vgl. S. 544). Auffällig häufig finden sich bei chronischen Alkoholschädigungen histologische Veränderungen in den Corp. mamillaria. Vielleicht besteht da eine Beziehung zu den vegetativen Störungen — z. B. der mitunter erstaunlichen Polyurie, die an Zustände von Diabetes insipidus erinnert — im Gefolge schwerer Alkoholschädigungen.

Die **Polyneuritis alcoholica** — wie auch die anderen Alkoholschädigungen — entsteht am häufigsten bei Schnapstrinkern; doch kann Alkoholabusus in jeder Form zu diesem Leiden führen. Besonders gefährlich ist der Genuß unreinen, hochprozentigen Alkohols (Fusel). Die alkoholische Polyneuritis tritt mit Vorliebe bei körperlich geschwächten, herabgekommenen oder durch andere Noxen (Erkältungskrankheiten, Diabetes, Lues) in ihrer Resistenz geminderten Individuen auf.

Symptomatologie und Verlauf. Nach einem an sich schon verdächtigen Vorstadium, in dem Vergeßlichkeit, emotionelle Überreizung, Veränderungen der Gesamtpersönlichkeit auffällig geworden sind und ein feinschlägiger Tremor der Finger, oft auch der Zunge, außerdem neuralgische, im Körper herumziehende Schmerzen und eine bisweilen recht erhebliche Druckempfindlichkeit der peripheren Nerven den Patienten länger oder kürzer belästigt haben, kann sich die eigentliche *alkoholische Polyneuritis* akut oder subakut mit oder ohne meist leichte Temperatursteigerung entwickeln. Das erste Symptom pflegen beidseitige *Parästhesien, Schmerzen* und *Schwäche* in den distalen Gliedabschnitten mit oft profuser *Hyperhidrosis* zu sein. Wie auch bei anderen Polyneuritiden ist häufig eine übermäßige Empfindlichkeit der Fußsohlen ein verdächtiges Frühsymptom. Schon früh verschwinden die *Reflexe*. Bald beherrschen schwere *atrophische Lähmungen*, bald *Sensibilitätsstörungen (Ataxie!)*, oft zugleich mit hochgradiger *Hyperalgesie* das Krankheitsbild. Der N. opticus kann in Form einer *retrobulbären Neuritis* (zentrales Skotom, besonders für Farben) erkranken. Dabei begegnet man oft einer lästigen Überempfindlichkeit gegen helles Licht *(Nyktalopie)*. Auch Lähmungen der äußeren Augenmuskeln, des Facialis, Cochlearis, Vestibularis und Vagus kommen vor; doch können ähnliche Symptome auch der Ausdruck einer bulbären Affektion sein. Nicht so selten setzt eine alkoholische Polyneuritis mit einem *Delirium tremens* ein. Bis die alkoholische Polyneuritis ihren Höhepunkt erreicht hat, können 1—2 Monate vergehen und die Heilung kann viele weitere Monate beanspruchen und dann auch noch häufig eine solche mit Defekt sein. Höheres Alter, schlechter Ernährungszustand und komplizierende Leiden können die Prognose sehr ungünstig beeinflussen. Der Tod kann auch infolge Phrenicus- und Vaguslähmung erfolgen. — Während solche schwere Formen nicht so häufig sind, finden sich mehr oder minder *mononeuritische Symptome* an Armen und Beinen (Radialis und Peronaeus, vgl. S. 478 und 480) bei einem großen Teil chronischer Alkoholisten.

Diagnose und Differentialdiagnose. Der rasche Verlauf der polyneuritischen Lähmung ohne Beteiligung von Blase und Mastdarm evtl. mit Symptomen eines Deliriums oder *Korssakow* (vgl. S. 523) bei einem Alkoholiker machen die Diagnose nicht schwer. Gegen die *ataktische* Form der Polyneuritis — Pseudotabes — muß die *Tabes* abgegrenzt werden. Hier finden wir aber zumeist Blasen-Mastdarm- und Pupillenstörungen, einen positiven Liquorbefund und erhaltene Hautreflexe. Wird das R mitgeschädigt, so können Symptome auftreten, die uns bei der *kombinierten Strangerkrankung* begegnen werden.

Therapie. Die Alkoholentziehung ist das erste Gebot. Die häufig bestehende Kreislaufinsuffizienz ist entsprechend zu behandeln. Die Kranken gehören ins Bett. Diaphoretische Maßnahmen und verschiedenartige Wärmeanwendungen erweisen sich oft erfolgreich. Gegen die starken Schmerzen sollen Analgetica, aber nur im Notfall Morphium gegeben werden. Gelegentlich ist

Strychnindarreichung von Nutzen. Später muß elektrisiert und massiert werden und schließlich können allenfallsige Defekte orthopädisch oder chirurgisch angegangen werden.

Die **Polioencephalitis haemorrhagica superior** (WERNICKE) entsteht meist auf alkoholischer Basis und befällt die Umgebung des Aquädukts (Vierhügelgebiet, III. und IV. Kern) und die des III. und IV. Ventrikels. Es handelt sich hierbei um eine Wucherung der Gefäßendothelien und Fibroblasten mit Schädigung des umgebenden nervösen Gewebes. Blutungen aus den geschädigten Gefäßen sind häufig. Zeichen einer echten Entzündung finden sich nicht.

Symptomatologie und Verlauf. Die Symptome treten meist akut unter deliröser Benommenheit auf und bestehen in *Lähmungen* verschiedener vom Oculomotorius und Trochlearis versorgter *Augenmuskeln*. Außerdem finden sich oft cerebellare Ataxie und leichte Facialisparesen. Die evtl. Mitbeteiligung des Endhirns kann sich in einer Neuritis optica, Retinablutungen und psychischen Störungen verraten. Meistens überdeckt das Delir mit seiner Unruhe, Sinnestäuschungen alle übrigen Erscheinungen. Dabei sind epileptische Anfälle häufig. Die Mehrzahl der Kranken stirbt unter dem Bild der Hirnschwellung oder am Versagen des Kreislaufs. — In *protrahierten* Fällen weniger schwerer allgemeiner Hirnschädigung gleiten die Kranken allmählich aus ihrer Somnolenz in eine KORSAKOWsche *Psychose*, die als solche den Kranken anstaltsbedürftig macht; oder es entwickelt sich hartnäckige Polyneuritis.

Diagnose und Differentialdiagnose. Die Anamnese hat klarzustellen, ob Alkoholabusus vorlag; denn ein ähnliches Bild kann auch verursacht sein durch andere endogene und exogene Vergiftungen. Typisch sind die Augenmuskellähmungen, die aber auch bei echt encephalitischen Prozessen auftreten.

Therapie. Sie hat in erster Linie die Kreislaufschwäche zu bekämpfen. Bisweilen helfen reichliche Infusionen mit Kochsalz oder Traubenzucker. Im übrigen gelten die Regeln zur Behandlung einer v. Encephalitis.

Das **Delirium tremens** ist *die akute Alkoholpsychose* vor allem der Schnapstrinker. Ihre Vorboten sehen wir in den somatischen wie auch psychischen Merkmalen des chronischen Alkoholabusus, als da sind ängstliche Stimmung, Visionen schreckhafter Art meist sich bewegender Tiere, auch Menschen, Störungen des Schlafs, Wesensveränderungen, Schweiße, Tremor usw. — Hirnschwellung, kleine auch größere Blutungen mit Gefäßveränderungen, Parenchymläsionen sind das pathologische Substrat. Pathophysiologisch scheint eine Störung der Leberfunktion den Ausschlag für die Entstehung des Delirs zu geben.

Symptomatologie und Verlauf. Mit oder ohne unmittelbare Vorboten, zu denen gelegentlich auftretende epileptische Anfälle zu zählen sind, entwickelt sich das Delir überraschend und schnell, oft in der Nacht zu seiner ganzen Schwere. Der Kranke ähnelt einem im Fieberdelir; doch kennzeichnen bestimmte Merkmale die alkoholische Natur des Delirs: der grobe Tremor, schwere Gleichgewichtsstörungen, die zu Verletzungen führen können, delirante Erlebnisse mit vorwiegend visuellen und taktilen Halluzinationen (kleine Tiere in rascher Bewegung — *Mikropsie*, — Wirtshausszenen usw.), Phasen von Ansprechbarkeit inmitten schwerer Orientierungsstörungen, außerordentliche Suggestibilität usw. Die Kranken sind in steter Unruhe, besonders des Nachts, ihre Stimmung ist ängstlich-euphorisch, mit teilweiser Einsicht für das Krankhafte ihres Zustandes; doch haben sie billige Ausreden und Erklärungen rasch bei der Hand. An somatischen Erscheinungen findet man neben dem Tremor oft neuritische Symptome mit Fehlen von Sehnenreflexen, Ataxie, verschiedenartige Pupillenstörungen, dazu die Merkmale einer chronischen Gastritis, gelegentlich Lebercirrhose, Albumen auch oft Zucker im Harn. — In ungünstigen Fällen tritt unter polioencephalitischen Symptomen, Somnolenz und Koma der Tod ein. In günstigen Fällen verfallen die Kranken in einen langen tiefen Schlaf, aus dem sie geschwächt aber „geheilt" erwachen. Die Kranken behalten eine Neigung für erneute Anfälle.

Therapie. Der Kranke muß gegen die Folgen seiner Unruhe und Gleichgewichtsstörungen geschützt werden, wozu man ihn unter Umständen in ein Dauerbad verbringen und mit Paraldehyd einschläfern muß. Das gefährdete Herz und der Kreislauf müssen gestützt werden (Sympatol, evtl. Strophanthin), eine Entgiftung und Besserung der Leberfunktion (Traubenzuckerinjektionen, Decholin, Insulin) angestrebt werden. In schweren Fällen versuche man eine Lumbalpunktion mit teilweisem Ersatz des Liquors durch etwa 10 cm 1%iger BrNa-Lösung. — Alkohol nützt nichts! — Für späterhin ist die *völlige Alkoholabstinenz* — evtl. unter Benützung von Organisationen wie Blaues Kreuz, Kreuzbündnis, Guttempler, Heilsarmee — unerläßlich.

Zu besonders schweren Vergiftungen können kleine Mengen *Methylalkohol* führen. Das klinische Bild ist gekennzeichnet durch Benommenheit, retrograde Amnesie, Erregungszustände, Dyspnoe bis zur zentralen Atemlähmung, mydriatische starre Pupillen und Neuritis optica, welche zu Atrophie und Erblindung führt. Der Tod tritt bei der schweren akuten Vergiftung meist binnen einer Woche ein.

Die **Korsakowsche Psychose** mit ihren typischen Störungen von Merkfähigkeit, Gedächtnis, Reproduktion, Aufmerksamkeit und Urteilsfähigkeit und dem schweren zunehmenden Verfall der Persönlichkeit des Trinkers, gehört wie eine Reihe anderer geistiger Veränderungen beim *chronischen Alkoholismus*, auch die *Trinkerhalluzinose*, der *Eifersuchtswahn* und die *Alkoholepilepsie* in das Gebiet der Psychiatrie.

b) Die Bleivergiftung (Saturnismus).

Die Bleivergiftung befällt zumeist Individuen, die gewerblich mit Blei zu tun haben. Man kennt eine **Encephalopathia saturnina,** bei der akut deliröse Zustände, epileptiforme Anfälle und akute Psychosen auftreten können, die bisweilen schwer von der Paralyse und vor allem der echten Epilepsie zu trennen sind. Nicht selten ist dabei der Opticus erkrankt. Die auf chronischer Pb-Vergiftung sich ausbildende abnorm frühzeitige, schwere Arteriosklerose und die mit Hochdruck einhergehende Schrumpfniere kann natürlich zu vielerlei zirkulatorischen Hirnstörungen Anlaß geben.

Pathologisch-anatomisch ist auch diese Encephalopathie gekennzeichnet im wesentlichen durch Gefäßwandschädigungen mit Diapedesen und Exsudation, degenerativen Prozessen am Parenchym (vor allem der Hirnrinde) und gelegentlich auch eine Hirnschwellung.

Die bei uns recht selten gewordene **Polyneuritis saturnina** schließt sich meist an andere Symptome einer chronischen Pb-Vergiftung, wie Bleikoliken, Bleisaum, basophil gekörnte Erythrocyten usw. Die Lähmung befällt fast *niemals* die *Sensibilität* und ist charakterisiert durch *motorische Paresen*, welche zuerst die Strecker der rechten Hand (bei Rechtshändern) zu befallen pflegen und das typische Bild der *Radialislähmung* (vgl. S. 478) meist unter Verschonung des M. supinator machen. Nur selten sind Medianus, Ulnaris und die Oberarmmuskeln betroffen. Lähmungen an den Beinen beschränken sich meist auf den *Peronaeus*, doch kann auch der ganze Ischiadicus gelähmt sein. Eine generalisierte Polyneuritis mit und ohne Beteiligung der Hirnnerven ist äußerst selten. Auf die Mitbeteiligung der *Vorderhörner* — vielleicht sogar den primären Sitz der Läsion — weisen die häufigen *fibrillären Zuckungen* und *Muskelkrämpfe* hin. Zeichen der Entartungsreaktion pflegen schon frühzeitig aufzutreten. Die Lähmungen gehen meist nach mehreren Monaten zurück, doch können einzelne Muskelgruppen auch dauernd gelähmt bleiben und vor allem eine Schwäche im Radialisgebiet übrigbleiben.

Therapie. Prophylaxe, vor allem eine gute Gewerbehygiene ist die beste Maßnahme gegen diese Vergiftung. Die Lähmung wird bisweilen günstig durch Jodmedikation beeinflußt. Im übrigen kommen die bei peripheren Lähmungen üblichen Behandlungsweisen (Massage, Elektrisieren usw.) in Betracht (vgl. auch S. 614). Oft muß dem Kranken ein Berufswechsel dringend angeraten werden.

c) Die Arsenvergiftung.

Sie kann entstehen als gewerbliche Vergiftung, infolge therapeutischer und kosmetischer Arsenverwendung, durch arsenhaltige Wandanstriche usw. Bei chronischer As-Intoxikation können — wie bei anderen chronischen Hirnschädigungen „neurasthenische" Symptome auftreten; vor allem aber führt die As-Vergiftung mit Vorliebe zum Bild der **Polyneuritis arsenicosa.**

Da das Arsen nur sehr langsam ausgeschieden wird, können die Symptome einer Intoxikation noch lange nach der Einverleibung von Arsen auftreten. Den nervösen Symptomen gehen, zumal in Fällen akuter Vergiftung, meist enteritische Erscheinungen voraus. Die *Arsenpolyneuritis* ist *gemischt sensibel-motorisch*. Sie beginnt mit Parästhesien, Schmerzen und oft Hyperhidrosis an Händen und Füßen. Durch überwiegende Störung der Tiefensensibilität *(Ataxie)* kann das Bild einer *Pseudotabes arsenicosa* entstehen. (Im Gegensatz zur Tabes fehlen in der Regel die Plantarreflexe, während die Blasenfunktion intakt ist.) In schweren Fällen kann es zu einer sensiblen und schlaffen motorischen Extremitätenlähmung kommen, wobei Kopf und Hals verschont zu sein pflegen. In vielen Fällen sieht man eine starke blaurote *Verfärbung* der Finger und Zehen, abnorme *Pigmentierungen* und *trophische* Störungen an der Haut (Ödem, Abschilferung, Verhornung der Hohlhand und Fußsohlen), den Nägeln und Haaren. Während der *Opticus* bei der gewöhnlichen Arsenvergiftung selten erkrankt, ist seine Affektion bei *Atoxyl-, Arsacetin-* und *Tryparsamidvergiftungen* nicht selten. — Die Arsenpolyneuritis pflegt meist in Heilung auszugehen, wobei die zuletzt gelähmten Muskeln häufig zuerst ihre Funktion wieder erlangen. Oft ist es aber eine Heilung mit Defekt. In schwersten Fällen, bei welchen auch degenerative Prozesse im R auftreten können, pflegt der Tod in schweren Marasmus oder infolge interkurrenter Erkrankungen zu erfolgen. Eine spezielle *Therapie* gibt es nicht; im übrigen vgl. den Abschnitt über Polyneuritis.

Nach Injektion von *Altsalvarsan,* in seltenen Fällen aber selbst nach *Neosalvarsan* können nach Überdosierung (über 0,6 Neosalvarsan als Einzeldosis), vor allem nach der zweiten oder dritten Injektion einer Kur, aus uns noch unbekannten Gründen schwere Schädigungen auftreten, deren gefürchtetste die **Salvarsan-Encephalopathie** ist. Dabei handelt es sich um eine *toxische* Störung, ausgezeichnet durch Läsionen, die wie bei der Alkohol- und Pb-Encephalopathie auf schweren Gefäß- und Parenchymschädigungen beruhen.

Symptomatologie und Verlauf. 1—2 und mehr Tage nach der Injektion treten allgemein nervöse Störungen (Kopfschmerz, Erbrechen, Apathie) und Fieber auf, die unter Umständen rasch zum Koma fortschreiten können. Dabei sind die Pupillen weit und lichtstarr; Konvulsionen und meningeale Reizerscheinungen sind häufige Begleiterscheinungen. Offenbar kommt es zu einer Hirnschwellung. Lähmungen der Hirnnerven können auftreten, besonders seitens des Facialis, der Sprech- und Schlingmuskulatur. Pyr.B.- und Kleinhirnsymptome vervollständigen mitunter das Bild. Der Liquor zeigt dabei Druckerhöhung; Eiweiß- und Zellvermehrung und Erythrocyten bezeugen, daß

Hämorrhagien im Hirn und den Meningen entstanden sind. Die Prognose ist sehr ernst, obschon man auch völlige Heilung sehen kann. Die Hirnsymptome reagieren oft gut auf sofortige intravenöse Injektion von Thiosulfat, sowie Adrenalinmedikation. Daneben wird Lumbalpunktion und Aderlaß empfohlen. Man kann auch hypertonische Traubenzucker- und NaCl-Lösungen versuchen.

Außer Alkohol, Blei und Arsen vermag noch eine **große Zahl weiterer Gifte** das NS zu schädigen. Verwiesen sei da auf den Abschnitt „Vergiftungen" dieses Lehrbuchs, wo sich die wichtigsten Schädigungen dieser Art aufgeführt finden. Hier sei nur noch erwähnt jene in letzter Zeit häufiger gewordene polyneuritische Erkrankung nach Gebrauch des Abtreibungsmittels *Apiol*, welche mit Phosphorkreosotvergiftungen und Lähmungen nach dem Genuß von Jamaika-Ingwer identisch sein dürfte.

5. Endogene Intoxikationen.

Über die Pathogenese dieser endogen-toxischen Erkrankungen des NS wissen wir noch recht wenig. Der auf S. 598 erwähnte *Vitaminmangel* wie auch *Stoffwechselgifte* — z. B. bei der *Porphyrinurie* — oder *abnorm fermentative Vorgänge* könnten sehr wohl die fast rein degenerativen Schädigungen verursachen; Schädigungen, wie sie uns in besonders typischer Weise als spinale Erkrankung bei der perniziösen Anämie begegnen.

a) Die funikuläre Spinalerkrankung.

Die im Zusammenhang mit der BIERMERschen Anämie auftretende *funikuläre Myelose* (kombinierte Strangerkrankung) gehört mit zu den häufigsten Erkrankungen des ZNS. Wenn auch Anämien vom sekundären Typ — vor allem beim Carcinom — in seltenen Fällen einmal ein der funikulären Spinalerkrankung ähnliches Bild machen können, so besteht doch eine im Wesen des krankhaften Prozesses beruhende Zugehörigkeit nur zur perniziösen Anämie. Die Diskussion der Ursache dieser R.-Erkrankung wird allerdings fruchtlos bleiben, solange wir die Ätiologie der perniziösen Anämie nicht kennen. Die R-Schädigung ist durchaus nicht gebunden an eine besondere Hochgradigkeit der perniziösen Anämie, sondern kann sogar als *Frühsymptom* den ersten Verdacht auf die perniziöse Anämie erwecken. Die auch gegen Histamin refraktäre Achylia gastrica scheint in diesem Stadium fast immer schon nachweisbar zu sein.

Pathologische Anatomie. Sie ist gekennzeichnet durch das Auftreten von Degenerationsherden in der *weißen* Substanz, die Neigung zum Konfluieren haben und eine WALLERsche Degeneration der langen R-Bahnen verursachen. Es handelt sich dabei also *nicht* um eine „Systemerkrankung". Frei bleiben von der Schädigung in der Regel die graue Substanz, die ihr nahe gelegenen weißen Zonen und auch die Wurzeln. Der Prozeß selbst besteht in einem herdförmigen Untergang der Markscheiden *und Achenzylinder*. Der Gewebsuntergang endet in sog. „Lückenfeldern", die durch eine auffällige Insuffizienz der Glia zu reparativer Faserbildung (im Gegensatz zu den Herden bei der multiplen Sklerose) zustande kommen. Selbständig entzündliche Erscheinungen fehlen. An den Ganglienzellen — vor allem des Gehirns — können sich degenerative Prozesse abspielen, bisweilen begleitet von Faserausfällen. Typische Herde scheinen im Hirn nicht vorzukommen. Häufig sind hingegen Blutungen mit perivasculären Nekrosen.

Symptomatologie und Verlauf. Das gewöhnlichste Initialsymptom sind *Parästhesien* (Kribbeln, Ameisenlaufen, Pelzigsein usw.). Nachdem die degenerativen Prozesse sich mit Vorliebe in den *Hintersträngen* und *Pyramidenseitensträngen* lokalisieren, ergeben sich weiterhin Ausfallserscheinungen, die in individuell wechselnder Weise die Kombination von Störungen dieser beiden Systeme darstellen. Es finden sich daher in der Regel weder *reine spastische Paresen*, noch reine *Ataxie* mit Reflexverlust, sondern gemischte Bilder, die bald mehr den Affektionen des einen, bald mehr des anderen Systems gleichen. Zu einer initialen Ataxie, über welche die Kranken oft zunächst in den Beinen, dann auch in den Armen klagen, und die — zumal bei hypotonischer Muskulatur — den Eindruck einer Tabes machen kann, gesellen sich bald spastische Paresen in den Beinen und auch mitunter Blasen-Mastdarmstörungen. Späterhin pflegen die Hinterstrangsymptome oft noch zuzunehmen und in Gestalt von erheblichen Sensibilitätsstörungen von spinalem Ausbreitungstyp das Bild zu beherrschen. Die Bauchdeckenreflexe sind meist — wie bei der Tabes — erhalten oder aber zufolge Läsionen der Pyr.-B. auch ganz oder partiell aufgehoben.

Dafür, daß die toxische Schädigung auch die anderen Teile des ZNS befällt, zeugen bisweilen *Nystagmus* und die Symptome der *retrobulbären Neuritis*. Auch nukleäre Facialis- und Abducenslähmungen können vorkommen. Gelegentlich sieht man bei schweren Fällen *psychische* Störungen, bald delirante Zustände, bald mehr Benommenheit und demente Bilder. Das Leiden nimmt in der Regel einen langsam progredienten Verlauf, doch können langjährige Remissionen und auch Stillstand eintreten, selbst wenn die Anämie fortschreitet. Mit Besserung der Anämie kann die R-Erkrankung stillstehen, muß es aber nicht. Der Tod erfolgt allerdings meist infolge der Anämie.

Diagnose und Differentialdiagnose. Bei all seiner Häufigkeit wird das Leiden doch oft übersehen oder verkannt. Patienten, die über Parästhesien klagen, zeigen bei sorgfältiger Untersuchung nicht so selten bereits *Störungen der Vibrationsempfindung* oder auch pathologische Reflexe (BABINSKI, GORDON, OPPENHEIM u. a.). Man denke daran, bei unklaren spinalen Symptomen auch das Blut sorgfältig zu untersuchen, den Magen auszuheben und nach Brennen der Zunge (HUNTERsche Zunge) zu fragen. Finden sich dabei kennzeichnende Befunde, so ist die Diagnose einer zweifelhaften *Tabes* mit negativem Blut- und Liquorbefund bereits stark erschüttert. Die Pyr.B.-Symptome sprechen ja schon ohnehin gegen sie. Die *syphilitische Meningomyelitis* wie die *multiple Sklerose* sind gleichfalls auszuschließen. Hier hilft die Liquor-, Blut- und Magenuntersuchung. Der Verlauf beider Erkrankungen ist zudem recht verschieden. Weisen die spinalen Symptome auf *einen* R-Herd, so muß auch ein *R-Tumor,* evtl. auch eine *Myelitis* ausgeschlossen werden. Der Liquor ist bei der funikulären Myelose meist normal.

Therapie. Leider gibt die Lebertherapie hinsichtlich der nervösen Schädigungen nicht entfernt die guten Resultate, die sie am Blut zeitigt. Der Versuch mit vielfach höheren Dosen von Leberextrakt ist gerechtfertigt; es sei denn, daß die nervösen Symptome unter der Therapie zunehmen — was vorzukommen scheint. Gelegentlich sieht man bessere Resultate mit Magenextrakten und besonders präparierten Leberextrakten. Ich sah gutes von Hepamult und Pernaemyl.

b) Polyneuritiden und degenerative Erkrankungen des NS beim Diabetes, in der Schwangerschaft usw.

Für das Auftreten nervöser Erscheinungen bei *Diabetikern* ist die Höhe des Blutzuckers bzw. der Zuckerausscheidung allein nicht entscheidend. Der Allgemeinzustand sowie akzidentelle Faktoren (Alkoholabusus, Tuberkulose, Arteriosklerose) scheinen wichtige Hilfsmomente zu sein. In ihrer klinischen Erscheinungsform bietet diese Polyneuritis fast eine Art von Syndrom, das in einer Kombination von *myalgisch-neuralgisch-neuritisch-neurasthenischen* Zügen besteht. Die rasch wechselnden und wandernden Schmerzen in Muskeln und Nerven, die Parästhesien und bald auftretenden *motorischen Schwächezustände* mit und ohne *Sensibilitätsstörungen,* der in der Regel schon frühzeitig feststellbare

Verlust der Sehnenreflexe sind typisch und sollen den Arzt an eine Urinkontrolle denken lassen. Atypische oder besonders hartnäckige *Neuralgien*, wie z. B. eine mit neuritischen Erscheinungen kombinierte oder auch doppelseitige Ischias sind nicht selten die Folgen einer diabetischen Erkrankung. Die *neurasthenische* Komponente verrät sich in der bei Zuckerkranken so häufigen Reizbarkeit, Labilität ihrer Stimmung, Leistungsschwäche, Schlaflosigkeit usw. — Bisweilen sieht man Fälle, bei denen eine schwere Störung der Tiefensensibilität bei aufgehobenen Reflexen — oft auch der Plantarreflexe! — so im Vordergrund steht, daß man von einer *Pseudotabes diabetica* spricht. — Auf dem Boden der Nervenerkrankung können auch einmal ein symptomatischer Herpes zoster und selbst schwere trophische Schädigungen entstehen. Häufig spielt bei diesen letzteren die einen Diabetes — zumal in höherem Alter — so oft begleitende schwere *Arteriosklerose* die größere Rolle. Auf arteriosklerotischen Gefäßstörungen beruhen auch die vielfachen psychotischen und vor allem neurologischen *cerebralen* Symptome, denen man bei alten Diabetikern begegnet. Der *Verlauf* hängt von der Beeinflußbarkeit der Stoffwechselstörung und der Heilung des Grundleidens ab.

Die in der *Schwangerschaft* gelegentlich beobachteten nervösen Komplikationen sind die *Eklampsie*, die *Chorea gravidarum* und die *Polyneuritis puerperalis et gravidarum*. (Über die Eklampsie vgl. das Kapitel „Epilepsie" und betreffs der Chorea grav. jenes über „Chorea minor".) — Die *Polyneuritis puerperalis* schädigt meist den Medianus und Ulnaris. Bisweilen treten schwere Neuralgien (unter Umständen doppelseitige Ischias!) auf. Auch generalisierte Polyneuritis mit Schmerzen und Parästhesien einhergehend, desgleichen solche, die den diphtherischen ähneln, kommen vor. Kombinationen mit Hyperemesis oder psychotischen Störungen, auch dem eklamptischen Syndrom, sind bei Polyneuritis in der Schwangerschaft nicht ungewöhnlich.

Neuralgische, auch *neuritische Erscheinungen* sieht man nicht selten auch bei *gichtischen* Stoffwechselstörungen. — Schließlich sei auch der *urämischen* und *pseudourämischen* Symptome des ZNS gedacht. Näheres muß in den einschlägigen Kapiteln nachgelesen werden.

6. Die multiple Sklerose.

Der erste, der die multiple Sklerose, eine sehr häufige Erkrankung des ZNS vom klinischen Standpunkt als eine *Krankheitseinheit* erkannte, war FRERICHS. Die reiche Symptomatologie der multiplen Sklerose dargestellt und das Wesentliche ihrer pathologisch-anatomischen Merkmale erkannt zu haben, ist das Verdienst CHARCOTS. — Die multiple Sklerose kommt in der ganzen Welt vor und zeigt eine typische Prädilektion für das Alter von 20—40 Jahren. Ihr Vorkommen im Kindesalter ist erwiesen, jedoch selten. Sie scheint dann auch meist einen andersartigen, mehr akuten Verlauf zu nehmen. So viele Tatsachen, vor allem histologischer Natur, auch dafür sprechen, daß die multiple Sklerose eine Infektionskrankheit ist, so wenig wissen wir doch noch von ihrem hypothetischen Erreger. Nichts, auch nicht das ausnahmsweise gehäufte Vorkommen der Krankheit in einer Familie spricht zugunsten der Annahme eines vererbbaren degenerativen Leidens. Den vielen Krankheitsursachen, welchen immer wieder eine ätiologische Bedeutung zugemessen wurde und wird, wie Infektionskrankheiten, Intoxikationen, Traumen, Schwangerschaft usw., kommt doch nur die Bedeutung eines die allgemeine Resistenz des Körpers vermindernden *akzidentellen* Faktors zu. In diesem Sinne können sie für die Manifestation eines bis dahin schlummernden Leidens allerdings von erheblicher Bedeutung sein. Ob eine familiäre Disposition — wie CURTIUS meint — bei der Entstehung des Leidens wirksam ist, erscheint recht zweifelhaft. — Die STEINERschen *Spirochätenbefunde* sind immer noch zu vereinzelt, als daß man ihnen eine generelle Beweiskraft zuerkennen könnte.

Die sehr wechselvolle, aber doch im gesamten sehr charakteristische Symptomatologie der multiplen Sklerose ist am leichtesten aus den *pathologisch-anatomischen Befunden* abzuleiten. Schon bei *makroskopischer* Betrachtung der Hirn- und R-Oberfläche sieht man bisweilen graue verfärbte Stellen mit leichter Eindellung. Die Sektion des ZNS zeigt dann, daß in fortgeschrittenen Fällen Hirn und R̄ in anscheinend wahlloser Verteilung von solchen weißlichrötlich- bis bläulichgrauen Herden durchsetzt sind. Bei näherem Studium erkennt man aber eine prädilektive Erkrankung bestimmter Hirngebiete, so vor allem der Marksubstanz um die Hirnventrikel, der Brücke, der Med. oblongata, des Kleinhirns, des Rückenmarks und des Tr. bzw. N. opticus. Frische Herde, die sich zum größten Teil aus Körnchenzellen zusammensetzen, haben die Konsistenz erweichten Gewebes, während die alten Herde deutlich verhärtet sind. Die starke, reparative Gliafaserwucherung, die sich in dieser Konsistenzvermehrung ausdrückt, hat der Erkrankung — ,,Sklerose" — den Namen gegeben; sie ist aber *sekundärer* Natur. Die Herde sind in der Regel scharf gegen die Umgebung abgesetzt.

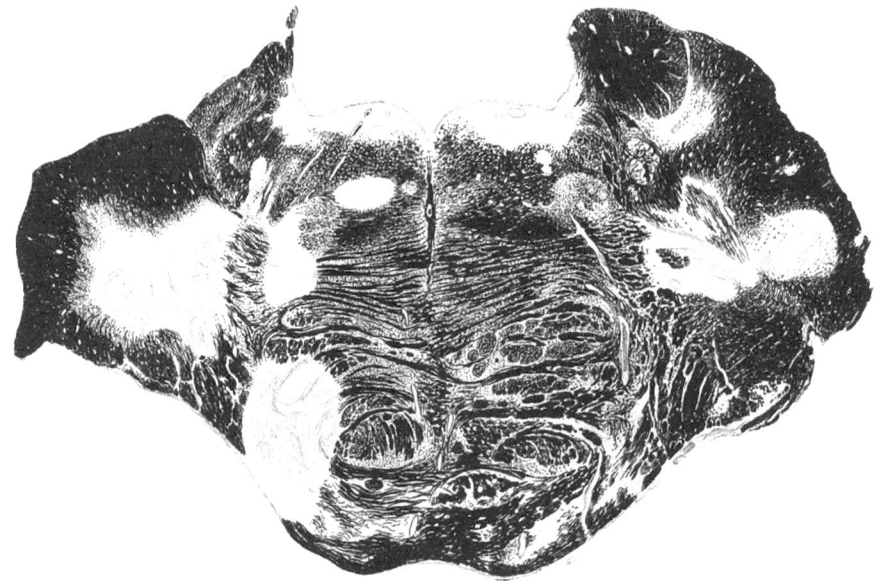

Abb. 42. Entmarkungsherde in der Brücke bei multipler Sklerose. Markscheidenmethode. In den entmarkten Gebieten sind die ursprünglichen Strukturverhältnisse, besonders auch der Verlauf der Faserzüge, erkennbar. (Nach W. SPIELMEYER: Aus Histopathologie des Nervensystems, Bd. 1.)

Mikroskopisch erkennt man, daß die unbekannte Noxe eine *ganz besondere Affinität zu den Markscheiden* hat, deren Myelin zerfällt und von den Körnchenzellen als Neutralfett gespeichert und abgeräumt wird. Die Achsenzylinder und Ganglienzellen werden von dem Prozeß auffällig verschont. Dementsprechend tritt die sekundäre (WALLERsche) Degeneration in den Hintergrund. Die Pia und die Gefäßwände sind im Herdbereich lympho- und plasmocytär infiltriert. Abb. 42 zeigt typische multiple Skleroseherde im Markscheidenbild. Eine Färbung der faserigen Glia würde einen dichten Faserfilz — eine ,,*Sklerose*" — am Ort dieser markscheidenentblößten Stellen ergeben.

Die **Symptomatologie** der multiplen Sklerose ist in Übereinstimmung mit diesen pathologischen Befunden ausgezeichnet sowohl durch eine *große Anzahl verschiedener Symptome*, die aber angesichts der Intaktheit der Ganglienzellen und des letzten Neurons den Charakter von Läsionen vorwiegend pyramidal — motorischer, cerebellarer, optischer, auch sensibler und extrapyramidaler Bahnen haben — als auch durch ein auffälliges *Schwanken der Intensität der Lähmungen*, das sich erklärt aus der dominierenden Läsion der Markscheiden, die offenbar *eine weitgehende Wiederherstellung der im akuten Zustand unter-*

brochenen Funktion der Achsenzylinder wie auch meist nur vorübergehend gelähmter Ganglienzellen zuläßt.

Motorische Symptome. *Pyramidale Störungen* sind häufig die ersten und bisweilen sogar die einzigen Ausfälle. Ihr Vorwiegen erklärt sich einmal aus der relativen Prädilektion der multiplen Sklerose für die weiße Substanz, zum anderen aus der großen Masse, die das pyramidale System im ZNS einnimmt. Am häufigsten ist die Pyr.B. caudal vom Halsmark betroffen. Daher treten spastische Paresen und Paraparesen vor allem an den Beinen auf. Die Motilitätsbeschränkung kann variieren zwischen dem Gefühl der Schwere und leichten Ermüdbarkeit bis zu schwersten Lähmungen mit Kontrakturen. Paresen, oft einseitig überwiegend, sind die Regel. Alle die auf S. 461 ff. geschilderten Pyr.B.-Symptome können vorhanden sein. Der Gang ist bei solchen Fällen mehr oder minder spastisch. Die Arme pflegen weniger stark befallen zu sein als die Beine. Reine Hemiparesen und Hemiplegien sind selten, finden sich meist nur im Beginn, welcher unter Umständen apoplektiform sein kann (!), und als vorübergehende Erscheinung. Auffällig ist in vielen Fällen, wie gut die grobe Kraft trotz erheblicher Spastizität erhalten sein kann. Das Verhalten der *Sehnenreflexe* entspricht dem spastischen Charakter der Lähmung. (Steigerung bis zum Klonus, *Babinski* und die pathologischen Reflexe der Pyr.B.-Läsion.) Die *Hautreflexe* sind ganz oder teilweise aufgehoben. Von besonderem diagnostischen Wert ist die frühzeitige Unerweckbarkeit eines, zweier oder auch aller Bauchdeckenreflexe. *Atrophische Lähmungen* sind viel seltener, doch kommen sie vor, sind aber fast stets vorübergehend, und können dann eine eigenartige Kombination schlaffer und spastischer Lähmungen zeigen. Sie sind bedingt durch Herde in den Vorderhörnern, selten in den bulbären Kerngebieten. *Extrapyramidale* Symptome werden, abgesehen von manchen Tremorformen und an *Rigor* erinnernden Zuständen, von den pyramidalen Störungen verdeckt oder gehen in diesen auf. Häufig dagegen sind *pseudobulbäre* Symptome, die sich in meist flüchtigen Schlingbeschwerden, Erschwerung der Mimik, Störungen der Phonation und vor allem der Sprache äußern können. Die *Sprachstörung* besteht nun allerdings nicht immer und vorwiegend in einer spastischen Erschwerung und Verlangsamung des Sprechaktes, sondern enthält eine deutliche, cerebellare Komponente (vgl. unten). Bisweilen sieht man auch Zwangslachen, seltener Zwangsweinen.

Sensible Symptome. Relativ am häufigsten und konstantesten ist die *Tiefensensibilität* gestört, und zwar durch Herde in den Hintersträngen. Wir sehen dementsprechend Beeinträchtigung des Lagegefühls, der Stereognose und eine oft schwere Ataxie, welche ihren Hinterstrangcharakter offenbart, wenn sie mit — allerdings meist nur leichten — Störungen der Berührungsempfindung verbunden ist (z. B. Verlust der Vibrationsempfindung!), oder wenn bei Fehlen cerebellarer Ausfallserscheinungen die Ataxie den Charakter einer reinen Gliedataxie aufweist. Das Hinzutreten einer Hinterstrang — zur Pyr.B.-Läsion verändert den spastischen Gang zu einem *spastisch-ataktischen*, bei welchem die in sich steifen Beine aus der Hüfte in einer breitbeinigen und schleudernden Manier bewegt werden. Auch der *Romberg* ist dann positiv. Häufig und in der Regel im Beginn des Leidens oder neuer Schübe werden *Parästhesien* aller Art und uncharakteristische Schmerzen geklagt. Manche dieser Schmerzen sind als Reizsymptome der frisch erkrankten weißen Substanz aufzufassen, während mehr segmental angeordnete Reizsymptome für eine Läsion in der Eintrittszone der hinteren Wurzeln, wenn nicht sogar für eine der Wurzeln selbst sprechen. Dies kommt gelegentlich vor am Trigeminus und kann zu den schwersten *Gesichtsneuralgien* führen. Schwere und dauernde Ausfälle der Oberflächen-,

Schmerz- und Temperaturempfindung sind Ausnahmen. *Hörstörungen* von typisch wechselnder Art sind nicht so selten.

Cerebellare Symptome finden sich häufig und äußern sich vor allem in einer *Ataxie*, welche mehr oder minder den ganzen Körper, Arme, Beine und Rumpf betrifft und sich im Sitzen, Aufstehen, vor allem aber in dem torkelnden Gang des Patienten zeigt. Ein sehr wichtiges cerebellares Symptom ist der sog. *Intentionstremor*, das Bewegungszittern, das für die multiple Sklerose charakteristisch ist. Dieser Tremor, den man seiner meist großen Amplitude wegen auch als Wackeltremor bezeichnet, stellt sich vor allem bei willkürlichen Bewegungen ein und ist von den ausfahrenden, ataktischen Entgleisungen verschieden; wenn sich auch beide Symptome häufig kombiniert finden. Die der cerebellaren Ataxie und dem Intentionstremor eigene Innervationsstörung befällt mit Vorliebe auch die Sprachmuskulatur und führt dann zu der sog. *skandierenden* Sprache. Die dieser Störung eigene ungeordnete Bewegung der Lippen und Zunge, dazu die mangelhafte Beherrschung der zum Sprechen dienenden Atemtechnik und bisweilen die sie begleitenden wackelnden Bewegungen des Kopfes und das Grimassieren verraten eine Art von Störung der Koordination und adäquaten Innervation, welche durch Spasmen allein nicht verursacht werden könnte. — Eines der gewöhnlichsten Symptome bei der multiplen Sklerose ist der meist horizontale *Nystagmus*, der auf die Läsion vestibulärer Bahnen seltener der Kerngebiete entweder im Cerebellum oder in der Medulla zurückzuführen ist. Cerebellare bzw. vestibuläre Herde sind wohl auch eine der Ursachen jener mit *Schwindelgefühl* einhergehenden Gleichgewichtsstörungen (vgl. S. 492 ff.).

Blasen-Mastdarm-Symptome. Blasenstörungen sind fast obligat. Anfangs sieht man meist Erschwerung des willkürlichen Wasserlassens und seiner Unterbrechung, bei normalem oder gesteigertem Gefühl von Harndrang. In den Spätstadien kann eine *Incontinentia urinae et alvi* eintreten.

Augensymptome. Augenmuskellähmungen sind häufig, jedoch fast nie total — etwa im Sinne einer Ophthalmoplegia ext. —, auch pflegen sie in Stärke und Bestand wie die anderen nervösen Symptome zu wechseln. Vielfach klagen die Patienten über *Doppeltsehen*, sei es infolge Oculomotorius- oder Abducensparesen. Auch *Ptosis* und *Blicklähmungen* werden beobachtet. Demgegenüber treten *Pupillenstörungen* zurück. Bisweilen sieht man starre Pupillen; so gut wie nie aber das ARGYLL-ROBERTSONsche Phänomen. Ein weiteres klassisches Symptom ist die *partielle Opticusatrophie*, die sog. *temporale Abblassung*, von der bereits bei Besprechung der retrobulbären Neuritis die Rede war (vgl. S. 484). Überhaupt befällt die multiple Sklerose mit Vorliebe den Opticus, besonders das Chiasma, was sich gemäß der Art der Läsion frühzeitig an der *Sehfunktion* zeigt. Plötzliches Auftreten ein- oder doppelseitiger Erblindung kommt gar nicht selten vor. Was zurückbleibt, sind meist nur *zentrale Skotome*, vor allem für Rot und Grün und unter Umständen nur mit einiger Mühe nachweisbar.

Großhirn- und Allgemeinsymptome. *Apoplektiforme Insulte* mit motorischen und sensiblen Hemiparesen flüchtiger Art und der Tendenz zur Wiederholung sowie corticale Reizerscheinungen, epileptiforme Anfälle (JACKSON) kommen vor. Aphasische und ähnliche Störungen sind selten und dann meist flüchtig. *Kopfschmerz* wird als Kopfdruck und Schmerz in der Stirn-Augengegend oft geklagt. *Erbrechen* gehört nicht zu den typischen Symptomen.

Psychische Störungen. Obwohl eine der multiplen Sklerose eigene geistige Störung nicht existiert, so ist doch die *mangelhafte* Krankheitseinsicht und *Euphorie*, die zu der mitunter erschütternden Hilflosigkeit besonders junger, sonst kräftiger und gesunder Patienten in ganz auffälligem Kontrast steht, ein sehr charakteristischer und häufiger Befund.

Verlauf, Diagnose und Differentialdiagnose. Angesichts der vielen Möglichkeiten ganz verschieden lokalisierter Läsionen und entsprechender Symptome verdient der Verlauf der multiplen Sklerose um so größere Beachtung. Wichtig ist zunächst einmal der Beginn des Leidens meist um das 3. Lebensjahrzehnt. Die eingehende Anamnese ergibt in typischen Fällen, daß die Kranken ohne irgendwelches allgemeine Krankheitsgefühl schon seit geraumer Zeit über leichte Ermüdbarkeit in den Beinen, eine gewisse Steifigkeit, Unsicherheit in den Händen (unter Umständen Schwierigkeit beim Schreiben), lästige Parästhesien und Erschwerung des Wasserlassens zu klagen hatten. Häufig hört man dann auch von Doppeltsehen und vorübergehenden Sehstörungen, einer leichten Sprachstörung und einer flüchtigen Hemiparese. Die Beschwerden können so „diffuser" Natur sein, daß — zumal bei oberflächlicher Untersuchung — die Diagnose *Hysterie die Fehldiagnose* solcher *Initialstadien* der multiplen Sklerose darstellt. Und doch soll man stets daran denken, daß gerade *das Kommen und Gehen von Symptomen — die Remissionen und Schübe — für die multiple Sklerose ungemein charakteristisch sind.* Sorgfältige Erhebung des Status verrät in der Mehrzahl bereits mit Sicherheit die organische Natur des Leidens; es kann sich finden: partielles oder totales Erloschensein der Bauchdeckenreflexe, abnorm lebhafte Sehnenreflexe, positiver Babinski, ein *Romberg,* Ataxie in den Armen und dann und wann bereits eine temporale Abblassung einer oder beider Papillen. Wir haben dann Symptome vor uns, die schon mit Sicherheit die Multiplizität der Läsionen beweisen. In Fällen, bei denen auch genaueste Prüfung kein sicheres Merkmal einer organischen Läsion aufdeckt, soll man jedenfalls eine Lumbalpunktion vornehmen, bevor man sich zur Diagnose funktioneller Störungen entschließt. Der *Liquor* findet sich bei der multiplen Sklerose doch in wenigstens 80% der Fälle verändert. Meist sieht man eine leichte Zellvermehrung — etwa 10 Lymphocyten im Kubikmillimeter, Vermehrung des Globulins und des Gesamteiweiß, sowie eine Ausfällung bei den Kolloidreaktionen. Ist auch das Ergebnis der Lumbalpunktion uncharakteristisch, so muß die Beobachtung des ferneren Verlaufs des Leidens entscheiden. — Bisweilen sehen wir, daß *ein* Symptom nicht nur als *das Initialsymptom* die Erkrankung beherrscht, sondern auch als solches in dominierender Weise lange bestehen bleiben kann, mitunter in seiner Schwere Schwankungen erleidet, während andere Symptome entweder nicht angegeben werden, nur passager vorhanden waren oder überhaupt nicht aufgetreten sind. Die genaue Untersuchung wird freilich auch in solchen Fällen meist die Spuren anderweitiger Läsionen aufdecken können. Zu den häufigsten Initial- und Dauersymptomen gehören die spastischen Paresen in den Beinen, die beim Fehlen ataktischer Störungen zur Fehldiagnose „*spastische Spinalparalyse*" führen können. In solchen Fällen, bei denen die Paraplegie beider Beine das beherrschende Symptom bildet, wie auch in jenen, wo eine anscheinend unilokuläre Affektion des Sacralmarks die Ausfälle verursacht, muß auch ein *R-Tumor* erwogen werden. Die Kombination spastischer und ataktischer Symptome muß an die „*anämische Spinalerkrankung*" denken lassen. Hier entscheidet jedoch meist das Blutbild. Eine andere, häufig „*monosymptomatisch*" bleibende Form der multiplen Sklerose verläuft unter Erscheinungen lediglich einer *Opticusaffektion.* Der Kranke kann z. B. plötzlich auf einem oder beiden Augen erblinden, um nach einiger Zeit wieder ein normales oder defektes Sehvermögen zu haben. Die Fehldiagnose *retrobulbäre Neuritis* infektiöser oder toxischer Ätiologie ist dann leicht möglich. Bisweilen bestehen Symptome, die sich augenscheinlich alle in *eine* Stelle des ZNS lokalisieren lassen, so z. B. in die Brücke oder Medulla. Die irrtümliche Annahme eines toxischen oder infektiösen *encephalitischen* Prozesses liegt dann nur zu nahe.

Besteht womöglich dabei eine *Neuritis optica* (was vorkommt), *Kopfschmerz*, Kleinhirnsymptome und dazu eine Hörstörung, so ist die Fehldiagnose *Tumor* unter Umständen kaum vermeidbar. In allerdings seltenen Fällen kann sogar die Diagnose *Bulbärparalyse* oder *Syringobulbie* ernsthaft zu erwägen sein. Befällt die Lähmung gar nur einen Hirnnerven, so z. B. den Facialis oder den Trigeminus, so ergeben sich weitere differentialdiagnostische Schwierigkeiten. Plötzlicher Beginn mit einer Hemiplegie kann wohl auch einmal zur Diagnose einer *cerebralen Zirkulationsstörung* führen. — In seltenen Fällen kommt es nach einem oder mehreren leichten Schüben zu einer „symptomatischen Genesung".

Ist die Erkrankung erst einmal in ein vorgerücteres Stadium gelangt, was üblicherweise in Form von *Remissionen* und Schüben geschieht, so fallen die genannten differentialdiagnostischen Schwierigkeiten in der Regel fort. Auf der Höhe des Leidens findet sich oft die sog. CHARCOTsche *Trias:* Intentionstremor, Nystagmus und skandierende Sprache; allerdings erscheinen uns heute Symptome wie erloschene Bauchdeckenreflexe, temporale Papillen-Abblassung und solche pyramidaler Natur fast charakteristischer. Es gibt Fälle, bei denen bis zuletzt noch differentialdiagnostische Schwierigkeiten gegenüber der *Lues cerebrospinalis*, die zwar häufiger in den Frühstadien, aber auch später ein der multiplen Sklerose täuschend ähnliches Bild machen kann, bestehen. Größter Wert kommt dann dem *Liquorbefund* zu, obschon zu bedenken ist, daß in allen Fällen von Lues cerebrospinalis — zumal der vasculären Form — die Liquor-Wa.R. völlig negativ sein kann. Auch sieht man außer Verschiedenheiten im Verlauf bei luischen Affektionen häufig schwere Pupillenstörungen, vollständige Lähmungen einzelner Augenmuskeln und eine Kongruenz zwischen Opticusatrophie und Sehstörung.

Die **Therapie** der multiplen Sklerose ist ein trauriges Kapitel. Die Menge der empfohlenen Mittel beweist am besten die Fragwürdigkeit ihres Erfolgs. Zu Zeiten frischer Schübe gehören die Patienten ins Bett. Überhaupt ist Ruhe, Schonung, jede Art roborierender Behandlung stets des Versuches wert. Man *kann* eine oder mehrere *Neosalvarsankuren* machen oder auch *Germanin* anwenden, das gerade in letzter Zeit wieder von vielen Seiten befürwortet wird. Empfohlen wird mit 0,3 zu beginnen und dann wöchentlich je eine Dosis von 0,5 g intravenös unter steter Urinkontrolle 11mal zu verabfolgen. Auffällig Gutes leistet nicht selten *psychische* Beeinflussung des Kranken. Offenbar werden manchmal Lähmungen über die akuten Schübe hinaus psychisch fixiert. — Schwere bettlägerige Fälle bedürfen natürlich sorgsamer Pflege, um Infektion der Blase, Decubitalgeschwüre usw. zu vermeiden.

V. Die Syphilis des Nervensystems.

Die Syphilis ist wohl die *häufigste Ursache nervöser Erkrankungen*, und der Ausschluß einer syphilitischen Infektion ist zur Differentialdiagnose sehr vieler Krankheitsbilder notwendig. Es stehen uns hierzu zu Gebote vor allem die Untersuchung des Blutes und des Liquors. Während der positive Ausfall der WASSERMANNschen Reaktion (Wa.R.) im Blut lediglich besagt, daß der Kranke sich einmal luisch infiziert hat und die Blut-Wa.R. sogar manchmal trotz einer spezifischen Erkrankung des ZNS negativ sein kann, bedeutet eine positive Wa.R. im Liquor auch eine syphilitische Erkrankung des ZNS (abgesehen von den ziemlich seltenen Fällen, bei denen ein nichtsyphilitischer meningitischer Prozeß eine positive Blut-Wa.R. gewissermaßen auf den Liquor übergehen läßt). Die Bedeutung der anderen Liquorbefunde — Pleocytose und Nonne Phase I —, welche man mit den 2 genannten Wa.R. als die sog. *4 Reaktionen* bezeichnet, wird bei den einzelnen luischen Erkrankungen behandelt werden.

Die Symptomatik der *kongenitalen Lues* unterscheidet sich im wesentlichen nicht von den bei Erwachsenen und erworbener Lues auftretenden Erscheinungen seitens des ZNS. Von relativ häufig bei kongenitaler Lues beschriebenen Bildern seien genannt: Hemi- und Diplegien, choreatisch-athetotische Syndrome, Muskelatrophien, Tabes, Meningoencephalitis (vgl. auch S. 645 f.).

Die Kenntnis der **pathologischen Anatomie der Neurolues** vermittelt am besten die verschiedenen klinischen Erscheinungsformen. Die *Spirochaeta pallida* findet sich nicht so selten *bereits in den Frühstadien* im Liquor, wo sie — wie Nonne in der Hälfte seiner Fälle feststellen konnte — zu syphilitischen Veränderungen führt. Wir unterscheiden *anatomisch-meningitische, endarteritische* und *gummöse Formen der Neurolues*.

Mehr oder minder *akute Meningitiden* — manchmal sogar mit überwiegend polynucleären Leukocyten im Liquor — sind *in den Frühstadien* nicht ungewöhnlich. Die Wa.R. im Blut kann in solchen Fällen noch negativ sein, während sie im Liquor — wie auch die anderen Reaktionen — positiv ist. Die Meningitis im *Tertiärstadium* ist meist eine *basale Meningitis* lymphocytärer Natur. Aus dem Eindringen syphilitischen Granulationsgewebes in die Hirnnerven bzw. ihrer engen Umscheidung durch toxisch wirkendes Infiltrat erklären sich die häufigen *Hirnnervenlähmungen* bei der Lues cerebri. In entsprechender Weise wird auch die Oberfläche des Hirns, R und die Wurzelzone — vor allem der *hinteren Wurzeln* — geschädigt. In anderen Fällen tritt eine aus der Meningitis sich entwickelnde *histiocytäre Proliferation* in den Vordergrund. Daraus können *narbige* Veränderungen — eine *circumscripte Meningitis adhaesiva* — entstehen, die in verschiedener Weise die nervöse Substanz schädigen.

Auch die *arteriitische Lues* beginnt — in etwa $1/4$ der Fälle — schon in der Frühperiode. An den Hirngefäßen führt sie in Form infiltrativer und proliferativer Gefäßwandveränderungen zu der *pathognomonischen* Heubnerschen *Endarteriitis obliterans*. Die Folge sind da und dort auftretende *Zirkulationsstörungen* durch Gefäßverlegung, die meist kleinere Gefäße betrifft und deshalb — wenn nicht gerade eine *Thrombose* an einem wandgeschädigten großen Gefäß vorliegt — nicht zu so großen kompakten Erweichungen führt, wie sie durch Embolien entstehen. Bei der großen Ausdehnung, welche die Heubnersche Endarteriitis nehmen kann, können sich sowohl mehr diffuse wie auch multiple hier und da in Hirn und R sich einstellende Zirkulationsstörungen ergeben.

Die dritte Form der Neurolues ist die *gummöse*. Hierbei handelt es sich um *geschwulstartige Bildungen*, die unter der Wirkung der Spirochäten entstehen und ähnlich den Tuberkeln zu zentralen Nekrosen neigen. Solche Gummi sieht man entweder in Form *multipler kleiner Geschwülstchen* in den Meningen vor allem der Basis oder seltener als *solitäre Gummen*, z. B. auf der Hirnoberfläche oder auch in der Hirnsubstanz. — Die gummöse Erkrankung befällt mitunter auch den Knochen, wo sie zu gummöser Osteomyelitis und Periostitis mit Caries oder zu ossifizierenden Prozessen, z. B. Exostosen und sekundären Hirnschädigungen führen kann. Das Übergreifen gummöser Prozesse auf die Arterien führt zu einer *gummösen Endarteriitis*, die wie die zuvor erwähnte reine Heubnersche Endarteriitis auch zu Gefäßverschlüssen und Thrombenbildung mit ihren Folgen, andererseits aber auch zur Bildung von *Aneurysmen* führen kann. Mehr oder minder umschriebene *gummöse Verschwielung der Hirnhäute* — wie sie sich mit Vorliebe im Bereich des Cervicalmarks entwickelt — nennt man *Pachymeningitis hypertrophica gummosa*. Alle diese gummösen Prozesse gehören fast nur der Tertiärperiode an und sind Ausnahmen in den Frühstadien.

1. Die Neurosyphilis der Frühperiode.

Die Häufigkeit der tatsächlichen, wenn auch nicht immer manifesten Erkrankung des ZNS in der Frühperiode der Lues erhellt am besten aus der Häufigkeit der *Liquorveränderungen*, die im primären Stadium um 30%, im sekundären um 65% (Slype) gefunden wurden.

Eine frühsyphilitische Meningitis und Meningoencephalitis kann akut oder unter den für Meningitiden üblichen Prodromalien ganz wie andere akute Meningitiden einsetzen. Fieber, Hirnnerven- auch Sehstörungen, epileptiforme Krämpfe, Benommenheit, bisweilen Delirien werden dabei beobachtet. Der *Liquor* ist bei der frischen meningitischen Form der Lues cerebri schwer verändert. Trübe, leicht gerinnende, auch xanthochrome Liquores mit hohen Zellwerten, stark erhöhtem Gesamteiweiß, stark positiver Nonne-I-Reaktion und Kolloidreaktionen, die zur Meningitiskurve tendieren, sind häufig. Die Wa.R. im Blut und aktiven Liquor ist positiv, während sie im inaktivierten Liquor schwach positiv oder negativ ausfallen kann. — *Diagnostisch* können Schwierigkeiten der Unterscheidung von anderen akuten Meningitiden bestehen, die jedoch meist durch die Anamnese und mehr noch durch die positiven serologischen Befunde auszuschließen sind. — Inwieweit der Träger einer Neurolues in der Frühperiode einem besonders ungünstigen Verlauf des Leidens, vor allem einer Metalues ausgesetzt ist, wissen wir nicht sicher. Man sollte diese Gefahr nicht überschätzen; denn wir haben gelernt, daß bei der Lues „alles vorkommt" und daß der Organismus über beträchtliche Kräfte zur Spontanheilung verfügt. Dazu kommt, daß die *Therapie* — vgl. S. 640 ff. — besonders in den Frühstadien — sehr gute Resultate zeitigt.

Die Salvarsan- wie Hg-Behandlung kann nun freilich im Primär- wie Sekundärstadium zu einer sehr unangenehmen *Reaktion* — der HERXHEIMERschen in Form einer lokal begrenzten oder ausgedehnten syphilitischen Meningitis — auch **Neurorezidiv** genannt — führen.

Symptomatologisch sehen wir das Bild einer sog. *Meningoneuritis*, kenntlich an: prodromalem Kopfschmerz, Ohrensausen, Schwindel, Nackenschmerzen, Erbrechen und unter Umständen auch Fieber. Weiterhin treten plötzliche Hirnnervenlähmungen, von denen vor allem die gelegentlich doppelseitige *Ertaubung* besonders gefürchtet ist, auf. Während die anderen Symptome auf energische antiluische Behandlung zu verschwinden pflegen, erweist sich die Cochlearisschädigung in der Regel als unbeeinflußbar.

In seltenen Fällen können schon bald nach der Infektion Zeichen einer mehr *generalisierten* syphilitischen Affektion des ZNS erscheinen. Hierzu gehören schwere Benommenheit, apoplektische Insulte, die zu Hemiplegien und Aphasien usw. führen können, aber auch spinale Symptome. In solchen Fällen treten offenbar frühzeitig gummöse und endarteritische Prozesse in Erscheinung. Die Prognose dieser Fälle ist weit weniger günstig, unter Umständen sogar trotz geeigneter Behandlung infaust.

2. Die Neurosyphilis der Tertiärperiode.

Den drei anatomischen Formen der Neurolues entsprechen auch ungefähr drei klinische: die *meningitische*, die auf *Zirkulationsstörungen beruhende, oft hemiplegische* und die *raumbeengende Form*. Diese verschiedenartigen Prozesse, die bald da, bald dort im ZNS in wechselnder Schwere und auch kombiniert sich abspielen können, machen das Krankheitsbild der cerebrospinalen Syphilis zu vielgestaltig, als daß wir hier auf all diese Symptomgruppierungen eingehen könnten. Es sei nur erwähnt, daß auf syphilitischer Basis auch *cerebellare, bulbäre, extrapyramidale, hypophysäre, zentralvegetative* und andere *Syndrome* entstehen können. Auch eine *Epilepsie* kann durch syphilitische Prozesse ausgelöst werden; vgl. S. 673. Schließlich sei noch erwähnt, daß die Syphilis auch die *frühzeitige Entwicklung einer Arteriosklerose, vor allem des Gehirns*, begünstigt, wodurch — bei positivem Blut-Wa.R. — *progressive cerebrale Störungen mit negativer Wa.R. im Liquor* entstehen können.

Die bei der cerebrospinalen Lues vorkommenden **psychischen Störungen** sollen hier nur erwähnt werden. (Der Leser sei auf die Lehrbücher der Psychiatrie verwiesen.) Wir kennen bei der Hirnlues *akute psychotische Zustände* mit Verwirrung, Delirien, amentiellen und Trunkenheitszuständen, deren Deutung — Folge toxischer Vorgänge, Hirndruckerscheinung, Überwiegen exogener oder endogener Momente? — noch gar nicht sicher ist. — Die *chronischen Luespsychosen* verlaufen bald unter dem Bild uncharakteristischer *neurasthenischer*, bald *schizophrener* oder *paraphrener Störungen*. Verlaufsformen vom Typ der progredienten Demenz sind nicht selten. Hier wie bei der syphilitischen *Pseudoparalyse* (FOURNIER) und der *paranoiden Form der Hirnsyphilis* (KRAEPELIN) macht die Differentialdiagnose gegenüber der *progressiven Paralyse*, mit der sich die Hirnsyphilis ja auch *kombinieren* kann, oft erhebliche Schwierigkeiten. Im Gegensatz zur Paralyse pflegt das Krankheitsgefühl wie die -einsicht selbst bei schweren Demenzzuständen erhalten zu sein. Das Vorhandensein von neurologischen Herdsymptomen läßt meist die pseudoparalytischen Formen von der echten Paralyse unterscheiden.

Außerordentlich häufig begegnet man **rudimentären Formen cerebrospinaler Lues.** Hierbei kann es sich um Kranke handeln, die entweder an einer mehr oder minder monosymptomatischen Neurolues leiden oder Restsymptome einer abgeheilten Infektion zeigen. Der Arzt steht da vor der für den Kranken wichtigen Entscheidung, ob es sich um eine keiner Behandlung bedürftigen *Lues latens* oder um eine *manifeste* zentralnervöse Infektion mit — noch ? — geringen klinischen Erscheinungen handelt. Der sorgfältigen Anamnese bezüglich des bisherigen Krankheitsverlaufs wie der angewandten Therapie und der sorgfältigen Untersuchung sowie nicht zuletzt dem *Ergebnis* der *Liquoruntersuchung* kommt da entscheidende Bedeutung zu.

a) Die meningitische und encephalomyelitische Form.

Symptomatologie und Verlauf. Die Erkrankung kann sehr uncharakteristisch, oft nur mit *Kopfschmerz*, der besonders bei Nacht exazerbiert, oder mit *Augenmuskelparesen* beginnen. In schwereren Fällen kommt es schon frühzeitig zu Schwindel, Erbrechen, leichter Benommenheit, auch wohl Verwirrtheit und delirösen Zuständen. Schwere meningitische Reizsymptome treten in der Regel nicht auf; wohl aber verraten *Hirnnervenlähmungen*, vor allem seitens des Oculomotorius — Ptosis, Doppelsehen und Ophthalmoplegia interna (selten reflektorische Starre!) — weniger häufig der anderen Hirnnerven das krankhafte Geschehen an der Hirnbasis. Oft sieht man auch eine *Neuritis optica*, sogar eine *primäre Opticusatrophie*. Auf diese Weise wie durch Läsion der verschiedenen Abschnitte der peripheren Sehbahn und des Chiasmas können verschiedenartige *Sehstörungen* verursacht werden (vgl. S. 483ff.). Vom Trigeminus aus können Reiz- und Lähmungssymptome (Ulcus corneae, Herpes zoster usw.,) und seitens des Cochlearis unangenehme Sensationen im Ohr und Schwerhörigkeit auftreten. Ein Übergreifen des meningitischen Prozesses auf die nervöse Substanz bzw. toxische Einwirkung kann *Rindenkrämpfe* (vgl. S. 673) und verschiedenartige *Lähmungen*, je nachdem ob die Hirnrinde oder z. B. die Hirnschenkel befallen sind, zur Folge haben. Gelegentlich sieht man auch bulbäre, cerebellare und Zwischenhirnsymptome (Polydipsie, Polyurie). Sehr oft sind cerebralmeningitische Symptome mit *spinalmeningitischen* kombiniert. Die an sich seltenen rein spinalen syphilitischen Meningitiden pflegen mit oft schweren *neuralgiformen Reizsymptomen* zu beginnen, welche von segmentalen sensiblen und motorischen Ausfällen gefolgt sein können. Proliferativ meningitische Prozesse haben eine Vorliebe für die hintere Circumferenz des R.

Durch Übergreifen des syphilitischen Prozesses auf die Randbezirke des R kommen Degenerationen bald der aufsteigenden sensiblen Bahnen, bald — bei Beteiligung der seitlichen R-Partien — solche der Pyramidenbahnen zustande. So entstehen Bilder, die als **Pseudo-Tabes** bzw. **spastische Spinalparalyse** oder *gemischte Syndrome* imponieren. Diese von ERB beschriebene syphilitische Spinalparalyse ähnelt in ihrem Verlauf, auch in ihrer therapeutischen Unbeeinflußbarkeit sehr der hereditären Form dieses Leidens (vgl. S. 654). Das gleiche gilt von der **syphilitischen spinalen Muskelatrophie** und der bei der Tabes nicht so seltenen **symptomatischen progressiven Bulbärparalyse.** Man kann diese Erkrankungen ihrem Wesen nach zu den „*metasyphilitischen*" rechnen.

Wächst das entzündliche Granulationsgewebe längs der Piasepten und Gefäßscheiden in das R ein, so entsteht das Syndrom einer **chronischen Meningomyelitis luica,** das sich zusammensetzt aus den genannten meningitischen Erscheinungen und teils entzündlich, teils zirkulatorisch bedingten Symptomen *myelomalazischer* Herde. Hierzu gehören u. a. meist allmählich auftretende asymmetrische spastisch-paretische, sensible oder andere Symptome, die auf Läsionen der R-Bahnen hinweisen und mit solchen seitens der grauen R-Substanz, also auch atrophischen Lähmungen kombiniert sein können. Blasen-Mastdarmstörungen sind dabei häufig.

Der Verlauf, namentlich der cerebralmeningitischen Form, ist durch einen *starken Wechsel* der Symptome gekennzeichnet. Frühzeitige und energische Behandlung (vgl. S. 640ff.) führt, soweit nicht irreparable, meist zirkulatorisch bedingte Störungen vorliegen, zur Besserung zumal der basalmeningitischen Symptome.

Die Diagnose ist in typischen Fällen mit ihren Remissionen und Exacerbationen, dem Vorherrschen von Symptomen seitens der Hirnnerven, den cerebralen und spinalen Erscheinungen und dem Liquorbefund nicht schwierig. Der Liquor ist weniger stark als bei den akuten Formen verändert. In ausgesprochen *chronischen* Formen kann das Gesamteiweiß nur gering vermehrt, die Zellzahl wechselnd sein und manchmal nur wenig über der Norm liegen. Die Wa.R. pflegt bei Verwendung größerer Serum- bzw. Liquormengen positiv zu sein. Der positive Liquorbefund ist von besonderem Wert sowohl bei mono- bzw. oligosymptomatischen Fällen als auch zur Abgrenzung anderer *chronischer Meningitiden.* Schwierig kann in Fällen, bei welchen die Oculomotoriusstörungen — zumal eine reflektorische Pupillenstarre — im Vordergrund stehen, die Abgrenzung gegen *Tabes* sein. In der Regel vermögen aber doch die begleitenden Symptome zur Entscheidung zu führen. Bei vorwiegend spinaler Lokalisation des Prozesses ist klinisch die *multiple Sklerose* oft schwer auszuschließen. Bei dieser fehlen aber u. a. die schweren neuralgischen Schmerzen. Letzthin entscheidet Verlauf, Liquorbefund und Erfolg der *Therapie* und manchmal auch der übrige Organbefund.

b) Die auf Zirkulationsstörungen beruhende hemiplegische Form.

Symptomatologie und Verlauf. Diese *endarteriitische Form* beginnt gleichfalls mit *allgemeinen* cerebralen Symptomen, wie *Kopfschmerz,* unbestimmten „neurasthenischen" Beschwerden, darüber hinaus aber auch vorübergehenden leichten Paresen und anderen *cerebralen Funktionsausfällen* oder auch *Reizerscheinungen* der Hirnrinde. Die Lähmung, der eigentliche *Insult,* tritt dann häufig plötzlich, manchmal nach einer kurzen Aura, durchaus nicht immer mit Bewußtseinsverlust verbunden ein. Die Art der Lähmung, ihre Dauer und Schwere wechseln natürlich von Fall zu Fall. Die Verhältnisse liegen hier *ähnlich wie bei der cerebralen Arteriosklerose.* Da die syphilitische Gefäßerkrankung mehr oder minder diffus im ZNS verbreitet ist, werden leicht von anderen Hirngebieten aus neue Ausfallserscheinungen hinzukommen. Bei der großen Ausdehnung der Pyr.B. stehen jedoch *hemiparetische* oder *hemiplegische Ausfälle in der Regel im Vordergrund.* Eine besonders hochgradige und diffuse arteriitische Zirkulationsstörung kann zum Bild der sog. **apoplektischen Hirnsyphilis** führen, die sich aber nur durch die Reichhaltigkeit ihrer Symptome — neben hemiplegischen auch pseudobulbäre und schwere psychische und psychotische Erscheinungen — von der üblichen Verlaufsweise unterscheidet. Die *Prognose* ist kaum zu stellen; tritt doch bisweilen nur ein einziger Insult auf, während in anderen Fällen die Lähmung infolge immer neuer Insulte stetig umfangreicher wird.

Die an sich ziemlich seltene **vasculäre Lues des R** tritt gern in Form der *Erkrankung der vorderen Spinalarterie* auf. Hierbei kann in akuter, bisweilen apoplektiformer Weise eine Mono- bzw. Paraplegie der Beine, bisweilen auch ein *Brown-Séquard* meist mit Sphincterstörungen auftreten. Die anfänglich schlaffe Lähmung geht bald in eine spastische über. Der Ort der Läsion ist meist das untere Brust- und das Lendenmark. — Leichtere R-Gefäßerkrankungen können zu dem in vorübergehenden Paraparesen der Beine bestehenden Bild des sog. *„spinalen intermittierenden Hinkens"* führen.

Diagnose und Differentialdiagnose. Die Wa.R. im Blut und Liquor ist bei der Endarteriitis luica oft negativ. Das gleiche gilt von den übrigen Reaktionen. Lediglich die Kolloidreaktionen zeigen meist einen krankhaften Befund in Gestalt einer rudimentären Luesausflockung. In unklaren Fällen ist u. U. eine *Pupillenstarre* eine Hilfe für die Diagnose. Sie kann aber Restsymptom einer schon lange abgeklungenen Neurolues sein oder durch ganz andere entzündliche, toxische oder zirkulatorische Prozesse bedingt sein. Dann bleibt nur übrig, andere Erkrankungen, wie Arteriosklerose, Hypertonie und Herzerkrankungen, die zu Thrombose oder Embolie führen können, als Ursache der cerebralen Zirkulationsstörung auszuschließen. Lues in der Anamnese und relativ jugendliches Alter helfen hierbei. (Bezüglich der Cerebralsklerose vgl. S. 537.) — **Die Therapie** der vasculären Lues ist meist undankbar, da die Folgen von Ernährungsstörungen nicht mehr reparabel sind. Das Nichtansprechen auf die übliche spezifische Behandlung ist oft ein diagnostisches Kriterium für die vasculäre Natur der Läsion.

c) Die raumbeengende Form.

Symptomatologie und Verlauf. Die gummösen und proliferativ-narbigen Prozesse am Gehirn führen bald zu *chronisch-meningitischen Symptomen der Hirnbasis mit Hirnnervenlähmungen*, seltener zu Konvexitätssymptomen; bald — bei größeren bzw. *Solitärgummen* — zu *Tumorsymptomen*. Hier treten Hirnschwellung und andere Allgemeinsymptome hinter den mannigfachen *Herdsymptomen* zurück; vgl. S. 549ff. Langsam wachsende und kleinere Gummi können symptomlos bleiben. Multiple Gummen, zumal in Verbindung mit meningitischen und endarteriitischen Vorgängen, machen oft sehr komplizierte Krankheitsbilder. Auch epileptiforme Anfälle werden dabei beobachtet. Im Bereich des R können Gummen wie extramedulläre Tumoren wirken. Die *gummöse Meningitis spinalis* greift auch hier auf die Wurzelnerven über und führt zum Bild einer *syphilitischen Wurzelneuritis*. Das durch schwere Neuralgien bzw. atrophische Lähmungen vom Wurzeltyp gekennzeichnete Krankheitsbild verbindet sich meist früher oder später mit anderen Hirn- und R-Symptomen. Gelegentlich sieht man Wurzelneuritiden, die mit ihren schweren Anfällen lanzinierender Schmerzen zur fälschlichen Annahme einer Tabes verleiten. Man spricht da von einer *„Pseudotabes syphilitica"*.

Wenn der gummös infiltrative Prozeß die R-Hüllen, besonders die Dura im Bereich des Cervicalmarks befällt, so kann es zu dem Bild der sog. **Pachymeningitis cervicalis hypertrophica** kommen, die nur einen Sonderfall einer raumbeengenden chronischen gummösen Meningomyelitis luica darstellt. Das Krankheitsbild kündet sich an durch ein neuralgisches Stadium: Schwere Schmerzen im Nacken, den Schultern und Armen, das gefolgt ist von einem Lähmungsstadium mit radikulären sensiblen und motorischen Ausfällen meist an Armen und Händen, bisweilen einen positiven „Horner" und vervollständigt wird durch das Auftreten eines mehr oder minder kompletten Kompressionssyndroms des R (vgl. S. 508). Die Intensität der R-Schädigung entscheidet die Prognose. Im Liquor finden sich außer den für eine chronische Meningitis luica charakteristischen Befunden häufig eine Xanthochromie und bisweilen die Merkmale einer R.-Kompression; also das FROINsche Syndrom. Der *Verlauf* der raumbeengenden cerebrospinalen Lues wechselt bei der Kompliziertheit der pathologischen Veränderungen von Fall zu Fall. Die *Therapie* (sowohl Salvarsan wie auch Hg und Jodkali) beeinflußt die Prognose sehr wesentlich.

Die **Diagnose** fußt nicht nur auf den Eigenarten des klinischen Bildes und der Anamnese, sondern auch auf den serologischen Befunden (weniger auf einer positiven Wa.R. im Blut als auf den Ergebnissen der *Liquoruntersuchung*), die im wesentlichen jenen bei chronisch verlaufender Meningitis luica entsprechen. Die Unterscheidung von Hirn- auch R.-Tumoren kann schwer sein; doch klärt oft der gute therapeutische Erfolg die Diagnose.

Periphere syphilitische Poly- und **Mononeuritiden** und **Neuralgien** kommen mit Vorliebe in den Anfangsstadien der Infektion vor; doch werden solche neuritische Reiz- und Lähmungserscheinungen auch im tertiären Stadium beobachtet. Die Unterscheidung von gummös-meningitischen Prozessen ist nicht immer einfach. Für diese spricht die segmentale Verbreitung des Schmerzes, erst späteres Auftreten von Lähmungserscheinungen und die meist sehr erhebliche *Rachialgie* (Wirbelsäulenschmerzhaftigkeit). Bisweilen tastbare *Gummen* — z. B. in der Muskulatur oder am Knochen — zusammen mit neuritischen Erscheinungen erleichtern die Diagnose. Zweifellos können akzidentelle Momente — Erkältung, Alkohol, endogene Noxen usw. — bei einem Syphilitiker zum Auftreten solcher Nervenerkrankungen beitragen. *Therapeutisch* sind vor allem Hg und Jod wirksam.

Die **gummöse Erkrankung der Wirbelsäule** ist recht selten, kommt fast nur bei Erwachsenen vor und befällt meist die Halswirbelsäule. Es finden sich hierbei meist heftige neuralgische, oft bei Nacht exacerbierende Schmerzen. Einbruch eines zerstörten Wirbelkörpers kann zu schweren spinalen Symptomen führen. Rechtzeitig angewandte strenge antisyphilitische Therapie verbessert die Prognose.

Das auf Syphilis beruhende **Aneurysma der Hirnarterien** ist eine sehr seltene Erkrankung. Seine Symptome — vgl. S. 538 — sind bald die eines raumbeengenden Prozesses, bald die einer meist subarachnoidalen, jedoch nur sehr selten intracerebralen Blutung.

3. Die „Metasyphilis".

Unter dieser Bezeichnung werden eine Reihe von Erkrankungen zusammengefaßt, deren syphilitische Ätiologie früher bezweifelt wurde, heute aber, und zwar vor allem durch Auffindung der *Spirochaeta pallida im Paralytikergehirn* (NOGUCHI und MOORE) *sowie im tabischen R* erwiesen ist. Immerhin sind die diesen Erkrankungen eigenen Affektionen des ZNS so verschieden von der cerebrospinalen Lues der Tertiärperiode, sind in ihrem Auftreten so unabhängig von den genannten syphilitischen Erkrankungen und zeigen eine solche Geschlossenheit des klinischen Bildes, daß sie mit Recht als Sonderformen syphilitischer Erkrankung betrachtet werden. Warum von so vielen Syphilitikern nur eine beschränkte Zahl von metasyphilitischen Erkrankungen befallen wird, wissen wir noch nicht. Immerhin sprechen eine Reihe Tatsachen dafür, daß *konstitutionelle Momente*, vielleicht verschiedenartige *allergische* Zustände den Verlauf einer luischen Infektion in dem einen oder anderen Sinne zu gestalten vermögen. Es ist jedenfalls auffällig, wie selten man sekundären Exanthemen und meningitischen Erscheinungen in der Anamnese gerade der Tabiker begegnet, und wie oft diese Kranken das Wissen um eine syphilitische Infektion negieren. Die Vermutung, daß da *besondere neurotrope* Stämme von Syphilisspirochäten wirksam sind, ist nicht erwiesen. Die Behauptung, daß die gebräuchliche antisyphilitische Behandlung an dem späteren Auftreten einer Metalues schuld sei, ist nicht gerechtfertigt. Daß freilich eine *ungenügende* Behandlung Unheil anrichten kann, ist sicher (vgl. später!)! Zur *Verhütung* der Metalues besitzen wir nur ein einziges Mittel: die völlige Ausheilung einer syphilitischen Infektion, die wir am ehesten im seronegativen Primärstadium der Krankheit erreichen können.

a) Die Tabes dorsalis.

Die Tabes dorsalis ist eine häufige Erkrankung des R. Ihre ersten Symptome pflegen nicht unter 4—5 Jahren nach einer syphilitischen Infektion aufzutreten. Die Inkubation kann aber auch 30 und mehr Jahre währen. Von Fällen jugendlicher Tabes bei kongenitaler Lues abgesehen, ist die Tabes eine Erkrankung, welche das mittlere Alter und das männliche Geschlecht bevorzugt.

Symptomatologie und Verlauf. Von den der tabischen Hirn- und besonders R-Erkrankung eigenen Symptomen präge man sich vor allem die folgenden ein, die, sei es einzeln oder in Kombination miteinander den Verdacht auf eine Tabes erwecken: *Pupillenstörungen, aufgehobene Achilles- bzw. Patellarsehnenreflexe, Sexual- und Blasenstörungen, Kältehyperästhesien am Rumpf, neuralgiforme Schmerzen in den Gliedern und Eingeweiden, Unsicherheit des Ganges besonders im Dunkeln!*

Der *Beginn* einer Tabes ist meist überhaupt nicht feststellbar, weil das Vorhandensein dies oder jenes Symptoms, z. B. einer Pupillenstörung oder Reflexverlustes dem Kranken unbemerkt blieb. Eine erhebliche Zahl von Tabeserkrankungen begegnet uns in *rudimentärer* Form: Fälle mit *Pupillenstörungen, fehlenden Sehnenreflexen* und *lanzinierenden Schmerzen*. Hier entscheidet allerdings erst die Beobachtung, ob es sich da um *stationäre* oder bzw. langsam *progrediente* mono-oligosymptomatische Fälle von Tabes handelt. Das Verhalten der *serologischen Reaktionen* — vgl. S. 636 — zumal über längere Zeitabschnitte kontrolliert, ist hierbei von entscheidender Bedeutung. Man halte nicht die vielfachen, oft kaum erträglichen *Schmerzen* bei der Tabes für einen Beweis der Aktivität des Prozesses; es sind zumeist *Narbensymptome* (WAGNER-V. JAUREGG).

Wenden wir uns nun der Besprechung der einzelnen Symptome zu:

Die der Tabes eigene *Pupillenstörung* an einem oder beiden Augen besteht in der mangelhaften bis aufgehobenen direkten und konsensuellen Reaktion der Pupillen auf Lichteinfall bei normaler Konvergenzreaktion, dem sog. ARGYLL-ROBERTSONschen Phänomen (vgl. S. 488). Es ist positiv in etwa 60%. Meist geht es einher mit einer *Miosis* (unter Umständen nach vorausgegangener Mydriasis), ungleicher Weite *(Anisokorie)* und Entrundung der Pupillen. Eine absolute Pupillenstarre ist bei der Tabes dorsalis weit weniger häufig und von geringerem pathognomonischen Wert. Kennzeichnend ist ferner die *primäre Opticusatrophie* (vgl. S. 484), die gern mit subjektiven Reizerscheinungen (Farben-, Funkensehen) beginnt und über eine zunehmende konzentrische Gesichtsfeldeinengung — zunächst nur für die Rot-, Grünempfindung — zu völliger Erblindung führen kann. Die Sehnervenatrophie ist ein relativ häufiges Symptom bei Fällen juveniler Tabes (aber auch Paralyse). Nächst den Opticussymptomen sind die auf einer partiellen Oculomotoriusschädigung beruhende *Ptosis* und die einer leichten Vagusläsion zuzuschreibende *Posticusparese* des Kehlkopfs die wichtigsten Hirnnervensymptome bei der Tabes. Störungen anderer Oculomotoriusfunktionen wie auch *Paresen der anderen Hirnnerven* kommen dann und wann vor. Sie sind bald flüchtig — sehr selten Merkmal tertiär-syphilitischer Komplikationen — bald aber *chronisch progredient* und führen so zum Syndrom einer *symptomatischen Bulbärparalyse* (vgl. S. 656).

Die *Hyperästhesie gegen Kälte* und *Schmerz*, vor allem an der unteren Rückenhälfte, ist eines der häufigsten objektiven Krankheitszeichen. Viele Tabiker geben auf Befragen an, daß sie schon seit längerer Zeit den Rücken nicht mehr kalt waschen können. Die genaue Untersuchung deckt daneben häufig fleckweise, auch bandförmige *Hypästhesien*, erstere mehr am Leib und den Beinen, letztere mit Vorliebe in Brustwarzenhöhe auf. An den Beinen sieht man auch *Hypalgesien*, vor allem aber *verspätete Schmerzempfindung*, so daß z. B. ein Nadelstich zuerst als Berührung und erst nach einem Intervall als Schmerz wahrgenommen wird.

Die *Schmerzen*, die meist der erste Anlaß einer ärztlichen Konsultation sind, haben meist einen *rheumatischen, neuralgischen, anfallsartigen Charakter*. In segmentaler Ausbreitung befallen sie mit Vorliebe Brust und Bauch, erzeugen gerne das Gefühl der Einschnürung — *Gürtelgefühl* —, oder aber sie äußern sich als plötzlich in die Beine schießende, *lanzinierende* Schmerzen. Auch in den Armen und im Trigeminusgebiet wird mitunter über solche Schmerzattacken geklagt. In milder Form können sie den Charakter herumziehender „rheumatischer" Beschwerden oder von *Parästhesien* (vgl. S. 453), z. B. an den Fußsohlen haben. In schwersten Fällen beteiligen sich auch die inneren Organe in Form von „Krisen" an diesen Schmerzanfällen. Der gelegentlich dabei auftretende *Herpes zoster* und das Vorhandensein hyper- oder auch hypästhetischer HEADscher Zonen (vgl. S. 502) lassen daran denken, daß auch die Spinalganglien mitgeschädigt sind. Am häufigsten sind Magenkrisen, die aus vollem Wohlbefinden heraus erfolgen und mit Hypersekretion und Hypermotilität des Magens und Darmes — Galleerbrechen — wie auch mit schwerem Angstgefühl einhergehen können. Gegenüber solchen Beschwerden wird der Arzt nur zu leicht versucht, ein lokales Leiden des Magens oder Darms — Blinddarmentzündung, Cholelithiasis usw.! — anzunehmen. Außerdem kommen Rectalkrisen mit Schmerzen und anfallsweisem Durchfall, Larynxkrisen mit schmerzhaften Erstickungsgefühlen und Phonationsstörungen, Zwerchfellkrisen und paroxysmale Erscheinungen an fast allen Organen vor. Die Krisen können viele Jahre bestehen und unter Umständen den Kranken sehr herunter bringen. Das Vorhandensein tabischer Symptome darf auf der anderen Seite den Arzt nicht blind machen gegenüber abdominalen Schmerzen anderer Ursache. Gewissermaßen als Gegenstück zu den schmerzhaften Krisen sieht man in fortgeschrittenen Fällen bisweilen eine deutliche *viscerale Hypalgesie*, z. B. beim Druck auf den Augapfel, Hoden oder Eierstöcke. Ist diese sehr hochgradig, dann können unter Umständen entzündliche Erkrankungen der Bauchhöhle, etwa eine Appendicitis, ganz schmerzlos verlaufen. Auch die Wehen bei an Tabes leidenden Gebärenden brauchen — wie auch die Kindsbewegungen — nicht gefühlt zu werden.

Der *Verlust der Sehnenreflexe* ist — wie wir sahen — eines der wichtigsten Tabessymptome. Der Aufhebung des Patellarreflexes, WESTPHALschen *Phänomen*, geht meist der Verlust der Achillessehnenreflexe voraus. Beginnt die Tabes dorsalis wie üblich an den Beinen, so erlöschen die Armreflexe — wenn überhaupt — erst in späteren Stadien des Leidens. Die Arreflexie braucht im Anfang nicht symmetrisch zu sein, wird es im Verlauf aber immer. Die *Hautreflexe* (Fremdreflexe) sind — dies ist diagnostisch sehr wichtig! — bei der Tabes dorsalis erhalten. — Sind *Potenzstörungen beim Mann* als Symptom der R-Erkrankung häufig und ein ziemlich frühzeitiges Symptom, so gehören schwere *Blasenstörungen* mehr in fortgeschrittene Stadien. Der Beginn dieser Störung liegt allerdings sicher schon in jenem relativ frühen Zeitpunkt, wenn der Kranke feststellt, daß er *übergroße Harnmengen zurückzuhalten* vermag. Daraus entwickelt sich allmählich die seltenere und unvollkommenere Blasenentleerung, Schwäche des Detrusor, Nachträufeln von Harn bis zu dem für die Tabes ja so charakteristischen *unfreiwilligem* und *unbemerktem Harnabgang*. (Bei diesen schweren Blasen-Mastdarmstörungen spielt wahrscheinlich die erwähnte viscerale Hypästhesie eine gewisse Rolle.) Dabei entwickeln sich häufig eine Blaseninfektion, eine Balkenblase und schließlich so hochgradige Störungen meist mit ascendierender Infektion, daß Katheterisieren erforderlich wird. Daneben bestehen meist Störungen der *Defäkation*, d. h. mangelhafte Dehnungsempfindung im Mastdarm mit ungenügendem Sphincterreflex und unbemerkter Stuhlabgang.

Auch die auf einer *Störung der Tiefensensibilität beruhende Ataxie* entwickelt sich meist sehr allmählich und ist nur in wirklich schweren Fällen deutlich ausgeprägt. Immerhin bemerken manche Kranke schon ziemlich bald beim Bücken mit geschlossenen Augen, z. B. beim Sich-Waschen, vor allem aber in der Dunkelheit, gar auf Treppen ein Gefühl der Unsicherheit. In schweren Fällen finden sich die einer sog. *Hinterstrangataxie* zukommenden Symptome, vgl. S. 455, d. h. Versagen beim Kniehacken-, evtl. Finger-Nasenversuch usw., Störungen der Tiefensensibilität, das ROMBERGsche Phänomen und die für Ataxie typische *Gangstörung*. Schon vor jeder Ataxie, meist bei bereits fehlenden Sehnenreflexen entwickelt sich die *für die Tabes typische Hypotonie* besonders der Beine. In schweren Fällen kann man das gestreckte Bein bis über den Kopf des Kranken hinaufschlagen. Die Hypotonie der Kapseln, Bänder- und Sehnenapparate der Gelenke kann zu Erscheinungen wie des sog. *Genu recurvatum* (Abb. 43) und unter Umständen auch Luxationen und Subluxationen Anlaß geben.

Die Tiefensensibilitätsstörung betrifft nicht nur die Muskulatur und — wie wir sahen — gelegentlich die Eingeweide, sondern unter anderem auch die *Gelenke*. Dieser Sensibilitätsmangel mitsamt der muskulären Hypotonie ist eine der wesentlichen Ursachen für die bei der Tabes nicht seltenen schweren, fast ohne Schmerzen einhergehenden, meist *traumatischen Gelenkveränderungen*. Diese werden noch begünstigt durch offenbar *spinale trophische* und *zirkulatorische Störungen*. Schwere seröse, selbst blutige Ergüsse — vor allem in den Kniegelenken — sind nicht selten. Auch die *Knochen* können spröde werden und schon bei geringen Traumen, ja infolge des Muskelzugs frakturieren. (Fraktur des Os naviculare als Ursache des tabischen Plattfußes). Häufig erkrankt ist auch die Wirbelsäule. Diese tabische *Osteoarthropathie* zeigt röntgenologisch Knochenschwund und Neubildung, Verknöcherungen an den Sehnenansätzen, Kapseln und Bändern, auch Knochenabsprengungen.

An der Haut führen *trophische Störungen* nicht selten zu einem *mal perforant,* das sich mit Vorliebe an der Fußsohle über dem Grundgelenk der großen oder kleinen Zehe oder an der Ferse entwickelt. Die weit in die Tiefe reichenden torpiden, schmerzlosen Geschwüre zeigen eine ganz schlechte Heilungstendenz und entstehen gern in der dichten Nachbarschaft von Osteoarthropathien. Gefürchtet sind auch die meist rasch fortschreitenden *Dekubitalgeschwüre* an allen möglichen Druckstellen. An weiteren trophischen Störungen seien genannt: Allerhand Störungen an der Haut (vgl. S. 451), schmerzloses Ausfallen von Nägeln, Haaren, Zähnen, Pigmentstörungen (vgl. Abb. 43) usw. Das Fettpolster kann bei manchen Tabikern rasch und so vollkommen verschwinden, daß man von einer *marantischen Tabes* spricht.

Von *Symptomen* seitens *anderer Organe* ist besonders wichtig die *Mesaortitis luica,* die bald zum Bild der Aorteninsuffizienz, bald zum Aneurysma führt.

Der **Verlauf** der Tabes ist sehr verschieden. Im vornherein kann man sagen, daß ein kurzes Intervall zwischen syphilitischer Infektion und Ausbruch tabischer Symptome die Prognose verschlechtert. Am häufigsten ist der *lumbodorsale Typ*, die *Tabes inferior*, mit Beginn der Symptome am Rumpf und den Beinen. Fast stets sieht man dabei Augensymptome, vor allem Pupillenstörungen und Opticusatrophie. Die sog. *Tabes superior* mit Beginn der Störungen in den Armen, ist sehr selten. Auf das Überwiegen der oligosymptomatischen Fälle wurde bereits hingewiesen. Das Schwanken der Symptome muß nicht eine echte Remission bedeuten. WAGNER-JAUREGG nimmt überhaupt nur Stillstände des Leidens an. Oft scheinen sekundäre Vorgänge ausschlaggebend für das Kommen und Gehen gewisser Symptome, besonders der Schmerzen zu sein. Die Ataxie verschlimmert sich gern schubweise. Rascher, bösartiger Verlauf ist immer seltener geworden. Trotz anfänglich rascher Progredienz können selbst schwere Tabesfälle stillstehen und die Arbeitsfähigkeit relativ erhalten bleiben. Prognostisch am ungünstigsten sind kachektische Fälle mit vegetativen Störungen, schweren Krisen, Blasen- und Mastdarmstörungen. Wird eine Tabes durch eine andere cerebrale Erkrankung — z. B. eine Apoplexie — kompliziert, so können auf der gelähmten Seite die bis dahin aufgehobenen Sehnenreflexe wieder erscheinen.

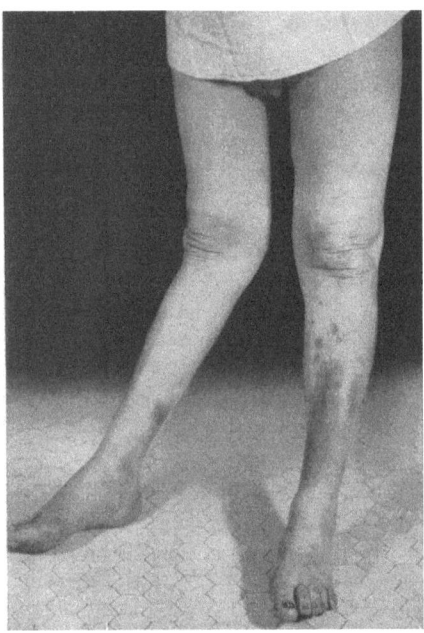

Abb. 43. Schwerste Hypotonie und Ataxie mit Genu recurvatum beiderseits bei Tabes dorsalis. (Aus der neurologischen Abteilung der University of Chicago.)

Psychische Erscheinungen bei der Tabes sind nicht so selten. Krankhafte Abnahme der Aktivität, Persönlichkeitsveränderungen, schließlich eine psychische Erstarrung, andererseits paranoide Zustände, Halluzinationen mit vorübergehenden Erregungszuständen — jedoch ohne systematische Wahnbildung — kennzeichnen das Syndrom der *Tabespsychose*. Bei der relativ *häufigen Kombination mit der progressiven Paralyse* ist die richtige Beurteilung psychischer Symptome bei der Tabes oft recht schwierig.

Diagnose und Differentialdiagnose. Die Diagnose der Tabes dorsalis gründet sich in der Regel auf das Vorhandensein *mehrerer* der genannten Symptome; denn selbst ein so charakteristisches Symptom wie die reflektorische Pupillenstarre kann einmal infolge syphilitischer, encephalitischer (Encephalitis, v. ECONOMO) oder toxischer Prozesse (Alkohol) vorkommen. Wichtig für die Diagnose sind natürlich die *serologischen* Befunde.

Die Wa.R. im Blut ist bei der Tabes in etwa 50% negativ, während sie im *Liquor* nur bei inaktivem Liquor bzw. Mengen unter 0,5 negativ zu sein pflegt. Die *Zellwerte* im Liquor schwanken je nach der Akuität des Falles zwischen fast normalen und Werten um etwa 50 Lymphocyten im Kubikmillimeter. Nonne Phase I ist meist nur schwach positiv und das Gesamteiweiß nur gering vermehrt. Die Kolloidkurven liegen zwischen denen bei der Lues und Paralyse beobachteten (vgl. Abb. 35a und b); doch kommen bei der Tabes sowohl typische Lues- wie auch Paralysekurven vor.

Diese positiven serologischen Befunde verhelfen zur Ausschließung praktisch aller nicht syphilitischen Erkrankungen des ZNS, auch der des sog. ADIEschen *Syndroms*.

Hierunter versteht man einen Befund — kein Leiden; denn die davon befallenen sind nicht krank! — ausgezeichnet durch: Träge Lichtreaktion meist nur einer Pupille mit einer myotonischen Reaktion auf Akkommodation (gelegentlich auch Hippus); Anisokorie; fehlende Sehnenreflexe. Die Ursache dieser Störung ist unbekannt.

So einfach die Diagnose einer symptomreichen oder serologisch durchuntersuchten Tabes dorsalis ist, so häufig kommen Fehldiagnosen im Initialstadium vor, in welchem die Kranken wegen „rheumatischer" Schmerzen, Ischias, Magenbeschwerden, Gallenkoliken, chronischer Gelenkprozesse, Blasen- und Sehstörungen usw. den jeweiligen Spezialisten aufzusuchen pflegen. Man denke daran, daß bei einer unter dem Bild einer *Pseudotabes* verlaufenden *Polyneuritis* (z. B. alkoholischen P.) im Gegensatze zur Tabes meist auch die Plantarreflexe aufgehoben sind. Trophische und osteoarthropathische Symptome finden sich auch bei der *Syringomyelie,* die aber schon ihrer eigenartigen Symptomgruppierung wegen unschwer auszuschließen ist. Nur in seltenen Fällen hat man auch an *multiple Sklerose* zu denken. Die FRIEDREICHsche Ataxie kann der Tabes dorsalis wohl symptomatologisch sehr ähneln, ist aber ein ausgesprochen familiäres Leiden. Beim Verdacht auf eine *kombinierte Strangerkrankung* muß auf Symptome einer perniziösen Anämie gefahndet werden. Schwierig kann mitunter die Unterscheidung sein zwischen Tabes dorsalis und einer *Pseudotabes syphilitica.* Oft wird das oder jenes für die Tabes dorsalis ungewöhnliche Symptom und der bunte wechselvolle Verlauf für eine Lues entscheiden, während der mehr stetige, langsame Verlauf mit dem Hinzutreten typisch tabischer Symptome, z. B. der Hypotonie, für eine Tabes dorsalis spricht.

Pathologische Anatomie. Schon makroskopisch sieht man am durchschnittenen R eine graue Verfärbung der GOLLschen Stränge, die sich vom Lumbodorsal- bis ins Halsmark verfolgen läßt und sich dort bisweilen mit einer Degeneration der BURDACHschen Stränge kombiniert. Mikroskopisch — zumal unter Verwendung der Markscheidenfärbung (Abb. 44a—b) — sieht man diese *aufsteigende Degeneration* sehr leicht. Mit den Hinterstrangfasern degenerieren auch die zum Vorderhorn ziehenden *Reflexfasern*. Ein ganz ähnlicher Vorgang spielt sich auch am *N. opticus* ab. Bezeichnenderweise werden *Spirochäten* bei der Tabes immer nur in der Pia, nicht aber im eigentlichen Nervengewebe gefunden. Über die Pathogenese der Tabes, vor allem über die entscheidende Frage, ob die Degeneration der Hinterstränge eine *sekundäre* Degeneration infolge eines entzündlichen bzw. toxischen Prozesses in der Nähe der von OBERSTEINER und REDLICH beschriebenen Wurzeleintrittszone ist, oder aber obwie SPIELMEYER annahm — von der Wurzelzone an die spinalen Fasern, die sich in den Hintersträngen sammeln (vgl. S. 451) primär erkranken, sind die Ansichten noch geteilt. Eine einfache *chronische Leptomeningitis*, wie man sie manchmal *auch bei der Tabes* — besonders im Bereich der hinteren Circumferenz des Brustmarks — findet, ist jedenfalls *nicht* die Ursache der Hinterstrangdegeneration.

b) Die progressive Paralyse.

Diese vor allem das männliche Geschlecht in den mittleren Jahren befallende Folgeerscheinung einer syphilitischen Infektion wird ebenso häufig *neurologisch* als „*progressive Paralyse*" wie psychiatrisch als „*Dementia paralytica*" — diagnostiziert, daß wir uns mit den wichtigsten Erscheinungen des Leidens beschäftigen müssen. Neurologische *und* psychische Veränderungen kennzeichnen die Erkrankung. Die ersten Symptome — oft *anfallsweise* auftretende

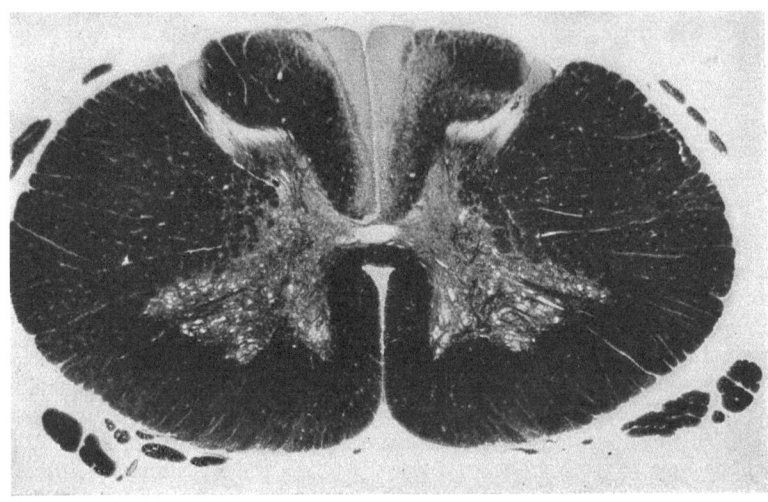

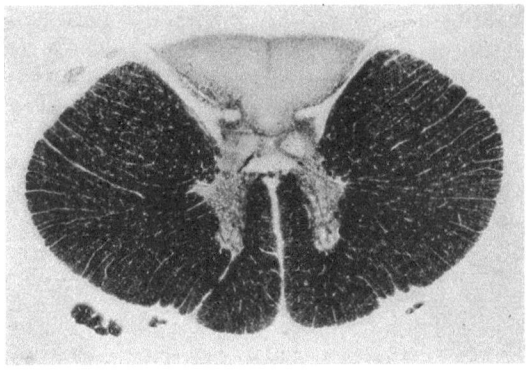

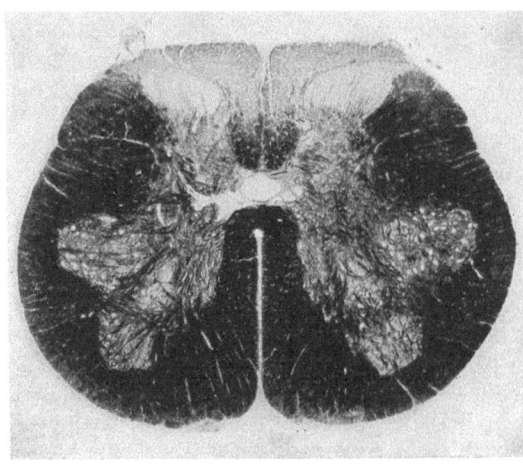

Abb. 44 a—c. Die Abbildungen, welche aus dem SPIELMEYERschen Institut stammen, zeigen Markscheidenbilder eines typischen Falls von Tabes inferior. Man sieht (Abb. 44c) den Beginn der Degeneration in der hinteren Wurzeleintrittszone, sowie die totale Degeneration der Hinterstränge im Lumbal- und Dorsalmark (Abb. 44b); während im Cervicalmark (Abb. 44a) die Degeneration im wesentlichen auf die medial gelegenen GOLLschen Stränge, d. h. die aus den tieferen Rückenmarksabschnitten stammenden Bahnen beschränkt bleibt und die im BURDACHschen Strang zusammengefaßten Bahnen aus den oberen Extremitäten fast völlig verschont.

Störungen des Bewußtseins oder des Sprechens, die leicht übersehen oder falsch gedeutet werden — pflegen nicht unter 3—4 Jahren, oft aber erst 10—15 Jahre nach der Infektion aufzutreten.

Symptomatologie. Eines der frühesten und regelmäßigsten Symptome ist die *reflektorische Pupillenstarre*, das ARGYLL-ROBERTSONsche Phänomen (vgl. S. 488). Die absolute Starre ist selten und meist auf Hirnlues verdächtig. Sehr häufig sieht man *Anisokorie, Entrundung* und *Verziehung der Pupillen*. — Ein zweites Symptom ist die *Sprachstörung*, die sich in einer Erschwerung der *Sprachartikulation* (Verschmieren von Silben, Silbenstolpern, Lallen, Stottern, Zögern) besonders beim Aussprechen schwieriger Worte — „Donaudampfschiffahrtsgesellschaft" usw. — zeigt und oft mit abnormen Mitbewegungen des Gesichts, Zittern der Lippen, Unsicherheit der Gesichtsinnervation vergesellschaftet ist. Beim Sprechen werden die in der Ruhe müden, ausdruckslosen, schlaffen Züge durch wetterleuchtende Gesichtsverziehungen (mimisches Beben) belebt (JOH. LANGE). Auch an der *Schrift* zeigen sich schon frühzeitig recht charakteristische Störungen. Ganz entsprechend der vielen Paralytikern eigenen Unbeholfenheiten und Ungeschicklichkeit, welche vor allem in der Koordination komplizierterer Akte zum Vorschein kommt, wird die Schrift unregelmäßig, verzittert und unordentlich. Dazu kommen auch bald Flüchtigkeiten, Wortwiederholungen und Paragraphien, die sich mit aphischen Störungen der Sprache (vgl. S. 519) verbinden können. Die Koordinationsstörung macht sich oft auch in einer Unsicherheit komplizierterer Bewegungen, selbst des *Ganges* bemerkbar. Dieser — ähnlich tabischen Störungen — ist leicht ataktisch; doch sind, falls nicht eine Taboparalyse vorliegt, die *Sehnenreflexe*, vor allem der *Patellarreflex gesteigert und schleudernd*, ohne daß in der Regel eigentliche Pyramidenbahnsymptome nachweisbar sind. Dies ändert sich, wenn wie so häufig *flüchtige Anfälle*, zumal hemiplegischer Art auftreten. Diese Anfälle, die wohl spirochätotoxischer Natur sind, können auch in Form transitorischer Aphasien, seltener Hemianopsien, Agnosien usw. erscheinen. Nicht selten haben sie *epileptiformen Charakter*, sei es als anfallsweise Dämmerzustände, Verwirrtheiten, Erregungen, Ohnmachten oder als auf eine Seite oder nur einen Körperteil beschränkte JACKSON-Anfälle (vgl. S. 672). Eine Summierung solcher Anfälle mit schweren Bewußtseinsstörungen kann zum *Status paralyticus* führen. — Störungen der Blasenentleerung — *Harnretention* — sind häufig und dürfen nicht übersehen werden. Sexuelle Appetenz und Potenz pflegen im Anfang gesteigert, später — wenigstens die letztere — deutlich vermindert zu sein. Trophische Störungen der Haut und der Knochen — ähnlich wie bei der Tabes — kommen vor, desgleichen auch gelegentlich periphere Lähmungen. Auffällig sind die fast regelmäßigen *zentralvegetativen* Störungen, die sich vor allem in abnormen *Gewichtsschwankungen* äußern. — Meist findet sich eine *Aortenlues*. — Die *Wa.R.* im Blut ist in über 90%, die *Liquor-Wa.R.* in 100% schon bei 0,2 positiv.

Der *Liquor* ist farblos und klar, sein Druck mäßig erhöht; fast immer besteht eine Zellvermehrung [Lymphocyten, Plasmazellen, Makrophagen (10—100 pro Kubikzentimeter)], die nur bei stationären, remittierenden und therapierten Fällen fehlen kann. Stets positiv sind Nonne I und die entsprechenden Reaktionen; fast immer findet sich auch Vermehrung des Gesamteiweißes auf das Doppelte und mehr. Die Kolloidreaktionen zeigen typische „Paralysekurven" mit völliger Ausfällung schon im 1. Glas (vgl. S. 531).

Die **psychischen Erscheinungen** haben im Beginn den Charakter neurasthenischer Erschöpfungszustände und krankhafter Ermüdbarkeit mit emotioneller Reizbarkeit. Die Konzentrationsfähigkeit, Auffassungsgabe und das Gedächtnis sind vermindert. Bald fallen Veränderungen der Persönlichkeit (Gleichgültigkeit, Nachlässigkeit, Zerstreutheit, krankhafte Stimmungslabilität, unethisches Verhalten, plötzliches Versagen usw.) und der Lebensführung (Ausschweifungen,

Vernachlässigung der Kleidung, schlechte Manieren, großspuriges Auftreten usw.) und dies alles ohne Krankheitseinsicht auf. Bezeichnend ist die Wandlung im Wesen des Kranken, das sich gern in sein Gegenteil verkehrt und dauernden, oft plötzlichen Schwankungen unterlegen ist. Zunehmend leidet die Urteilsfähigkeit; die Intelligenz überhaupt. Gedächtnis- und Orientierungsstörungen nehmen überhand. Alles Tun ist rasch schwankenden, wechselnden Gemütsbewegungen, unkontrollierten Affekten überantwortet. Gelegentlich zeigen die Kranken ein gesteigertes Kraftgefühl und eine bald mehr euphorische, bald aber auch gedrückte, stets leicht beeinflußbare Stimmungslage. Der Kontakt mit der wirklichen Umgebung wird immer geringer. Es entwickelt sich eine zunehmende *Demenz*. Sinnestäuschungen vor allem des Gehörs und des Gesichts, Wahnvorstellungen, besonders Größenwahn, aber auch Kleinheitsideen, alle Arten von Erregungszuständen bis zu Tobsuchtsanfällen und Zuständen deliranter Verwirrtheit können auftreten. — Auf Feinheiten der Typenunterscheidung — einfach demente, expansive, agitierte, depressive und atypische Verlaufsformen — kann hier nicht eingegangen werden.

Der **Verlauf** der *unbehandelten Paralyse* pflegt rasch progredient in 1—3 Jahren zum Tod an „Gehirnerweichung", d. h. an Gehirnzerstörung zu führen. Die erwähnten zentralvegetativen Störungen, extremer Gewichtsabfall, dazu Decubitalgeschwüre, Blasen- und ascendierende Niereninfektion, kardiale Störungen begleiten das Bild einer mehr oder minder völligen Aufhebung der Großhirnfunktionen (Starre, Auftreten primitiver Saug-, Greifreflexe usw.). — *Remissionen* über Jahre sieht man am ehesten noch bei expansiven Paralysen (J. LANGE). Dieser unaufhaltsamen Progredienz der progressiven Paralyse wird durch die Behandlung — vor allem die durch WAGNER-V. JAUREGG eingeführte *Malariatherapie* — Einhalt geboten. In einem Drittel bis einem Viertel der Fälle kommt es zu Remissionen, die praktisch einer Genesung gleichen. Defekte, vor allem psychischer Art, bleiben freilich auch in günstigen Fällen oft bestehen. Unter den neurologischen Symptomen sind besonders die Sprachstörung und die Liquorbefunde therapeutisch gut beeinflußbar.

Pathologische Anatomie. Die postmortale Feststellung einer Paralyse ist schon makroskopisch angesichts der vor allem frontal, aber auch partial und temporal lokalisierten Großhirnrindenatrophie, der Verdickung der weichen Häute, des oft vorhandenen Hydrocephalus int. wie auch ext., nicht zuletzt mit Hilfe der Eisenreaktion am frischen Gewebsschnitt (SPATZ) möglich. Das Hirngewicht pflegt erheblich vermindert zu sein. Mikroskopisch sieht man ein Nebeneinander *ektodermaler degenerativer* und *mesodermaler lympho-, vor allem plasmocytärer entzündlicher Prozesse* sowohl an den Meningen wie an den Gefäßen, vor allem im Bereich der Großhirnrinde. Um diese Gefäße begegnet man einer hochgradigen protoplasmatischen und faserigen Gliawucherung und Anhäufung eigenartiger pathologischer Mikroglia, den sog. „Stäbchenzellen" (vgl. S. 442). Unabhängig von den entzündlichen Veränderungen sind sowohl in der grauen wie weißen Substanz schwere degenerative Ganglienzellveränderungen und Läsionen an den Markscheiden und Achsenzylindern zu finden. Die Zahl der Ganglienzellen ist oft erheblich vermindert und in schweren Fällen findet man stellenweise eine hochgradige Störung des morphologischen Aufbaues der Großhirnrinde (Schichtenverwerfung). Auch das Striatum pflegt oft und schwer erkrankt zu sein. Im Großhirnmark finden sich gewöhnlich degenerative Ausfälle, sog. Lichtungsherde. Degenerationen sieht man auch oft an den Hinter- wie Seitensträngen des R. — *Spirochäten* wurden im Paralytikergehirn zuerst 1913 von NOGUCHI nachgewiesen. Obwohl JAHNEL ihr *regelmäßiges Vorhandensein* erweisen konnte, sind wir doch über die Beziehungen ihrer Verbreitung im Hirn — wo sie bald in spärlicher Menge, bald diffus verstreut, dann wieder perivasculär oder in lokalen Anhäufungen („Bienenschwärme") — zu den verschiedenen Formen der progressiven Paralyse noch sehr im unklaren.

c) Die Therapie der Neurolues.

Im Rahmen eines Lehrbuchs kann die Behandlung der syphilitischen Erkrankungen des ZNS trotz ihrer gar nicht zu überschätzenden Bedeutung nur kurz besprochen werden. (Verwiesen sei auf die jüngst erschienene Monographie DATTNERS!) — Die entscheidenste Phase in der Bekämpfung der Lues überhaupt liegt im Primärstadium der Krankheit, wenn Blut und Liquor noch völlig normal sind. Sofort einsetzende energische Behandlung kann da tatsächlich als Therapia magna sterilisans wirken. Ohne systematische Wiederholungen der Kur während der nächsten Jahre und genaueste klinische Kontrollen bis wenigstens zum 5. Jahr post infect. darf man freilich die Gefahr späterer luischer Manifestationen nicht für beseitigt halten. Wir wissen, daß auch ein zunächst völlig normaler oder auch normalgewordener Befund im Blut und Liquor kein Freibrief für die Zukunft ist. Ergibt eine Untersuchung nach dem 5. Jahr post infect. trotz *guter* Behandlung eine positive Blut-Wa.R., so ist in 75% der Fälle auch mit einem kranken Liquor zu rechnen, ein Befund, der die Fortsetzung der Behandlung erfordert. Andererseits bleibt nicht so selten der Liquor noch eine Zeit positiv, nachdem die Blut-Wa.R. unter der Behandlung bereits negativ geworden ist. So wünschenswert die nötige Sanierung von Blut und Liquor auch ist, so darf sie doch nicht das ausschlaggebende Ziel der Behandlung sein. Vorausgesetzt, daß eine erneute ausreichende Behandlung in der Spätlatenz das Blut und den Liquor nicht sanieren, so gedulde man sich. Ganz abgesehen davon, daß der serologische Effekt oft auf sich warten läßt, *entscheidet doch der klinische Befund, vor allem der der inneren Organe und des Nervensystems*. Ist da keine Progression feststellbar und weist der Liquor etwa nur ,,Restsymptome" — eine geringe Zellvermehrung und leichte Opalescenz beim Nonne I — auf, so lasse man von weiterer Behandlung ab. ,,Quieta non movere" sagt ein so erfahrener Arzt wie Nonne! Man bedenke, daß eine zu rigorose Behandlung auch die Abwehrkräfte des Körpers schädigen kann, manchmal auch die Gefahr der Aortenlues erhöht, und daß vor allem — bei günstiger Konstitution — eine mehr oder minder *spontane Heilung* der Syphilis möglich ist. Das Schlimmste ist eine inkonsequente, planlose Behandlung.

Die erste Forderung ist also die intensive kombinierte Behandlung der Frühstadien der Syphilis, d. h. die Behandlung mit Hg oder besser Bi, Jodkali und Neo-Salvarsan.

Das Hg wie das Bi scheinen mehr gegen die entzündlichen syphilitischen Prozesse, das Jod mehr auf die gummösen Veränderungen einzuwirken; während man sich vom Salvarsan einen vor allem die Spirochäten schädigenden Effekt verspricht. Die *Fieberbehandlung* schließlich — vor allem die von Wagner v. Jauregg inaugurierte klinische Beimpfung mit *Malaria tertiana* von Patient zu Patient — verwendet die alte Erfahrung, daß hochfieberhafte Erkrankungen auf chronische Prozesse einen ,,umstimmenden", bisweilen heilenden Einfluß ausüben können. Sie wurde ursprünglich nur bei der pr. P. verwendet, hat sich aber mit der Zeit, und zwar mit gutem Erfolg, auch zur Behandlung anderer syphilitischer Erkrankungen des ZNS durchgesetzt. An Stelle der Malaria kann man oft mit gleichem Nutzen die Behandlung mit der besser verträglichen *Recurrensinfektion* oder mittels der leicht dosierbaren *Pyrifer-Fieber-Reaktion* und ähnlicher Mittel verwenden.

Kontraindikationen für den Jodgebrauch sind in erster Linie hyperthyreotische Symptome, deren Ausbruch bei der zu Kropfbildung neigenden süddeutschen Bevölkerung stets zu fürchten ist. — Hg und auch Bi sind kontraindiziert bei schwereren Nieren- und auch Leberschädigungen. Hg und Salvarsan sind mit Vorsicht anzuwenden bei primär degenerativen, nicht neuritischen Opticusschädigungen, vor allem, wenn eine deutliche konzentrische Gesichtsfeldeinengung zumal für Weiß und Farben gleichermaßen, oder eine erhebliche Herabsetzung der zentralen Sehschärfe, die unter der Behandlung noch zunimmt, vorhanden ist. Auch schwerere Erkrankungen der inneren Organe — vor allem ein Aortenaneurysma — mahnen zu therapeutischer Zurückhaltung. Salvarsan *ohne* vorhergehende Hg- oder Bi-Behandlung ist immer gefährlich bei Lokalisation der Erkrankung in lebenswichtigen Zentren (Nonne). — Die Malariabehandlung stellt an das Zirkulationssystem und an die allgemeine Resistenz hohe Anforderungen und muß daher bei schwächlichen, herz- und gefäßkranken Individuen ausscheiden. In diesen Fällen kann man unter Umständen die anderen Fieberbehandlungen anwenden.

Man wendet jetzt die Malaria- bzw. Fieberbehandlung nicht nur bei Paralyse und Tabes, sondern auch bei den anderen syphilitischen Erkrankungen des ZNS (selbst in den Frühstadien) immer häufiger an. Namentlich die Malariabehandlung soll aber den Kliniken und dem erfahrenen Spezialisten überlassen werden. Sie bietet unter Umständen nicht geringe Gefahren. — Beginnt man — wie es meist geschieht — die *Behandlung der cerebrospinalen Lues* mit Hg, so bedient man sich der altbewährten grauen Salbe (im ganzen 30 Einreibungen und mehr von je etwa 3 g) oder der Hg-Präparate zur Injektion, z. B. des Kalomels. Die Hg-Behandlung wird durch kochsalzreiche Kost oder Trinken von Kochsalzthermen (z. B. in Tölz, wo sich Kochsalz *und* Jod im Wasser findet) gefördert. — Bi, das heutzutage dem Hg vorgezogen wird, verabreicht man am leichtesten als Bismogenol, wovon man pro Kur insgesamt etwa 20 Injektionen à 1 ccm intramuskulär gibt. — Jod — als KJ oder auch als NaJ oder in anderer Salzform — gibt man zwischen 1—3 und mehr Gramm täglich, vorteilhaft mit 2—3 Tropfen Sol. Fowleri auf 1 Eßlöffel etwa 2 bis 3 Monate lang. Man lasse sich durch einen leichten Jodschnupfen oder eine Jodakne nicht gleich abschrecken! — Mit dem Neosalvarsan beginne man nach einer Hg-Schmierkur bzw. 1—2 Injektionen Hg oder Bi vorsichtig mit 0,15 g intravenös. Nach 3 Tagen gebe man 0,3 g und steige dann bei guter Verträglichkeit nach der 4. Injektion auf 0,45 (evtl. auch 0,6 g Neosalvarsan). Nach der 3. Injektion sollen auf den Tag berechnet 0,15 g Neosalvarsan kommen. Insgesamt verabreiche man etwa 6,0 g Neosalvarsan in einer Kur. In letzter Zeit hat man gefunden, daß dort, wo Neosalvarsan anscheinend versagt, die anorganischen fünfwertigen As-Derivate (Solvarsin, Spirocid, Stovarsol, Tryparsamid usw.) noch gutes leisten können. Das Bismogenol (bzw. Hg) kann man zwischen den Neosalvarsangaben aber auch am gleichen Tag geben. — Bei noch nicht oder ungenügend Behandelten verabreiche man 3 solche kombinierte Kuren mit etwa 8 Wochen Pause im 1. Jahr, 2 im zweiten und noch 1 (oder wieder 2) im 3. Jahr. — Die neuroluischen Symptome pflegen bis 8 Wochen nach Beginn der Behandlung Zeichen ihrer Beeinflußbarkeit durch die Therapie zu verraten.

Zur *Behandlung der Metalues* — besonders der *Tabes* — leistet die klassische Syphilisbehandlung, vor allem die Salvarsantherapie leider sehr wenig. Die anorganischen As-Präparate können besser wirken. So wird man zwar unter genauer Kontrolle kombiniert behandeln, auch rechtzeitig — zumal in den Frühstadien einer Tabes und bei noch rüstigen, sonst gesunden Patienten — organisch eine Malaria bzw. Fieberbehandlung, gefolgt von einer Salvarsan-, Stovarsol- oder sonstigen As-Derivat-Therapie, durchführen. Man setze aber eine solche Therapie nicht endlos fort und versuche nichts zu erzwingen. Gar manche serologischen Befunde *bleiben* pathologisch, und ein Teil der klinischen Symptome (z. B. Reflexverlust, schwere Ataxie, trophische Störungen und leider auch manche schmerzhafte Zustände) sind *Ausfalls-* bzw. *Narbensymptome*, also überhaupt nicht besserungsfähig. Im übrigen ist bei der Tabes reichlich Gelegenheit zu *symptomatischer Behandlung* gegeben. Zu empfehlen ist 0,01—0,02 Arg. nitr. in Intervallen für einige Wochen (F. v. MÜLLER). Der Allgemeinkräftezustand wird durch Strychnin und Arsen gebessert. Die Schmerzen und die gastrischen Krisen sind oft schwer zu beeinflussen. *Man hüte sich vor dem Morphium*, welches nur vorübergehend hilft, rasch zur Gewöhnung führt und insgesamt das Leiden dann noch unerträglicher macht. In manchen Fällen hat eine energische Behandlung — z. B. eine Malariakur — einen sehr wohltätigen Einfluß auf die Schmerzen; auch eine Lumbalpunktion kann gut wirken. Zu versuchen ist Na nitrosum und bei den gastrischen Krisen Atropin. Auch eine Insulinmastkur ist des Versuches wert. Sonst stehen noch die verschiedenen Analgetica zur Verfügung. Hydro- und physikalisch-therapeutisch macht man von Wärme in jeder Form Gebrauch. Auch Röntgenbestrahlung scheint gelegentlich zu helfen. Die sog. *Chordotomie*, d. h. die Durchtrennung der schmerzleitenden spinothalamischen Bahnen, wird wohl stets nur auf ganz besondere Fälle beschränkt bleiben.

Zur Behandlung schwerer Formen von Ataxie empfiehlt sich die von FRENKEL eingeführte kompensatorische Übungstherapie, durch die die Augen zum Ersatz der gestörten Tiefensensibilität erzogen werden. — Bei Osteoarthropathien müssen die Glieder völlig ruhig gestellt werden. — Besondere Aufmerksamkeit erfordert die Blasentätigkeit — Bekämpfung der Retention und von Infekten — sowie die Neigung zu Decubitalgeschwüren.

Die *Behandlung der Paralyse* ist Sache des fachärztlich geschulten Neurologen und Psychiaters. Ich verweise auf die einschlägigen Lehr- und Handbücher.

VI. Die tuberkulösen Erkrankungen des Nervensystems.
1. Die Spondylitis tuberculosa (Malum Pottii).

Die tuberkulöse Wirbelerkrankung ist zwar nur ein Symptom einer Organtuberkulose überhaupt, doch findet sie sich nicht selten bei Fällen, bei denen keine klinischen Erscheinungen anderweitiger tuberkulöser Erkrankung auffindbar sind. Bevorzugt ist das *kindliche* und *jugendliche* Alter, doch kann eine tuberkulöse Spondylitis noch in hohen Jahren vorkommen. Die Erkrankung beginnt in der Regel in den Wirbelkörpern, selten den Bögen und Fortsätzen mit einer Einschmelzung des Knochens durch Bildung tuberkulösen Granulationsgewebes. Der Wirbelkörper bricht ein, weicht auch nach hinten aus, und es kommt zu einer spitzwinkligen Knickung der Wirbelsäule, einem *Gibbus* oder POTTschen Buckel (vgl. Abb. 45). Werden mehrere Wirbel zerstört, so kann eine bogenförmige Kyphose die Folge sein. Der tuberkulöse Prozeß führt bisweilen zu einer völligen Vernichtung auch der benachbarten kleinen Wirbelgelenke samt ihrem Bandapparat. Die weitere Folge kann die Bildung eines *Senkungsabscesses* oder ein Übergreifen des Prozesses

Die tuberkulösen Erkrankungen des Nervensystems. 643

auf die Dura sein. Dadurch kommt es zu einer toxischen, zirkulatorischen und auch mechanischen Schädigung des R.

Symptomatologie und Verlauf. Nur ein Teil der an Wirbelsäulentuberkulose Erkrankten weist Zeichen einer R-Schädigung auf. Bei diesen Kranken beherrschen die Symptome der *Wirbelsäulenerkrankung* allein das Bild. Abgesehen vom *Gibbus* bzw. der *Kyphose* sind verdächtige Symptome: die lokalisierte *Schmerzhaftigkeit* beim Beklopfen oder schon Betasten des Dornfortsatzes des erkrankten Wirbels, der an diesem Ort entstehende Schmerz bei allen möglichen Bewegungen, beim Treppensteigen und anderen Erschütterungen des Körpers; die *reflektorische Steifhaltung* der Wirbelsäule etwa beim Bücken und das Auftreten eines *Senkungsabscesses*, z. B. unterhalb des POUPARTschen Bandes, aber auch — bei Erkrankung der Halswirbelsäule — zwischen Rachenwand und Wirbelsäule. Am häufigsten erkrankt die Brustwirbelsäule. — Das erste Zeicenh einer *R-Schädigung* pflegen *Reizerscheinungen* seitens der hinteren Wurzeln zu sein, die manchmal das Leiden so lange als „*Intercostalneuralgie*" maskieren, bis eindeutige Wirbelsäulenveränderungen bzw. R-Symptome den Zustand klären. Eine Tuberkulose der Halswirbelsäule kann lange Zeit, bevor eigentliche spinale Symptome erscheinen, schwerste Neuralgien im Armplexus machen. Je nach der Schädigung des R können sich dann weiter Syndrome entwickeln, die bald mehr einer *Kompressionslähmung*, bald einem *inkompletten* oder *kompletten Querschnitt* ähneln (vgl. S. 506). Es kommt auch vor, daß R-Symptome, z. B. eine spastische Paraparese der Beine einsetzen, bevor die üblichen Initialerscheinungen des Leidens sich deutlich bemerkbar gemacht haben. — Besonders schwere Lähmungen, evtl. sogar kom-

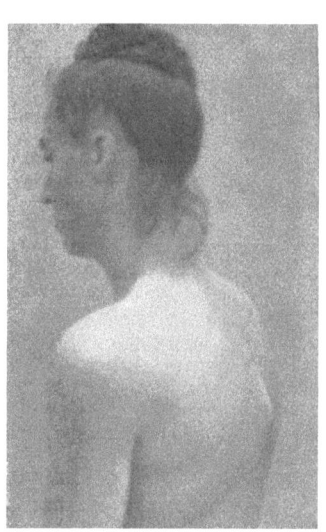

Abb. 45. Gibbus bei Tuberkulose der Brustwirbelsäule. (Nach E. MÜLLER: Aus Handbuch d. inn. Med., Bd. 5/1.) (Marburg. med. Poliklinik.)

biniert mit Hirnnervenlähmungen und bulbären Symptomen sieht man bei tuberkulöser Spondylitis des Atlantooccipitalgelenks bzw. der oberen Halswirbelsäule. Die *Prognose* ist ungewiß. Auch in günstigen Fällen dauert die Ausheilung der Knochenerkrankung Jahre und kann immer wieder aufflackern. Einmal eingetretene Lähmungen können sich — zumal bei geeigneter Behandlung — wieder zurückbilden, müssen es aber nicht. Komplikationen drohen vor allem von einer Miliartuberkulose, septischen Erkrankungen infolge dekubitaler Infektionen oder schwerer ascendierender Cystopyelitiden, relativ selten von einer tuberkulösen Meningitis.

Die frühe **Diagnose** des Leidens — ein dringendes Erfordernis — hängt sowohl von der eingehenden klinischen Untersuchung der Wirbelsäule wie vor allem aber auch von dem Ergebnis der *Röntgenuntersuchung* ab. Senkungsabscesse treten in der Regel erst später auf. Aufs sorgfältigste ist der Gesamtkörper auf eine Tuberkulose zu untersuchen. — Die Lumbalpunktion kann bei Beschränkung des Prozesses auf die Wirbelsäule einen normalen *Liquor* ergeben. In anderen Fällen kann sich der Liquor bald mehr im Sinn eines chronischen entzündlichen Prozesses, bald eines Kompressionssyndroms (vgl. S. 508) verändert finden. — *Differentialdiagnostisch* sind *carcinomatöse* Wirbelaffektionen zu erwägen; doch befallen Carcinommetastasen meist mehrere Wirbel und verursachen keinen typischen Gibbus. Im übrigen sind Alter, Anamnese, anderweitiger Organbefund, unter Umständen Nachweis eines Senkungsabscesses Wegweiser für die Diagnose. Carcinommetastasen machen in der Regel auch stärkere Schmerzen und sind in ihrem Verlauf kaum therapeutisch beeinflußbar. *Osteomyelitische* Wirbelprozesse nach akuten Infektionskrankheiten zeigen in der Regel einen viel foudroyanteren Verlauf und haben eine kennzeichnende Anamnese. Die gummöse *Syphilis* der Halswirbelsäule kann zu Verwechslungen Anlaß geben, wenn die Anamnese, der übrige Organbefund und die serologischen Methoden im Stich lassen. Nicht selten spricht dann der gute therapeutische Erfolg für Lues. — Chronische *arthritische* und *arthropathische* Veränderungen der Wirbelsäule sind in der Regel röntgenologisch zu identifizieren.

Therapie. Die Behandlung soll unter Hinzuziehung eines Orthopäden durchgeführt werden. Mittels Entlastung und Ruhigstellung der Wirbelsäule hat sie die Ausheilung des Knochenprozesses zum Ziel.

Der Orthopäde muß entscheiden, ob Extension in GLISSONscher Schlinge, ein Gipsbett, eine Gipskrawatte oder ein Korsett zweckentsprechend ist. Letztere Maßnahme hat den großen Vorteil, daß die Kranken — vor allem auch die Kinder — sich bald wieder bewegen können. Von großer Bedeutung ist die Allgemeinbehandlung, die ihre größten Erfolge zwar im Höhenklima — z. B. Leysin — hat, aber überall auch an der See, wenn nur konsequent durchgeführt, den Heilungsverlauf wesentlich zu beeinflussen vermag. Hier sollen nur als Schlagwörter genannt sein: Freiluft, Sonne, richtige Ernährung (Butter, frische Gemüse, Obst usw.), dazu Lebertran, evtl. Jod und Arsen. Später werden Massage, Solbäder usw. weiterhelfen. Man soll immer bedenken, daß eine so langwierige Behandlung wie die einer tuberkulösen Spondylitis auf die *Psyche* des Patienten größten Bedacht nehmen muß und daß die monatelange Lagerung im Gipsbett u. dgl. große Anforderungen an den Patienten stellt. Für sie muß daher eine strenge Indikation bestehen. Hinsichtlich der Behandlung schwerer Lähmungen vgl. S. 596.

2. Die tuberkulöse Meningitis.

Die tuberkulöse Meningitis ist wohl die häufigste aller Meningitiden und in der Regel Teilerscheinung einer Miliartuberkulose bzw. generalisierten Tuberkulose. An eine Wirbelcaries schließt sie sich nur selten an. Der primäre Organprozeß, von dem aus die Aussaat in die Blutbahn erfolgte, bleibt intra vitam meist unerkannt. Die tuberkulöse Meningitis tritt mit Vorliebe in den ersten 4 Lebensjahren auf, doch sieht man sie auch im mittleren Alter noch häufig genug. Als *auslösende Momente* spielen Traumen eine gewisse Rolle, ein wichtiger Umstand für die Beurteilung von Unfallsfolgen. Dabei stellt man sich vor, daß durch ein Trauma ein tuberkulöser Herd im Körper mobilisiert oder durch eine Verletzung des ZNS ein Locus minoris resistantiae bei einer bestehenden tuberkulösen Infektion geschaffen wird. Krankheiten, welche zum Aufflackern einer Tuberkulose führen, können auf diese Weise auch eine tuberkulöse Meningitis nach sich ziehen.

Symptomatologie und Verlauf. Schon vor Ausbruch meningitischer Symptome bieten namentlich Kinder Zeichen von Mattigkeit, Unlust, nächtlicher Unruhe und Wehleidigkeit. Oft klagen sie wie auch Erwachsene über Kopf- und Gliederschmerzen. Viele Wochen können vergehen, in denen lediglich solche vagen Symptome, ab und zu einmal vorübergehende Verwirrtheit, leichtes Fieber und schwer gestörtes Allgemeinbefinden mit Gewichtsabnahme die Krankheit einleiten. Bei Kindern sieht man in diesen Initialstadien sehr häufig ein ganz unmotiviertes, offensichtlich *cerebrales Erbrechen* meist verbunden mit Stuhlverstopfung. Die kleinen Patienten werden verdrießlich, schließlich immer apathischer. Die Kopfschmerzen nehmen an Heftigkeit zu, Krämpfe können auftreten und sorgfältige Untersuchung ergibt die ersten *meningitischen Symptome* (vgl. S. 572). Der *Puls* ist oft relativ langsam; im Blut findet sich eine polynukleäre Leukocytose. Andererseits kann gerade bei Kindern die tuberkulöse Meningitis ganz akut aus vollster Gesundheit einsetzen: Unter Erbrechen und Krämpfen tritt rasch Bewußtlosigkeit ein. — Wenn wir von den seltenen Fällen absehen, bei denen unter dem Bild mehr einer Encephalitis als Meningitis die Krankheit binnen weniger Tage zum Tode führt, so finden wir bei der tuberkulösen Meningitis ein im Verlauf sehr wechselvolles Symptomenbild. Charakteristisch sind Lähmungen der *Hirnnerven*, vor allem des Abducens und Oculomotorius, aber auch des Facialis, bisweilen mit Gesichtszuckungen beginnend. Man kann auch Störungen der *Pupillenreaktion* und eine *Neuritis optica* beobachten. Von corticalen Ausfällen verdient die *transitorische motorische Aphasie* genannt zu werden, welche nach SCHLESINGER ein häufiges initiales Symptom darstellt. Im weiteren Verlauf gelegentlich erscheinende, meist flüchtige Extremitätenparesen, sowie pathologische Reflexe (*Babinski* usw.) sind ein Zeichen des Übergreifens des Prozesses auf die Hirnsubstanz; z. B. auf die Pedunculi cerebri. — In den vielen Wochen, die das Leiden dauern kann, und in denen nicht selten weitgehende *Remissionen* eine falsche Hoffnung auf Genesung erwecken, kommen die Kranken ganz von Kräften. Es besteht ein unregelmäßiges meist sehr hohes *Fieber*, der *Puls*, der anfangs auffällig langsam war, wird unregelmäßig und schneller, die *Atmung* wird beschleunigt. *Retentio urinae* tritt auf, vasomotorische Störungen und verschiedene *motorische Reizerscheinungen* stellen sich ein, das *Sensorium* trübt sich immer mehr, *deliröse* Zustände entstehen, und schließlich erfolgt unter dem Bild allgemeiner schlaffer Lähmung mit Inkontinenz, CHEYNE-STOKESscher Atmung und Puls- und Temperaturanstieg der Exitus letalis. Die *Dauer* des Leidens pflegt bei Kindern meist unter 3 Wochen zu sein; bei Erwachsenen schwankt die Zeit zwischen Tagen und unter Umständen mehreren Monaten. *Heilungen* sind ganz selten.

Die **Diagnose** macht eigentlich nur in den ersten Krankheitsstadien Schwierigkeiten. Bald hilft der *Liquorbefund* zur Erkennung der Krankheit. Von *anderen Meningitiden* unterscheidet sich die tuberkulöse Meningitis durch den besonders *hohen Liquordruck*, die außerordentliche Erhöhung des Gesamteiweißes, die wenigstens im weiteren Verlauf ganz überwiegend *lymphocytäre Zellvermehrung* und vor allem durch den Nachweis von *Tuberkelbacillen* in jenen feinen Fibringerinnseln, die sich beim Stehenlassen im Liquor abscheiden. (Betreffend der Kolloid-Kurven vgl. Abb. 35.) Bisweilen findet man auch Blut bzw. eine Xanthochromie im Liquor; ein Hinweis darauf, daß die tuberkulöse Erkrankung zu schweren Gefäßwandschädigungen führen kann. In analoger Weise entstehen ja auch tuberkulöse Glaskörperblutungen.

Pathologisch-anatomisch ist der Befund schon makroskopisch gekennzeichnet durch die Ausfüllung der subarachnoidalen Räume, vor allem an der Basis im Bereich der Zisternen, mit einem gelblich-gallertigen Exsudat, das die Nerven und das Chiasma umscheidet, sowie eine Unzahl grauweißer miliarer Tuberkeln, besonders entlang der Gefäße, z. B. der A. cer. media in der Fossa Sylvii. Die Hirnsubstanz kann hyperämisch und ödematös sein. Mikroskopisch sieht man diffuse lymphocytäre Infiltrationen wie auch typische Tuberkel, die entlang der Piagefäße und an der Oberfläche in die nervöse Substanz eindringen.

Die **Therapie** muß sich auf Linderung der Beschwerden mittels häufiger Lumbalpunktion beschränken und gleicht sonst den symptomatischen Maßregeln bei akuten eitrigen Meningitiden.

VII. Angeborene exogene Entwicklungsstörungen und Mißbildungen sowie früherworbene Schädigungen des ZNS.
1. Encephalopathische Idiotien und der Hydrocephalus int. chronicus.

Idiotie kann entstehen durch Gehirnmißbildungen, die beruhen auf abnorm tiefer Furchenbildung des Gehirns *(Porencephalie)*, auf Zurückbleiben einzelner Strukturen in ihrer Differenzierung, z. B. *Balkenmangel;* auf pränatalen entzündlichen, toxischen, zirkulatorischen und traumatischen Einflüssen *(Pseudoporencephalie, Cysten, Erweichungsherde)*, auf gliomatös-neoplastischen Prozessen *(tuberöse Sklerose)*, auf diffus encephalomalacischen, sklerosierenden Prozessen *(lobäre Sklerose)*, auf Entwicklungshemmung der Großhirnrinde *(Mikrogyrie* und *Agenesie);* auf genuiner oder sekundärer allgemeiner cerebraler Hypoplasie und mit ihr koordinierten Mißbildung des Schädels *(Mikrocephalie)* und schließlich auf der Ausbildung eines *Hydrocephalus.* Nicht hierher gehören die *thyreogenen* und *mongoloiden* Idiotien, obzwar auch bei ihnen das ZNS mitbetroffen ist. Über die Klassifizierung und Benennung der Intelligenzdefekte ist das Nötigste auf S. 522 gesagt.

Von all den genannten Entwicklungsstörungen ist der **Hydrocephalus congenitus,** *und zwar der H. internus, die praktisch wichtigste.* Sehen wir einen chronischen Hydrocephalus zusammen mit anderen Hirnmißbildungen, so dürfte auch er als eine *Entwicklungshemmung* aufzufassen sein. Häufiger beruht der Hydrocephalus auf einer fetalen *Meningitis,* die auch auf die Plexus choriodei und das Ependym übergegriffen hat, und zwar entweder zu vermehrter Liquorsekretion oder behindertem Abfluß durch den Aquädukt, die Foramina des IV. Ventrikels oder schließlich mangelhafter Aufsaugung des Liquors in das System der großen Sinus geführt hat. Als Ursache meningitischer Prozesse kommt vor allem die *Lues* in Betracht. Die Ansammlung von Flüssigkeit in den Ventrikeln und deren konsekutive Erweiterung kann so enorm sein, daß die Hirnrinde bis auf wenige Millimeter verdünnt wird. Es sind Mengen von bis zu 10 l einer sehr eiweißarmen Hirnflüssigkeit im Hirninnern gefunden worden. Nicht alle *Hydrocephalen* werden mit einem großen Kopf geboren, sondern die Schädelvergrößerung kann sich später allmählich entwickeln; zumal

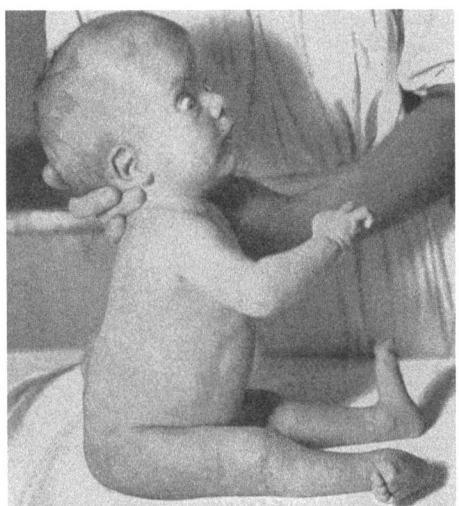

Abb. 46. Hydrocephalus kombiniert mit Spina bifida. Charakteristische Augenstellung. (Eigene Beobachtung.) (Nach J. IBRAHIM: Handbuch der Kinderheilkunde. Herausgegeben von M. v. PFAUNDLER und A. SCHLOSSMANN, 4. Aufl., Bd. IV. Berlin: F. C. W. Vogel 1931.)

in Fällen, bei denen eine Meningitis (vgl. S. 573) den Hydrocephalus int. verursacht hat. Bei kleinen Kindern schließen sich die Schädelnähte nicht oder öffnen sich auch wieder. Der Schädelumfang kann den der Brust übersteigen. Vor allem entsteht ein gelegentlich ganz groteskes Mißverhältnis zwischen Hirn- und Gesichtsschädel. Die oft konvergierenden Augen sind gewissermaßen in die Taschen der Unterlider gesenkt, so daß diese bis in Pupillenhöhe reichen und die oberen Sklera unbedeckt sichtbar ist (vgl. Abb. 46). An *neurologischen Symptomen* sind bemerkenswert bisweilen mydriatische starre Pupillen, seltener Opticusatrophie, häufig langsamer horizontaler Nystagmus. An den Extremitäten sieht man oft die Symptome *diplegischer Starre* (vgl. S. 648), auch Ataxie, Tremor und eigenartige Automatismen. Epileptiforme Krämpfe können vorhanden sein. Die meisten der angeborenen und früh sich entwickelnden Formen von chronischem Hydrocephalus führen zu Schwachsinn bis schwerer Idiotie. Weitere Einzelheiten finden sich in den Lehrbüchern der Kinderheilkunde. Bezüglich des *Hydrocephalus int. bei Erwachsenen* vgl. die Ausführungen im Abschnitt *Hirntumor.*

2. Mißbildungen und Entwicklungsstörungen.

Die meisten schweren *Großhirnmißbildungen* sind mit dem Leben unverträglich und haben daher kein neurologisches Interesse. Ein einseitiger und selbst totaler *Kleinhirn-*

defekt kann allerdings mitunter ganz symptomlos bleiben oder aber auch zu cerebellaren Störungen (Ataxie usw.) führen. — Im Bereich des Großhirns, und zwar meist im Hinterhauptsbereich, kann eine Ausstülpung der Hirnhäute — eine sog. *Meningocele* — entstehen, die gelegentlich operativ mit Erfolg angegangen werden kann.

Dysplasien des R und seiner Hüllen sind eher mit dem Leben vereinbar als schwere Hirnmißbildungen. Die für den praktischen Arzt wichtigste Störung ist die **Spina bifida,** ein durch mangelhafte Schließung des Wirbelkanals und hernienartiges Vortreten der Meningen, eventuell auch des R charakterisierter Defekt. Je nach dem Inhalt der Ektopie können wir unterscheiden: Meningocelen, Myelocystocelen, Myelocysto-Meningocelen und Myelomengingocelen (vgl. die Darstellung von R. BING im v. BERGMANN-STAEHELINschen Handbuch). Während sich bei der eigentlichen Spina bifida, die man auch als *Rachischisis* bezeichnet, der abnorme Zustand schon äußerlich durch eine sichtbare *Vorwölbung* im Bereich der Wirbelsäule verrät, ist dies bei der *Spina bifida* nicht der Fall.

Die **neurologischen Symptome der Spina bifida** — meistens im Bereich der Cauda equina — bestehen in einer motorischen und sensiblen Paraplegie beider Füße und Unterschenkel mit Blasen-Mastdarmlähmung und trophischen Störungen. Hier macht die *Diagnose* des Leidens keine Schwierigkeiten. Anders ist es bei der **Spina bifida occulta,** die in der Mehrzahl der Fälle überhaupt erst röntgenologisch erkannt und nur gelegentlich durch das Vorhandensein einer *fleckförmigen Hypertrichosis* im Bereich der unteren Lendenwirbelsäule, manchmal auch durch eine lokale Verkrümmung wahrscheinlich gemacht wird. Hier stellen sich klinische Symptome charakteristischerweise — wenn überhaupt — meist erst im Verlauf des Wachstums ein und neigen zu allmählicher Verschlimmerung. In vielen Fällen bleibt eine *Enuresis nocturna* das einzige Symptom; doch kann sich ausgesprochene Blasen-Mastdarmschwäche, ja völlige Inkontinenz im Laufe der Zeit entwickeln. Gelegentlich werden auch Sphincterspasmen geklagt. Nicht so selten lenken Deformierungen der Füße — in erster Linie eine *Klumpfußbildung* — den Verdacht auf eine Spina bifida occulta. In ungünstigen Fällen kommt es durch eine den Zustand komplizierende tumoröse Erkrankung im Caudagebiet oder durch Zerrungen im R infolge Strangbildung zu motorisch-sensiblen Lähmungen, welche an Schwere jenen bei der Rachischisis nicht nachzustehen brauchen.

Die **angeborene Kernaplasie** bestimmter Hirnnerven ist eine Entwicklungsstörung, deren Entstehung wohl schon in die ersten beiden Fetalmonate zurückreicht und bei der angesichts familiärer Fälle die Vererbung von Bedeutung sein *kann*. — Betroffen ist vorzugsweise eine bestimmte Region, die motorischen Kerne des III., IV., VI. und VII., selten des V. und XII. Hirnnerven. Die *Ptosis congenita* ist am häufigsten; angeborene ein- oder auch doppelseitige Facialislähmungen sind meist mit Abducenslähmungen kombiniert. Schwerste Defekte lassen jede Beweglichkeit der Augen, des Gesichts, womöglich auch der Zunge vermissen. — Mit den Kernaplasien können partielle oder totale Aplasien der peripheren Nerven einhergehen.

3. Die cerebrale Kinderlähmung.

Gar oft begegnen dem Arzt Verkrüppelungen und Lähmungen, welche bei näherer Nachforschung wenigstens in ihren Anfängen bis auf die allerfrüheste Kindheit zurückgehen, sei es, daß sie bereits bei der Geburt bemerkt wurden oder sich an die meist komplizierte oder zu früh erfolgte Geburt angeschlossen haben oder schließlich in den ersten Lebensjahren aufgetreten sind.

Ätiologisch kommen für diese Zustände recht *verschiedene Ursachen* in Frage. Genannt seien nur: Mißbildungen des Gehirns, fetale Schädigungen infektiöser, toxischer und traumatischer Art; Geburtstraumen; Encephalitiden und Meningitiden sowie Infektionskrankheiten (Keuchhusten, Diphtherie, Masern, Scharlach, Influenza, Pneumonie, Typhus, Vaccination und vor allem die Lues) in der frühen Kindheit. Oft scheinen dabei gewisse *Dispositionen* — vor allem für die *pränatal* entstehenden Hirnschädigungen — eine Rolle zu spielen. Dies gilt für Kinder von Nerven- und Geisteskranken, blutsverwandten Eltern, Potatoren, Luikern usw. (vgl. IBRAHIM). Später kann man es den Hirnen meist nicht mehr ansehen, welcher Art die ursprüngliche Schädigung war.

Wenn nun zwar aus dem Endzustand die Pathogenese des Leidens nicht mehr erschlossen werden kann, so kann doch — wie IBRAHIM es formuliert — als Regel betrachtet werden, daß die sog. LITTLEsche *Ätiologie*, d. h. Schwergeburt, Asphyxie und Frühgeburt vorwiegend *diplegische Cerebrallähmungen* verursacht, während die Mehrzahl der *hemiplegischen Lähmungen erst nach der Geburt im Gefolge von Infektionskrankheiten* entsteht. Bei der LITTLEschen Krankheit varriieren die Krankheitsbilder, je nachdem ob pyramidale, extrapyramidale oder cerebellare Störungen im Vordergrund stehen. — Über die Klinik der cerebralen Kinderlähmung sei nur das Wichtigste mitgeteilt.

Meist *postnatal*, im Anschluß an infektiöse oder toxische Erkrankung entsteht oft unter *Krämpfen* eine zunächst schlaffe, dann **spastische Hemiplegie,** bei rechtsseitigem Sitz unter Umständen mit *Aphasie,* welche sich meist auf eine *spastische Kontraktur* der *Hand* und des *Armes* zurückbildet, aber auch am Bein noch Spasmen, zumal spog. *Intentionsspasmen,* zurückläßt. Auf der gelähmten Seite entstehen *Wachstumshemmungen* und *vasomotorische* Störungen. Die *Sensibilität* bleibt fast immer normal, doch kommen Hemihypästhesien, stereognostische Störungen, wie auch eine Hemianopsie gelegentlich vor. Recht häufig entwickeln sich später *Hemichorea* und *Hemiathetose,* auch zwangsweise *Mitbewegungen,* z. B. des gelähmten Armes und vor allem aber *Epilepsie* und schwere *Intelligenzstörungen.* Doppelseitige Läsionen dieser Art führen zu **spastischer Diplegie** mit stärkerer Beteiligung der *Arme* und häufigen *pseudobulbären* Symptomen (vgl. S. 537) und später meist zu einer *Idiotie.*

Unter **LITTLEscher Krankheit** versteht man Zustände meist *angeborener allgemeiner* oder (vorwiegend auf die *Beine* beschränkter) *paraplegischer Starre,* die im Anfang gern mit *Konvulsionen* einhergeht. Oft fallen der Mutter die Spasmen erst später, z. B. beim Gehenlernen auf, das vor allem durch die *typischen Adductorenspasmen* schwerst beeinträchtigt ist. Pyramidale Spasmen und extrapyramidale Tonusstörungen können da nebeneinander bestehen, wobei *Reflexsteigerung* evtl. positiver *Babinski* für die erstere Störung spricht. Epilepsie, Chorea und Athetose sowie Wachstumsstörungen sind hier seltener; häufiger begegnet man *Hirnnervenlähmungen* und *Schädelverbildungen.* Die *Intelligenz* kann normal sein. *Cerebrale Kinderlähmungen* mit vorwiegend *extrapyramidalen Symptomen* können verlaufen unter dem Bild mehr oder minder reiner *Hemiathetose* oder *Hemichorea* evtl. auch *Hemitremor* oder *Hemiklonie* bei ganz oder fast völlig fehlender Hemiparese. — *Diplegische extrapyramidale* Syndrome sind gekennzeichnet durch angeborene *Hypertonie* und *Hyperkinesen,* z. B. in Form einer *bilateralen Athetose,* bei der in den schweren Fällen die auf S. 498 geschilderten athetotischen Bewegungen in stärkster Weise ausgeprägt sind, mitunter auch die Form des sog. *Torsionsspasmus* annehmen. Auch doppelseitige Chorea kommt dann und wann vor. Kombinationen mit pyramidalen Störungen sind häufig. — Eine recht seltene, vorwiegend *cerebellare* Schädigung, die häufiger angeboren als später erworben beobachtet wird, kann zu einem *atonisch-astatischen Typ* der Kinderlähmung führen (O. FOERSTER). Mischfälle cerebral-cerebellaren Typs weisen neben Spasmen eine Ataxie auf, während bei den vorwiegend cerebellaren Fällen die *Atonie* der Muskulatur *ohne eigentliche Lähmung* die Hauptstörung ausmacht.

Außer diesen zweifellos exogen bedingten cerebralen Kinderlähmungen sieht man bisweilen deutlich *progrediente spastische Syndrome,* die sich bei näherer Nachforschung als **hereditär,** also endogener Natur erweisen. Die pathologisch-anatomischen Vorgänge können dabei ganz verschiedener Natur sein. Bald handelt es sich um *systematische Atrophien* des pyramidalen Systems (vgl. S. 654), bald um *Entmarkungsprozesse* im Sinne einer *diffusen Sklerose des Hemisphärenmarks* bzw. einer „*Encephalitis periaxialis diffusa*" (SCHILDER). Dabei tritt im Verlauf das Bild einer mehr oder minder hochgradigen „Decerebration" mit schwerer Demenz, Versagen aller Sinne und völliger Versteifung auf.

VIII. Die Erbkrankheiten des ZNS.

In Bd. I, S. 47 findet der Leser jene grundlegenden Ausführungen, die für das Verständnis der Erbkrankheiten des NS unerläßlich sind. Die Kenntnis gerade dieser Krankheiten ist für den Arzt um so unerläßlicher, als er nur im stande ist, ihre weitere Verbreitung durch die Eheschließung von Krankheitsträgern zu verhindern — praktisch der einzige, aber um so wirkungsvollere ärztliche Maßnahme gegen diese Leiden —, und in Befolgung des Gesetzes zur Verhütung eines erbkranken Nachwuchses Kranke mit bestimmten Erbkrankheiten — vor allem solche mit erblichem Schwachsinn und genuiner Epilepsie — der Unfruchtbarmachung zuzuführen.

Für die *Definition eines Leidens als Erbkrankheit* müßte an sich entscheidend sein, daß eine ererbte Eigentümlichkeit für die Manifestation eines bestimmten klinischen Syndroms den Ausschlag gibt. So sind im Grunde eine Reihe Krankheiten, deren Ursache wir nicht kennen und die wir als „*genuin*" bezeichnen, Erbkrankheiten; z. B. auch die genuine Hypertension. Andererseits hält bei vielen Erkrankungen das exogene Moment dem endogenen — ererbten — so vollauf die Waage, daß man solche Erkrankungen besser nicht den Rahmen der Erbkrankheiten einbezieht. *Exogene Faktoren* — Traumen, Infekte, körperliche und seelische Schädigungen mannigfachster Art — sehen wir bei vielen Erbkrankheiten in so innigem zeitlichen Zusammenhang mit dem Auftreten der ersten Krankheitserscheinungen, daß nur die Kenntnis des Leidens den Arzt — vor allem auch den Gutachter! — davor bewahren kann, ein kausales Verhältnis anzunehmen, wo in Wirklichkeit das exogene Moment nur begünstigend, sei es für die erste Manifestation oder für die Bewußtwerdung oder für die Verschlimmerung eines im Grunde endogenen Leidens gewirkt hat. Erbkrankheiten sind nur in den seltensten Fällen schon bei der Geburt erkennbar! Meist treten sie erst im Laufe des Lebens, oft erst nach Jahrzehnten in Erscheinung. Andererseits — man präge sich das ein! — brauchen angeborene Leiden durchaus nicht hereditär zu sein und sind es meist auch nicht! — Für die Klärung der vielen schwierigen Probleme, vor allem die Klassifizierung und Beurteilung der Erbkrankheiten hat sich die Familienforschung als ein unübertreffliches Hilfsmittel erwiesen. Die *Anamnese* ist eines der wichtigsten diagnostischen Werkzeuge für den Arzt. Sie läßt erkennen, daß in der Familie des Kranken, sei es in seiner oder auch den vorhergehenden Generationen, Erkrankungen des ZNS der gleichen Art, bisweilen aber nur mehr minder ähnliche Syndrome oder nur allgemeine Störungen der geistigen oder körperlichen Entwicklung — Schwachsinn, endokrine Störungen, Anomalien am Skelet usw. — beobachtet worden sind. *Wiederholungen des gleichen Leidens (Homologie) in einer Familie* sind zwar die Regel; nur ist zu bedenken, daß in der Aszendenz Träger *verschiedenartiger Erbkrankheiten* vorkommen können und daß auch ein und dasselbe Leiden sich weder hinsichtlich Stärke und Vollzähligkeit noch der Gruppierung der Symptome bei verschiedenen Mitgliedern einer Familie gleich zeigen muß. *Rudimentäre Formen* eines Erbleidens können ihren Trägern ganz unbewußt bleiben und werden oft erst durch den Arzt festgestellt. — Die Verschiedenheit klinischer Syndrome eines Erbleidens in einer Sippe läßt — wenn man die familiäre Kombination im Wesen verschiedener Erbleiden ausschließen kann — erkennen, daß das *phänotypische* eines bestimmten Syndroms doch nicht die, sondern nur *eine der möglichen Erscheinungsformen einer Erbkrankheit* ist. *Das was offenbar vererbt wird, ist allgemeinerer Natur*; ist etwa eine unvollkommene oder zu bestimmten *Mißbildungen des ZNS disponierende Anlage*, wie wir sie z. B. bei der Myoatonia congenita bzw. der Syringomyelie finden; oder eine *Störung des Zellstoffwechsels*, der z. B. zu ganz eigenartigen Ablagerungen in den Zellen — wie z. B. bei der amaurotischen Idiotie — führen kann. Es ist eine *Neigung zu abnormem, dysplastischem, tumorösem Zellverhalten*, wie es uns bei der tuberösen Sklerose, der RECKLINGHAUSENschen Krankheit usw. begegnet. Es ist eine *Neigung zu Atrophien* — vielleicht also *frühzeitigem Altern* — einer ganzen Anzahl *funktioneller Einheiten des ZNS*, die als *systematische Atrophien*, sei es bestimmter Partien der Hirnrinde und ihrer zentrifugalen Bahnen (PICKsche Krankheit, spastische Spinalparalyse), gewisser Einheiten des extrapyramidalen Systems (HUNTINGTONsche Krankheit, essentieller Tremor, gewisse Myotonien, vielleicht auch die Paralysis agitans), des pontoolivo-cerebellaren oder rein cerebellaren Systems, des letzten Neurons, d. h. der bulbären Kerne, der spinalen Vorderhornzellen und auch der peripheren Nerven (Bulbärparalyse, spinale bzw. neurale Muskelatrophie) oder auch in Kombinationen solcher systematischer Atrophien (amyotrophische Lateralsklerose, FRIEDREICHsche Krankheit usw.) auftreten können. Ein andermal ist es offenbar eine mit bestimmten funktionellen Störungen des ZNS einhergehende Konstitutionsanomalie (Epilepsie, Migräne). Schließlich mögen wohl auch vielgestaltige Störungen des vegetativen NS zentraler oder peripherer Natur, wie wir sie bei den Muskeldystrophien und der Myasthenie voraussetzen, das Wesen vererbter Leiden ausmachen. — Wir sind noch in den ersten Stadien eines wirklichen Verständnisses dieser ererbten Grundstörungen, deren Erkenntnis allein uns jedoch dazu verhelfen kann, eine systematische Ordnung an Stelle einer nur am phänotypischen haftenden Katalogisierung vielfacher klinischer Symptomgruppierungen zu setzen. — Die folgende Einteilung kann daher nur einen provisorischen Charakter haben.

1. Erbliche Entwicklungsstörungen, Miß- und Neubildungen.

a) Die Neurofibromatose (RECKLINGHAUSENsche Erkrankung).

Wir haben es hier mit einem endogenen Leiden zu tun, das auf einer Entwicklungsstörung beruht, wobei die noch undifferenzierten „Neuroepithelialzellen" vorzugsweise betroffen werden. So erklärt sich die Affektion verschiedener Ektodermabkömmlinge — der Haut und des Nervensystems. Daß auch Mesodermabkömmlinge betroffen sein können, weist nach CURTIUS darauf hin, daß hier eine Anomalie der „abhängigen Differenzierung" überhaupt vorliegt. Dieser Autor sieht in der gelegentlichen Kombination mit anderen Entwicklungsstörungen (Situs inversus, Spina bifida, markhaltigen Nervenfasern in der Retina usw.) wie auch in dem bei diesem Leiden bisweilen beobachteten Entstehen bösartiger Tumoren einen Hinweis auf die *schwere ontogenetische Störung* als Grundlage der später manifest werdenden Erkrankung. — Die *Erblichkeit* spielt angesichts oft beobachteter familiärer Häufung des mehr oder minder ausgeprägten Leidens eine *ausschlaggebende Rolle*.

Symptomatologisch ist das vollkommen ausgebildete Krankheitsbild gekennzeichnet durch die große Vielfältigkeit seiner Manifestationen. Soweit das *Nervensystem* betroffen ist, findet man multiple, meist kleine, unter Umständen fühlbare Tumoren der peripheren wie auch solche der vegetativen Nerven. Dabei kann es sich bald um schmerzhafte Nervenfasergewebstumoren, bald um einfache Fibrome handeln. Schmerzhafte Knoten unter der Haut werden als *Tubercula dolorosa* bezeichnet. Ein Befallensein der *Cauda equina* äußert sich in schmerzhaften neuralgiformen Zuständen, mitunter sogar in Lähmungen. Auch das *Acusticusneurinom* (vgl. S. 556) ist gelegentlich nur eine lokale Manifestation des Leidens. Im *Gehirn* selbst sind mitunter Gliome oder auch mehr diffuse sklerotische Prozesse an der Glia des Hemisphärenmarks gefunden worden. Die mehr oder minder generelle Erkrankung des ZNS verrät sich in den oft vorhandenen Erscheinungen des *Schwachsinns* und psychotischer Bilder. — Auf den ersten Blick gekennzeichnet ist das Leiden durch die typischen multiplen schmerzlosen *Hauttumoren* — die Fibromata mollusca —, wie sie Abb. 47 veranschaulicht. Dazu kommen oft *Hautpigmentnaevi*, sog. „Café au lait"-*Flecke*. *Skeletanomalien* sind häufig. Schließlich sei noch die Kombination mit den verschiedenartigsten Störungen des gesamten *endokrinen* wie auch des Blutdrüsenapparates genannt (CURTIUS). — Begegnet die **Diagnose** bei Fällen mit dem kompletten Syndrom kaum irgendwelchen Schwierigkeiten, so gilt dies nicht für die viel häufigeren *rudimentären* Fälle, wo etwa nur Naevi, nur Fibrome, nur psychische Anomalien, anderweitige cerebrale Störungen oder Mißbildungen der oder jener Art vorliegen. Hier hat dann die *Familienforschung* einzusetzen. Die **Prognose** des Leidens ist — von den Fällen mit cerebraler Lokalisation abgesehen — quoad vitam gut.

Therapeutisch sind wir, abgesehen von chirurgischem Vorgehen, z. B. bei Acusticustumoren, schmerzhaften peripheren Nerventumoren und Zeichen bösartiger Entartung, machtlos.

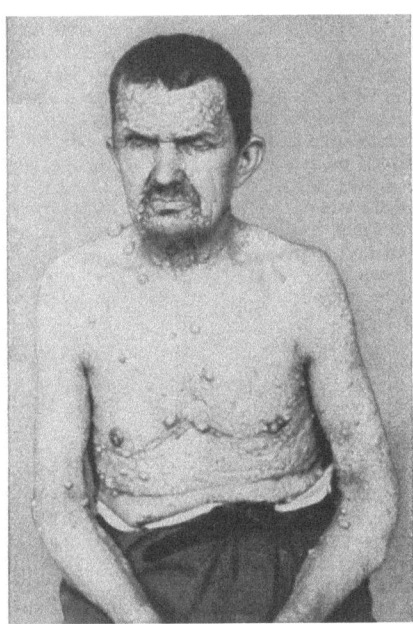

Abb. 47. RECKLINGHAUSENsche Krankheit (Neurofibromatosis). (Aus der neurologischen Abteilung der University of Chicago.)

Verwandtschaftliche Beziehungen zwischen der häufigen Neurofibromatose bestehen zu der seltenen **tuberösen Sklerose**, welche wieder durch Hautnaevi, vor allem aber das sog. Adenoma sebaceum, Tumoren des ZNS, Herztumoren (Rhabdomyome), Nierentumoren, Schwachsinn und epileptische Anfälle gekennzeichnet ist.

b) Die Syringomyelie.

Aus dem Streit der Meinungen über die **Pathogenese** der Syringomyelie kann man in Anlehnung an BIELSCHOWSKY, HENNEBERG, KOCH u. a. wohl so viel als ziemlich sicher entnehmen, daß eine *Entwicklungstörung*, und zwar eine *Hemmung der Raphebildung* beim Schluß des Neuralrohrs, einhergehend bzw. gefolgt von einer *Proliferation der nicht ausdifferenzierten Spongioblasten* von kausaler Bedeutung ist. Diese als *Dysraphie* zu deutende Natur des pathogenetischen Vorgangs macht die häufige Kombination mit anderen Entwicklungsstörungen des R und seiner Hüllen gut verständlich. Die Dysraphie kann mit einer Spaltbildung der Wirbelsäule *(Rachischisis)*, vor allem inkompletter Form, als sog. *Spina bifida occulta* einhergehen. Meist findet sich diese allerdings nicht im Bereich der Halswirbelsäule, sondern im Lenden- bzw. Sacralabschnitt; vgl. S. 647. Außer bzw. mit der Dysraphie dürfte noch die auffällige Tatsache einer abnormen lokalen *Bindegewebsproliferation* pathogenetisch wichtig sein.

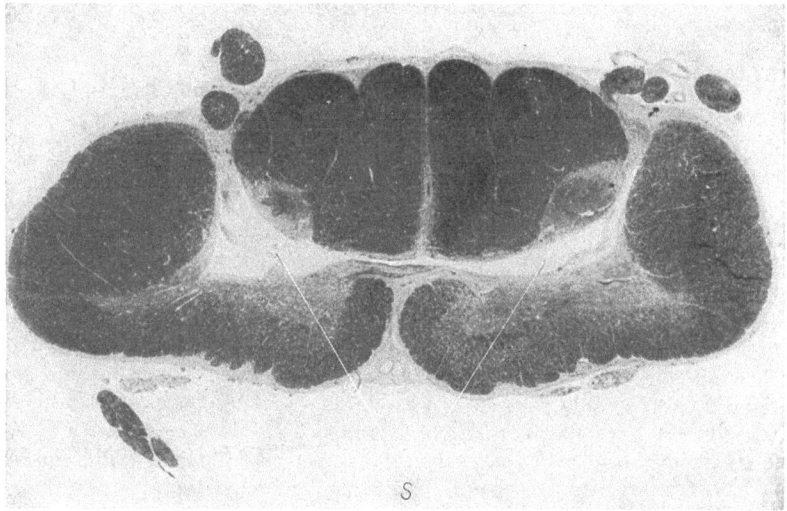

Abb. 48. Höhlenbildung in der grauen Substanz des Halsmarks bei Syringomyelie.
(Aus der II. med. Klinik München, F. v. MÜLLER.)

Die sehr wichtige Frage, wie die dem Leiden eigene *Bildung von Höhlen* im R eigentlich vor sich geht, ist immer noch strittig. Nekrosen in dem blastomatösen Gewebe wie eine mit Höhlenbildung einhergehende Gliose kommen wohl nebeneinander vor. Außerdem ist auch mit einem seinem Wesen nach uns noch unbekannten primären Parenchymzerfall und sekundärer Gliose zu rechnen.

Die Schwierigkeit einer pathogenetischen Deutung wird erheblich vergrößert dadurch, daß eine Reihe pathologischer Prozesse zu einer **symptomatischen Syringomyelie** führen können. *Intramedulläre Tumoren* — nicht nur Gliome, auch Ependymome und Angiome — können eine lang ausgedehnte Höhlenbildung verursachen. — *Meningomyelitische* Prozesse können wahrscheinlich infolge sekundärer Ernährungsstörungen höhlenartige Endzustände schaffen. — Bei der *Hämatomyelie* haben wir es mit einem wesentlich verschiedenen Prozeß zu tun. Schwieriger hingegen ist die Abgrenzung gegen die **Hydromyelie**, die die angrenzenden Strukturen gefährdende Erweiterung des Zentralkanals.

Der **pathologisch-anatomische** Befund ist für die echte Syringomyelie in der Regel typisch. Das R erweist sich im Bereich der Erkrankung verbreitert, bisweilen auch abgeflacht und bietet dem tastenden Finger eine abnorme Konsistenz, oft eine Fluktuation. Die Spalt- bzw. Höhlenbildung beginnt meist im Hinterhorn, dehnt sich oft weit vor allem der Länge nach, und zwar vorwiegend auf Kosten der grauen Substanz aus. Fast stets liegt die einheitliche oder auch gekammerte Höhle hinter der vorderen Commissur und umfaßt bzw. begrenzt den Zentralkanal (vgl. Abb. 48). In extremen Fällen kann die Höhle bzw. die Parenchymläsion von der Brücke bis zum Conus reichen. — Mikroskopisch ist die Höhle von gliösem und mesodermalem Gewebe umgeben — dies im Gegensatz zur Hydromyelie, bei der die Höhle von Ependymzellen ausgekleidet ist. Je nach der Ausdehnung des syringomyelitischen Prozesses im Querschnitt sind graue Substanz und unter Umständen auch die angrenzenden Bahnen zerstört.

Das **familiäre Vorkommen** der Syringomyelie bei Geschwistern ist in einer Anzahl von Beobachtungen sichergestellt. Nach BREMER soll in den Familien dieser Kranken ein besonderer *Konstitutionstyp,* den er als Status dysraphicus bezeichnet, sich dominant vererben. Es finden sich da Trichterbrust, vasomotorische, trophische Störungen an den Händen, Kyphoskoliose, Mammadifferenzen, Enuresis nocturna und eine Reihe von Degenerationsmerkmalen.

Symptomatologie und Verlauf. Die Syringomyelie ist ein nicht so seltenes Leiden, beginnt meist im 2.—4. Jahrzehnt und befällt Männer häufiger als Frauen. Es beginnt in etwa 85% in den Händen, nicht selten in beiden zugleich. Die einzelnen Symptome erklären sich aus den zuvor genannten Eigenheiten der lokalen Prädilektion des Prozesses. Hinterhornsymptome, d. h. oft lange Zeit bestehende Parästhesien, auch qualvolle Schmerzen in einer oder beiden Händen, Temperaturmißempfindungen, später erst objektiv nachweisbare Empfindungsstörungen machen meist den Anfang. Als Hyp- später Anästhesien vom Hinterhorntyp sehen wir vor allem Ausfälle des Schmerz- und Temperatursinns, also eine *dissoziierte Empfindungsstörung.* An den Fingern, die meist am frühesten und stärksten betroffen sind, kommt es begreiflicherweise leicht zu Verbrennungen und Verletzungen, die — sei es weil sie nicht gefühlt werden oder weil die Gewebsernährung auch geschädigt ist — eine schlechte Heiltendenz und Neigung zu Sekundärinfektionen bieten. Das Übergreifen des Prozesses auf das *Seitenhorn* begünstigt *vegetative Störungen* und führt — wenn das untere Halsmark betroffen ist, zu einem HORNERschen *Syndrom* (vgl. S. 504). In typischen Fällen sieht man dann meist allmählich, unter Umständen auch nach lang dauernden *Stillständen* auch die Muskulatur der zunächst nur sensibel und trophisch erkrankten Teile erkranken. *Fibrilläre Zuckungen* und *Atrophien* sind der Beweis, daß der Prozeß auf das Vorderhorn übergegriffen hat. Viele Fälle bleiben so stationär, wohingegen in anderen Fällen die *trophischen Störungen* zunehmen; es kommt zu Haut-, Haar-, Nagelveränderungen, lokaler Cyanose und Ödem, schließlich auch schweren Knochen- und Gelenkerkrankungen. Es gibt eine sog. *lepröse Form,* bei der die mit dissoziierten Sensibilitätsstörungen verbundenen trophischen Störungen das Bild beherrschen. Wie bei der Lepra begegnet man da auch schweren Verstümmelungen, namentlich der Hände. Eine *dorsolumbale* Ausbreitung des Prozesses im R-Grau begünstigt *Deformierungen* am Rumpf, vor allem das Entstehen einer *Kyphoskoliose,* der *Trichterbrust* usw. Im Röntgenbild bieten *osteoarthropathische* Krankheitsformen schwere Knochen- und Gelenkveränderungen. — Ein Übergreifen auf die angrenzenden R-Bahnen pflegt erst im späteren Verlauf einzutreten, obschon andererseits gewiß ist, daß gewisse Unterformen wie eine *Pseudotabes* oder eine *amyotrophische* Form nur darauf beruhen, daß abnorm früh und hochgradig die Hinterstränge bzw. Pyr.S.-Stränge mit in den Prozeß einbezogen wurden. Wir sehen in solchen Fällen dann Kombinationen von sei es *ataktischen* bzw. *spastischen Symptomen* vorwiegend in den Beinen mit jenen beschriebenen segmentalen Hinter-, Seiten und Vorderhornschädigungen. — Fälle, in denen das Leiden *lumbosacral,* d. h. in den Füßen beginnt und die meist auch schwere *Blasen-Mastdarmstörungen* (vgl. S. 505) aufweisen, sind relativ selten. Das gleiche gilt auch von „pachymeningitischen" Formen, die ein Kompressionssyndrom oder BROWN-SÉQUARD-ähnliche Bilder (vgl. S. 508ff.) machen können.

Das seltene Syndrom der **Syringobulbie** beruht auf einem Übergreifen des Prozesses (*Spalten,* keine eigentlichen Höhlen!) auf die Med. oblong. und die Brücke. Auch hier begegnet uns ein „Syndrom der grauen Substanz", wobei die Hirnnervenkerne ungefähr in folgender Reihenfolge der Häufigkeit nach zerstört werden: X., XII., XI., VIII., V., VII., IX. Kern. Die *Sensibilitätsstörungen* gleichen im Entstehungs- und Verteilungsprinzip denen bei spinalem Sitz des Leidens. Sie sind im Trigeminusgebiet in der Regel segmental verteilt. Augenmuskellähmungen sind dabei ganz ungewöhnlich. Die Kernlähmungen sind in der Regel — wenigstens im Beginn — einseitig. Daß bei dieser Lokalisation auch schwere Phonations-, Schling-, dysarthrische Störungen und Nystagmus auftreten können, ist leicht verständlich. Im ungünstigen Fall kann sich ziemlich rasch das Bild einer schweren *Bulbärparalyse* entwickeln (vgl. S. 656). Infolge Abflußbehinderung des Ventrikelliquors kann ein *Hydrocephalus int.* mit dem ihn zugehörigen Symptomen entstehen.

Der *Verlauf der Syringomyelie* ist in der Regel ausgezeichnet durch plötzliche Verschlimmerungen, die sich — wie auch der erste Beginn des Leidens, nicht selten an ein *Trauma* anzuschließen pflegen. Da die Symptome wieder — wenigstens partiell — zurückzugehen pflegen, können echte Remissionen vorgetäuscht werden. Das Fortschreiten des Prozesses kündet sich meist durch neue Parästhesien und Hyperalgesien an. Die *Lebensdauer* der Kranken ist in der Regel auffällig hoch, selbst bei syringobulbären Erscheinungen.

Diagnose und Differentialdiagnose. Wenn auch die typischen, sensiblen motorischen und trophischen Störungen eindeutig genug sind, so geschieht es doch häufig, daß, zumal wenn nur sensible Reizsymptome oder nur trophische Störungen bestehen, das Leiden als ein Nervenleiden lange unerkannt bleibt. In anderen Fällen können unter Umständen die motorischen Symptome so ausschließlich im Vordergrund stehen, daß die Abgrenzung gegen die *amyotrophische Lateralsklerose* schwierig ist. Den *R-Querschnitt befallende Läsionen, myelitische* Prozesse, die *cerebrospinale Lues* wie auch extramedulläre, komprimierende *Tumoren* sind schon durch ihren Verlauf wie auch an Hand der überwiegenden Symptome seitens der langen Bahnen auszuschließen, Schwierigkeiten kann die *Pachymeningitis cerv. hypertr.* machen (vgl. S. 631). Die *Hämatomyelie* zeigt einen raschen Beginn, meist Doppelseitigkeit der Symptome, unter denen die für die S. ungewöhnliche initiale schlaffe Tetraplegie einen wichtigen Platz einnimmt und keine Progression, sondern meist Rückbildung der Symptome. Eine *Plexuserkrankung* kann wohl nur im ersten Beginn ein ähnliches klinisches Bild machen.

Die **Hydromyelie** weist an Stelle der typischen Muskelatrophien der S. mit Vorliebe frühzeitige *Spasmen* — auch an den Händen! — mit den für Pyr.B.-Läsionen typischen Reflexanomalien auf. Atrophien sieht man erst im späteren Verlauf. Steifhaltung der Wirbelsäule spricht für Hydromyelie.

Therapie. Die besten Resultate gibt die *Röntgenbestrahlung* des R, vor allem bei frischen Fällen. Man gibt eine Dosis von $^1/_3$ HED auf ein Feld von 8×15 aller 2—3 Tage, bis jedes Feld 90% der HED erhalten hat. Die operative Eröffnung der Höhle ist ein gewagter Eingriff. Im übrigen kommen nur symptomatische Maßnahmen in Betracht. Vorsicht vor Hitzeanwendung besonders Diathermie im Bereich der temperatursinngestörten Gebiete!

c) Die Myatonia congenita (OPPENHEIM).

Wir haben es bei diesem seltenen Leiden offenbar mit einer vererbten fehlerhaften Anlage der Muskelfibrillen bzw. einer unfertigen Neurotisation der quer gestreiften Muskulatur

(BIELSCHOWSKY) zu tun, welche sich schon alsbald nach der Geburt in einer abnormen lähmungsartigen Schlaffheit der gesamten quer gestreiften Muskulatur äußert. Der Erbgang ist noch unklar; man hat das Leiden bei Geschwistern, Kindern, anscheinend gesunder Eltern auftreten sehen. Ob progrediente, erst allmählich sich entwickelnde Myatonien hierhergehören, oder ob es sich da nicht um progressive Muskeldystrophien bzw. spinale Muskelatrophien handelt, ist bisweilen schwer zu entscheiden.

2. Systematische Atrophien.

H. SPATZ hat sich das große Verdienst erworben, die vor allem pathologisch-anatomischen Eigenheiten und Gemeinsamkeiten dieser großen Gruppe von Erbkrankheiten aufgezeigt zu haben. Es handelt sich hier um langsam fortschreitende *Atrophien* einzelner Systeme des ZNS für sich oder in mehr oder minder typischen Kombinationen, wobei der atrophische Prozeß sich bald mehr am Zentrum, d. h. den Nervenzellen als Ursprung der Fasersysteme bzw. peripheren Nerven bald mehr an den letzteren, entfernt vom Zentrum, am frühesten und stärksten zeigt. Die Merkmale einer eigentlichen Degeneration (vgl. S. 442) fehlen oder sind zum mindesten unbedeutend. — Der Beginn der Atrophien fällt in ganz verschiedene Lebensalter; kann womöglich auch schon intrauterin einsetzen und damit als angeborenes Leiden imponieren. Die Atrophie kann sich an einem bis dahin anscheinend normalen, in anderen Fällen aber bezüglich der gefährdeten Systeme vielleicht hypoplastischen NS entwickeln. Sie kann schließlich — im hohen Lebensalter — besondere Formen einer auf gewisse Systeme beschränkten *involutiven Atrophie* annehmen, wie wir sie z. B. bei der sog. PICK*schen Krankheit* am Stirn-, Schläfen- und Scheitellappen finden.

a) Die spastische Spinalparalyse.

In seiner endogenen, erblichen Form ist dieses an sich seltene Leiden charakterisiert durch seine familiäre Häufung, vor allem unter Geschwistern, seltener in der Aszendenz und durch seine Neigung, sich in der befallenen Sippe um das gleiche Lebensalter bemerkbar zu machen *(Homochronie)*. Der Vererbungsmodus wurde etwa gleich oft dominant und recessiv gefunden. Besonders häufig begegnet man Verwandtenehen in der Aszendenz. Die größte Zahl manifester Erkrankungen findet man in den ersten 2 Lebensjahrzehnten, öfters bei Männern als bei Frauen.

Symptomatologisch wird die spastische Spinalparalyse beherrscht von langsam zunehmenden Spasmen der Beine, die nur selten auf die Arme übergehen. Die Zeichen pyramidaler Paresen sind vorhanden, ohne daß schwere Lähmungen bestehen. In den Adductoren der Quadriceps-, Waden- und Gesäßmuskulatur bilden sich allmählich schwere Kontrakturen aus. Der Gang ist typisch *spastisch-paretisch*. Die Sehnenreflexe sind lebhaft gesteigert, die großen Zehen oft in „Dauer-BABINSKI"-Stellung; Bauchdecken- und Cremasterreflexe pflegen erhalten zu sein; auch *Sensibilität, Blase* und *Mastdarm* bleiben frei. In spinal-cerebralen Mischfällen können die Spasmen auf Arme und Kopf übergreifen und *Pseudobulbärsymptome* (vgl. S. 537) hinzukommen. Mit dem rein spastischen Syndrom verbinden sich gar nicht selten Schwachsinn und affektive Störungen als Merkmale einer cerebralen Miterkrankung sowie eine Ataxie, welche die Verwandtschaft mit der FRIEDREICHschen *Krankheit* aufzeigt. Andererseits weisen atrophische Lähmungen im Bereich der Hirn- und R-Nerven auf die Beziehungen zur *amyotrophischen Lateralsklerose*.

Die **Diagnose** hat — zumal bei Fehlen familiärer Häufung — stets die Möglichkeit einer **symptomatischen Spinalparalyse** bei Lues (vgl. S. 629), Encephalomyelitis, perniziöser Anämie, R-Tumoren, vor allem aber bei der multiplen Sklerose auszuschließen.

Pathologisch-anatomisch findet man eine im R, und zwar distal am deutlichsten ausgeprägte Atrophie der Pyramidenbahnen; bei eingehender Untersuchung aber meist auch einen systematischen Schwund und Ausfall der BETZschen Pyramidenzellen in der motorischen Hirnrinde.

b) Die spinale progressive Muskelatrophie.

Das meist sporadisch auftretende relativ seltene Leiden setzt der Erkenntnis seiner Erblichkeitsverhältnisse große Schwierigkeiten entgegen. Exogene Momente, Traumen, Infekte, vor allem auch eine Poliomyelitis geben häufig für die Entwicklung des Leidens den Ausschlag. Manche Autoren benennen das Leiden überhaupt „*chronische Poliomyelitis*". — Die in den ersten Lebensjahren auftretende Form der spinalen Muskelatrophie — der sog. WERDNIG-HOFFMANNsche **infantile Typ** — zeigt hingegen einen ausgesprochen *familiären Charakter*.

Symptomatologie und Verlauf. In seiner klassischen Form begegnet uns die Erkrankung in Form des von ARAN und DUCHENNE aufgestellten Typs. Die ersten Symptome des meist das männliche Geschlecht befallenden Leidens treten meist nach dem 20. Lebensjahr auf. Ganz allmählich entstehen *zunächst Atrophien, dann Lähmungen*, und zwar meist zuerst am Daumenballen und den kleinen Handmuskeln der rechten Hand bei Rechtshändern, seltener — als atypische Form — zuerst an der Schultermuskulatur. Gelegentlich können auch andere, besonders stark und einseitig beanspruchte Muskeln den Anfang machen; obwohl im allgemeinen die Ausbreitung der Lähmungen *symmetrisch ist*. Im Beginn steht die Hand mit unbeweglichem Daumen gern in sog. „Affenhand-", manchmal — infolge Atrophie der Lumbricales und Interossei — auch in mäßiger „Krallenhandstellung" (vgl. Abb. 22 u. 23). Die langen Extensoren und Flexoren pflegen erst später zu schwinden. Im weiteren Verlauf greifen die Atrophien sprunghaft, in der Regel symmetrisch auf eine andere Muskelgruppe über, und zwar meist auf die Muskeln des Schultergürtels mit dem Serratus („lose Schultern"). Später können die übrigen Arm- und die Rumpfmuskeln folgen. Das sog. „Ultimum moriens" pflegt die Pars clavicul. des Trapezius zu sein. Der Hals bleibt meist verschont. Die Beine erkranken erst zuletzt, und zwar wieder mit distal beginnenden Atrophien. Typisch für dieses Leiden sind die auf Vorderhornerkrankung hinweisenden *fibrillären Zuckungen* in den schwindenden Muskeln. Die *Reflexe* erlöschen parallel mit der immer kompletter werdenden Lähmung. Die *elektrische Erregbarkeit* pflegt nur quantitativ abzunehmen. *Sensibilitäts-* und *Blasen-Mastdarmstörungen fehlen*. An *trophischen Störungen* finden sich: Schwund des subcutanen Fettgewebes, Kälte und Cyanose der Hände, Atrophie der Haut, Hyperhidrosis, bei kleinen Kindern oft eine merkwürdig gute Auspolsterung der Defekte durch Fett. Der *Verlauf* des Leidens ist sehr langsam. Daher kommt es auch, daß die Kranken sich oft erstaunlich gut mit dem Rest ihrer Muskulatur zu behelfen lernen. Das Leben wird vor allem durch eine Lähmung des Diaphragmas und der Respirationsmuskulatur bedroht. Ascendierend kann der Prozeß zu der gefürchteten noch zu besprechenden *progressiven Bulbärparalyse* führen. Bei der *infantilen Form* kann die Atonie und Lähmung schwerste Formen annehmen und Verkrümmungen des Skelets (Trichterbrust, Kyphoskoliose usw.) zur Folge haben.

Diagnose und Differentialdiagnose. In differentialdiagnostische Erwägungen müssen im Prinzip alle jene Erkrankungen gezogen werden, welche mit der spinalen Muskelatrophie *die Erkrankung des peripheren motorischen Neurons* — der motorischen Endstrecke — teilen. Gegenüber der *Poliomyelitis ant*. zeichnet sich die spinale Muskelatrophie nicht nur durch das Verlaufstempo und den Ausbreitungstyp, sondern auch dadurch aus, daß bei ihr die *Atrophien den Lähmungen* *vorausgehen.* Während die progressive *Muskeldystrophie* kaum differentialdiagnostische Schwierigkeiten macht, ist die *neurale Muskelatrophie*, wenn Schmerzen und sensible Störungen fehlen und reichlich fibrilläre Zuckungen vorhanden sind, schwer auszuschließen. Ähnlichkeit kann einmal die *Syringomyelie* mit der spinalen Muskelatrophie haben; doch helfen hier vor allem die Sensibilitätsstörungen zur Abgrenzung. Das gleiche gilt von anderen Prozessen am Halsmark, den *Tumoren* und der *hypertrophischen Pachymeningitis*. Außer Schmerzen treten hier meist auch R-Strangsymptome auf. *Periphere Nervenlähmungen*, selbst rein motorische, unterscheiden sich wieder durch das entgegengesetzte Verhältnis von Atrophie und Lähmung und durch ihren Verlauf. — Die *Lues* kann ein dem endogenen Leiden sehr ähnliche *symptomatische spinale Muskelatrophie*, bei der die Lähmungen jedoch weniger symmetrisch zu sein pflegen, auch positive serologische Befunde und ein Ansprechen auf spezifische Behandlung die Diagnose erleichtern.

Pathologisch-anatomisch liegen bei der progressiver Muskelatrophie ein Ausfall der Vorderhornzellen und atrophische Prozesse an den Vorderwurzeln vor.

c) Die progressive Bulbärparalyse.

Die progressive Bulbärparalyse ist das in die Kerne des V., VII. und XII. Hirnnerven lokalisierte Ebenbild der spinalen Muskelatrophie im Bulbus. Sonderbarerweise bleiben die Augenmuskelkerne fast immer verschont. Auch dieses Leiden zeigt fast nur in seiner *infantilen Form* familiären Charakter, während bei Erwachsenen Befallensein mehrerer Geschwister schon sehr selten und Vorkommen in der Aszendenz ganz ungewöhnlich ist.

Symptomatologie und Verlauf. Im Zusammenhang mit einer spinalen Muskelatrophie oder der noch zu beschreibenden amyotrophischen Lateralsklerose — seltener als Krankheitsbild für sich — treten zunächst Ermüdungserscheinungen an den Lippen, der Zunge, Schlund- und Kau-, Kehlkopf- und Gesichtsmuskulatur auf. Die Störung wird in der Regel zuerst an den Schwierigkeiten beim Sprechen erkannt. Die Stimme wird leicht heiser, die Aussprache der Zungen-, Gaumen- und Lippenlaute beginnt Mühe zu machen; es kommt zu einer *Dysarthrie*, schließlich zu unverständlichem Lallen. *Dysphagie* infolge Lähmung der Zungen- und Schlundmuskulatur macht Essen und Trinken zur Qual. Parallel mit diesen Beschwerden stellt sich eine deutliche *Atrophie* der genannten Muskeln unter Umständen auch der Gesichts- und Kaumuskulatur ein, welche dann an dem eingefallenen Gesicht, den schmalen Lippen und der Zunge kenntlich ist. Wieder weisen fibrilläre Zuckungen, besonders an der verdünnten Zunge, auf den nukleären Sitz der Erkrankung hin. Bisweilen kommen auch Störungen des *visceralen* Vagus hinzu. Der *Verlauf* ist langsam progredient. Immer besteht die Gefahr der *Schluckpneumonie*. Die Ernährungsschwierigkeiten werden immer größer, bis meist im Ablauf von 2 bis 3 Jahren die Kranken durch den Tod erlöst werden. Im ganzen ist das Bild so typisch, daß keine diagnostischen Schwierigkeiten entstehen. *Symptomatische* chronisch progrediente Bulbärparalysen werden bisweilen bei der Tabes beobachtet; vgl. S. 634.

Pathologisch-anatomisch sieht man in reinen Fällen einen einfachen Ganglienzellausfall in den motorischen Hirnnervenkernen.

d) Die amyotrophische Lateralsklerose.

Dieses nicht so seltene, von CHARCOT erstmalig beschriebene Leiden tritt in genuiner, familiärer Form fast stets schon im jugendlichen Alter auf, während sporadische und zweifelhaft hereditäre Fälle ein späteres Alter bevorzugen. Befallensein mehrerer Geschwister wird beobachtet, häufiger freilich sind *rudimentäre Fälle* in der ganzen Familie, vor allem *Reflexanomalien*. Dazu kommen Entwicklungsstörungen des Hirns und Skelets mit Verkrüppelungen, auch endokrine und psychische Störungen.

Die **Symptomatologie und der Verlauf** des Leidens variieren außerordentlich, je nachdem ob die Muskelatrophie im Vordergrund steht — wobei man je nach dem Beginn der Atrophien distale von proximalen Typen der oberen bzw. unteren Extremität, auch Halbseitenformen unterscheidet —, oder die spastische Spinalparalyse den Anfang macht und dominierend bleibt, oder ob das Leiden als Bulbärparalyse beginnt und allmählich descendierend zu spinal amyotrophischen und spastisch-paretischen Lähmungen führt. — In klassischer Form beginnt das Leiden meist wie eine spinale Muskelatrophie; auch hier der *Beginn mit Atrophie*, meist erst in der rechten Hand! Überdies entspricht auch die späterhin symmetrische Art des Weiterschreitens der Atrophie und sekundärer Lähmungen auf den Schultergürtel ganz dem Verhalten bei der spinalen Muskelatrophie. Schon bald fällt jedoch auf, daß das Maß der Lähmung in den Armen die Atrophien sogar übertrifft. Das zeigt sich vor allem an den von der Atrophie weniger betroffenen Oberarmmuskeln, besonders den Ellenbeugern. Die Prüfung der *Sehnenreflexe*, welche sich deutlich gesteigert erweisen, erklärt den Befund als Resultat einer schlaffen *und* spastischen Lähmung. Bald geraten die Arme in eine *spastische* Adduktions- und Beugestellung, während die Hände in der durch die Atrophien bedingten leichten Krallen- bzw. Affenhandstellung verharren. Bereits in den ersten Stadien des Leidens pflegt der *Gang* mehr und mehr *spastisch-paretisch* zu werden, bis mit Fortschreiten des Prozesses typische spastische *Kontrakturen* der Beine den Patienten ans Bett fesseln. An den *unteren* Extremitäten leiten gewöhnlich spastische Paresen die Krankheit ein. Erst später entwickeln sich an den Füßen und Unterschenkeln Atrophien, welche die bereits bestehenden pyramidalen Störungen (Klonus, Babinski usw.) wieder zum Verschwinden bringen können. Wo immer Atrophien bestehen, treten auch meist fibrilläre Zuckungen auf. Die Rumpfmuskulatur pflegt lange verschont zu sein, auch bleiben die Bauchdecken- und Cremasterreflexe, sowie die Sensibilität, Blase und Mastdarm ungestört. Die Symptome einer *Bulbärparalyse* können in jedem Stadium des Leidens hinzukommen. Meistens folgen sie der Erkrankung der Extremitäten und führen dann zu einem ziemlich raschen tödlichen Verlauf. *Pseudobulbäre* Symptome (vgl. S. 537) weisen darauf hin, daß der pyramidale Prozeß das Niveau des Bulbus oralwärts überschritten hat. Es kann dann zu bulbär-pseudobulbären Kombinationen mit besonders schweren Paresen (gemischt schlaffer und spastischer Natur) kommen. Auch Zwangslachen und -weinen kann dabei auftreten. Die Häufigkeit der bulbärparalytischen Kombination verkürzt die Leidenszeit meist auf nicht viel mehr als zwei Jahre.

Die **Diagnose und Differentialdiagnose** ist bei klassischen Fällen nicht schwierig, obschon, wie gesagt, der Nachweis einer familiären Erkrankung sehr genaue neurologische Untersuchungen erfordert. Symptomatische Formen können bei der syphilitischen Meningomyelitis, auch der multiplen Sklerose, auftreten. Man denke auch an eine Syringomyelie, zumal wenn Sensibilitätsstörungen vorliegen.

Pathologisch-anatomisch findet man eine Kombination der bei der spinalen Muskelatrophie und der spastischen Spinalparalyse erhobenen Befunde.

e) Die hereditäre Ataxie (FRIEDREICHsche Krankheit und die cerebellare Heredoataxie).

Als hereditäre Ataxie wurde ursprünglich das von FRIEDREICH beschriebene Krankheitsbild *spinaler* Natur bezeichnet. **Pathologisch-anatomisch** findet sich da schon makroskopisch eine Verschmälerung des R vor allem auf Kosten der *Hinter-* und *Kleinhirnseitenstrangbahnen*.

Mikroskopisch erweisen sich auch die CLARKschen Säulen, die *Pyr.Bahnen,* mitunter selbst die Vorderhörner erkrankt. Nicht selten ist auch das *Kleinhirn* und seine Faserverbindungen in den Krankheitsprozessen einbezogen. Der Verkleinerung dieses Organs entspricht ein Ausfall der Ganglienzellen, vor allem der PURKINJE-Zellen der Rinde und eine Hypoplasie der neocerebellaren Anteile. Die Oliven zeigen gleichfalls deutliche Ausfälle. Fälle mehr oder minder *rein cerebellarer Natur* wurden von PIERRE MARIE als *Heredoataxie cerebelleuse* dem FRIEDREICHschen Syndrom als besondere Krankheitseinheit gegenübergestellt; doch sehen wir heute in beiden Syndromen nur Variationen *eines* Erbleidens. Dies jedoch mit der Einschränkung, daß die beiden Formen in den befallenen Sippen in der Regel keine Übergänge zeigen. Die *spinale Form* zeigt meist einen *recessiven*, die cerebellare einen *dominanten Erbgang.* In den Familien der Kranken — die wieder gar nicht selten Ehen unter Blutsverwandten aufweisen — finden sich oft *rudimentäre* Fälle, *degenerative Merkmale,* wie sie zum Begriff der „*neuropathischen Familie*" gehören und eigenartigerweise auch Zeichen eines *Status dysraphicus* (vgl. S. 652), den man als ein „geeignetes genotypisches Milieu" für die Manifestation des Leidens ansieht. Exogene Faktoren, vor allem die Lues — auch die kongenitale! — scheinen sowohl für die Manifestation wie vielleicht auch die Symptombildung eine erhebliche Rolle zu spielen.

Die spinale Ataxie (FRIEDREICH) beginnt meist in der 1.—2. Dekade; späterer Beginn und Angeborensein sind selten. Das erste Symptom, das sich oft an eine akute Infektionskrankheit oder eine andere *auslösende* Ursache anschließt, ist in der Regel eine Gangstörung, und zwar eine langsam zunehmende *Ataxie,* die eine Mischung von Hinterstrang- und cerebellarer Ataxie (vgl. S. 455 und 492) darstellt. Bald tritt auch in den Händen eine Ataxie auf. Typisch cerebellarer Art ist das Schwanken des Körpers auch in der Ruhe — *statische Ataxie* —, das häufige feine Wackeln des Kopfes und die *Muskelunruhe,* die sich meist schon frühzeitig einstellt. Die Muskeln sind zunächst nur *hypotonisch,* bis im weiteren Verlauf *spastisch-paretische* Erscheinungen vor allem an den distalen Partien der Beine hinzukommen oder im späteren Verlauf und meist nicht hochgradig *Atrophien* vom Vorderhorntyp das Bild verändern. Die Kombination von ataktischer Muskelkoordination, Spasmen und Atrophien führt zu einer sehr typischen Verunstaltung des Fußes, dem FRIEDREICH-*Fuß.* Der Fuß wird kürzer, es entwickelt sich ein Hohlfuß, mit der Zeit ein *Pes equino-varus.* Dabei ist die große Zehe gewöhnlich im Grundgelenk extendiert und im Endgelenk gebeugt *(Hammerzehe).* — Das Verhalten der *Sehnenreflexe* wird durch die Ausbreitung der R-Läsion bestimmt. Bei dem spinalen Typ des Leidens sind die Patellar- und Achillessehnenreflexe in der Regel *aufgehoben,* dabei ist jedoch der *Babinski* oft *positiv.* In manchen Fällen beherrschen aber Pyramidenbahnen-*Spasmen* und *Reflexsteigerungen* so das Bild, daß man eher den Eindruck einer spastischen Spinalparalyse oder amyotrophischen Lateralsklerose als einer hereditären Ataxie hat. — Die *Haut-* und *Schleimhautreflexe* sind fast stets erhalten; ebenso auch die *Blasen-* und *Mastdarmfunktion.* Im Gegensatz zur Tabes pflegt die *Oberflächensensibilität* lange Zeit *keine Störungen* erkennen zu lassen. Die Vibrationsempfindung und die Tiefensensibilität erweisen sich freilich bei genauer Prüfung doch gestört. Hyperästhesien kommen aber wohl nie vor. — An *Hirnnervensymptomen* finden sich häufig *Nystagmus, Augenmuskelparesen* mit oder ohne Ptosis und Beteiligung der inneren Muskeln, *Blicklähmung* nach oben, selten *Opticusatrophie* (bisweilen mit einer Chorioiditis disseminata). Die *Sprache* ist in eigenartiger Weise gestört; meist ist sie langsam, dysarthrisch, skandierend; aber am hervorstechendsten ist die *Koordinationsstörung* der Sprachmuskulatur und die mangelhafte Einordnung der Atmung in das Sprechen (*cerebellare Dysphasie*, HILLER). Oft begegnet man Deformitäten des Skelets, besonders auch einer Kyphoskoliose. — *Schwachsinn* wird bei den Kranken schon in früheren Stadien des Leidens beobachtet: auch verschiedenartige *innersekretorische Anomalien* wurden beschrieben. *Rudimentärformen* sind oft gekennzeichnet durch Hohlfuß, Reflexverlust, Babinski, Nystagmus. Bis zu völliger Entwicklung braucht das Leiden meist über 5 Jahre; doch können die Kranken dann noch Jahrzehnte leben, bis ein interkurrentes Leiden sie erlöst.

Die cerebellare Ataxie (PIERRE MARIE) beginnt meist um das 20. Lebensjahr. Sie ist gleichfalls ausgezeichnet durch eine *Ataxie*, jedoch von reinem Kleinhirntyp und dementsprechend *nicht* begleitet von *Reflexverlust* und *Sensibilitätsstörungen*. Häufiger als bei der spinalen Form begegnet man hier einer *Opticusatrophie*. *Pyramidale* Störungen sind die Ursache leichter Gliederspasmen; während der typische FRIEDREICH-Fuß wie auch andere Deformierungen nicht zum Bild der cerebellaren Form gehören. *Psychische Störungen*, Schwachsinn bis Idiotie und Persönlichkeitsveränderungen verschiedener Art sieht man relativ häufig. Auch hier kommen oft abortive Formen vor.

Diagnose und Differentialdiagnose. Das familiäre Auftreten der hereditären Ataxie macht die Diagnose leicht. Die *Tabes* ist u. a. durch die der hereditäten Ataxie fremde reflektorische Pupillenstarre und die lanzinierenden Schmerzen auszuschließen. Hier wie auch bei der in Symptomatologie und Verlauf verschiedenen *multiplen Sklerose* und der *cerebrospinalen Lues* hilft die *Liquoruntersuchung*, welche bei den degenerativen Leiden einen normalen Befund ergibt. Schwierigkeiten können *cerebellare Prozesse* verschiedenster Genese auch endogene Atrophien machen. Erwähnt sei da die **olivo-ponto-cerebellare Atrophie**, bei der vor allem das Kleinhirnmark atrophisch ist, und die ganz ähnliche Bilder wie die hereditäre Ataxie machen kann. Dies zumal in Fällen, bei denen die Hinterstränge und Pyramidenbahnen am Krankheitsprozeß teilhaben. Bei dieser Erkrankung finden sich öfters Blasenstörungen und — infolge Miterkrankung der Subst. nigra — auch extrapyramidale Störungen (vgl. S. 499).

f) Die neurale Muskelatrophie.

Dieses ausgesprochene Erbleiden mit *dominantem Vererbungstyp* und deutlicher Bevorzugung des männlichen Geschlechts entspricht in seinem Wesen nicht seiner Benennung. Wahrscheinlich handelt es sich auch hier um eine systematische Atrophie, die nicht nur die peripheren motorischen Nerven, sondern auch die Vorderhörner, ja auch die Spinalganglien, den N. opticus, die Augenmuskelnerven und den Vestibularapparat befallen kann. Wie bei allen systematischen Atrophien ist die Entscheidung, auf welche klinischen Symptome man die reine von CHARCOT-MARIE beschriebene Form beschränken sollte und wo Kombinationen mit anderen Atrophien vorliegen, schwierig, da wir einer ausgesprochenen *intrafamiliären Variabilität*, gelegentlich auch mit ungewöhnlichen spinal-spastischen und FRIEDREICH-ähnlichen Bildern begegnen. Wieder sieht man in den Sippen häufig Schwachsinn, endokrine und vegetative Störungen.

Symptomatologie und Verlauf. Das Leiden beginnt meist vor dem 20. Lebensjahr und kann sich lange Zeit auf gewisse charakteristische *Innervations* und *Wachstumsstörungen der Füße* beschränken. Typisch ist der *Hohlfuß*, zumal in Kombination mit einer Schwäche bzw. *Parese der Großzehenstrecker*. Die Beuger bleiben immer besser erhalten! Die *Sehnenreflexe* an den Beinen sind meist abgeschwächt oder aufgehoben, die Bauchdeckenreflexe erhalten. Ein weiteres Initialsymptom sind heftige auf die distalen Extremitäten, besonders die Füße beschränkte, sehr wechselnde *Spontanschmerzen*, die im weiteren Verlauf meist von *Hypästhesien* für Berührung und Schmerz abgelöst werden. Allmählich breiten sich *atrophische Lähmungen* von den Füßen auf die Unterschenkel, auch auf die Quadricepsmuskulatur aus. Die *Funktion* der Beine bleibt dabei auffällig gut erhalten. Die prädilektive Auswahl der Atrophie gibt auch die Bezeichnung „*Peronaeus-Typ*", als der häufigsten Form des Leidens wieder. Die Formveränderung der Beine — zumal zu einer Zeit, wenn auch der Quadriceps atrophisch geworden ist —, rechtfertigt die Benennung „Storchenbeine". Der Gang — typisch für die Adductorenlähmung — wird als *Steppergang* bezeichnet. — Die gleichen Lähmungen an den *oberen Extremitäten* pflegen meist erst viel später aufzutreten. In seltenen Fällen sind die Schultern allein befallen. *Sprach-* und *Schluckstörungen* sowie *Stimmband-* und *Augenmuskellähmungen* sind selten; häufiger eine *Opticusatrophie*. An der erkrankten Muskulatur finden sich alle Formen der *Entartungsreaktion*. — *Fibrilläre Zuckungen* sieht man nicht selten, aber doch nicht so ausgesprochen wie bei reinen Vorderhornerkrankungen. — *Vasomotorische Störungen* verraten sich in der häufigen Kälte, Cyanose, auch Hyperhidrosis der Extremitäten. — Bei FRIEDREICH-*ähnlichen Fällen* sieht man Kombinationen mit Ataxie, Nystagmus und Kyphoskoliose. Auch die sog. *„Kälteparese"* (hochgradige motorische Schwäche unter Kälteeinwirkung) gehört in diesen Rahmen.

Eine eigenartige *Variante* dieses Leidens ist die sich *recessiv vererbende*, von DÉJÉRINE und SOTTAS beschriebene *progressive hypertrophische Neuritis*, die symptomatologisch der neuralen Muskelatrophie weitgehend ähnelt und sich von ihr vor allem unterscheidet durch eine mitunter erhebliche *Verdickung der peripheren Nerven*.

Pathologisch-anatomisch kommt zu den atrophischen Vorgängen an Achsenzylindern, Markscheiden, Vorderhörnern, Spinalganglien und der Lichtung der GOLLschen Stränge eine zwiebelschalenförmige Verdickung der SCHWANNschen Scheide der erkrankten peripheren Nerven.

Die *Prognose* ist quoad vitam und Arbeitsfähigkeit nicht schlecht. Jahrelange Stillstände, zum mindesten sehr langsamer Verlauf sind die Regel.

g) Die Paralysis agitans (PARKINSONsche Krankheit).

Wir zählen die P. a. zu den **systematischen Atrophien** des e.p.m. Systems und nehmen an, daß es sich hier um ein zum mindesten durch *erbliche Anlage begünstigtes frühzeitiges Altern* vor allem e.p.m. Strukturen, zumal des Hirnstamms und da wieder des *Pallidums* handelt.

Symptomatologie und Verlauf. Das Leiden beginnt schleichend meist *vor* dem Senium, im 5. oder 6. Lebensjahrzehnt und befällt Männer etwas häufiger als Frauen. Schon bevor die eigentlichen neurologischen Symptome auftreten, können schwer deutbare offenbar zentralvegetative Störungen unter anderem unklare rheumatoide Schmerzen, Parästhesien, Schwindel, Kopfschmerz, Schlafstörungen, auch übermäßige Tränensekretion und Speichelfluß jahrelang bestehen. Als erstes e.p.m. Zeichen sieht man dann gewöhnlich den *Tremor* auftreten, zunächst inkonstant, später für die Dauer; meist erst in einer Extremität, oft der linken oder rechten Hand. Im weiteren Verlauf, wenn schon ein deutlicher *Rigor* sich eingestellt hat, kann auch der Kopf an der motorischen Unruhe teilnehmen — *Kopfwackeln* —, die Stimme wird leiser und bisweilen auch tremolierend; an den Händen kann der Tremor die charakteristische Form des *„Pillendrehens"* annehmen. Was über die *fehlenden Mitbewegungen*, die Verteilung und die verschiedenen Folgen der Rigidität, auch die *Akinese* zu sagen ist, findet sich auf S. 497 und 582 beschrieben. Pyramidale Störungen gehören *nicht* zum Krankheitsbild. Die rohe Kraft ist normal. Typisch ist der vermehrte *Speichelfluß*. Oft klagen die Kranken unter abnormem Hitzegefühl. In schwersten Fällen tritt im Verlauf vieler Jahre eine völlige Versteifung ein. Die Kranken liegen im Bett mit maskenhaft starrem Gesicht, die Arme flektiert, die Finger in den Grundgelenken gebeugt, in den interphalangealen Gelenken oft überstreckt oder auch gebeugt, den Rumpf gekrümmt, die Beine angezogen usw.; *psychische* Störungen vor allem affektiver Art sind sehr häufig.

Es gibt Fälle, bei denen der Tremor so stark zurücktritt, daß man von *Paralysis agitans sine agitatione* spricht. Auch sind Fälle mit leichteren Symptomen und geringer Progression durchaus an der Tagesordnung.

Diagnose und Differentialdiagnose. So typisch das Bild dieses Leidens ist, so kann seine Abgrenzung gegen zwei andere Krankheiten doch sehr schwierig sein; einmal gegen den *postencephalitischen Parkinsonismus* (vgl. S. 581) und dann gegen die *arteriosklerotische Muskelstarre* (vgl. S. 537). Letztere ist allerdings oft durch die Kombination mit anderen cerebral-sklerotischen Symptomen gekennzeichnet. Natürlich können aber arteriosklerotische Erscheinungen auch einmal eine P. agitans komplizieren. Gelegentlich kann auch eine *Lues* zu dem Bild einer *symptomatischen P. agitans* führen. Die Bedeutung von *Traumen* für die Pathogenese eines Parkinsonismus ist mit größter Zurückhaltung zu beurteilen.

Die **Therapie** gleicht prinzipiell den beim postencephalischen Parkinonismus angewandten symptomatischen Maßnahmen (vgl. S. 583).

h) Die Chorea Huntington.

Diese progressive Form der *Chorea mit Demenz* ist ein ausgesprochenes Erbleiden mit dominantem Erbgang und meist auch als solches nachweisbar. *Die Kranken müssen nach dem Gesetz unfruchtbar gemacht werden!* — Das Leiden kann schon in der Jugend beginnen; doch erkrankt die Mehrzahl erst im Erwachsenenalter. Beziehungen zur Chorea Sydenham bestehen an sich nicht, doch kann die ärztliche Stellungnahme bei anscheinend infektiöser Chorea in Huntington-Familien sehr schwierig sein. In diesen Familien findet man nicht nur und immer Chorea, sondern gelegentlich auch andere neurotische und psychotische Syndrome, bisweilen auch andersartige extrapyramidale Störungen.

Verlauf. Schon vor dem Ausbruch der eigentlichen Chorea sind die Kranken meist auffällig: reizbar, scheu, jähzornig, mitunter auch verschroben und klagen oft schon selbst über Intelligenz- und Gedächtnisstörungen. Über die *choreatischen Bewegungen* ist in Ergänzung zu den Ausführungen auf S. 498 und 604 nur zu sagen, daß sie hier meist träger sind, gern an einer Extremität beginnen, um allmählich den ganzen Körper, Gesichts- und Sprechmuskulatur inbegriffen, zu befallen. Fälle von *Hemichorea* beschränken sich auf eine Körperseite. In vielen Fällen äußert sich die Chorea auch in interjektionsmäßigen verbalen Äußerungen, manchmal in zwangsweise ausgestoßenen unflätigen Worten und Sätzen. — Der *Muskeltonus* pflegt anfänglich herabgesetzt zu sein, verändert sich aber oft zu einer Hypertonie. In einer Minderzahl der Fälle sieht man schon in frühen Stadien einen extrapyramidalen Rigor. — Hand in Hand mit den motorischen Störungen geht die *Abnahme der geistigen Fähigkeiten*, stellen sich *affektive Störungen* und eine *Veränderung der Persönlichkeit* ein, deren Eigenarten in psychiatrischen Lehrbüchern nachzulesen ist. — So entwickelt sich schließlich ein chronisches Siechtum. Die Kranken sterben an interkurrenten Krankheiten. — Die *Diagnose* ist nur schwierig, will man die Frühfälle und nicht typisch choreatische Fälle erfassen. Genaueste Untersuchungen in der Familie sind da unerläßlich.

Pathologisch-anatomisch finden sich Ganglienzellausfälle in den unteren Rindenschichten und vor allem der kleinen Striatumzellen. Diese Striatumatrophie wird als *Status fibrosus* bezeichnet.

Eine andere, recht seltene „Heredodegeneration" vorwiegend des Striatums, wohl auch mit verwandtschaftlichen Beziehungen zur Chorea Huntington ist die **Torsionsdystonie.** Das Leiden befällt mit Vorliebe 10—20jährige Angehörige der jüdischen Rasse. Hypotonie und tonisch-klonische Anspannung der rumpfnahen Muskelgruppen und des Rumpfes selbst folgen einander und führen zu schwer beschreibbaren unwillkürlichen Bewegungen. Rumpfdrehungen, tortikollisartige Bewegungen des Kopfes wechseln ab mit plötzlichen Stoß- und Schleuderbewegungen und Verrenkungen des ganzen Körpers, Emporschleudern eines Beines usw. Der *Verlauf* ist sehr chronisch und kann Remissionen aufweisen. Die *Diagnose* muß die Abgrenzung gegen die *Athétose double* und *symptomatische* Formen von Athetose erwägen, die sich mit Vorliebe an Schädigungen des *unreifen* ZNS anschließen (vgl. das über cerebrale Kinderlähmung Gesagte!).

i) Der essentielle Tremor, die Myoklonien und verwandte Hyperkinesen.

Lokal atrophierende Prozesse im extrapyramidalen System samt Cerebellum und Oliven mit ihren Bahnen können eine große Zahl recht verschiedener motorischer Störungen machen, die man nicht immer ohne Zwang als gesonderte Krankheitsbilder voneinander trennen kann.

α) Der **essentielle Tremor** ist ein wohl dominant vererbtes, nicht so seltenes Leiden, das meist erst zur Zeit der Pubertät und noch später beginnt und keinen nachteiligen Einfluß auf die Gesundheit ausübt. Es ist charakterisiert durch einen meist feinschlägigen Tremor (3—10 Stöße pro Sekunde), der durch psychische Erregung stark beeinflußt wird und in der Ruhe aufhört. Bisweilen sieht man auch Nystagmus und andere neuropsychopathische Anomalien. Die von diesem Tremor Befallenen sind in der Regel nicht behandlungsbedürftig.

β) Hyperkinesen bald vorwiegend *myoklonischer* Art — vgl. S. 498 — bald *lokal myotonischer* Natur liegen dem sog. *Tic* bzw. *Crampus* zugrunde.

Die **Tic-Krankheit** ist in organischen Fällen wohl eine e.p.m. Funktionsstörung. Dafür spricht schon die Beobachtung symptomatischer Formen im Anschluß an eine v. Economosche Encephalitis, Stammganglienschädigungen anderer Genese oder choreaähnlicher Fälle. Familiäre Häufungen wurden zwar beschrieben; doch wissen wir über den Vererbungsmodus nichts. Der degenerativ-endogene Charakter dieses Leidens ist um so wahrscheinlicher, als bei den Kranken selbst oder in ihren Familien häufig anderweitige Anzeichen einer neuropathischen Belastung gefunden werden.

Symptomatologisch handelt es sich um meist bereits in der Kindheit auftretende sinnlose, unmotivierte, stereotype, mehr oder weniger rhythmische Zuckungen sei es im Gesicht oder an der Körpermuskulatur, welche an choreatische Hyperkinesen erinnern. Der Tic kann auch die Schluck- und Atemmuskulatur (Räuspern, Hüsteln usw.) befallen. Die Kranken fühlen sich von diesem Tic, den alle möglichen exogenen Einflüsse verstärken (im Schlaf verschwindet er), sehr belästigt. Schwere Fälle zeigen mitunter einen sog. *generalisierten Tic,* wobei die hier und da aufspringenden Hyperkinesen von stereotypen sprachlichen Äußerungen, wohl auch zwangsmäßigen motorischen Handlungen begleitet sein können; also Bilder, die mit der Hungtingtonschen Chorea eine gewisse Ähnlichkeit haben. S. 605 wurde bereits erwähnt, daß auch nach der infektiösen Chorea Tics zurückbleiben können. — Von diesem „organischen Tic" muß man wohl die zahlreichen Fälle *symptomatischer Tics* unterscheiden, wie sie sich auf dem Boden lokaler Reizzustände — so auch der sog. *Tic douloureux* bei der Trigeminusneuralgie! — entwickeln können. Eine solche Fixierung und spätere Automatisierung ehedem reflektorischer oder sinnvoller Bewegungen betrifft gelegentlich auch anfänglich willkürliche und zweckmäßige Innervationen; ticartiges Mundspitzen, Schnüffeln, Räuspern, Schulterheben usw. bei sonst normalen Personen. Der Gedanke, daß auch hier eine besondere ererbte Bereitschaft zu solchen „Enthemmungssymptomen niederer Mechanismen" wirksam ist, mag für manche Fälle zutreffen, oft aber handelt es sich nur um *„schlechte Angewohnheiten",* ursprünglich willkürliche Bewegungen, die sich mit der Zeit automatisiert haben. — Eine gewisse *„psychische Veranlagung",* über deren organisches Substrat wir nichts aussagen können, spielt bei all diesen zwangsweise ablaufenden Automatismen sicher eine Rolle. Öfters handelt es sich um *neurotische* Persönlichkeiten; mitunter um schizoide oder gar schizophrene Neurosen.

Eine andere Form lokalisierter Hyperkinesen bilden jene regionär beschränkten **Muskelspasmen** oder **Krampi**. Auch hier sind sicher *degenerative* Fälle mit schweren Neuropathien und anderen Heredodegenerationen in der Familie gelegentlich beschrieben worden (H. CURSCHMANN). — Im Gegensatz zum Tic tritt der Spasmus — z. B. als *Spasmus facialis* — in der Regel nicht als eine nur zwangshafte Innervation solcher Muskelgruppen auf, die auch normalerweise — also zweckhaft — zusammen kontrahiert werden, sondern der Spasmus entwickelt sich gern aus einer immer mehr um sich greifenden krampfartigen Kontraktion *eines* Muskels, z. B. des M. zygomaticus, die allmählich die ganze untere Gesichtshälfte in den Krampf miteinbezieht. Aus anfänglichen Zuckungen entsteht ein in seiner Intensität wechselnder verschieden lang anhaltender tonischer Kontraktionszustand. Sowohl im Intervall wie bei der Krampuslösung sieht man oft typische Myokloni. Allerhand Erregungen pflegen den Zustand zu verschlimmern. Selbst im Schlaf kann man bei ausgesprochenen Fällen noch eine Asymmetrie, etwa des Gesichts, erkennen. Der Spasmus facialis ist immer einseitig, im Gegensatz zu dem oft doppelseitigen Tic. Mit besonderer Vorliebe treten anfallsweise wie auch dauernde Spasmen an der Hals-Nackenmuskulatur auf, wo sie zum Bild des *spastischen Torticollis* führen (vgl. Abb. 49).

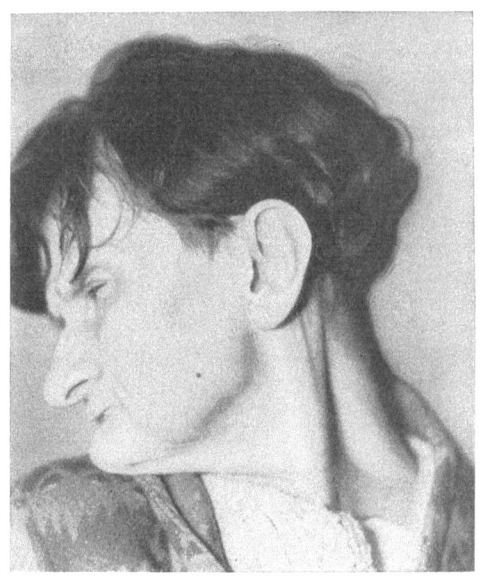

Abb. 49. Spastischer Torticollis.
(Aus der neurologischen Abteilung der University of Chicago.)

Gerade dieser spastische Schiefhals hat wohl in den meisten Fällen seine Ursache in organischen Erkrankungen der oben genannten Hirnregionen. So kann das Krampussyndrom Merkmal eines Athetose oder einer auf bestimmte Muskelgruppen beschränkten *Torsionsdystonie* oder anderer endogener, d. h. hereditärer Hirnprozesse wie aber auch exogener z. B. encephalitischer Läsionen sein. Das Beispiel der Torsionsdystonie und Encephalitis zeigt, daß myoklonisch dystonische „Krampi" an allen möglichen Körpergebieten auch an den Augen, dem Kehlkopf, Zwerchfell, Schlund usw. vorkommen können. — Gewisse überwiegend funktionelle bzw. auch psychogene Spasmen sieht man wie den Tic bei dazu Prädisponierten, dabei begünstigt durch allgemeine Schwächezustände. Dies gilt z. B. auch für den Blinzelkrampf, den Blepharospasmus. — Der **angeborene Torticollis** *hingegen ist verursacht durch eine organische Muskelveränderung*.

Die **Therapie** der Tics und Spasmen ist nur in psychogenen Fällen recht dankbar; doch ist dies die Minderzahl. Gerade die therapeutische Unbeeinflußbarkeit dieser Automatismen erscheint als ein weiterer Hinweis auf die organische Natur dieser Störungen. Sehr zurückhaltend sei man mit operativen Eingriffen, die Dauererfolge nur beim angeborenen kindlichen Torticollis geben.

Die **Differentialdiagnose** der Krampi und Spasmen muß rein neurotische, gleichfalls oft in Form von „*örtlichen Krämpfen*" sich äußernde Zustände bedenken, bei denen eine *neuropathische Anlage* oder eine z. B. aus allerhand

Konfliktsituationen entstandene *psychische Störung* zu *funktionellen Abwegigkeiten* der Muskulatur führt. Bei diesen sog. **Beschäftigungsneurosen** können begreiflicherweise auch organische Störungen am Nervensystem oder der Muskulatur die Symptomwahl beeinflussen. Befallen werden in der Regel solche Muskelgruppen, die für lange Zeit einer besonders starken und im Verhältnis zum übrigen Körper einseitigen Beanspruchung ausgesetzt waren. Das *Zittern*, der *Krampf*, die *Kraftlosigkeit* und mitunter auch der *Schmerz* befällt stets die *ganze* Muskelgruppe, so wie sie etwa zum Schreiben — *Schreibkrampf* — in Tätigkeit gesetzt wird. Die *einzelnen* Muskeln können dabei ohne Beschwerden innerviert werden. Man spricht daher von *Koordinationsneurosen*. Ganz analoge Symptome werden auch beobachtet bei Klavier- und Violinspielern, Telegraphisten, Melkern, Zigarrenwicklern, Uhrmachern, Tänzern, Soldaten, Näherinnen, Sängern, Trompetenbläsern, Leuten, die viel mikroskopieren usw. Bald sind es Muskelgruppen eines Armes, der Hände, des Halses, der Beine, der Kehlkopfmuskulatur oder selbst die Akkommodation des Auges, die in Krampf gerät. Bisweilen erschöpft sich die Störung auch nur in Parästhesien. Hier bestehen offenbar Übergänge zu den sog. „zentralen Schmerzen" z. B. der *Coccydynie bei Hysterischen* einerseits wie auch den „Organneurosen" andererseits. Charakteristisch und für die *Diagnose* wichtig ist, daß bei allen diesen neurotischen Erkrankungen ein organischer Befund am NS, an der Muskulatur, an den inneren Organen entweder fehlt oder zum mindesten in keinem Verhältnis zu dem Auslösungsmodus wie auch zu der Schwere der geklagten Beschwerden steht. Sind erst einmal die ersten Symptome, z. B. eines Schreibkrampfes aufgetreten, so pflegt seine Auslösung immer leichter und rascher zu geschehen, bis schließlich unter Umständen die bloße Intention genügt, um die Hand und auch den Arm in einen tonischen Krampfzustand geraten zu lassen. Dies weist darauf hin, daß bei diesen Beschäftigungsneurosen offenbar eine abnorme unlustbetonte Subjektivierung von Empfindungen aus der Peripherie statthat, welche der Normale nur als das bekannte Ermüdungsgefühl registriert, die der Neurotiker jedoch so stark affektiv beladet, daß eine dem Willen entzogene motorische Kurzschlußreaktion auftritt. *Differentialdiagnostisch* ist zu bedenken, daß *professionelle Paresen* demgegenüber die Symptome einer organischen nervösen Affektion aufweisen. *Neuralgische* Prozesse sind durch entsprechende objektive Befunde (vgl. S. 448) gekennzeichnet. Akroparästhesien, intermittierendes Hinken und analoge, auf *Zirkulationsstörungen* beruhende Störungen können durch eingehende Befragung und sorgfältige Untersuchung ausgeschlossen werden. Die *Prognose* der Beschäftigungs- und anderer Neurosen wechselt natürlich von Fall zu Fall; sie ist namentlich bei veralteten, „eingefahrenen" Fällen denkbar schlecht. **Therapeutisch** ist Aussetzen der jeweiligen Beschäftigung bei muskulären Störungen das erste Gebot. Nicht selten vermag verständiges Eingehen auf psychische Störungen (Angstzustände, psychische Traumen, „Komplexe" usw.) am ehesten zur Heilung zu führen. Sonst wird man eine vorsichtige Lokalbehandlung — physikalisch-therapeutischer Art — eine einschleichende Übungstherapie und eine roborisierende Allgemeinbehandlung anwenden.

Anhang: Hereditäre Störungen des Zellwachstums und Stoffwechsels.

Diese sehr eigenartigen und in ihrem Wesen noch nicht ganz geklärten Störungen werden — obschon man als sehr wahrscheinlich annehmen kann, daß sie *keine* systematischen Atrophien darstellen — hier angefügt, weil sie *symptomatologisch* vielerlei Beziehungen zu den eben besprochenen, vor allem extrapyramidalen Syndromen haben.

α) Die Athétose double.

Bei diesem seltenen Leiden handelt es sich um eine Erkrankung vorwiegend des *Striatums*, die in der ersten Kindheit, vielleicht schon intrauterin, beginnt und gekennzeichnet ist durch eine bald anscheinend reparative, bald mehr dysplastische *Wucherung von Markscheiden* und auch Achsenzylindern, die man ihres fleckigen Aussehens wegen als *Status marmoratus* bezeichnet. In manchen Fällen muß man mit einer *exogenen* Ursache — Geburtstraumen, Infekte — rechnen. — *Klinisch* sieht man eine schon in der frühen Kindheit entstehende *Athetose* — vgl. S. 498 — meist an den oberen Extremitäten, öfters auch eine allgemeine Rigidität; jedoch keine Pyramidenbahnsymptome. Epileptische Anfälle und mangelhafte Entwicklung der Intelligenz sind häufig. — Das Leiden pflegt um die Pubertät stationär zu werden.

β) Die WILSONsche Krankheit und die Pseudosklerose.

Die WILSONsche *Krankheit* und die STRÜMPELLsche *Pseudosklerose* sind nach SPIELMEYER eine pathogenetische Einheit. Die eigenartige Kombination einer Lebererkrankung meist mit Vergrößerung und Verhärtung des Organs und Erweichungsherden im Linsenkern mit den von ALZHEIMER beschriebenen pathognomonischen Gliazellwucherung, haben der Krankheit den deskriptiven Namen „*Degeneratio hepato-lenticularis*" gegeben. Wahrscheinlich handelt es sich dabei um eine uns noch im Wesen unbekannte Stoffwechselstörung. — Der *Erbgang* ist einfach recessiv. — Der *Beginn* des an sich seltenen Leidens kann in der Kindheit, aber auch noch im höheren Alter liegen.

Die WILSONsche Krankheit ist ausgezeichnet durch einen *extrapyramidalen Rigor*, der den gesamten Körper einschließlich Zunge, Schling- und Sprachmuskulatur befallen kann. Daneben können *extrapyramidale Hyperkinesen* recht verschiedener Art und Stärke auftreten. *Vegetative Störungen*, auch diffuse Schmerzen und trophische Störungen sind häufig. *Pyramidenbahnsymptome fehlen!* Außer der Lebercirrhose findet sich häufig auch ein Milztumor und gastrointestinale Störungen. Das Leiden dauert kaum mehr als 10 Jahre.

Bei der *Pseudosklerose* pflegt der *Tremor* den *Rigor* zu überwiegen. Ziemlich oft treten *epileptiforme* Anfälle auf; besonders bemerkenswert ist aber das frühzeitige Auftreten *psychischer* Störungen, die bis zur völligen Demenz führen können. Neben einer Lebercirrhose findet sich oft, ein der sog. KAYSER-FLEISCHERsche braungrünliche *Pigmentring* in der Peripherie der *Cornea*. — Das Leiden verläuft langsamer als die WILSONsche Krankheit und führt zur Kachexie.

Die Zahl der Erbkrankheiten, die hier noch zu nennen wäre, ist nicht gering. Genannt seien nur noch die **amaurotische Idiotie, die UNVERRICHTsche Myoklonusepilepsie** und die **HALLERVORDEN-SPATZsche Krankheit.** Die Handbücher der Neurologie geben über diese seltenen und zum Teil noch nicht geklärten Erbkrankheiten Aufschluß.

3. Erbkrankheiten mit vorwiegend muskulären Störungen.

Die hier zusammengefaßten Erkrankungen zeichnen sich dadurch aus, daß trotz *lähmungsartiger Symptome* das animalische Nervensystem intakt befunden wird; ein Befund, der aber durchaus nicht ausschließt, daß bei der oder jener dieser Erkrankungen eine Innervationsstörung — womöglich des *vegetativen* NS — von ursächlicher Bedeutung ist.

a) Die Myasthenia gravis pseudo-paralytica.

Von der *Pathogenese* dieses nicht so seltenen Leidens nehmen einige gute Kenner des Leidens an, daß ihm eine *sympathisch-parasympathische*, vielleicht *zentrale Innervationsstörung* (H. CURSCHMANN) unter dem Einfluß hereditärer, dysplastischer, konstitutioneller Störungen zugrunde liegt. Von anderer Seite (ADLER) wurde hingegen die pathogene Bedeutung einer *Thymushyperplasie* sehr wahrscheinlich gemacht.

Symptomatologie und Verlauf. Das Leiden beginnt vorwiegend bei Frauen zwischen dem 14.—40. Jahr mit einem *während der Muskelaktion zunehmenden Schwächegefühl* bald zuerst in einzelnen Muskeln des Stammes und der Extremitäten, bald in einem von kranialen Nerven versorgten Muskelgebiet. Die Kranken klagen über erhebliches Nachlassen der Muskelkraft vor allem am Abend. Diese in der Regel *progrediente Schwäche* kann die gesamte Muskulatur, auch die Schling-, Sprach-, Kau- und Phonationsmuskulatur, selbst den Musc. ciliaris befallen.

Eigentliche Lähmungen treten bei dem Leiden nicht auf; wohl aber können sie durch eine als Pseudolähmungen zu bezeichnende völlige Kraftlosigkeit und ein praktisches Versagen der Muskulatur vorgetäuscht werden. Nicht selten macht eine *anscheinend echte Ptosis* und *Augenmuskelparese* überhaupt den *Anfang* des Leidens und bleibt jahrelang isoliert bestehen. Schließlich versagt die gesamte, vor allem die vom Bulbus innervierte Muskulatur. Die *Reflexe* bleiben meist erhalten, sind lange Zeit sogar sehr lebhaft, zeigen des öfteren aber gleichfalls eine krankhaft leichte Erschöpfbarkeit. Die *Sensibilität* aller Qualitäten bleibt ungestört, obwohl die *Sinnesorgane* Störungen aufweisen können. Gesichtsfeldeinschränkungen, Ermüdbarkeit des Gehörs und Geschmacks werden berichtet. Die *Dauer des* Leidens kann Monate bis Jahre betragen; Remissionen und plötzliche Verschlimmerungen sind häufig, Heilungen sehr fraglich. Unbehandelt erliegen die Kranken oft einer Schluckpneumonie oder pulmonalen Infektionen, welche durch die hochgradige Schwäche der Atemmuskulatur begünstigt werden. — Wertvoll für die **Diagnose** ist die sog. *myasthenische Reaktion,* die bei Anwendung von Einzelreizen am Nerv oder Muskel in raschem Nachlassen bis völligem Sistieren der Muskelkontraktion oder bei Erzeugung eines Muskeltetanus in dessen abnorm rascher Erschlaffung besteht. Nach etwa einminutigem Ausruhen spricht der Muskel schon wieder an.

Differentialdiagnostisch können Schwierigkeiten gegenüber psychogenen Schwächezuständen, allgemeiner Hypotonie bei Nebenniereninsuffizienz, später der Bulbärparalyse und bisweilen auch der Dystrophia musc. progr. bestehen. Das Fehlen der Entartungsreaktion, von fibrillären Zuckungen und echter Atrophie sind dabei wichtige Merkmale zugunsten der Myasthenie.

Therapeutisch hat die *Prostigminbehandlung* (WALKER), die allerdings in Form von Tabletten, evtl. in abnehmender Dosierung dauernd fortgeführt werden muß, erstaunlich gute Erfolge zu verzeichnen. Zu versuchen ist auch eine Glykokoll-Ephedrin-Darreichung. — Die Thymusoperation ist wohl noch nicht spruchreif.

b) Die Dystrophia musculorum progressiva.

Die von KEN KURÉ vertretene Anschauung, daß die Dystrophia musculorum progressiva eine *Störung der autonomen Innervation des Muskels* darstellt, findet immer mehr Anhänger. Die immer wieder festgestellten *Stoffwechselstörungen der Muskulatur* — Kreatinurie und Phosphaturie einerseits, ungenügende Konzentration von Phosphagen und Glykogen im Muskel andererseits — wären dann nur Symptome, aber nicht Ursache der Lähmung. — Die Dystrophia musculorum progressiva ist eine Erbkrankheit, die das männliche Geschlecht mindestens doppelt so häufig wie das weibliche befällt. Für bestimmte Formen des Leidens hat man die Übertragung durch anscheinend gesunde Frauen auf ihre männlichen Nachkommen, also einen *geschlechtsgebundenen, recessiven Erbgang* nachweisen können. Die verschiedenen Krankheitstypen scheinen in den jeweiligen Sippen fast immer symptomatologisch gleich — *Homologie* und im gleichen Alter — *Homochronie* — aufzutreten.

Symptomatologie und Verlauf. Charakterisiert ist dies Leiden durch eine meist symmetrische, langsam fortschreitende Muskelschwäche, die am Rumpf und der rumpfnahen Extremitätenmuskulatur, seltener am Kopf beginnt und die distalen Gliedabschnitte in der Regel freiläßt. Die Schwäche geht allmählich unter immer mehr abnehmender Kontraktionsfähigkeit des erkrankten Muskels in eine *rein motorische „Lähmung"* über. Neben gelähmten Muskeln mit schwerer *Atrophie* weisen oft einzelne, und zwar meist bestimmte Muskeln, eine sog. *Pseudohypertrophie* — kenntlich an der teigigen Konsistenz des verdickten Muskelbauchs — auf. Solche pseudohypertrophische Prozesse können einen in Wirklichkeit hochgradig geschwächten Muskel äußerlich normal erscheinen lassen. Zu Pseudohypertrophie neigen erfahrungsgemäß besonders folgende Muskeln: Gastrocnemius, Glutaei, Sartorius, Deltoideus, Triceps, Infraspinatus, Orbic. oris. — Sekundär kann es in den atrophischen und pseudohypertrophischen Muskeln zu *Kontrakturen* infolge Bindegewebswucherung kommen. Die

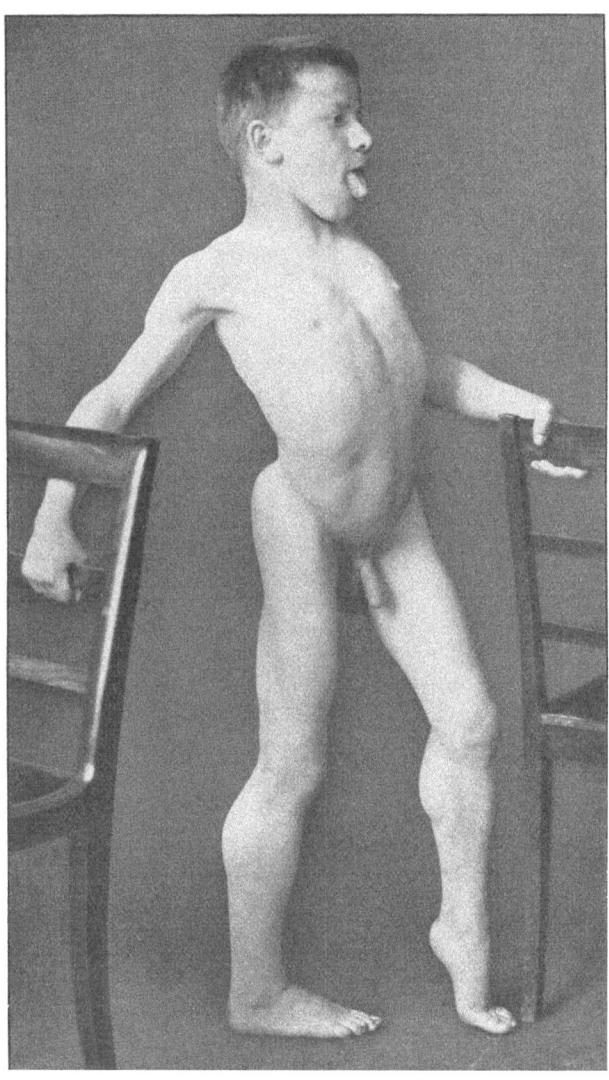

Abb. 50. Dystrophia musculorum progressiva, pseudohypertrophische Form (Beobachtung aus der Baseler med. Klinik). (Aus R. BING: Handbuch der inneren Medizin, Bd. 5/2.)

Reflexe, mechanische und elektrische Erregbarkeit nehmen parallel der Funktionsminderung ab, um schließlich zu erlöschen. Fibrilläre Zuckungen gehören nicht zum Bild der Erkrankung.

Das Leiden kann — als *infantiler* Typ (Beginn und Überwiegen der *Schwäche in der Becken- und Oberschenkelmuskulatur*) von atrophischem oder pseudohypertrophischem Charakter (Typus: LEYDEN-MÖBIUS bzw. DUCHENNE-GRIESINGER) schon in frühestem Kindesalter beginnen. Den Müttern fällt dann in der Regel zuerst das auf Schwäche der Glutäen beruhende *Watscheln* der Kinder auf. Typisch für diese Fälle ist die Schwierigkeit beim Sichaufrichten aus der Rückenlage, und zwar infolge der Schwäche der Hüft- und Beinstrecker. Man sieht, wie die Kranken mit Hilfe der Arme geradezu an ihren Beinen hinaufklettern. Ist einmal die Rückenmuskulatur mitbefallen, so kann sich eine erhebliche *Lordose* entwickeln. Die Lähmung pflegt dann allmählich den Schultergürtel, die Oberarme und den Rumpf zu ergreifen, wobei sich die Lähmung der Mm. serrati (vgl. S. 476) in den bekannten ,,Scapulae alatae" und ,,losen Schultern" zu verraten pflegt. Die Lähmung der Bauchmuskulatur hat eine als ,,Wespentaille" bezeichnete Disfiguration zur Folge. Die Affektion der Gesichtsmuskulatur, besonders der Mm. orbiculares, macht jene charakteristische ,,Facies myopathica". Die Zunge, seltener die Kau- und Schlingmuskulatur, können gleichfalls erkranken. — Bei der DUCHENNE-GRIESINGERschen Unterform sind die erwähnten atrophischen Lähmungen von — bisweilen passageren — Pseudohypertrophien begleitet.

Bisweilen beginnt die Lähmung am Schultergürtel (*scapulo-humerale* Abart), und zwar entweder schon in früher Kindheit (Typ LANDOUZY-DEJERINE) oder erst im Jünglingsalter (ERBscher Typ). Jener infantile Typ ist durch einen raschen Verlauf, das meist gleichzeitige Befallensein der Gesichtsmuskulatur und Fehlen von Pseudohypertrophien ausgezeichnet; während bei juvenilem Typ langsamer Verlauf, Freibleiben des Gesichts und Pseudohypertrophien vorherrschen. Die Lähmung kann allmählich auch Hüfte und Beine befallen.

Der **Verlauf** des Leidens ist sehr langsam, besonders bei den spät erkrankenden Fällen. Es ist oft erstaunlich, wie gut sich die Kranken noch mit dem Rest ihrer Muskulatur zu behelfen wissen. Zur direkten Todesursache wird das Leiden eigentlich nur in seltenen Fällen und dann infolge Lähmung des Zwerchfells und der Atemmuskulatur. Oft — vor allem in der zweiten Lebenshälfte — steht das Leiden lange wohl auch ganz still. Die meisten Fälle, vor allem die infantilen, sterben an interkurrenten Krankheiten.

Eine Kombination mit Schwachsinn, Epilepsie und endokrinen Störungen kommt gelegentlich bei der Dystrophia musculorum progressiva vor. Ziemlich regelmäßig finden sie sich bei einem Syndrom, das als *ererbte Störung des vegetativen Systems* der Dystrophia musculosum progressiva verwandt zu sein scheint, der selteneren **Dystrophia myotonica**. Dies Leiden ist gekennzeichnet durch das Nebeneinander von Muskelatrophien, der sog. myotonischen Muskelreaktion (vgl. S. 669), endokrinen Störungen (von denen Katarakt, Hodenatrophie, Struma, tetanische Symptome, Akrocyanose, Hyperhidrose genannt seien) und psychopathischen Zügen.

Differentialdiagnostisch ist die Dystrophia musculorum progressiva meist leicht zu unterscheiden von den verschiedenen Formen der Muskelatrophie sowie den poliomyelitischen und polyneuritischen atrophischen Lähmungen.

Therapie. Sowohl die von KEN KURÉ angegebenen subcutanen Injektionen von Adrenalin (0,1% 0,2—0,3 ccm) mit Pilocarpin (1% 0,1—0,2 ccm) täglich, wie auch die perorale Darreichung von Glykokoll (15—20 g in Wasser) können die Muskelkraft gelegentlich bessern. Allerdings scheint die Wirkung die Zeit der Behandlung nicht lange zu überdauern. In letzer Zeit wurden Erfolge mit energischer Vitamin C-Behandlung berichtet.

Pathologisch-anatomisch wird schwere Degeneration der Muskelfasern mit wechselnd starker Fett- und Bindegewebswucherung gefunden. Die Querstreifung der Fibrillen bleibt dabei erhalten. Auffällig ist die Kernvermehrung der Fibrillen und die zellige Infiltration des Bindegewebes. Das Nervensystem selbst pflegt normal zu sein.

c) Die Myotonia congenita (Thomsensche Krankheit).

Es handelt sich hier um ein meist dominant sich vererbendes, an sich ungefährliches, seltenes Leiden, das besonders häufig in Schleswig-Holstein gesehen wird. Die ersten Manifestationen zeigen sich bei angeborener Anlage doch erst nach einigen Jahren. Charakteristisch für die *Myotonie* ist, daß eine aus der Ruhelage erfolgende, zumal rasche und kräftige Muskelaktion zu einer *tonischen Nachdauer der Muskelkontraktion* bis zu einer halben Minute führt. Drückt uns solch ein Kranker die Hand, so kann er den Griff nicht wieder lösen; will er gehen, so steht er wie angewurzelt fest usw. Man sieht bei generalisierter Myotonie *herkulische* Gestalten und fühlt eine abnorm angespannte hypertonische Muskulatur, die jedoch passiven Bewegungen keinen vermehrten Widerstand bietet. Eigentümlich ist, daß die Muskeln sich allmählich einspielen, d. h., daß nach einigen Bewegungen sich die Myotonie löst und der Kranke sich unbehindert bewegt. Auch starke Affekte können unter Umständen den Hypertonus überwinden, z. B. Zorn; während ein Schreck oder auch Kälteeinwirkung den Tonus stark zu vermehren pflegen. Am meisten sind die Extremitätenmuskeln, bisweilen aber auch die Gesichts-, Zungen-, Schlund- und Kehlkopfmuskulatur betroffen. Die *mechanische* und *elektrische* Erregbarkeit der Muskeln ist in pathognomonischer Weise verändert. Ein Hammerschlag auf einen Muskel führt zu einer trägen, mehrere Sekunden dauernden Kontraktion, bisweilen Muskelwogen. Starke direkte und indirekte *faradische* Reizung bewirkt deutliche Kontraktionsnachdauer. Am auffälligsten ist die Reaktion auf *direkte galvanische* Erregung, die für ASZ oder KSZ eine erniedrigte Schwelle und einen trägen Zuckungsablauf, bei stabiler Anwendung starker Ströme bisweilen rhythmische Undulationen von der Kathode zur Anode zeigt (**myotonische Reaktion** Erbs). Der *Verlauf* ist über Jahre langsam progredient, um mit etwa 25—30 Jahren stationär zu werden. Differentialdiagnostisch ist an *tetanische Zustände* zu denken, zu denen die Myotonie vielleicht enge Beziehungen hat. — Bezüglich der *Pathogenese* der Erkrankung sind wir über Vermutungen nicht hinausgelangt. *Therapeutisch* sind wir machtlos.

4. Erbkrankheiten bei vorwiegend funktionellen Störungen im ZNS.
a) Die Epilepsie.

Die Epilepsie ist — wie schon der Laie weiß — durch *Anfälle von allgemeinen tonisch-klonischen Krämpfen* charakterisiert. Der Arzt muß freilich wissen, daß es eine sog. *genuine Epilepsie* — als *Erbkrankheit* — und *symptomatische Epilepsien* — *Krampfanfälle unter der Wirkung bekannter Schädlichkeiten* — gibt. Diese Differenzierung ist eine elementare Notwendigkeit geworden, seitdem *das Gesetz die Unfruchtbarmachung des genuinen Epileptikers vorschreibt und im Zweifelsfall den Nachweis verlangt, daß die epileptischen Anfälle exogen bedingt sind.* — Bei der Epilepsie — ähnlich wie beim Schwachsinn — ist diese Differentialdiagnose viel schwieriger als bei anderen Erbkrankheiten, und zwar offensichtlich deshalb, weil *der elementare epileptische Anfall eben doch nur ein Symptom der als ein komplexes Ganzes zu verstehenden genuinen Epilepsie bedeutet.*

Die Erbforschung — nicht zum wenigsten Studien an ein- und zweieiigen Zwillingen — hat bewiesen, daß die genuine Epilepsie eine Erbkrankheit, allerdings schwer durchschaubaren recessiven Erbgangs ist. Fast 10% der Kinder aus Ehen, in denen *ein* Partner genuin epileptisch ist, werden Epileptiker. Aber auch aus den Ehen symptomatisch Epileptischer gehen noch fast 2% epileptischer Kinder gegenüber etwa 0,3% bei der Durchschnittsbevölkerung hervor. Legt man diese Tatsache der noch gar nicht gelösten Frage nach dem Wesen der Epilepsie zugrunde und vergegenwärtigt man sich dazu die Tatsache, daß eine Anzahl organischer Hirnschädigungen bei einer Gruppe von Kranken eine symptomatische Epilepsie zur Folge hat, bei anderen aber nicht — so drängt sich die Vermutung auf, daß *ein pathogenetischer Faktor, und zwar ein erblicher der genuinen Epilepsie und der symptomatischen Epilepsie* (zum mindesten den und jenen ihrer Unterformen) *gemeinsam ist.* — Aus den statistischen Erhebungen geht aber weiterhin hervor, daß unter den Familienangehörigen, besonders den Kindern von genuinen Epileptikern psychisch Abnorme außergewöhnlich häufig sind — 30% nach Conrad — ohne daß bei diesen jemals epileptische Anfälle auftreten; daß ferner der genuin Epileptische selbst bestimmte abwegige Persönlichkeitszüge trägt („Haftsyndrom" nach Mauz) und daß schließlich die *zunehmende Demenz* — ohne sichere Abhängigkeit von Art und Häufigkeit der Krampfanfälle! — *ein charakteristisches Merkmal der genuinen Epilepsie ist.* Daraus könnte man folgern, daß ein *weiterer erblicher Faktor*, der sich am Wesen und der Intelligenz dieser Kranken manifestiert, ein gerade für die Erbprophylaxe besonders wichtiges Merkmal der sog. genuinen Epilepsie sei. — *Quantitative* Variationen der ererbten Krampfneigung dürften mit Hirnschädigungen gewissermaßen ein Ordinatensystem bilden mit dem epileptischen Anfall als Resultante. Das eine Extrem würde die reine genuine Epilepsie, wohl mit funktionellen, aber ohne organische Hirnstörungen bilden; das andere, die symptomatische Epilepsie, bei der der ererbte „Krampffaktor" so schwach und wenig penetrant ist, daß *nur* unter der Mitwirkung organischer Hirnschädigungen Anfälle auftreten. (Von der Wirkung sog. Krampfgifte und der krampfmachenden Wirkung bestimmter Tumoren des ZNS sei hier abgesehen!)

Natürlich können gelegentlich in rein genuinen Epilepsiefällen neurologische Zeichen irgendwann stattgehabter Hirnläsionen das Bild und damit die Diagnose komplizieren. Die Frage, ob mehr oder minder symptomatische *Residual-* oder genuine Epilepsie, ist aber oft sehr schwer zu beantworten! — Bei der Kompliziertheit der Pathogenese des epileptischen Syndroms ist die Erfassung anderer konstitioneller Eigenarten des Epileptikers um so dringlicher. Hier setzt die *psychologisch-psychiatrische* und die *internistische* Forschung ein. Hat die erstere schon bis jetzt gezeigt, daß der genuine Epileptiker für sich und zum Teil auch für seinen Verwandtenkreis besondere *krankhafte Wesenszüge* aufzeigt, so haben Stoffwechseluntersuchungen usw. erwiesen, daß der Epileptiker *Abwegigkeiten*, z. B. im *Eiweißstoffwechsel* aufweist, die sehr wohl zur notwendigen Erfassung der abnormen physischen Konstitution des Epileptikers beitragen können.

Was sich im Hirn im epileptischen Anfall abspielt, wissen wir nicht. Vasomotorische Vorgänge — Gefäßspasmen — wie auch die von KROLL nachgewiesenen Krampfstoffe in der Hirnrinde sind wohl nur Begleiterscheinungen. Für die *tonisch-klonische Natur der Anfälle* dürften *subcorticale wie corticale Vorgänge* verantwortlich sein. Rein *umschriebene corticale* Anfälle vom JACKSON-Typ (vgl. unten) gehören jedenfalls nicht zum Syndrom der genuinen Epilepsie.

Symptomatologie und Verlauf der genuinen Epilepsie. *Das familiäre Milieu* der Epileptiker ist gekennzeichnet sowohl durch den Nachweis von Epileptikern, wie vor allem von psychisch und körperlich Abnormen: Psychopathen, Schwachsinnigen, Erregbaren, Pedanten, Alkoholikern, wie von Verwandten mit Migräne, Enuresis, Stottern und dysplastischer Konstitution.

Charakteristisch für die Epilepsie ist der *große Anfall*, dem meist Prodromalerscheinungen in Form der sog. **Aura** vorausgehen. Die Kranken klagen über kurz dauernde Parästhesien, optische, akustische, Geruchs- oder Geschmacksempfindungen, Schwindelgefühl, auch das eigenartige Gefühl angeblasen zu werden (daher die Bezeichnung!) Es gibt auch eine sog. psychische Aura, bei welcher die Kranken über Angst-, Unlust-, Glücksgefühl, Zustände erleichterten oder gehemmten Gedankenablaufs und gestaltete Halluzinationen berichten. In anderen Fällen stehen viscerale Erscheinungen und Mißempfindungen, auch vasomotorische Störungen (Erröten, Erblassen, Schweißausbruch, Angina pectoris-ähnliche Beschwerden) im Vordergrund. Jeder Kranke hat mehr oder minder konstant *seine* Aura. Gar nicht selten fällt der Umgebung ein Seufzen, Stöhnen, Röcheln oder Lallen kurz vor dem Anfall auf. Die Aura *kann* auch einmal Stunden dauern. Die Kranken sind dann meist deprimiert und gehemmt, oder aber es bemächtigt sich ihrer eine zunehmende Reizbarkeit, bis schließlich der Anfall die Spannung löst. — Der **Anfall** selbst beginnt entweder als generalisierter Anfall mit einem lauten Aufschrei und plötzlichem Bewußtseinsverlust, wobei die Kranken zu Boden stürzen und sich verletzen können, oder mehr allmählich mit *lokalisierten Zuckungen*, z. B. der einen Gesichtsseite oder des Kopfes. (Beschränkung des Anfalls auf eine Seite ist ungewöhnlich!) An Stelle der Zuckungen treten auch manchmal unschlüssige und halbwillkürliche, ungeschickte Bewegungen. Unter solchen Initialsymptomen tritt rasch eine Trübung des Bewußtseins ein, die alsbald in völligen *Bewußtseinsverlust* übergeht. Manchmal folgt dann nur ein *tonischer Streckkrampf* mit starker Cyanose des Gesichts und Sistieren der Atmung; häufig aber auch sofort *generalisierte klonische Krämpfe*, welche den Rumpf, die Glieder, die Zungen-, Kau-, Gesichts- und Augenmuskulatur befallen. Die Atmung wird dabei schnarchend; *Schaum* kann auf die Lippen treten, der infolge einer *Bißverletzung* der *Zunge* oft blutig gefärbt ist. Häufig erfolgt *Urin-*, bisweilen auch *Kotabgang*. Die Pupillen sind meist weit und lichtstarr. Nach 1—3 Min. nimmt die Zuckungsgeschwindigkeit ab und ihre Amplitude zu. Diese großen Gliederbewegungen gehen langsam in Ruhe über. Der Kranke fällt in tiefen Schlaf. Weckt man ihn, so ist er schwer besinnlich, abwesend, verstimmt, gehemmt in Auffassung und Denken und verhält sich, als erwachte er aus einem schweren Traum. Noch jetzt kann man gelegentlich neurologische Befunde erheben: aphasische, agnostische, apraktische, dysarthrische Störungen, Einschränkung des Gesichtsfeldes, Fehlen der Haut- und Steigerung der Sehnenreflexe, positiven *Babinski*, Fehlen des MAYERschen Grundgelenkreflexes, gelegentlich wohl auch Sensibilitätsstörungen und Hypotonie der Muskulatur. — Da epileptische Anfälle sich relativ häufig *bei Nacht* ereignen, ist auf ihre *Folgen* zu achten. Am wichtigsten ist da ein zerwühltes Bett, unwillkürlicher Urinabgang, Zungenbiß oder andere Verletzungen, welche die Kranken sich im Anfall unbewußt zugezogen haben, sowie große Müdigkeit und Gefühl des Zerschlagenseins am Morgen.

Außer den großen Anfällen sieht man — bei manchen Kranken vorwiegend, unter Umständen auch ganz allein! — *atypische Anfälle*, sog. **Äquivalente.** Hier sind vor allem zu nennen: vorübergehende grundlose Verstimmungen, Bewußtlosigkeit ohne Krämpfe und leichtere Formen von Bewußtseinstrübung, „Absencen". Verbinden sich hiermit leichte motorische Unruhe mit Zuckungen, so spricht man von einem „Petit mal". *Rudimentäre epileptische Anfälle* können auch in Form jener geschilderten Aura-Symptome verlaufen. Zum Beispiel als sog. „epileptische Migräne". Viele Kranke erleiden solche Absencen und Attacken von „Petit mal" mehrmals am Tage, oft mitten in der Unterhaltung, die plötzlich in ein unverständliches Lallen übergeht, von einer Sekunden dauernden Bewußtseinstrübung unterbrochen wird, um gelegentlich ohne Zögern zu Ende geführt zu werden. Manche Kranke merken solche Absencen, andere müssen erst darauf aufmerksam gemacht werden. — Im Anschluß an einen großen Anfall oder auch selbständig auftretende *anhaltende Bewußtseinstrübungen* nennt man **Dämmerzustände.** Die Kranken sind „wie im Traum" in ihrer Orientierung gestört, begehen allerhand Fehlhandlungen, so z. B. schon beim Ankleiden, perseverieren im Denken, Handeln und Sprechen und können gelegentlich durch ganz überraschend auftretende sinnlose, auch agressive Handlungen gefährlich werden. Für die Dauer solcher Zustände besteht *Amnesie*. — Amnesien von monatelanger Dauer sind ungewöhnlich und müssen den Verdacht auf hysterische Zustände erwecken. Manche Kranke bieten *Delirien*, *psychotische Zustände*, sog. *besonnene Dämmerzustände* (in denen sinnlose Handlungen wie zwecklose Reisen, unmöglich geschäftliche Handlungen usw. vorgenommen werden), Stunden bis Wochen anhaltende *Verstimmungen* (in denen die Kranken umherirren, wohl auch zum Alkohol greifen können) als Äquivalente.

Die genuinen Epileptiker entwickeln früher oder später — ohne sichere Beziehungen zu den Anfällen — *Veränderungen der Persönlichkeit*, die schließlich in die **epileptische Demenz** ausgehen können. Diese ist gekennzeichnet durch zunehmende Verlangsamung und Schwerfälligkeit in allen psychischen Leistungen, Erschwerung der Aufnahmefähigkeit, Verarmung des Vorstellungsschatzes und typische Wesensveränderungen, über die in den Lehrbüchern der Psychiatrie nachzulesen ist.

Betrachtet man den **Verlauf** der genuinen Epilpsie, so sieht man die *ersten Erscheinungen* in 20% vor dem 10. Jahr, in weiteren 50% bis zum 70. Jahr und nur bei unter 15% nach dem 30. Jahr — unter Bevorzugung des *männlichen* Geschlechts — auftreten (JOH. LANGE). Als *Prodrome* vor den eigentlichen Krampfanfällen beobachtet man bisweilen migränöse Zustände, Bettnässen, *Absencen* und die sog. *Kinderkrämpfe (Fraisen)*. (Die von FRIEDMANN als „**Pyknolepsie**" bezeichneten gehäuften Anfälle *bei sonst normalen Kindern* verschwinden im Pubertätsalter von selbst; es sei denn, daß es sich doch schon um echte epileptische Anfälle gehandelt hat!). Man kann sagen, daß jeder Epileptiker einen *individuellen Verlaufstyp*, besonders bezüglich der Anfälle bietet. Viele Epilepsien zeigen sich unmißverständlich zum erstenmal — oder auch erneut — zur Zeit der *Pubertät*. Freilich braucht dies durchaus nicht immer gleich in Form der großen Anfälle zu geschehen. Manche Kranke zeigen für Jahre nur eine *rudimentäre* Form der Epilepsie. Gelegentlich sieht man auch jahrelange anfallsfreie Perioden; dann wieder auf kurze Zeitspannen zusammengedrängte gehäufte Anfälle. Besonders gefährlich ist ein **Status epilepticus,** in dem die Kranken von einem Anfall in den anderen geraten. Nicht nur, daß er letal enden kann; er wirkt sich auch besonders ungünstig auf die Persönlichkeit der Kranken aus. Im ganzen Verlauf haben akzessorische Momente, körperliche wie psychische Reize, Alkohol, Kopftraumen, endokrine Momente einen bisweilen erheblichen Einfluß auf Häufigkeit und Stärke der Anfälle. — Sind es im Anfang mehr die obengenannten periodenweisen Verstimmungen und Dämmerzustände, so wird im weiteren Verlauf die *Demenz* und *Charakterveränderung* doch offenbar. Die Minderzahl der Kranken bieten, was man als Bezeichnung der Seltenheit der Anfälle eine *Oligoepilepsie* nennt. Eine große Zahl von Epileptikern bleibt relativ lange arbeitsfähig. Wenn auch die Häufigkeit der Anfälle mit dem Alter abnimmt, so wird doch die Lebensdauer durch das Leiden erheblich verkürzt. Der Tod erfolgt in der Mehrzahl infolge der Anfälle, bisweilen im Status; sonst durch sekundäre Leiden, relativ häufig eine Tuberkulose.

Diagnose und Differentialdiagnose gegen symptomatische Epilepsie. Die Diagnose der genuinen Epilepsie — *angesichts der gesetzlichen Bestimmungen eine sehr verantwortungsvolle Entscheidung!* — darf nur nach eingehendster *Untersuchung* und *Beobachtung*, sowie vor allem auch eine denkbar gründliche *Anamnese* gestellt werden. Das Vorkommen organischer Hirnläsionen bei der genuinen Epilepsie und die Bedeutung erblicher Momente für die symptomatische Epilepsie macht die Differentialdiagnose manchmal sehr schwierig. Selbst bei klinischer Untersuchung sind bis zu 14% aller Fälle eben nicht zu klären (STAUDER). Vor allem hüte man sich etwa allein aus der Tatsache, daß epileptische Anfälle nach bestimmten äußeren Einwirkungen aufgetreten sind, zu weitgehende Schlüsse zu ziehen. Entscheidend vielmehr ist neben den klassischen Symptomen und deren Verlauf vor allem der *Gesamteindruck* des Kranken und sein familiärer Rahmen (vgl. oben!). Zu fordern ist vor allem auch eine gute *Röntgenaufnahme* des Schädels und in Zweifelsfällen, zumal wo neurologische Zeichen, Wachstumsstörungen (z. B. an den Fingern!) der Verdacht auf eine intrauterine oder frühkindliche Hirnschädigung (auch einen Hydrocephalus) und damit auf eine *Residualepilepsie* hinlenken, auch eine *Encephalographie*.

Die *symptomatische Epilepsie* in reinster Form sind **Anfälle vom JACKSON-Typ,** die allein als solche vorkommend, gegen genuine Epilepsie sprechen.

Diese *Rindenkrämpfe* tragen die Merkmale ihres *fokalen* Ursprungs. Je nachdem, welche Rindenpartie unter dem Einfluß eines krankhaften Reizes steht, pflegt dem Anfall oft eine besonders gefärbte Aura vorauszugehen. Dieser folgen dann in der Regel unmittelbar Krämpfe, welche zunächst auf den jeweiligen bestimmten Körperteil beschränkt sind, um dann in gesetzmäßiger Weise, der Rindenfelderung entsprechend (vgl. Abb. 10) auf die benachbarte Muskulatur evtl. auch die andere Seite überzugreifen. Bei Läsionen im Bereich der sog. extrapyramidalen Rindenfelder O. FOERSTERs (vgl. S. 446) sind die Anfälle gekennzeichnet durch krampfartige Bewegungssyngergien, z. B. Augen-, Kopf- und Rumpfbewegungen zur Gegenseite mit oder ohne tonischklonische halbseitige Extremitätenkrämpfe. Fokale Epilepsien, welche von der hinteren Zentralwindung her ausgelöst werden, gehen oft mit wandernden

Parästhesien evtl. auch bleibenden umschriebenen Sensibilitätsstörungen (vgl. S. 458) einher. Ein Fokus im Parazentrallappen kann zu Stuhl- und Urindrang vor dem Krampfanfall führen. An die Reizerscheinungen können sich fokale Lähmungen anschließen. Das Bewußtsein ist im Anfall meist erhalten, schwindet aber bisweilen nach Eintreten der Krämpfe.

Die *Ursachen* dieser JACKSON-*Anfälle* — aber *auch generalisierter symptomatischer Anfälle* — können sehr verschieden sein. An erster Stelle stehen *Hirntraumen* — meist Kontusionen oder offene Hirnverletzungen—, welche im Verlauf eines halben Jahres oder länger epileptische Anfälle auslösen können. *Rein traumatische Epilepsien machen keine typisch epileptischen, sondern nur posttraumatische Wesensveränderungen.* Geburtstraumen, vor allem Blutungen, sind von großer Bedeutung für viele *kindliche symptomatische Epilepsien.*

Kinderkrämpfe sieht man außerdem häufiger bei toxischen und infektiösen Hirnschädigungen, wie sie z. B. im Beginn hochfieberhafter Infektionskrankheiten (vgl. S. 594), aber auch beim Keuchhusten (Zirkulationsstörungen) auftreten können. Auch bei der *Helminthiasis* kann man meist unschuldige Krämpfe sehen. Die kindliche *Tetanie* (Spasmophilie) hat nichts mit der Epilepsie zu tun.

Die *Syphilis* kann mitunter generalisierte epileptische Anfälle als einziges Symptom machen; bekannt sind epileptische Anfälle in Frühstadien der progressiven Paralyse. Mehr JACKSON-artige Anfälle sieht man bei der syphilitischen Konvexitätsmeningitis, aber auch bei basalen Prozessen. — *Alkoholabusus* kann epileptische Anfälle zur Folge haben. Die Frage, ob man es da mit provozierten genuinen Anfällen oder etwa mit Anfällen infolge traumatischer Hirnschädigungen — *Pachymeningitis haemorrhagica* — zu tun hat, ist unter Umständen schwer zu beantworten. Die eigentliche „Alkoholepilepsie" kann selbst einen Status epilepticus machen. — Über Epilepsie als *Tumor*-Symptom wurde auf S. 548 berichtet. Langsam und diffus wachsende Tumoren, auch das STÜRGE-WEBERsche Syndrom — eine eigenartige capilläre Angiomatose mit röntgenologisch typischen feinen Verkalkungen im Hirn — neigen besonders zu Krampfbildung. — Seltener sind Krämpfe bei Abusus wie auch Entwöhnung von Schlafmitteln (z. B. des Phanodorms), bei Hitzschlag, elektrischen Stromverletzungen, bei Äther- und Chloroformnarkose (prognostisch sehr übel!) und bei operativen Eingriffen an der Pleura (Luftembolien?). — Epileptische Anfälle, die erstmalig nach dem 50. Jahr auftreten, bezeichnet man als *E. tarda.* Diese Spätepilepsien werden überwiegend durch cerebrale Kreislaufstörungen — zumal bei Hypertonikern — verursacht.

Der **hysterische Anfall** enthält niemals die pathologischen neurologischen Merkmale eines echten epileptischen Anfalls. Meist dauern diese Anfälle erheblich länger, sind dramatischer, für den Zuschauer berechnet. Die epileptische Persönlichkeitsveränderung fehlt! — Natürlich kann auch einmal eine Epileptikerin einen hysterischen Anfall haben.

Die **Narkolepsie** — Anfälle plötzlichen, *kurzdauernden Tonusverlustes der gesamten Muskulatur* unter dem Einfluß starker Gemütsbewegungen, auch z. B. mitten im herzlichen Lachen — hat mit der Epilepsie nichts zu tun. Es ist dies ein seltenes Syndrom, dem auch Stunden anhaltende Schlafzustände zukommen, das sich bei anscheinend hierfür konstitutionell oder endokrin Disponierten bei den verschiedensten Zwischenhirnschädigungen einstellen kann.

Therapie. Nach dem Stand unseres heutigen Könnens vermögen wir bei der genuinen Epilepsie wohl oft die Anfallshäufigkeit herabzusetzen, in seltenen Fällen auch ganz zum Verschwinden zu bringen, den Prozeß — vor allem in bezug auf die Persönlichkeitsveränderung — aufhalten können wir aber leider nicht. So wird denn im allgemeinen auch immer nur der *Anfall bekämpft.* Von einem Erfolg spreche man erst, wenn der Kranke wenigstens 1 Jahr anfallsfrei geblieben ist. — Man ordne die gesamte Lebensweise des Kranken, lasse ihn alle gröberen Unregelmäßigkeiten vermeiden, gebe eine lactovegetabile Kost, verbiete den Alkohol! Umstellung der Lebensweise — z. B. Fasten, kochsalzfreie, auch Rohkost — können für eine ganze Zeit günstig wirken. Viele Behandlungsmethoden sind auf Wasserentziehung und Veränderung des Säurebasengleichgewichts aufgebaut. Die im Verlauf von Infekten sich günstig auswirkende Globulinvermehrung im Serum hat man — bisher ohne viel Erfolg — auch herangezogen. — Für die mehr oder minder dauernde medikamentöse

Behandlung werden Brom (4—6 g BrNa oder BrK täglich; auch als Sedobrol, Brosedan usw.) in Verbindung mit NaCl-freier Kost — zu unterbrechen bei Anzeichen einer Bromacne! —, ferner Luminal oder Prominal (0,1—0,4 g täglich) gegeben. Jeder Fall verlangt eine Invidualisierung der Dosierung!. Diese Behandlungen dürfen nicht plötzlich abgebrochen werden. An neueren Kombinationspräparaten seien erwähnt das Lubrokal, Coffeminal, Luvasyl (besonders geeignet für symptomatische Krampfanfälle, STAUDER), Brocanal. — Der *Status epilepticus* kann verschiedentlich unterbrochen werden. Empfohlen werden: reichlicher Aderlaß, Lumbalpunktion (evtl. mit Lufteinblasung), intravenöse Narkose mit 4—5,0 Evipan, intravenöse Calciuminjektion, Coramin, auch Amylenhydrat (6,0 auf 30,0 Gummi arab. als Klysma). — *Symptomatisch-posttraumatische* oder *Tumorepilepsien* erfordern — wenn möglich — einen chirurgischen Eingriff. Die Excision einer Rindennarbe bzw. eines kleinen für die Krampfauslösung verantwortlichen Rindenareals hat oft einen Dauererfolg. Die epileptische Psychose und Demenz gehören in psychiatrische bzw. Heil- und Pflegeanstalten. Epileptiker sind darüber aufzuklären, daß sie sich selbst und unter Umständen auch andere infolge des unvorhergesehenen Auftretens von Anfällen in Gefahr bringen können. Von einer gewissen Art von Berufen oder auch sportlichen Betätigungen sind sie daher fernzuhalten. Genuine Epileptiker sind dem Bezirksarzt zu melden.

b) Die Migräne (Hemikranie).

Ätiologie und Pathogenese. Die Migräne hat Beziehungen zur Epilepsie, die unter anderem darin bestehen, daß *gleiche ererbte Faktoren* bei beiden Leiden die Manifestation begünstigen. Ich fand oft auch im Migräneanfall die für den epileptischen Anfall typische *Wasserretention*. Erwähnt wurde bereits das häufige Vorkommen von Migräne im Verwandtenkreis der Epileptiker. — Migräniker wissen fast stets über gehäuftes Vorkommen des Leidens in der Familie — besonders bei der Mutter und Großmutter — zu berichten. Beziehungen zu andersartigen Störungen teils ausgesprochen endokriner, teils allergischer Natur — sei es auf der Basis erworbener oder aber wieder ererbter Funktionsanomalien — sind bei der Migräne sehr häufig. Allgemein bekannt ist die Koppelung der migränösen Zustände bei Frauen an die Menstruation wie auch das häufige Sistieren der Anfälle zur Zeit einer Schwangerschaft und im Klimakterium bzw. einem der Menopause korrespondierenden Alter beim Mann. Die Verwandtschaft mit allergischen Zuständen zeigt das gar nicht so seltene Vorkommen von Migräne in Familien, in denen Heufieber, Asthma bronchiale, Zustände funktioneller Angina pectoris, Darmspasmen usw. gehäuft auftreten. Auch zu Leiden wie dem Raynaud und ähnlichen vasomotorischen Störungen steht die Migräne in einem gewissen Verhältnis, wie ja überhaupt die *Natur* des *Migräneanfalls* mit großer Wahrscheinlichkeit in *abnormen vasomotorischen Vorgängen* in den *Meningeal-* bzw. *Plexusgefäßen* zu erblicken ist. Es scheint, daß dabei sowohl abnorm vasoconstrictorische wie auch vasodilatorische Vorgänge sich abspielen können. Man kann zwischen sympathikotonen und sympathikoparetischen Attacken unterscheiden, wobei im ersten Fall das Gesicht blaß, die Pupille und die Lidspalte weit, im letzteren das Gesicht und die Konjunktiven rot, die Pupille und die Lidspalte eng erscheinen. Intracerebral können Zustände von Hirnschwellung, kenntlich am Auftreten einer Stauungspapille — z. B. im Status migraenosus — wie auch von abnormer Liquorsekretion — ein sog. angioneurotischer Hydrocephalus (QUINCKE) unter Umständen kombiniert mit flüchtigen umschriebenen Ödemen im Gesicht und anderen Körperstellen — vorkommen. Die gar nicht seltenen *neurologischen Symptome* bei der Migräne beruhen wohl höchstwahrscheinlich auf funktionellen Zirkulationsstörungen in dem Terminalgebiet gewisser Hirnarterien, meist der A. cerebri post., mitunter aber auch der A. cerebri media.

Symptomatologie und Verlauf. Die Migräne befällt überwiegend das weibliche Geschlecht. Der Anfang des Leidens ist manchmal in die Kindheit, häufig in die Jugend zurückzuverfolgen. Wenn auch späterer Beginn den Verdacht auf die symptomatische Natur des Leidens erwecken muß, so erscheint doch auch die idiopathische Migräne nicht ganz so selten nach dem 30. Jahr. Das Leiden ist gekennzeichnet durch den *Migräneanfall*. *Gelegenheitsursachen*, besser akzidentelle Momente zu seiner Auslösung gibt es in Menge. Man könnte sagen, daß bei dem Disponierten jede *Unregelmäßigkeit* in seiner Alltagsordnung — und wenn es einmal ein zu langer Schlaf am Sonntagmorgen ist — die Attacke auslösen kann. Geistige und körperliche Anstrengungen, psychische Anforderungen, Witterungseinflüsse, Diätfehler, Verdauungsstörungen, endokrine Momente (Periode!), alles kann den Anfall herbeiführen. Wie bei der Epilepsie sehen wir auch bei der Migräne nicht selten *Prodromalsymptome*, eine gewisse *Aura*. Hierzu gehören ungewöhnliche Reizbarkeit, motorische Unruhe, Depression, schlechtes Allgemeinbefinden, Appetitlosigkeit, unangenehme viscerale Sensationen, Eingenommenheit des Kopfes und unruhiger Schlaf. Häufig wacht der Kranke mit der Migräne auf, oder sie setzt am Morgen ein. Im Beginn ist der *Kopfschmerz* meist einseitig in der Stirn, Schläfe oder der Augenhöhle, geht aber dann oft auch auf die andere Seite über. Gelegentlich beginnt der Schmerz auch im Nacken, selten in der Scheitelgegend. Der Schmerz kann von bohrendem, schneidendem, hämmerndem Charakter sein und ist meist begleitet von *Übelsein (Nausea)*, das aber bisweilen erst im späteren Verlauf einsetzt und mit starkem Brechreiz und Erbrechen unabhängig von der Nahrungsaufnahme einhergeht. Häufig beendigt Erbrechen den Anfall. Gelegentlich geben die Kranken an, daß die Anfälle *mit* Erbrechen die leichteren seien. Der Schmerz ist oft so heftig, daß der Kranke Zuflucht in einem verdunkelten Zimmer suchen muß und sich nach Möglichkeit von allen Reizen absperrt. Zu anderen Zeiten und auch bei anderen Kranken bleibt der Schmerz nur ein mäßiges Unbehagen. Von den *vasomotorischen Störungen im Gesicht* usw. während und vor allem auf der Höhe des Anfalls war schon die Rede. Die Hirnrinden- (seltener retinale) Affektion äußert sich mit Vorliebe in dem sog. *Flimmerskotom*, dem *Scotoma scintillans*; d. h. die Kranken sehen — halb- oder doppelseitig — in der Peripherie des Gesichtsfeldes sich bewegende Lichterscheinungen: Funken, Blitze, leuchtende Zacken, die in allen Farben des Spektrums schillern können und meist nach einigen Minuten wieder verschwinden. Von einer *ophthalmischen Migräne* spricht man, wenn diese Lichterscheinungen von einer transitorischen Hemianopsie, evtl. sogar Amaurose gefolgt sind. Bisweilen ist nur das eine Auge von der Störung betroffen. Selten begegnet man der *ophthalmoplegischen Migräne*, bei der im Verlauf eines schweren und lange dauernden Anfalles die vom Oculomotorius versorgten Augenmuskeln des zum Schmerz homolateralen Auges partiell, bisweilen sogar total gelähmt werden. Mitunter sieht man auf der Höhe des Anfalles *aphasische* Symptome und zum Sitz des Schmerzes kontralaterale *Hemiparesen* sensibler oder motorischer Art. Auch *Rindenreizerscheinungen*, *Kleinhirnsymptome* und Störungen der einzelnen Sinneswahrnehmungen können vorkommen. — Die *Häufigkeit* der Anfälle ist sehr verschieden, 2—3mal im Jahre bis mehrere Male in der Woche. Auch die *Dauer* der Anfälle schwankt, von nur angedeuteten, rudimentären Anfällen über eine durchschnittliche Zeit von 12 Stunden zu kontinuierlichen Typen, die tagelang anhalten können. In schwersten Fällen kann sogar ein sog. *Status hemicranicus* auftreten. — Auch die Migräne hat ihre *Petit mal* und *Äquivalente*. So leiden bisweilen Kranke nur an anfallsweisen Flimmerskotomen oder Nausea. Oder aber es treten zwischen den typischen Anfällen anfallsweise Symptome anderer Art auf. Von diesen erwähnt BING als besonders wichtig: Attacken von vasomotorischer Angina pectoris, QUINCKEsches Ödem, Asthma bronchiale, Drehschwindel, Ohrensausen, psychische Depression, Gastralgie, Gähn- und Nieskrampf, transitorische Parästhesien, flüchtige Hemianopsie, Vasokonstriktionen an den Gliedern, Herzjagen, Ohnmachten und psychische Störungen verschiedenster Art. Die *Prognose* der Migräne ist wohl quoad *vitam* durchaus günstig, hingegen quoad *sanationem* doch stets zweifelhaft, da nicht alle Fälle im höheren Alter ausheilen. Daß die vorübergehenden Hirnstörungen einmal konstant werden, kommt vor, ist aber glücklicherweise selten und weist auf organische Hirngefäßerkrankung hin.

Diagnose und Differentialdiagnose gegen andersartige Kopfschmerzen. So verhältnismäßig leicht die Diagnose einer typischen Migräne ist, so schwierig kann die richtige Deutung leichter Formen und der sog. Äquivalente sein. Eine genaue Anamnese — wobei die Familienanamnese besondere Aufmerksamkeit verdient — ist dann ein Haupterfordernis. Wichtig ist vor allem die Unterscheidung von *Kopfschmerzen anderer Genese*. Da kommt in Betracht der „rheumatische" Kopfschmerz in den Nacken- und Hinterkopfmuskeln, der über die ganze Galea ausstrahlt und besonders am Morgen vorhanden zu sein pflegt. Die tastende Hand fühlt hierbei häufig „Schwielen" in den Muskeln. Dabei fehlen die anderen Symptome einer Migräne und auch der Verlauf ist anders. *Kopfneuralgien* sind meist auf das Ausbreitungsgebiet eines oder mehrerer Nerven beschränkt. Stets müssen und können auch in der Regel eine Erkrankung der Zähne, Nebenhöhlen und Nase, sowie Brechungsanomalien der Augen ausgeschlossen werden. Größere Schwierigkeiten kann die Abgrenzung gegen Schmerzen machen, die von den erkrankten *Meningen* z. B. bei der *Pachymeningitis* und *luischen* Erkrankungen und von cerebralen Prozessen, der *Arteriosklerose, Aneurysmen* und *Traumafolgen* ausgehen. Vor allem denke man auch an den *Hirntumor und unterlasse ja nicht die Betrachtung des Augenhintergrunds!* Überhaupt ist bei jeder Form hartnäckiger Kopfschmerzen eine sehr genaue *lokale* und *allgemeine Untersuchung* am Platze. Durchaus nicht selten findet man dann als Ursache eines als Migräne angesprochenen Kopfschmerzes einen *arteriellen Hochdruck,* bei dem klassische Migräneanfälle nicht selten die erste merkliche Beschwerde darstellen können. Anders wieder ist der *urämische* und der bei *Anämien* vorkommende Kopfschmerz, dessen Genese die Blutuntersuchung leicht aufdecken kann. Stets ist auch an toxisch bedingten Kopfschmerz zu denken, sei es ein solcher *infektiös-toxischer* Art bei chronischen Infektionsherden im Körper oder *exogen-toxischer* Art bei *Nicotin, CO-, Metall-* und anderen Vergiftungen. Gar nicht so selten kann der Kopfschmerz auch durch Störungen des Verdauungsapparates und durch fehlerhafte, z. B. zu eiweißarme Ernährung ausgelöst werden. — Schließlich bleibt noch immer die große Zahl neuropathischer Individuen, für deren Klagen man bisweilen trotz größter Mühe keine Ursache findet. Hier kann unter Umständen die Erfolglosigkeit aber auch jeder Therapie ein Fingerzeig sein.

Therapie. Wenn man den erprobten Ratschlägen v. ROMBERGs folgt, so gibt man bei leichter Migräne ein Mischpulver (0,25 Phenacetin mit 0,15 Coffein bzw. 0,3 Theobromin) am besten morgendlich und nachm. 6—8 Wochen lang. Bei schweren Störungen soll außer diesen Pulvern Luminal oder Chinin treten; je nach der Schwere des Falles, z. B. 3—5mal täglich eine Luminalette (= 0,015) oder 1—3mal täglich 0,05—0,1 Luminal nach dem Essen. Bei Unverträglichkeit von Luminal und besonders schweren Attacken soll Chinin-hydrochlor. 0,05—0,1 3—6 mal täglich vor oder zwischen den Mahlzeiten gegeben werden, jedoch für lange Zeit und regelmäßig. Bei Hypertonie bewährt sich 0,25 bis 0,5 Diuretin mit je 0,015—0,1 Luminal 3—4mal täglich. Ich habe gute Erfolge von Prominaletten und bei Hypertonikern von einer mehrwöchentlichen Acetylcholinkur gesehen. Man versuche auch das Gynergen, d. h. Ergotin, das rechtzeitig, womöglich intravenös gegeben, aber auch in Tablettenform oft ausgezeichnet wirkt. Im schweren Anfall kann auch Euphyllin intravenös gegeben werden. Geregelte Lebensweise und eine Diät mit Bevorzugung vegetabiler Kost, regelmäßiger Stuhlgang (Klistiere!), Verbot von Alkohol und Nicotin ist angezeigt. In jedem Fall wird man mit seinen Verordnungen individualisierend vorgehen müssen und sich bemühen, die Störungen aufzudecken, die mit Vorliebe zur Auslösung von Anfällen führen. Man versuche endokrine Störungen auszugleichen. Welche Medikamente man auch gibt, man muß sie *frühzeitig und systematisch* anwenden!

Literatur.

BING, R.: (a) Kompendium der topischen Gehirn- und Rückenmarksdiagnostik, 6. Aufl. Wien u. Berlin: Urban & Schwarzenberg 1925. (b) Lehrbuch der Nervenkrankheiten. Wien u. Berlin: Urban & Schwarzenberg 1924.

BUMKE, O.: Lehrbuch der Psychiatrie. Berlin: Julius Springer 1929.

CURTIUS, C.: Die organischen und funktionellen Erbkrankheiten des Nervensystems. Stuttgart: Ferdinand Enke 1935.

DATTNER, B.: Moderne Therapie der Neurosyphilis. Wien: Maudrich 1933.

ECKSTEIN, H.: Encephalitis im Kindesalter. Erg. inn. Med. **36**. Berlin: Julius Springer 1929. — ECONOMO, C. v.: (a) Die Encephalitis lethargica. Wien u. Berlin: Urban & Schwarzenberg 1929. (b) Zellaufbau der Großhirnrinde des Menschen. Berlin: Julius Springer 1927. — EDINGER, L.: Einführung in die Lehre vom Bau und den Verrichtungen des Nervensystems. 3. Aufl. Leipzig: F. C. W. Vogel 1921.

FOERSTER, O.: Spezielle Anatomie und Physiologie der peripheren Nerven. Handbuch der Neurologie, Erg.-Bd., 2. Teil, 1. Abschn. Berlin: Julius Springer 1928. FRISCH, F.: Die Epilepsie. Leipzig: Weidmann & Co. 1937.

Handbuch der Geisteskrankheiten. Herausgeg. von O. BUMKE. Berlin: Julius Springer 1930. — Handbuch der inneren Medizin, Bd. 3, 1. u. 2. Teil. Herausgeg. von G. v. BERGMANN und R. STAEHELIN. Berlin: Julius Springer 1926. — Handbuch der Neurologie. Begründet von LEWANDOWSKY. Herausgeg. von O. BUMKE u. O. FOERSTER. Berlin: Julius Springer 1923—1929, 1935 u. 1936. — Handbuch der normalen und pathologischen Physiologie, Bd. 10 u. 11. Herausgeg. von A. BETHE, G. v. BERGMANN, G. EMBDEN, A. ELLINGER †. Berlin: Julius Springer 1926 u. 1927. — Handbuch der speziellen Pathologie und Therapie, Bd. 10 u. 11. Herausgeg. von KRAUS u. BRUGSCH. Wien u. Berlin: Urban & Schwarzenberg 1924 u. 1925. — HERRICK, J.: Introduction to Neurology, 4. Aufl. Philadelphia 1927.

IBRAHIM, J.: Organische Erkrankungen des Nervensystems. Handbuch der Kinderheilkunde, 4. Aufl., Bd. 4. Leipzig: F. C. W. Vogel 1931. — ISSERLIN, M.: Die pathologische Physiologie der Sprache. Erg. Physiol. **29, 33, 34** (1929, 1931, 1932).

KAFKA, V.: Taschenbuch der praktischen Untersuchungsmethoden der Körperflüssigkeiten bei Nerven- und Geisteskrankheiten, 3. Aufl. Berlin: Julius Springer 1927. — KROLL, M.: Die neuropathologischen Syndrome, zugleich Differentialdiagnostik der Nervenkrankheiten. Berlin: Julius Springer 1929.

LANGE, J.: Kurzgefaßtes Lehrbuch der Psychiatrie. 2. Aufl. Leipzig: Georg Thieme 1936. — LEWANDOWSKY u. HIRSCHFELD: Praktische Neurologie für Ärzte, 4. Aufl. (Fachbücher für Ärzte, Bd. 1.) Berlin: Julius Springer 1919.

MARBURG, O.: Mikroskopisch-topographischer Atlas des menschlichen Zentralnervensystems. Wien: Franz Deuticke 1927. — MONAKOW, v.: Die Lokalisation im Großhirn und der Abbau der Funktion durch corticale Herde. Berlin: Julius Springer 1914. — MÜLLER, L. R.: Die Lebensnerven, 3. Aufl. Berlin: Julius Springer 1931.

NONNE, M.: Syphilis und Nervensystem. Berlin: S. Karger 1924.

OBERSTEINER, H.: Anleitung bei Studien des Baues der nervösen Zentralorgane im gesunden und kranken Zustande, 5. Aufl. Wien: Franz Deuticke 1912. — OPPENHEIM, H.: Lehrbuch der Nervenkrankheiten für Studierende und Ärzte, 7. Aufl. Berlin: S. Karger 1923.

RAUBER-KOPSCH: Lehrbuch und Atlas der Anatomie des Menschen, Teil 5 u. 6. Leipzig: Georg Thieme 1930.

SPIELMEYER, W.: Histopathologie des Nervensystems, Bd. 1. Allg. Teil. Berlin: Julius Springer 1922.

VILLIGER, E. bearbeitet von EUGEN LUDWIG: Die periphere Innervation. Kurze übersichtliche Darstellung des Ursprungs, Verlaufs und der Ausbreitung der Hirn- und Rückenmarksnerven sowie Nerven sympathischen Systems mit besonderer Berücksichtigung wichtigster pathologischer Verhältnisse, 6. Aufl. Leipzig: W. Engelmann 1933. — „Gehirn und Rückenmark." Leipzig: W. Engelmann.

Neurosen.

Von

R. SIEBECK-Berlin.

I. Die Bedeutung der Neurosen und der funktionellen vegetativen Erkrankungen in der inneren Medizin. Abgrenzung des Gebietes.

Die Neurosenlehre hat in den letzten Dezennien, etwa seit Anfang des Jahrhunderts, durch den Ausbau der modernen psychotherapeutischen Methoden eine ungeheure Entwicklung durchgemacht. Ja, unsere heutigen Begriffe und Vorstellungen sind eigentlich erst in dieser Zeitspanne entstanden. Was hier neu gesehen und gefunden wurde, das beherrscht das Interesse in beträchtlichem Umfange, nicht nur in den nächsten Grenzgebieten, in der inneren Medizin und in der Psychiatrie, sondern auch in allen anderen Fachgebieten der Medizin und in noch viel weiteren kulturellen Bezirken. Und man muß unbefangen zugeben, daß die Anstöße und Anregungen, die der Medizin von dort zukamen und noch zufließen, tatsächlich zu den bedeutungsvollsten der letzten Zeit gehören. Es handelt sich durchaus nicht um einzelne Erkenntnisse, um diese oder jene Entdeckung, um umstrittene Theorien, sondern vor allem um die wissenschaftliche Erarbeitung eines neuen Gebietes und um die Einstellung und Auffassung, die von da aus zu gewinnen ist. Aber alle Anerkennung der Errungenschaften, der ehrlichen und ernsten Bestrebungen auf dem neuen Gebiete darf nicht dazu führen, daß der Begriff des Neurotischen zu weit ausgedehnt und einseitig überwertet wird. Man muß sich immer wieder vergegenwärtigen, daß die Vertreter der modernen Psychotherapie doch nur eine Auslese von Kranken behandeln, vielfach eine Auslese, die sich gerade zu ihnen hingezogen fühlt. Gerade hier erscheint die Medizin als ein *Produkt der Zeit und der bestehenden gesellschaftlichen Struktur*.

Wir schließen uns dem Sprachgebrauche jener Autoren an, die *im Begriffe der Neurose die psychische Dynamik* betonen. Wir tun das, weil der Zugang zur Neurose von der psychischen Seite her heute zweifellos der wichtigste ist und weil er das Wesentlichste zu unserem Verständnisse beigetragen hat. Daß das Psychische immer an Somatisches gebunden ist, daß die Neurose auch einen *somatischen Boden* hat, darf freilich deshalb keineswegs verkannt werden.

Um die *Wurzeln* der Neurose *in der Erbanlage* nachzuweisen, ließ ich eingehende *Familienuntersuchungen* bei Neurotikern durchführen (M. WAGNER). Es fand sich in deren Verwandtschaft eine ganz auffallende Häufung verschiedener Erkrankungen des Zentralnervensystems. Daraus geht deutlich hervor, daß der Neurose auch eine *abwegige Anlage der nervösen Apparate* zugrunde liegt. Es besteht kein Zweifel darüber, daß es bei Mitgliedern solcher „*neuropathischer Familien*" (F. CURTIUS) durch besondere seelische Erlebnisse leichter und häufiger zu neurotischen Erscheinungen kommt als bei anderen (vgl. auch Bd. I., S. 66 f.).

Die seelischen und körperlichen Phänomene sind zusammengeordnete Ereignisse in der Lebensgeschichte der Persönlichkeit. Dem somatischen Bezirk tragen wir dadurch Rechnung, daß wir der Besprechung des Neurotischen Ausführungen über funktionelle vegetative Erkrankungen angliedern. Wie sehr diese beiden schließlich *ineinander* gegeben sind und daß es darauf ankommt, *beide Momente bei jedem Kranken zu erfassen*, das wird deutlich genug hervortreten.

Die Bedeutung der Neurosenlehre für die innere Medizin liegt zunächst darin, daß *die gleichen Symptome bei Neurosen und bei „inneren Erkrankungen"* vorkommen. Es besteht eine „Ausdrucksgemeinschaft" (v. WEIZSÄCKER) zwischen beiden. Dabei muß betont werden, daß es nicht nur die gleichen Beschwerden, die gleichen Schmerzen sind, sondern daß bei der *Neurose* die gleichen *Alterationen somatischer Vorgänge*, des Herzschlages, der Atmung, der Sekretion und Motilität des Magens, der Durchblutung der Gewebe vorkommen, wie wir sie bei somatischen Erkrankungen sehen. Und wenn wir von der anderen Seite ausgehen, so beobachten wir *bei somatischen Krankheiten gleiche psychische Phänomene wie bei Neurosen:* das Gefühl von Schwäche oder Schwindel, Übelkeit, Beklemmung, Angst und Not. Diese Ausdrucksgemeinschaft ist nicht nur eine allgemeine, es gibt vielmehr *spezifische Zusammenhänge:* Erkrankungen des Herzens machen vor allem Beklemmung und Angst (HEYER, O. SCHWARZ). Organprozesse haben eine „spezifische psychische Valenz" (v. WEIZSÄCKER), einen besonderen seelischen Gehalt, einen besonderen Spiegel in der Erlebnissphäre der Krankheit. Von spezifischen Beziehungen zwischen besonderen Organen und besonderen Bezirken des Affektlebens werden angeführt: Angst — Lunge, Herz; Ärger — Galle; Geiz und Habgier — Darm und Magen; Sexualität: Genitale und Herz. Solche Beziehungen sind in manchen gebräuchlichen Redewendungen zu erkennen.

Dazu kommt noch anderes: jede Krankheit bedeutet eine Belastung des Kranken, eine Situation, in der es sehr leicht zu Konflikten widerstreitender Strebungen im Menschen kommt, eine Situation, in der neurotische Auswege sehr nahe liegen, in der jedenfalls oft eine psychische Dynamik angeregt wird, die der neurotischen in vielen Punkten gleicht. Daher finden wir so häufig bei Lungenkranken, bei Herz- oder Magenkranken neurotische Auswirkungen des Krankheitserlebnisses. Ich möchte jedoch schon hier darauf hinweisen, die späteren Ausführungen werden es begründen, daß wir davor warnen möchten, den Begriff des Neurotischen allzuweit auszudehnen.

Es ist klar, daß die „*Differentialdiagnose" neurotischer und somatischer Erkrankungen* Einsichten auf beiden Seiten erfordert. Wenn wir diese „Differentialdiagnose" etwas mehr in die Tiefe führen, so wird sich ergeben, daß nicht das ihr Ziel sein kann, zu entscheiden, ob eine neurotische *oder* eine somatische Erkrankung vorliegt, daß ihr vielmehr die Aufgabe gestellt ist, *sowohl das Somatische als auch das Neurotische am Kranken und jedes in seiner besonderen Bedeutung zu beurteilen.*

Manche Neurosen und gerade die, mit denen es der praktische Arzt und Internist zu tun hat, zeigen *krankhafte Erscheinungen der vegetativen Funktionen („Organneurosen"* oder *„vegetative Neurosen").* Die funktionellen Erkrankungen der vegetativen Organe werden in diesem Lehrbuche, wie es üblich ist, im Zusammenhange mit den Organerkrankungen dargestellt; beide können gar nicht voneinander getrennt werden, weil sie in engstem Zusammenhange stehen. Aber die funktionellen Erkrankungen der verschiedenen Organe, der verschiedenen vegetativen Funktionsbezirke haben soviel *Gemeinsames:* sie kommen in allen Verbindungen vor, mit den gleichen Schwankungen und in den gleichen Abhängigkeiten, daß es sich nicht nur um örtliche Störungen handeln kann, sondern daß auch auf Besonderheiten in den *übergeordneten regulierenden Apparaten*, im „*vegetativen System*" geschlossen werden muß. Diese Besonderheiten zeigen wiederum enge Beziehungen zu den Neurosen, Beziehungen, die auf die tieferen psychisch-somatischen Lebensbereiche hinweisen. Von diesem Gesichtspunkte aus müssen die funktionellen Erkrankungen des vegetativen Systems in diesem Abschnitte mitbesprochen werden.

Wir können nun den Umfang unserer Aufgabe im Gebiete der inneren Medizin abgrenzen.

Schwere Neurosen, Zwangsneurosen, sexuelle Perversionen u. a. erfordern durchaus spezialistische Erfahrung. Der Neurosenarzt muß aber nicht nur die neueren psychotherapeutischen Methoden beherrschen, er muß in der inneren Medizin und ebenso auch in der Psychiatrie wirklich ausreichend ausgebildet sein, denn es bestehen nicht nur die erwähnten Beziehungen zu inneren Erkrankungen, sondern genau ebenso nahe zu dem Gebiete des Psychiaters, etwa zu dem Formenkreise der schizophrenen und der cyclischen Erkrankungen. Wie aber jeder Arzt wissen muß, wann der Chirurg zu Rate zu ziehen ist, so muß er wissen, welche Kranke er dem Psychiater oder dem spezialistischen Psychotherapeuten zu überweisen hat. Er wird seine Kompetenzen nicht überschreiten und bedenkliche Versäumnisse vermeiden, wenn er weiß, um was es in der Neurosenlehre und in der Psychotherapie geht.

Es gibt aber auch viele Neurosen, deren Behandlung der praktische Arzt sich gar nicht entziehen kann. Es sind besonders „*Organneurosen*", *Neurosen mit ausgesprochenen somatischen*, vor allem *vegetativen Symptomen* und die so häufigen, mit *organischen Erkrankungen verbundenen; sie gehören zum Gebiete der inneren Medizin*.

Endlich muß besonders hervorgehoben werden, daß Einsichten in die *Neurosenlehre* und in die *Psychotherapie* für das Verständnis und für die *Behandlung aller, gerade auch der organisch Kranken* von unschätzbarem Werte, ja, wie wir meinen, heute einfach *unentbehrlich* sind.

Es soll deshalb im folgenden wesentlich eine kurze *Einführung in die allgemeine Neurosenlehre* gegeben werden, vom Standpunkte des Internisten aus und auf Grund seiner Erfahrungen, also mit besonderer Berücksichtigung der in seinem Bereiche liegenden Neurosen, während auf die schweren Formen und auf die schwierigen psychotherapeutischen Methoden nur eben kurz hingewiesen wird. Es kann sich nur um eine Einführung handeln, nicht um eine erschöpfende Darstellung; ihre Aufgabe kann nur sein, aufmerksam zu machen und anzuregen, in keiner Weise die, das Studium von Fachwerken zu ersetzen. Das Gebiet ist ein überaus problemreiches, viele wichtige Punkte sind noch heiß umstritten; der Plan dieses Lehrbuches und der Ausgangspunkt des Verfassers verlangen Beschränkung.

II. Allgemeine Neurosenlehre.

1. Begriff und Wesen neurotischer Erscheinungen.

Als „neurotisch" bezeichnen wir Symptome, die sich aus einem *besonderen Gebaren*, aus einer *typischen Haltung* und *Einstellung der Persönlichkeit* entwickeln. Das Wesentliche ist nicht die Veränderung eines Organes, die Störung irgendeiner Funktion, nicht „eine Reaktion des Organismus", wie etwa Fieber, das Wesentliche sind auch nicht vitale, psychisch-somatische Phänomene, wie Rotwerden bei Scham oder Erregung bei einer Panik. Solches kommt bei Neurosen vor, aber kennzeichnend ist nicht irgendein Symptom, ein Vorgang, ein Phänomen, sondern eben die Haltung der Persönlichkeit, das Gebaren eines Menschen, der in seinem Lebensraume steht, verbunden mit anderen Menschen, der, wenn auch dunkel und unklar, weiß, daß er eine Aufgabe im Leben, in der Gemeinschaft hat, dem ein gewisses Gefühl von Verpflichtung und Verantwortung eigen ist. Diese Bindung ist dem Menschen eingegeben, auch wenn er sie manchmal verleugnen oder verdrängen möchte und sich ihrer gar nicht bewußt ist. Nur mit dieser Auffassung der Persönlichkeit kann Neurose richtig verstanden werden.

Es handelt sich bei der Neurose um ein *besonderes* Verhalten. Bei aller Vielgestaltigkeit der Erscheinungen, bei aller Mannigfaltigkeit der Zusammenhänge ist doch etwas ganz Eigenartiges in der Lebensform, es ist eine *typische psychische Dynamik* wirksam; auch die Erscheinungsbilder sind durchaus nicht unbegrenzt, ordnungslos, vielmehr führen typische „Mechanismen" zu typischen Bildern.

Es muß hier ausdrücklich bemerkt werden: wenn in diesen Ausführungen Begriffe wie „psychische Dynamik", „Mechanismen", „Verdrängung", „Energie" u. dgl. gebraucht werden, so dürfen sie niemals wörtlich, im eigentlich physikalischen Sinne verstanden werden. Die der Physik entnommenen Ausdrücke sollen *nur bildhaft* dazu dienen, die an sich ganz andersartigen Zusammenhänge im psychischen Leben anschaulich zu beschreiben.

Die neurotische Dynamik wird ausgelöst in Situationen, in denen die *Einordnung der Persönlichkeit in ihren Lebensraum zum Problem*, anscheinend zum unlösbaren Problem wird. Der Neurotiker ist der Erdenlast, die er wie jeder zu tragen hat, nicht gewachsen; er vermag die Schwierigkeiten, die ihm die Einstellung zu seinen Lebensaufgaben und Lebensmöglichkeiten macht, auf normalen Wegen nicht zu überwinden. Er kann nicht, wie er möchte oder wie „es" in ihm möchte, und er will nicht, wie er seinem innersten Empfinden nach sollte. Es ist ein Widerstreit in ihm, ein „Uneinssein mit sich selbst". Es ist ein Versagen und zugleich der Versuch, dies Versagen auszugleichen. Was mißlungen ist, soll krampfhaft erzwungen oder auf Abwegen erschlichen werden.

Aber Neurose ist nicht ein augenblicklicher Verdruß, nicht nur von oberflächlichen und flüchtigen Mißstimmungen kommt sie, sie berührt vielmehr *den Kern der Persönlichkeit, ist tief in ihr verwurzelt und in ihrem Wesen verhaftet.* Die ganze Erlebnismasse der Persönlichkeit, besonders die Erlebnisse aus frühester Kindheit, alles was das Triebleben einmal affiziert und in Bewegung gesetzt hat, geht in die Neurose ein. Wo Triebe nicht zu ihrer vollen Auswirkung kamen, durch andere Strebungen gehemmt und unterbrochen wurden, wo „verdrängte Komplexe" entstanden, da ist der Boden bereitet, auf dem die Neurose wächst.

Wie aber in jedem Erlebnis etwas anklingt, so ist die tiefverwurzelte Triebdynamik immer die Reaktion eines Gegebenen, eines schon Vorhandenen auf die Geschehnisse der Umwelt, *ursprünglich die Reaktion der genotypischen Anlage auf die Peristase*. Ich habe oben darauf hingewiesen, wie wichtig die Erbanlage für die Entwicklung neurotischer Symptome ist. So sehr wir die Psychogenese betonen, so einseitig erscheint es mir, die in der Anlage gegebene Bereitschaft zu unterschätzen.

Was der Neurose zugrunde liegt, ist allgemein-menschliches Schicksal. Wir alle leben in Spannungen, wir alle sind unruhig, solange das Herz schlägt, angetrieben und gehemmt, gebunden und frei, aber wir ertragen es schlecht und recht. Von Neurose kann nur dann die Rede sein, wenn es *durch diese Spannungen zu krankhaften Erscheinungen kommt*, wenn der geordnete und geregelte Lebensrhythmus gestört wird, wenn „der Mensch an sich oder die Umwelt an ihm leidet" (K. SCHNEIDER).

Diese Einschränkung muß ausdrücklich betont werden. Gewiß ist die Grenze von gesund und krank nicht an einer bestimmten Stelle festzulegen, gewiß kann die Beurteilung des einzelnen je nach dem ärztlichen Standpunkte verschieden lauten, aber daß wir sie nicht immer finden können, beweist nicht, daß es keine Grenze gibt. Es ist nicht richtig, alles Unzulängliche, alles Gebrochene und Zerspaltene im Menschen „neurotisch" zu nennen. Neurotisch ist für uns ein *ärztlich wertender Begriff*. Nicht jede problematische Existenz ist neurotisch — dann gäbe es in der Tat keine Grenze —, sondern nur wer des Arztes bedarf. Die Überspannung des Neurosebegriffes, die diese Grenze nicht achtet, führt zu bedenklichen Mißbräuchen.

Die Neurose ist durch *krankhafte Erscheinungen* gekennzeichnet; diese liegen auf *psychischem wie auf somatischem Gebiete,* oft in ganz typischen Verbindungen. Es kommen die verschiedenartigsten Symptome vor, aber es bestehen doch ganz typische Zusammenhänge. *Neurotische Irrwege* wählen ganz *bestimmte Funktionsgebiete.* Vielfach werden die krankhaften Erscheinungen *durch besondere Erlebnisse ausgelöst,* durch Schreck oder Angst, durch „*psychische Traumen*", durch irgendeinen Eindruck, der die tiefe Triebdynamik trifft und aufwühlt, der alte, versenkte und verdrängte Triebhaltungen weckt. Die ganze Dynamik kann dem Bewußtsein des Kranken mehr oder weniger entzogen sein. Die neurotischen Symptome entstehen an der Grenze von Bewußtem und Unbewußtem, in der schillernden „Sphäre" zwischen Wissen und Nichtwissen, von Willen und Zwang.

Endlich ist hier noch eine weitere Einschränkung dringend geboten: *nicht jede krankhafte Erscheinung, die durch psychische Einflüsse ausgelöst wird, ist als neurotisch* zu bezeichnen. Bei entsprechender körperlicher Bereitschaft können auch normale psychische Wirksamkeiten krankhafte Vorgänge hervorrufen. Wir wissen, daß ein Diabetiker nach einer Aufregung sehr viel weniger Kohlehydrate ertragen kann. Das ist nicht neurotisch. Das Neurotische ist bestimmt und *begrenzt durch die typische Dynamik,* das typische Gebaren der Persönlichkeit. Diese Einschränkung wird nicht von allen gemacht. Ich halte sie aber für sehr wichtig und erforderlich.

Faßt man das alles zusammen, so ergibt sich: Als *neurotisch* bezeichnen wir das *eigenartige, in ihrem Wesen tief verwurzelte Gebaren einer Persönlichkeit, der die Einordnung in ihren Lebensraum mißlungen ist und bei der damit auf Grund einer eigenartigen Veranlagung durch eine besondere psychische Dynamik, oft im Anschlusse an ungewöhnliche Erlebnisse, krankhafte Erscheinungen auf psychischem und somatischem Gebiete entstanden sind.*

2. Die Psychogenese der Neurose. (Die psychische Dynamik.)

Ich führe zunächst einige *Beispiele* an.

Ein *46jähriger Stadtobersekretär* aus einer Kleinstadt sucht den Arzt wegen eines „nervösen Zusammenbruches" auf. Er kann nicht mehr schlafen, kann darum am Tage nicht mehr arbeiten, hat Herzbeschwerden und glaubt ein Herzleiden zu haben. Er hat immer sehr viel gearbeitet, besonders die letzten Jahre; er konnte nie Urlaub haben, da er den Bürgermeister vertreten mußte. Die letzte Angabe, bei der er sichtlich erregt ist, gibt einen Fingerzeig: der Bürgermeister war lange krank, unser Patient mußte ihn vertreten, hatte alle Mühe, Last und Ärger, die mit dieser Stellung zusammenhängen — aber nicht die Ehre; er war und blieb im Ansehen der Stadt immer der Zweite, obwohl er in der Arbeit weitaus der Erste war. Und nun stirbt der Bürgermeister, es kommt die neue Wahl. Viele wollen ihn haben, die meisten, da sie seine Tüchtigkeit kennen — aber er kann doch nicht Bürgermeister werden, denn es muß ein „Akademiker" sein, das verlangt das Prestige der Gemeinde.

Er selbst ist vom Leben verkürzt, er wuchs unter sehr bescheidenen Verhältnissen auf, hat sich durch seine Energie emporgearbeitet, aber das frühere Defizit haftet ihm an, und nun, nachdem er so viel erreicht und geleistet hat — er hat den höchsten Beamten am Orte vertreten —, nun wird ihm dieses Minus zum Verhängnis. Obwohl er durchaus befähigt ist, obwohl er alles, was er hatte, eingesetzt hat, dies Minus zu überwinden und auszugleichen, kann er die Ehre und die Stellung, die ihm gebühren, nicht erreichen. Es ist wirklich eine schwierige Situation und zugleich eine ganz charakteristische. Wir finden sie so häufig gerade bei subalternen Beamten, die die höheren Stufen nicht erlangen können, die Feldwebel und Schreiber bleiben müssen, ihr Leben lang, obwohl sie das Zeug zu Besserem haben. Das kann man zwar lange ertragen, dann aber kommt entweder ein besonderes Ereignis, ein Übergangenwerden bei der Beförderung oder es kommt das Alter, in dem es handgreiflich wird, daß man nicht mehr so leicht Hoffnungen schmieden und von Hoffnungen leben kann; es kommt an den Tag, daß man sich über die wahre Lage getäuscht hat — und es kommt zum „nervösen Zusammenbruch".

Das Beispiel ist kennzeichnend für das Milieu des Subalternen, es kommt aber auf jeder Stufe vor. Es ist aber auch bezeichnend für das Alter, sehr oft ist es gegen das Ende der 40er Jahre, daß das Unumgängliche eines endgültigen Verzichtes offenkundig wird, daß die Träume des bis dahin immer noch Werdenden und Wachsenden unwiderruflich zerschellen.

Ein *22jähriges Mädchen* leidet an heftigen *Schmerzen im Hinterkopfe*, die oft ganz unerträglich sind, seit einem halben Jahre fast ununterbrochen. Seit dem 12. April, sie weiß es ganz genau. Es muß also damals irgend etwas passiert sein. Nach einigem Zögern kommt es heraus: ihr Verlobter und ihr Vater haben an einem Abend so lange über Politik gesprochen. Sie haben nicht etwa gestritten, im Gegenteil es ging sehr friedlich zu (das ist es gerade!) — aber sie selbst interessiert sich nicht für Politik, d. h. sie versteht nichts davon, sie kann nicht mitreden. Das Gespräch zwischen Verlobtem und Vater war ihr öde, sie hat sich darüber geärgert —, da lief es ihr auf einmal heiß über den Kopf, sie wurde ganz rot, so daß es den *anderen auffiel* (das ist besonders wichtig!). In der Unterhaltung über Politik kann sie sich keine Geltung verschaffen, nun erzwingt sie die Aufmerksamkeit der anderen dadurch, daß sie krank wird und das deutlich zum Ausdrucke bringt. Die Situation ist tatsächlich bedenklich für sie: es droht ihr der Verlust des Vaters, an dem sie sehr hängt und der des Verlobten, der ihr den Vater ersetzen sollte.

Die Szene bedeutet zweifellos eine Schwierigkeit, ein gewisses Trauma. Aber nur deshalb kommt es hier zur Neurose, weil die Kranke in dem Augenblicke und dem Ereignisse gegenüber *besonders neurosebereit* war, sie war an dem Punkte, an dem sie getroffen wurde, überempfindlich. Es ist leicht zu sehen, warum sie das war: sie ist seit mehr als einem Jahre verlobt, der Verlobte ist Student, es besteht noch gar keine bestimmte Aussicht auf die Heirat. Dabei ist sie entschieden triebstark, ist beim Zusammensein oft sexuell erregt, ohne daß bei ihrer sittlichen Einstellung beider und bei ihrer gesellschaftlichen Bindung die Befriedigung des aufgerührten Triebes in Betracht käme. Das Verlobtsein ist immer eine Belastung, zumal für das Mädchen, besonders für moralisch und gesellschaftlich stark Gebundene und zugleich Triebstarke. Und die Situation ist noch schwieriger, wenn wie hier die Heirat unabsehbar ist und wenn beide am gleichen Orte wohnen und oft zusammenkommen.

Ein *23jähriges Mädchen* klagt über heftige *Rückenschmerzen*, sie fürchtet „rückenmarksleidend" zu sein. Körperlich ist sie vollständig gesund und kräftig.

Die Angst vor Rückenmarksleiden bei jungen Leuten ist so typisch, für den Arzt so verdächtig, daß wir uns etwas eingehender mit der Kranken unterhalten haben. Ich betone: wir haben uns nur näher nach den Schmerzen und deren Entstehung und nach den Vorstellungen des Mädchens über ihre Bedeutung erkundigt; ohne irgendwelche aufdringliche Fragen haben wir uns bemüht, sie zum Reden zu bringen. Da erzählte sie, daß sie früher „*sehr viel Selbstbefriedigung getrieben*" habe. Gerade das findet man so oft: daß Onanierende fürchten, rückenmarksleidend zu sein oder zu werden. Daß das eine zwar verbreitete, aber vollkommen irrige Vorstellung ist, versteht sich von selbst. Ein Rückenmarksleiden besteht nicht, es handelt sich um eine Neurose. Es wäre nun aber ganz verkehrt zu sagen: durch die Onanie ist die Neurose entstanden. Wo es bei Masturbanten zur Neurose kommt, ist diese nicht die Folge der üblen Gewohnheit, vielmehr ist es ein Zeichen der Neurose, daß diese Gewohnheit überhandnimmt und allzu mächtig wird.

Die Onanie entsteht meist in früher Kindheit, spontan oder durch Verführung, zunächst ohne bewußtes sexuelles Empfinden. Die Kinder — das sind sie ja noch — wissen gar nicht, was sie tun. Irgendeine unbestimmte Lust hängt mit den körperlichen Zonen und mit entsprechenden, meist ziemlich wirren Vorstellungen zusammen und die ungesuchte Entdeckung reizt zu gewollter Betätigung. So gleiten sie in die Gewohnheit hinein und können dann nicht mehr von ihr lassen, trotz Widerständen und Kämpfen; Nachgeben ist Zwang und Pein zugleich.

All dies ist zunächst nichts anderes als der Ausdruck des allmählich zum Bewußtsein erwachenden, noch unsicher umherflatternden Triebes. Wohl besteht die Gefahr, daß die unerotische oder autoerotische Triebbefriedigung den gesunden erotischen Strebungen die natürlichen Triebkräfte entzieht, die notwendige Bindung an andere hemmt und zu einer ganz übertriebenen, unerwünschten und unproduktiven Beschäftigung mit sich selbst führt. Die so leicht erreichte Triebbefriedigung kann die Triebhaftigkeit alterieren und steigern, kann zu schädlicher Übertreibung und zu unerfreulichen Auswüchsen führen, so daß das Phantasieleben von allerlei Unkraut überwuchert wird. Aber wenn es dazu kommt, wenn dann wirklich Arbeitsfreude und Arbeitstüchtigkeit leiden, dann ist das immer *Ausfluß tieferer neurotischer Untergründe*.

Kehren wir zu unserer Kranken zurück: die Neurose ist durch die Onanie nicht erklärt, wir müssen vielmehr tiefere Wurzeln suchen.

Das Mädchen stammt aus einfachen Verhältnissen. Ihr Vater ist pensionierter Volksschullehrer, es geht ziemlich eng und knapp zu Hause zu. Der Vater ist viel zu weich, er ist unmännlich, er gibt immer nach. Die Mutter ist dagegen sehr streng, gegen die Kinder hart, ist sehr nervös. Dennoch ist das elterliche Verhältnis ein gutes, denn der Vater weiß die Mutter zu nehmen.

Unsere Kranke hat zwei Schwestern, eine ältere, die sehr einfach, heiter und eine jüngere, die etwas schwieriger ist. Sie selbst, die zweite, war immer sehr begabt, war der Stolz der Familie, mehr als sie es verdiente, es wurde immer viel mehr, etwas Besonderes von ihr erwartet.

Ihre Kindheit war wegen vieler Szenen mit der Mutter schon früh ziemlich unerfreulich. Sie selbst hat die Mutter oft angeschrien, während sie sich mit dem Vater ausgezeichnet verstanden hat.

In der Schule war kein guter Ton, von Kameradinnen wurde sie in übler Weise aufgeklärt. Die Mutter hatte nichts mit ihr besprochen. Beim Lesen von schaurigen Geschichten (auch in guten Büchern, in Heiligengeschichten) habe sie zuerst Wollust empfunden; dadurch kam sie anscheinend ganz von selbst zur Onanie. Schon auf der Schule hat sie „deshalb" nicht genug geleistet, nicht was sie hätte leisten können, was man von ihr erwartete. Als Kind war sie sehr fromm, sie wurde auch von den Eltern religiös und kirchlich erzogen.

Auf der Hochschule kam sie „in einen sehr guten und tüchtigen Kreis", aber es drückte sie, „daß alle viel bessere Menschen waren als sie selbst". Sie hatte viele oberflächliche, aber keine tieferen Freundschaften, kann sich überhaupt schlecht anschließen und aussprechen. Es haftet ihr immer der Makel des Onanierens an. Einmal hatte sie eine tiefere Neigung zu einem Freunde, es ist aber „wegen der Onanie schief gegangen". Zuerst liebte sie ihn und er sie nicht, später liebte er sie — aber sie konnte nun nicht mehr. Sie wird überhaupt nie zum Heiraten kommen, sie ist es nicht wert. Ängstlich fragt sie, ob sie überhaupt noch heiraten könne, ob sie es dürfe, da sie durch die Onanie doch auch in ihrer körperlichen Entwicklung gelitten habe. Sie leidet sehr darunter, daß sie nicht mehr so ist wie früher. Sie hat ihr Unrecht gebeichtet, aber das hat sie nicht erleichtert und befreit, denn sie ist nicht mehr so fromm wie früher, sie hat keinen rechten Anteil mehr an den kirchlichen Institutionen, ist entfremdet und vereinzelt.

Die neuere *Neurosenlehre* unternimmt es nun, die *Geschichte der Kranken zu „deuten"*, d. h. die ihren neu gewonnenen Anschauungen entsprechenden Zusammenhänge aufzuzeigen. Wenn wir dem folgen, so können wir an dem letzten Beispiele zugleich verständlich machen, was diese neuen Begriffe und Vorstellungen eigentlich bedeuten.

Wir sehen in der Kindheit dieses Mädchens „*Vaterbindung*" und „*Mutterhaß*", ein Verhältnis, das in der Psychoanalyse FREUDS durchaus libidinös gedeutet, als „*Ödipuskomplex*" eine große Rolle spielt. Wie Ödipus den Vater erschlug und die Mutter freite, so lehnt der Sohn den Vater ab und begehrt nach der Mutter, während das Mädchen sich an den Vater bindet und die Mutter haßt. Wir sehen das Walten der „*Libido*", des sexuellen Triebes, in der sexuellen Erregbarkeit, in dem Drang zu onanieren, später in dem Bedürfnisse nach natürlicher Erotik (sie liebt den Freund), aber wir sehen auch die „*Ambivalenz*" des Triebes, die Scheu, die Hemmung und Verdrängung (sie kämpft gegen das Onanieren, sie kann den Freund doch nicht recht lieben, nicht heiraten).

Wir können an dem Mädchen vor allem auch im Sinne der „*Individualpsychologie*" ADLERS das „*Geltungsbedürfnis*" des Kindes aus kleinen Verhältnissen erkennen, das früh nach höheren Zielen strebt, das begabter ist als die anderen, als die Schwestern, das durch die Bewunderung des Vaters und die größeren Ansprüche der Mutter herausgehoben, zum Aufstieg bestimmt ist. Wenn es in der Schule nicht gar so gut geht, so muß sie doch immer die Begabung, die ihr die größere Geltung verschafft, in vollem Lichte erscheinen lassen. Deshalb verfällt sie auf einen *Ausweg: sie wird „nervös"* und onaniert; damit wird es ja erklärlich, daß sie nicht soviel leistet, wie von ihr erwartet wurde, auf ihre Begabung wirft es jedenfalls keinen Schatten. Nach den Vorstellungen der Individualpsychologie ist es tatsächlich umgekehrt: *sie kann nicht weniger gut lernen, weil sie nervös ist*, sondern *sie ist neurotisch geworden, weil sie nicht ganz so gut lernen*, weil sie sich durch das Lernen doch nicht ganz die ersehnte Geltung verschaffen kann. — Und weiter: sie liebt, durchaus natürlich, aber sobald der Partner auch sie liebt, sobald es irgendwie Ernst werden könnte, zieht sie sich zurück, kann nicht mehr lieben, kann nie heiraten, sie hat ja durch das Onanieren sich geschadet. Tatsächlich aber fürchtet sie, in einer Ehe doch vielleicht etwas von ihren gesteigerten Ansprüchen aufgeben zu müssen.

So etwa wäre diese Neurose nach den Anschauungen der neueren Neurosenlehre zu deuten. Wahrscheinlich ist damit vieles ganz richtig gesehen; solche Zusammenhänge sind gewiß wirksam, und es ist wichtig, sie zu kennen, denn wir können an ihnen angreifen. Aber wir sind doch von alledem längst nicht restlos befriedigt und viele Fragen bleiben ungelöst.

Es muß hier auch auf ein Bedenken hingewiesen werden: solche Vorstellungen sind in weitem Umfange von der modernen Literatur übernommen worden und fließen durch diese Kanäle in recht weite Kreise. Wenn uns nun, zumal bei Gebildeten, bei der akademischen Jugend solche Zusammenhänge entgegentreten, so kann oft kaum entschieden werden, was aus eigenem Erleben stammt und was aus Büchern aufgenommen ist.

Die *Neurose entsteht* also immer *aus einem Konflikte*, aus einer Situation, der die Persönlichkeit nicht recht gewachsen ist, vor deren Konsequenzen sie zurückschreckt. Trieb und Gegentrieb, Verlangen und Hemmung, Wollen und Nichtdürfen, Sollen und Nichtkönnen streiten untereinander. Es ist ein „Uneinssein mit sich selbst". Dadurch eben ist die typische Dynamik gekennzeichnet.

In diesem Konflikte spielt der Geschlechtstrieb, die „Libido", eine große, oft eine entscheidende Rolle; das hat FREUD aufgedeckt, aber zugleich durch eine starke, wohl seiner besonderen ärztlichen Situation, aber dem sonst gebräuchlichen Begriffe durchaus nicht entsprechende Überspannung des Sexuellen weit übertrieben. Die Libido ist gewiß eine unheimliche Gewalt in der menschlichen Seele, aber sie ist nicht alles, sie herrscht da nicht allein. Es hat keinen Sinn *alle* Beziehungen und Bindungen von Mensch zu Mensch, die der Kinder zu den Eltern, die unter Freunden *nur* sexuell zu verstehen. Freilich spielt ein so starker Trieb wie der sexuelle bei jeder Haltung und Einstellung des Menschen auch irgendwie mit, er ist immer mit dabei, denn in der Seele hängt alles zusammen, und es ist alles aufs engste und unlöslich verflochten. Es gibt keine triebfreien seelischen Akte; auch wo der Trieb verdeckt ist, kann er immer weiter wirken, oft noch stärker, aber es bedeutet eine grobe Vergewaltigung der natürlichen Lebensfülle, eine verengernde Schematisierung und Mechanisierung, *nur* die Libido in der menschlichen Seele zu sehen. Die Libido nimmt in der Seele manche Gestalt an, hängt sich manches glänzende Gewand um, das über ihr eigentliches Wesen sehr täuschen kann, aber sie waltet nicht allein, sie hat Schwestern, mit denen sie zusammengebunden ist, mit denen sie sich oft zankt und streitet (dadurch entstehen die Konflikte), mit denen sie aber oft auch vereint stürmt.

Der Mensch will bekanntlich *viel und vielerlei*. Er will *herrschen, anerkannt und beachtet* sein, nicht beiseite stehen, im Leben *eine Rolle spielen*. Ich erinnere an die angeführten Beispiele. Diesen „*Geltungstrieb*" oder „*Machttrieb*" hat ADLER so sehr in den Vordergrund gerückt, daß er sogar die Libido nur als dessen Partialtrieb ansieht. Der Mensch will aber noch viel mehr: er will vor allem *leben* („*Erhaltungstrieb*", „animalischer Lebenstrieb" von JUNG). Er will essen, schlafen, handeln, er will, wie JUNG einmal sagt: ,,Unzählige Gewöhnlichkeiten, nicht zum mindesten das Philisterhafte." Er will, was er gerade nicht haben kann, Ruhe und Sicherheit.

Man kann in erster Annäherung folgende Bereiche des Trieblebens unterscheiden: Geltungsstreben, Besitzstreben, Sexual- bzw. Liebesstreben (SCHULTZ-HENKE).

In der Konfliktsituation spielen auch *,,ethische" Vorstellungen* eine große Rolle. Man kann das gar nicht verkennen. Mag man in ihnen noch so viele triebhafte Wurzeln, Widerspiel von Trieb und Gegentrieb aufspüren, Tatsache ist jedenfalls, daß wir diese Spannung und Unruhe in uns *nicht nur als ,,Triebprodukt" erleben*, sondern wesentlich *als Verpflichtung, Verantwortung und Schuld*. Auch das ist tief in der menschlichen Seele verankert, ein altes ,,*urtümliches Bild*", das *im Unbewußten noch mehr wirkt als im Bewußten*, auch das nicht zunächst im Denken und in der Überlegung, sondern vielmehr affektbeladen. ,,Das ethische Problem ist eine leidenschaftliche Frage" (JUNG).

Immer wieder muß man die *unlösbare Verflochtenheit all dieses Treibens* betonen. *Jedes Erlebnis setzt das ganze Seelenleben in Bewegung, und jede Haltung, jeder Affekt, jede Stimmung und Handlung kommt aus dem Ganzen hervor*. Bewußtes und Unbewußtes hängen eng zusammen, es gibt nichts Bewußtes, das nicht von Unbewußtem getragen und getrieben wäre, und wir kennen kein Unbewußtes, das nicht von Bewußtem gespeist wäre. Bewußtes und Unbewußtes sind nicht durch eine feste Wand getrennt, sie berühren sich und gehen ineinander über; nach SCHILDER enthält die ,,Sphäre", der Rand des Bewußten, das Unbewußte.

Durch das *Widerspiel in sich*, durch die Schwierigkeit, die ihm die Einordnung in seinen Lebensraum macht, gerät der Mensch in Konflikte. Das ist unvermeidlich, ist allgemein menschliches Los. Aber nun trennen sich die Wege des Gesunden und des Neurotikers. *Der Gesunde erledigt seine Konflikte irgendwie*, schlecht und recht, er schlägt diesen oder jenen Weg ein und bleibt dabei gesund. Der Neurose liegen *unerledigte Konflikte* zugrunde oder, vom ärztlichen Standpunkte aus gesehen, *schlechte, verkehrte Versuche, den Konflikt zu lösen*. Die *Lösung* wird *nicht* (wie beim Gesunden) mit Mühe und Arbeit *errungen*, sondern *erschlichen*. Der Neurotiker scheut, von Angst überwältigt, vor der Aufgabe zurück und schlägt einen *Irrweg* ein, er hilft sich mit einer *Scheinlösung* aus, er *läßt sich zur Krankheit verführen*. ,,Auch die Neurose ist der Versuch zu einer neuen Synthese des Lebens, aber ein verkehrter und mißlungener" (JUNG). Der Neurotiker kommt aus dem Zwiespalt in sich nicht heraus, er wird von ihm verzehrt, sein Gesundheitsgefühl wird zerstört und seine unerledigten Spannungen finden den Ausweg in allerlei krankhafte Symptome; das Seelische zieht das Körperliche mit sich in den Abgrund der Krankheit. Aber lange nicht immer und gerade nicht in den schweren Fällen handelt es sich dabei um bewußte Erlebnisse. Durch Hemmung und Spannung der Affekte entstehen gewaltige Spannungen und Überkompensationen, die die Schwelle des Bewußtseins nicht erreichen.

Hier ergibt sich nun eine überaus wichtige Ansicht von der Neurose, die wir der modernen Psychotherapie verdanken: *die Neurose hat einen Sinn, sie bedeutet etwas;* sie ist nicht nur ,,kausal-genetisch" zu erklären, sondern sie muß auch ,,final", nach ihrem Sinne verstanden werden. Sie hat ein Ziel, einen *Zweck in den großen Strebungen des Menschen*, in den ,,Leitlinien" seines Lebens; sie ist, wie man schon früher sagte: ,,Flucht in die Krankheit". Nicht nur als Triebprodukt, sondern in der Richtung auf ihr Ziel hin muß Neurose verstanden werden. In den neurotischen Symptomenkomplexen stecken

„raffinierte Arrangements", die ein Ziel erreichen sollen. Die Neurose verfolgt eine *bestimmte Tendenz im Leben.*

Diese Vorstellung hat sich für das Verständnis und auch für die Behandlung Kranker zweifellos in hohem Maße bewährt. Aber man muß nun doch hinzufügen, daß all diese Worte leicht zu massiv klingen, daß die Erklärungen eigentlich immer noch viel zu einfach sind. Es handelt sich ja nicht oder *nicht nur um Bewußtes und um Willkürliches.* Ausdrücke wie Arrangement, Tendenz oder gar Absicht sind nur Bilder, die uns das dunkle Treiben des Unbewußten anschaulich machen sollen, das Treiben, das wir an seinen Wirkungen, eben an der Neurose, spüren.

Auch verleiten alle Theorien, so fruchtbar sie sein mögen, leicht dazu, sich die Zusammenhänge zu schematisch, zu isoliert vorzustellen. Das Seelenleben, das bewußte und das unbewußte, läuft in einem *großen Zusammenhang* ab, *jeder Anstoß setzt das ganze Getriebe in Bewegung.* Die Analyse zerstört, muß zerstören, das ist ihr Weg der Erkenntnis; darin liegt ihre Bedeutung, aber auch ihre Grenze.

3. Neurosebereitschaft und psychopathische Persönlichkeit.

Es hat sich ergeben, daß Neurosen aus unerledigten oder schlecht gelösten Konflikten entstehen, daß diese Konflikte aber allgemein menschliche Konflikte sind. Wer hat nie eine Enttäuschung erlebt, wer ist nie uneins mit sich gewesen, wer hat je seine Triebe ganz ausgelebt, wessen Bindungen sind nicht einmal gewaltsam bedroht oder zerrissen worden, wessen Geltungsbedürfnis ist je ganz befriedigt? Warum entstehen nicht noch viel mehr Neurosen? Warum führen im Grunde doch ganz banale und alltägliche Nöte und Schwierigkeiten nur manchmal zur Neurose? — Ich habe in einem der Beispiele (S. 656) schon darauf hingewiesen: *es muß eine gewisse „Neurosebereitschaft" bestehen, damit ein Erlebnis zur Neurose führe.*

Auch diese „*Neurosebereitschaft*" können wir — das eben hat die Psychoanalyse gelehrt — *weitgehend aus früheren Erlebnissen erklären*, aus „*verdrängten Komplexen*", aus „*unerledigten Affektsspannungen*". Man kann sich — um ein gewiß zu grob mechanisches Bild zu gebrauchen — etwa vorstellen, daß es einer gewissen Menge solchen Stoffes bedürfe, bis schließlich die Schwelle überschritten wird; man kann an „*spezifische Wirkungszusammenhänge*" denken, daß etwa eine „Anaphylaxie" bestehe und die Berührung eines alten wunden Punktes ganz unvergleichlich wirksam sei. Wir haben durch FREUDS geniale Arbeit besonders die *dauernde und überwältigende Bedeutung der Erlebnisse aus der frühesten Kindheit* kennengelernt, der Eindrücke aus jener Zeit, da die menschliche Seele noch ganz besonders eindrucksfähig ist und ihre Prägung für das ganze Leben empfängt.

Man kann nicht daran zweifeln, daß das im wesentlichen richtig gesehen ist; und doch bleibt ein ungelöster Rest. Nie soll man den ungelösten Rest zu früh unlösbar nennen; je mehr man sucht, desto mehr kann man finden. Dieser Grundsatz hat sich hier wahrlich bewährt, nur er hat die Analyse zu ihren so wichtigen Erkenntnissen geführt. Aber auch hier ließ man sich zu ganz einseitigen und ungeheuerlichen Übertreibungen verführen, man grub immer tiefer und glaubte schließlich als den letzten Grund der Neurose *die Angst beim „Geburtstrauma"* zu finden, die Angst, die der Mensch während seiner Geburt aussteht. Aber welcher „vom Weibe Geborene" entgeht diesem Trauma? Wenn das die Wurzel der Neurose ist, wer sollte dann von ihr frei sein? Eher könnte man noch auf den Gedanken verfallen, die Charaktereigenschaften eines Cäsar, eines Macduff darauf zurückzuführen, daß sie dieses Trauma nicht natürlich erlebt haben. Vor solchen unfruchtbaren Phantasien muß nachdrücklich gewarnt werden.

Wir stehen hier unausweichlich vor der Frage: *Warum wirken auch die allerersten Erlebnisse schon so verschieden?* Die Frage wird von manchen unterdrückt (oder verdrängt). Wir müssen uns darüber ganz klar sein: *Erlebnis ist immer ein Beteiligtsein,* ,,Re—aktion". Auch das allererste Erlebnis ist das *Produkt von Wirkung und Gegenwirkung,* hängt ab von der gegebenen Reaktionsfähigkeit, die dem Menschen mit der *Anlage* gegeben ist.

Diese Überlegungen führen uns auf die Frage nach einer ,,*Anlage zur Neurosebereitschaft*" und der *Bedeutung des Genotypus für die Neurose.*

Nun muß allerdings gesagt werden, daß *jeder Mensch eine gewisse Neurosebereitschaft hat,* jeder *kann* einmal in die Neurose verfallen, d. h. neurotische Reaktionen zeigen. Das hat vor allem das große Massenexperiment des Krieges gezeigt. Niemand ist gefeit. Aber die *Neurosebereitschaft ist eine überaus verschiedene.* Während beim einen nur die allerschwerwiegendsten Erlebnisse — wie etwa im Kriege — zur Neurose führen, genügen beim anderen ziemlich banale Ereignisse, die für Widerstandsfähigere harmlos und wirkungslos sind. Die Verschiedenheit der Neurosebereitschaft hängt teilweise von der *Fülle der früheren Erlebnisse,* besonders jener aus der Kindheit, von der ganzen Geschichte ab, aber ganz wesentlich auch von der *genotypischen Anlage;* daran kann kein Zweifel sein. *Die Neurosebereitschaft ist ,,konstitutionell"* (vgl. Bd. I, S. 66f.), d. h. sie ist *phänotypisch,* ein Produkt von Genotypus und Peristase.

Auch die Psychoanalyse kennt die Bedeutung der Anlage; sie weiß, daß ,,der Neurotiker an den nämlichen Dingen scheitert, welche vom Normalen glücklich bewältigt werden". ,,Anlage und Erleben knüpfen sich zu einer unlösbaren, ätiologischen Einheit, indem die Anlage Eindrücke zu anregenden und fixierenden Traumen erhob, welche sonst durchaus banal, wirkungslos geblieben wären, und indem die Erlebnisse Faktoren aus der Disposition wachriefen, welche ohne sie lange geschlummert hätten und vielleicht unentwickelt geblieben wären."

Größere Neurosebereitschaft ist *eine Eigentümlichkeit ,,psychopathischer Persönlichkeiten".*

Mit dem Begriffe der ,,*psychopathischen Persönlichkeit*" ist die Vorstellung ,,*von wesentlich anlagemäßigen Mängeln*" verbunden, während im Begriffe der Neurose der Ton mehr auf der Reaktion liegt. Beide Begriffe decken sich durchaus nicht, sie entsprechen zwei Kreisen, die sich überschneiden. Es gibt Neurose ohne psychopathische Persönlichkeit, denn jeder ist schließlich neurosebereit, und es gibt viele Psychopathen, die keine Neurose haben, denn nur wo es durch die typische psychische Dynamik zu krankhaften Erscheinungen kommt, besteht eine Neurose. Psychopathen sind Menschen an der Grenze von gesund und krank; sie weisen in ihrer psychischen, charakterologischen Struktur *gewisse Mängel auf,* ,,*an denen sie leiden oder unter denen die Gesellschaft leidet*" (K. SCHNEIDER); sie brauchen nicht ,,krank" zu sein, keine krankhaften Erscheinungen zu zeigen.

Gewiß ist die Grenze von gesund und krank fließend und sie kann in vielen Fällen nicht sicher gezeigt werden, aber das enthebt uns nicht der Verpflichtung, die Klärung immer so weit zu führen, als es möglich ist.

Der Begriff des Psychopathen darf auch *nicht* mit dem des ,,*Degenerierten*" vermischt werden. Von Entartung kann nur dann die Rede sein, ,,wenn die Art von Generation zu Generation sich verschlechtert" (BUMKE); vgl. darüber Bd. I, S. 18.

Das Psychopathische führen wir auf die *erbliche Anlage* zurück. Daß auch psychische Eigenschaften vererbt werden, ist nicht zu bezweifeln; sie sind an den Körper gebunden, nicht nur an die Funktion des Nervensystems, der

Sinnesorgane, auch an die hormonaler Organe im weitesten Sinne, und mit der genotypischen somatischen Grundlage gehen sie in den Erbgang ein. Neuere Forschungen haben das deutlich aufgezeigt (besonders Zwillingsstudien von J. LANGE und von v. VERSCHUER, ferner familiengeschichtliche Studien von KRETSCHMER, CURTIUS u. a., vgl. besonders das Beispiel Bd. I, S. 66).

Als *Beispiel* führe ich eine *charakterologische und psychologische Beobachtung* erbgleicher Zwillinge von Dr. CURTIUS an:

Eineiige Zwillinge *Eugen und Rudolf M.*, 18jährige Oberprimaner (nach Angaben der Mutter und Exploration der Zwillinge). Von jeher eigenartige Charaktere. Leben „in einer Welt für sich".

Beide sind hochgradig gehemmt, schüchtern, verschlossen, hilflos, lebensuntüchtig, sehr leicht geniert, linkisch. Schon mit 4 Jahren fiel dies auf; sie stehen z. B. weinend im Garten, weil es regnet und ihnen niemand befohlen hat ins Haus zu gehen. Beide müssen mit 16 Jahren (als Unterprimaner!) noch vom Dienstmädchen von der Schule an einer entfernten Stelle der heimatlichen Großstadt gebracht werden. Sie fürchten sich allein in eine fremde Universitätsstadt zu ziehen, wünschen die Begleitung der Mutter. Keinerlei Interesse für Mädchen, für den Anzug, für mondänes Amüsement. Die Mutter findet sie fast „asketisch" veranlagt.

Gemütlich: sehr kühl, ohne Zärtlichkeitsbedürfnisse. „Sie sind nur Maschinen, man kann nur an den Verstand, nicht an die Seele heran" (Charakterisierung durch eine Vorschullehrerin). Geringer Anschluß an Mitschüler. Keine Freunde. Auch dem Vater, der Großmutter gegenüber keine wärmeren Beziehungen.

Seelische Erregungen vermeiden sie peinlich: ein Lehrer sprach von ihrer „mimosenhaften Empfindlichkeit"; sie gehen deshalb auch nie ins Kino.

Intellektuell: hochgradige überdurchschnittliche, einseitig mathematisch-physikalische Begabung mit Glanzleistungen in diesen Fächern. Mit Physik und Mathematik beschäftigen sie sich stundenlang. Anderes interessiert sie nicht.

Körperlich: kleine, schmale Leptosome. Seelisch und körperlich sind beide Zwillinge hochgradig ähnlich.

In der väterlichen und mütterlichen Familie mehrere Schizophrenien, Psychopathien, Schwachsinnsformen und organische Nervenkrankheiten.

Die psychopathischen Persönlichkeiten zeigen Besonderheiten wesentlich auf dem Gebiete des Gefühlslebens und des Willens, nicht auf dem des Intellektes. Sie lassen sich nach verschiedenen Gesichtspunkten zu *Typen* gruppieren, die auch bestimmte Beziehungen zur Neurosebereitschaft erkennen lassen.

C. G. JUNG unterscheidet *introvertierte und extravertierte Typen*. Unter „Introversion" versteht er die Hinwendung vom Objekt weg zum Subjekt, unter Extraversion die Hinwendung vom Subjekt weg zum Objekt. Es sind immer beide Tendenzen im Menschen vorhanden, aber die eine oder die andere überwiegt und tritt mehr hervor. Der Introvertierte zieht sich in sich selbst zurück, für ihn hat die Beziehung zum Objekt nur sekundäre Bedeutung; der Extravertierte dagegen denkt und fühlt sich ins Objekt hinein, er lebt im Gegenstand, sein Zustand ist vom Objekt bedingt. Durch Kompensation der Grundtendenz, durch Ausdehnung der Tendenz auf verschiedene Bereiche der Psyche, durch den Unterschied des Geschlechtes entstehen vielgestaltige Typen, die in einem sehr komplizierten, kaum entwirrbaren System entwickelt werden.

JUNG führt interessante Beispiele an: im Anschlusse an SCHILLERS Aufsatz vergleicht er die naive Dichtung mit dem extravertierten, die sentimentale mit dem introvertierten Typus. In der Geschichte der Psychoanalyse zeigt er, daß FREUD den ersten, ADLER den zweiten Typ vertritt, denn der Sexualtrieb bedeutet Beziehung auf das Objekt, das Geltungsbedürfnis Betonung des Ichpunktes.

Die Beziehung zur Neurosebereitschaft ist nach JUNG die, daß die *Neurose des Introvertierten* die „*Psychasthenie*", die des *Extravertierten* die „*Hysterie*" ist.

Die Aufstellungen von JUNG enthalten viel Wichtiges und Richtiges, aber doch auch sehr Gezwungenes und allzu Schematisches; man kann die Menschen nicht in sein System zwängen, aber für das Verständnis psychopathischer

Persönlichkeiten wertvoll ist die Frage nach Extraversion und Introversion, die Frage, was am einzelnen extravertiert und introvertiert, welches das Stärkere, Ursprünglichere und welches tiefer verankert ist.

Sehr bekannt ist die *Typeneinteilung* von KRETSCHMER, der von den großen Formenkreisen der endogenen Psychosen ausgeht. Zum Umkreise der schizophrenen Psychosen gehört der „*schizoide*", zu dem der cyclischen Psychosen der „cycloide" Psychopath. Die Reihen werden weitergezogen in den Bereich des Normalen, zu den „schizothymen" und „cyclothymen" Persönlichkeiten. Es ergibt sich dann folgendes Schema:

Normal	Psychopathie	Psychose
Schizothym	Schizoid	Schizophren
Cyclothym	Cycloid	Cyclisch

Die Verbindung zwischen dem Normalen, dem Psychopathischen und Psychotischen ist in jeder Reihe durch dreierlei Zusammenhänge gegeben:

Erstens sind an der „*prämorbiden*" Persönlichkeit typische Eigenschaften zu erkennen. Es kann festgestellt werden, daß der Schizophrene vor seiner Erkrankung „schizothyme", der Cycliker „cyclothyme" Züge zeigt.

Zweitens sind es *familiengeschichtliche Zusammenhänge*. In der Verwandtschaft Schizophrener werden vor allem schizoide Psychopathen und schizothyme Persönlichkeiten gefunden, und das Entsprechende gilt für den Umkreis des Cyclikers.

Drittens bestehen bestimmte Beziehungen zu *körperbaulichen Konstitutionstypen*. In der Reihe des *Cyclikers* herrschen bei Gesunden, Psychopathen und Psychotischen *pyknische*, in der Reihe des *Schizophrenen asthenische, athletische oder dysplastische Typen* vor. (Über die Körperbautypen vgl. Bd. I, S. 15f.)

Gerade die *Betonung dieser Zusammenhänge vom Kranken ins Bereich des Gesunden, der erblichen Beziehungen* und der *Verbindung charakterologischer mit körperbaulichen Typen* bedeutet einen entschiedenen Fortschritt, der wichtig genug erscheint, auch wenn manches Einzelne noch ungeklärt ist und der Ergänzung und Verbesserung bedarf.

Aber welches sind nun die charakteristischen Züge dieser psychopathischen Typen?

Beim *Cycloiden* schwankt die *Temperamentslage* zwischen gehoben-heiter und traurig-verstimmt. Es bestehen Schwankungen und auch Mischungen, aber keine Spannungen. Der Cycloide ist beweglich, behäbig, gesellig, gutherzig, freundlich, gemütlich, witzig, humoristisch, unter Umständen lebhaft-hitzig. Oder er ist still, ruhig, schwernehmend, weich, traurig. Er ist gut ansprechbar, ist „extravertiert". Unter diesen Typen finden sich tüchtige Geschäftsleute, Führernaturen, Gelegenheitsdichter, die immer ein paar passende oder auch unpassende Verse bereithaben.

Der *Schizoide* ist *voller Spannungen;* er ist reizbar, empfindlich oder kühl stumpf. Die Oberfläche gibt kein Bild der Tiefe; die Maske ist oft undurchdringlich, und „hinter der schweigenden Fassade kann das Nichts sein oder sehr viel". Der Schizoide ist ungesellig, still, zurückhaltend, scheu, schüchtern, feinfühlend, verschlossen; er hält Distanz zu den Menschen, neigt zum Einsamen und Sonderling. Er kann sehr formell sein, „stilisiert", verhalten, um nur sein Inneres nicht preiszugeben. Seine *Temperamentskurve* schwingt nicht, sie *springt*. Seine Begabung ist eine mathematische, spekulative; als Dichter ist er Lyriker. Er ist kompliziert, problematisch, neigt zum Radikalen und Revolutionären. Er ist „introvertiert", er ist *in besonderem Maße neurosebereit*.

Es ist klar, daß auch in dieses Schema nicht alles paßt, es bleiben unklare Fälle, andere Typen.

Man hat deshalb die psychopathischen Persönlichkeiten *rein beschreibend*, unsystematisch in *Typen* gruppiert und sie nach dem charakteristischen Bilde gekennzeichnet: die Manischen und die Depressiven mit ans Psychotische grenzenden Stimmungsschwankungen, die Gemütlosen, mit merkbaren gemütlichen und moralischen Defekten, die Willenlosen, Haltlosen, die Explosiblen, die *Selbstunsicheren* und die *Asthenischen*. Nur die beiden letzten Typen, die viel Verwandtes untereinander haben, können hier kurz beschrieben werden, denn aus ihnen rekrutieren sich im wesentlichen die Neurotiker, mit denen wir es zu tun haben.

Wir können für unsere Betrachtung die beiden Typen zusammenfassen. Es besteht bei ihnen „eine *erhöhte Eindrucksfähigkeit für alle seelischen Erlebnisse und zugleich die Unmöglichkeit der Entladung*" (K. SCHNEIDER). Sie sind überaus empfindsam, zartfühlend, feinbesaitet, sind „sensitiv". Viele sind „asthenisch" (auch im Körperbau), aber sie brauchen durchaus nicht „Schwächlinge" zu sein; sie sind eher fein organisiert, vielleicht allzu fein für diese Welt. Ihr feines Gefühl richtet sich besonders auch gegen die eigene Unzulänglichkeit, die sie allzu deutlich empfinden. Sie leiden an Insuffizienzgefühlen, sind „selbstunsicher". Vielleicht verdecken sie es nach außen, aber ihre innere Ruhe ist gestört. Sie leiden an Skrupeln, an religiösen, moralischen Schuldgefühlen, auch ohne eigentlichen Grund, aber eben doch mit irgendeinem Kerne von Berechtigung; sie wissen, daß der Mensch zwar das Gute will, aber es zu vollbringen nicht die Kraft hat. Sie schwanken oft zwischen Wollen und Nichtwollen, voll innerer Spannungen und Kämpfe, die hinter einer undurchdringlichen Maske verborgen sind, so daß niemand das wilde Toben in der Tiefe ahnt.

Ein in jeder Hinsicht hochstehender Geistlicher, in dessen Gemeinde nachts mehrere sexuelle Überfälle vorgekommen waren, geht zur Polizei und meldet sich als den Täter, völlig unbegründet. Man sieht, was in seiner Seele gewühlt, wie in irgendeiner versteckten Ecke seines Herzens die „gemeine Bestie" schlummert; man sieht wessen diese eigentlich sich fähig weiß.

Auch anderen gegenüber sind diese Psychopathen überempfindlich. Jeder Blick, der sie trifft, bedeutet etwas. Deshalb ziehen sie sich in sich zurück, befangen, verhalten, verkrampft, und sie verlieren alle Naivität und jeden Humor.

Die Befangenheit und Unsicherheit kann kompensiert und überkompensiert werden. Hohen Ehrgeiz, hervorragende Tüchtigkeit und aufrichtigstes Streben findet man bei ihnen, wenn der innere Zwiespalt sie nicht zu sehr hemmt.

Aber andererseits kann die Spannung in ihnen zu bedenklichen Störungen führen: irgendwelche unreine, ekelhafte Vorstellungen zwingen sich ihnen auf, sexuellen, vielleicht auch perversen Inhaltes, sie vermögen sie nicht zu unterdrücken, obwohl sie bei ruhiger Überlegung einsehen, wie unsinnig sie sind. So kann es zu Zwangshaltungen („*Zwangsneurosen*") kommen, zu Phobien aller Art, Waschzwang und Schmutzfurcht, Menschenscheu oder Platzangst oder doch zu unnatürlicher Korrektheit, übertriebener Peinlichkeit, Verschrobenheit und enormer Pedanterie, wie wir sie etwa an manchen Junggesellennaturen sehen; daß sie Junggesellen sind, ist ihr psychopathisches Schicksal.

Viele dieser Psychopathen haben eine unüberwindliche Angst vor jeder Entscheidung, denn sie fühlen immer so deutlich, was *gegen* jeden Entschluß spricht. Und wie sie sich auch schließlich entscheiden, so werden sie doch immer eine schwache Stelle finden, an der sie mit ihrem absoluten Schuldgefühl und ihren ewigen Bedenken einhaken können.

Aus der Unsicherheit kommen oft Kompromißhandlungen, in dem der verpönte Impuls zugleich abgewehrt und in abgeschwächter Form doch ausgelebt wird. Sie sind zu anständig, um zu tun, was viele andere tun, aber sie können es doch nicht ganz lassen, so tun sie es halb und um so mehr verkehrt. Gerade auf sexuellem Gebiet findet man diese Haltung sehr häufig.

Es ist deutlich genug, daß es in alledem fließende Übergänge zum Gesunden gibt, ja, daß hier in manchen Punkten im Grunde nur die wahre menschliche Natur allzu offenkundig enthüllt wird.

Daß diese Psychopathen sich weitgehend mit den *Introvertierten* JUNGs und den *Schizoiden* KRETSCHMERs decken, läßt die Beschreibung unmittelbar erkennen.

Auch die Körperbautypen entsprechen dem: man findet unter diesen Psychopathen besonders viele Astheniker und Dysplastiker.

Diese Psychopathen sind durch Übergänge und Zwischenstufen, sowie auch durch erbbiologische Zusammenhänge (KEHRER) mit den schizophrenen Psychosen verbunden. Die Unterscheidung zwischen einem leichten Defekt nach einem schizophrenen Prozeß und einer psychopathischen Reaktion kann selbst für den erfahrenen Psychiater überaus schwierig, gelegentlich unmöglich sein. Nach den Auffassungen mancher kann die Grenze überhaupt nicht mehr an einer bestimmten Stelle gezogen werden.

Für uns kommt es vor allem darauf an, daß diesen Psychopathen eine ganz besonders große *Neurosebereitschaft* eigen ist. Es besteht eine *große Neigung zu Allgemeinsymptomen,* zu rascher *Ermüdbarkeit, Schlaflosigkeit, Kopfschmerzen,* zu *verminderter Leistungsfähigkeit, Störungen der Konzentration und der Merkfähigkeit;* gerade was sie im Augenblicke brauchen, das fällt ihnen nicht ein; aus lauter Angst vor dem Versehen, versehen sie sich gewiß.

Aus allzu großer *Ängstlichkeit* kommt es zu *krankhaften somatischen Erscheinungen,* denn die *Angst vor dem Symptom schafft das Symptom.* Die *vegetativen Funktionen* können es gerade nicht brauchen, daß sie allzu bewußt und ängstlich kontrolliert werden, unangebrachte Aufmerksamkeit stört ihren normalen Ablauf. So kommt es nicht nur zu Sensationen am Herzen, sondern zu Veränderungen der Herztätigkeit.

Es ist natürlich eine ganz verkehrte Ansicht, hier von „Einbildung" und eingebildeten Beschwerden zu reden, es ist nicht nur die *psychische Gegebenheit der Beschwerden* unbestreitbar, sondern es bestehen auch tatsächlich — oft erhebliche — *Alterationen der somatischen Funktionen.*

Wir betonen hier die psychische Genese; daß aber auch eine sehr wesentliche *somatische Grundlage* in Frage kommt, davon wird in folgenden Kapiteln (S. 696) ausführlicher zu sprechen sein. Ähnliche Bilder wie die beschriebenen sehen wir *nach und bei körperlichen Erkrankungen,* bei Erschöpfung nach schweren Krankheiten, vor allem auch *bei Erkrankungen des Hirnstammes,* etwa nach Encephalitiden. Freilich ist zu bedenken, daß oft durch die Krankheit nur deutlich geworden ist, was schon vorher im Menschen lag.

4. Die Gestaltung des Krankheitsbildes (Symptomwahl der Neurose).

Die Neurose macht *vielgestaltige Krankheitsbilder.* Zwar kommt bei der Neurose nicht alles vor — schon CHARCOT hat darauf hingewiesen, daß es eine hysterische Facialislähmung nicht gebe —, aber sie betritt doch sehr viele und vielerlei Territorien. Im einzelnen Falle sind freilich meistens die Kernsymptome auf bestimmte Regionen beschränkt („Monopolisierungstendenz" KEHRER). Es gibt *typische Bilder* und *typische Zusammenhänge.*

Es würde viel zu weit führen, alle *Symptome der Neurose* aufzuführen. Die wichtigsten für uns sind Allgemeinsymptome wie Arbeitsunfähigkeit, Müdigkeit,

Unlust, Verstimmung, Schlaflosigkeit, örtliche Symptome wie etwa Herz-, Atem-, Magen-, Darmbeschwerden, Kopfschmerzen, Rückenschmerzen, Bewegungsstörungen wie Lähmungen, Krämpfe, Zittern, Störungen sensibler und sensorischer Funktionen. Betont werden muß, daß Neurosen durchaus nicht nur zu „psychischen" Phänomenen führen, sondern ganz wesentlich zu Alterationen der somatischen Vorgänge, etwa zu Gefäßkrämpfen, Krämpfen des Magens, Störungen der Herztätigkeit u. a.

Es ist nun zu untersuchen, *wie das Auftreten dieser Symptome aus Psychogenese und Neurosebereitschaft verstanden werden kann*. Wie kommt es, daß dieser Kranke an einer Herzneurose, jener an einer neurotischen Lähmung oder an Zittern leidet ? Es ist die Frage nach der „Symptomwahl" (oder „Organdetermination") der Neurose.

Es versteht sich von selbst, daß das *Krankheitsbild* hier wie immer das *Produkt vieler Faktoren* ist. Wir müssen die einzelnen Faktoren kennenlernen, dann werden wir auch ihr oft unentwirrbares Zusammenspiel besser begreifen.

Das muß beachtet werden, wenn wir im folgenden die wichtigsten Zusammenhänge kurz anführen. Die Aufzählung weist auf *Fragen* hin, *die wir am einzelnen Kranken zu stellen haben*; ist eine Frage positiv beantwortet, so sind damit die anderen noch nicht erledigt. Je mehr Fragen wir uns vorlegen, desto eher haben wir Aussicht den Kranken richtig zu verstehen. Gerade auf dem Gebiete der Neurose ist die möglichst weitgehende Analyse des einzelnen Falles unerläßlich.

Da wir die *Neurose* als den *Ausdruck einer psychischen Dynamik* verstehen — der damit bezeichnete Weg ist heute zweifellos der fruchtbarste —, so gehen wir auch zunächst von dem auslösenden *Erlebnisse* aus und prüfen, welche *Beziehungen zwischen Erlebnis und Symptom* festzustellen sind.

1. Der einfachste Fall ist der der „*psychischen Ansteckung*". Wir kennen im Bereiche des Gesunden die ansteckende Wirkung von Gähnen, Niesen, Husten u. dgl. Disponierte können vor allem durch Ohnmachten, Zittern, Chorea, allerlei Krampfanfälle „infiziert werden". Intensives, besonders *affektbeladenes Miterleben kommt bei Neurosebereitschaft in identischen Körpervorgängen zum Ausdruck*. Psychische Epidemien bei Katastrophen, Massensuggestionen unter enormer Affektspannung sind teilweise so zu erklären. Manche „hysterische" Reaktionen, manche der berühmten Hysterien Charcots entstanden auf diesem Wege. Wie die Neurose zwischen unbewußten und bewußten Tendenzen schillert, so schwebt diese Ansteckung zwischen unbewußter und bewußter „*Imitation*", in allen Übergängen bis zu grober Simulation.

2. *Das Erlebnis ist verbunden mit affektbeladenen, etwa ängstlichen Vorstellungen über besondere krankhafte Erscheinungen, über körperliche Vorgänge in gewissen Organen und Regionen*, und diese Vorstellungen führen nicht nur zu Sensationen, sondern zu Alteration der physiologischen Abläufe. Krankheitsangst wird zur Neurose, etwa Krebsangst, Arteriosklerosenangst zur Neurose des Magens, des Gefäßsystems. Laienhafte Irrtümer, Kenntnisse aus dem Konversationslexikon oder anderen populären Schriften spielen eine große Rolle. Der Onanist leidet an Rückenschmerzen, weil er gehört hat, daß Rückenmarksleiden von „sexuellen Ausschweifungen" kommt. Wer einen „Schlaganfall" befürchtet, leidet an Kopfschmerzen, Schwindel u. dgl. Wenn das etwa nach einem apoplektischen Insult in der Umgebung auftritt, so sind nahe Beziehungen zu psychischer Ansteckung (1) gegeben.

3. In anderen Fällen tritt die *Funktionsstörung in einer Region auf, die im entscheidenden Erlebnisse eine große Rolle spielt*. So werden manche *Beschäftigungs- und Berufsneurosen* verständlich; die Beschäftigung ist nicht ganz befriedigend, im Berufe entstehen schwer überwindliche Hindernisse. Wer schreiben muß,

was er nicht gerne schreibt, wer nicht schreiben kann, was er schreiben sollte (weil er der Aufgabe nicht gewachsen ist), bekommt einen Schreibkrampf. Eine Geigerin, die viel mit einem von ihr geliebten Freunde musiziert, bekommt einen Geigerkrampf, Schmerzen und Innervationsstörungen in dem den Bogen führenden Arme, als sie mit der Musik nicht recht weiterkommt und zugleich erfährt, daß der Freund eine andere intime Beziehung unterhält.

4. Nicht selten führt die *materielle Einwirkung auf eine bestimmte Körperregion* zu neurotischen Symptomen in dieser Region. Bei einem Sturze auf den Arm entsteht eine neurotische Lähmung dieses Armes. Derartige Beispiele findet man vor allem bei CHARCOT in großer Zahl; sie führten zu seiner Lehre von der „*traumatischen Entstehung der Hysterie*" und zum Begriffe des „*psychischen Traumas*".

5. In anderen Fällen wird eine *Funktionsstörung fixiert, die zunächst somatisch motiviert war*: etwa Herzklopfen, das zuerst nach einer großen körperlichen Anstrengung, Übelkeit, die nach Genuß verdorbener Speisen auftrat. Wenn einmal die Unbefangenheit gegenüber vegetativen Funktionen verloren ist, so leidet ihr normaler Ablauf, die Sicherheit ihrer Regulation.

6. In der Genese neurotischer Symptome kommt oft eine *tiefere Verbundenheit somatischer und psychischer Vorgänge* zum Ausdrucke; sie aus der Geschichte des Individuums zu erklären, geht nicht an, sie sind in *den tiefen vitalen, psychisch-somatischen Schichten der Person gegeben. Psychische Dynamik findet spezifische Wege in die Körperlichkeit.* Ekel führt zu Erbrechen, Erbrechen wird zum „Ausdruck" des Ekels, der Abwehr, der Ablehnung.

Man kann die Betrachtung an die der „*Ausdrucksbewegungen*" anschließen. Bekanntlich hat DARWIN in vergleichend physiologischen Untersuchungen sich bemüht, die Ausdrucksbewegungen aus früher bewußten, willkürlichen, beabsichtigten Vorgängen zu erklären. Er hat auf die Beziehung zu Abwehrbewegungen hingewiesen, etwa beim Ballen der Faust im Zorn. Er hat aber auch festgestellt, daß jeder Affekt von Veränderungen der glatten Muskulatur (besonders der Gefäße), der willkürlich bewegbaren Muskeln und der Drüsen begleitet ist. Der Versuch, solche Zusammenhänge auf Reflexe zurückzuführen, trägt nicht weit, weil Psychisches und Somatisches unvergleichbar sind und nicht etwa das eine das andere hervorbringt.

Aber das zeigt schon der Hinweis auf Reflexe, die ja nicht „einfache" Vorgänge sind, sondern immer von einem ganzen System von Haltungen und Wirkungen abhängen: auch die *Ausdrucksbewegungen* sind *von der psychisch-somatischen Gesamtsituation abhängig.* Manches ist mit der somatischen Grundlage genotypisch gegeben; Gebärden, Bewegungen der Hände werden vererbt, nicht nur vom Kinde imitiert. Die Summe aller Erlebnisse und aller augenblicklichen Eindrücke spielt mit.

Man kann deshalb *nicht* mit KLAGES eine Ausdrucksbewegung als „*schlechthin bewußtlosen und mithin unbeabsichtigten Vorgang*" definieren; das ist zu eng, denn auch *Bewußtes*, etwa die *Aufmerksamkeit*, auch im Grunde mehr oder weniger *Beabsichtigtes fließt mit ein*, hemmend oder fördernd.

Die Ausdrucksbewegungen sind „*soziale Phänomene*"; auch das hat schon DARWIN gezeigt, der darauf hinwies, daß „wir nur in Gegenwart unserer Ankläger erröten".

All dies ist auf die „*neurotische Ausdrucksbewegung*" anzuwenden; sie ist *von der Gesamtsituation bestimmt, entsteht in der Schwebe von Bewußtem und Unbewußtem, ereignet sich vor anderen,* hat eine *geheime Tendenz.*

Diese „*Ausdrucksbeziehungen*" von Erlebnis und Symptom spielen in der modernen Neurosenlehre eine große Rolle („Symptomsprache" des Neurotikers). Vom Erbrechen war schon die Rede; es bedeutet: wieder von sich geben. Der

Neurotiker bricht nicht nur in einer ekligen Situation, er bricht auch bei der Gegenwart eines abgelehnten Menschen. Zittern und Schütteln ist Ausdruck, Symbol der Angst. Ungezählte Kriegszitterer und -schüttler zeigten das deutlich. Das Beängstigende soll „abgeschüttelt" werden. Auch diese Deutungen sind nur bildnishaft, aber die Sprache ist reich an Hinweisen, die des tieferen Sinnes nicht entbehren. Freilich darf nicht verschwiegen werden, daß in der Analyse Ausdeutungen und Symbolbeziehungen vielfach ungeheuer und ganz einseitig übertrieben werden. In Wirklichkeit sind die Ausdrucksphänomene fast stets sehr vieldeutig.

7. Wichtig ist, daß *in der Neurose das Symptom fixiert und auch ohne das adäquate Erlebnis reproduziert wird.* Im Symptom wird *der somatische Ausdruck der Ursprungszene festgehalten,* wenn diese nicht ihre befriedigende Lösung gefunden hat. Die Ursprungsszene wird verdrängt, der eine Teil des Ichs weiß nichts mehr davon, der andere hält daran fest und bringt das auf Schleichwegen zum Ausdruck. Wenn die Szene anklingt, auch ohne deutlich in den Bereich des Bewußtseins einzutreten, tritt das Symptom wieder auf.

Die Richtigkeit der Deutung wird in vielen Fällen dadurch bewiesen, daß das Symptom durch Reproduktion des Erlebnisses hervorgerufen und durch seine nachträgliche Erledigung in der Analyse, durch „Abreagieren" geheilt werden kann (vgl. Psychotherapie, „kathartische Methode").

In allen diesen Beziehungen haben wir versucht, das neurotische Symptom vom Erlebnisse aus zu verstehen. Nun entsteht aber sehr oft das *Symptom* auch an *einer besonders disponierten Stelle im Körper.* Die Neurose gewinnt ihre Gestalt nicht nur durch die „Psychogenese", sondern auch *durch die betroffene psychisch-somatische Persönlichkeit.* Das war auch in allen bisher besprochenen Zusammenhängen deutlich genug zu erkennen, denn immer ist das Symptom Reaktion; aber nun tritt das noch in anderem, prägnanterem Sinne hervor. Das Symptom wird an einem schwachen Punkte des Körpers gebildet. „Das Organ kommt der Neurose entgegen." Die *„Organminderwertigkeit"* bestimmt die Gestaltung der Neurose; diese heftet sich an die „persönliche Achillesferse".

Wer einen „labilen Magen" hat, erkrankt, wenn neurotische Dynamik ausgelöst wird, an einer „Magenneurose". Es gibt nicht nur eine allgemeine, sondern auch eine *regionale, örtliche Neurosebereitschaft.* Der Inhalt des auslösenden Erlebnisses kann dann verhältnismäßig indifferent sein, d. h. nicht spezifisch, indifferent in bezug auf die Körperregion, nicht indifferent für die Persönlichkeit.

Die *Organminderwertigkeit ist konstitutionell,* d. h. phänotypisch. Sie kann wesentlich in der erblichen *Anlage* begründet sein — derartige Zusammenhänge sind durch familiengeschichtliche Untersuchungen nachzuweisen —, sie ist aber auch sehr oft *erworben,* durch irgendeine Erkrankung, einen Infekt, eine Intoxikation oder ein Trauma. So bleibt etwa nach der Ruhr eine größere Empfindlichkeit des Darmes zurück, die in der Neurose manifest wird. Gerade die neurotischen Reaktionen nach und bei organischen Erkrankungen sind in der inneren Medizin so wichtig.

Die *somatische Grundlage* ist hier nicht zu bezweifeln. Sie ist oft, aber längst nicht immer morphologisch, als *organische Alteration* faßbar. Nicht selten geht die Organminderwertigkeit, die „örtliche Neurosebereitschaft", Hand in Hand mit der Entwicklung organischer Erkrankung. Man kann dann von einem „*neurotischen Aufbau*" sprechen, aber eben nur dann, wenn die typische neurotische Dynamik bei der Genese der Symptome mitspielt.

So findet man häufig, daß die Enuresis bei Dysplasien der nervösen Apparate stark von neurotischen Momenten abhängig ist; die Dysplasien des Rückenmarks sind durch segmentäre Störungen der Sensibilität, der Reflexe, der Motorik und Trophik (z. B. Hohlfuß) zu erkennen.

Wir gehen noch einen Schritt weiter: auch beim Phthisiker, beim Herzkranken finden wir nicht nur *neurotische Schwankungen im Befinden,* sondern auch *im Ablaufe somatischer Prozesse.* Manche Fiebersteigerung eines Lungenkranken nach einem Besuche, manche Blutung nach einer erregenden Nachricht ist nicht anders zu erklären.

Endlich soll hier noch folgendes kurz erwähnt werden: ,,*Asthenische Psychopathen*'' neigen besonders zu *Allgemeinsymptomen* wie Müdigkeit, Erschöpfbarkeit u. dgl. Auch da spielt *die somatische Grundlage* gewiß eine große Rolle; es gibt nicht nur eine ,,Organ-'' und eine ,,Systemminderwertigkeit'', sondern auch eine ,,*Organismusminderwertigkeit*'', mit allen Folgen von Kompensation und Überkompensation.

Wenn wir die *psychische Dynamik in der Genese* heute so hervorheben, so dürfen wir deshalb die *somatische Bedingtheit der Krankheitsbilder* nicht verkennen. Die *Neurose ist durch die psychische Dynamik gekennzeichnet,* das muß *für die Diagnose entscheidend* sein, wie es die Wirkungen des Tuberkelbacillus für die Diagnose Tuberkulose sind; aber wie wir den Tuberkulösen ohne den Blick auf die Konstitution nicht richtig verstehen, so müssen wir auch beim Neurotiker den Körper berücksichtigen. Nur aus dieser Einsicht können wir den richtigen Ausgangspunkt für die diagnostische Aufgabe gewinnen: wir erfüllen sie nicht mit der Frage, ist der Kranke ein Neurotiker oder nicht, vielmehr gilt es zu *erkennen, was an ihm neurotisch ist, was nicht, und was das Neurotische an ihm bedeutet.*

Ehe wir das des näheren besprechen, müssen wir die somatischen Vorgänge und Zusammenhänge, die hier in erster Linie in Betracht kommen, genauer kennenlernen.

III. Die funktionellen Erkrankungen des vegetativen Systems.

1. Der Begriff des ,,vegetativen Systems'' und das Wesen seiner funktionellen Erkrankungen.

Die ,,*vegetativen Funktionen*'' im Organismus, Atmung, Kreislauf, Verdauung und Ausscheidung, der Stoffwechsel im weitesten Sinne, die Funktionen der Sexualsphäre, sind *geleitet und geregelt, zusammen- und in den Organismus eingeordnet,* alle Einzelabläufe sind *zu einem Ganzen zusammengefügt.* Das Blut strömt, wie es der Blutbedarf der Organe erfordert, die Körperwärme wird durch Regelung der Wärmebildung und -abgabe, des Stoffwechsels und der Durchblutung und Schweißsekretion der Haut aufrecht erhalten, die Zusammensetzung des Blutes wird durch den Stoffaustausch zwischen Blut und Gewebe immer wieder ausgeglichen, der Bestand der Gewebe bleibt gewahrt trotz des dauernden ,,Stoffwechsels'', trotz des ununterbrochenen und wechselnden Verbrauches, Magen und Darm passen ihre Verdauungsfunktion der Nahrung an, die Nieren scheiden aus, was auszuscheiden ist — alles ist beim Gesunden aufeinander eingestellt.

Wir kennen einige Wege der Regulationen, ,,*Regulationsmechanismen*'': das ,,*vegetative Nervensystem*'', *Sympathicus* und *Parasympathicus* und ihre *zentralen Schaltstellen,* im engsten Zusammenhange damit die ,,*Hormone*'', die Produkte der Schilddrüse, der Epithelkörperchen, des Pankreas, der Nebennieren, der Geschlechtsdrüsen und der den andern übergeordneten Hypophyse; wir wissen, daß *Produkte jeder Zelltätigkeit* — Kohlensäure und organische Stoffe —

wiederum auf andere Gewebe und ihre Funktion einwirken, daß das *Blut* nicht nur die Hormone und hormonartigen Stoffe an alle Gewebe heranbringt, daß auch dieses *„innere Milieu"* der Organe durch seine *physikalisch-chemischen Eigenschaften*, durch die *kolloidale Struktur des Plasmas* und *durch das Verhältnis der Ionen* auf die Membranen der Zellen und damit auf die *Abläufe in ihnen* einwirkt. Was im Gewebe zusammenwirkt, Nerv und Hormone, Ionenmischung, Plasma und Membran, faßt F. KRAUS unter dem Begriffe des *„vegetativen Betriebsstückes"* zusammen.

Wie die Organe zum Organismus verbunden sich entwickelt haben zum Aufbau des erwachsenen Körpers, so bleiben sie in ihrer Funktion verbunden während des Lebens. Durch die Regulationen, durch die Verbundenheit der Organe wird die große *Anpassungsfähigkeit des Organismus* an wechselnde Bedingungen und Einflüsse ermöglicht.

Auch die verschiedenen *Regulationsmechanismen* sind untereinander aufs engste *verbunden;* vegetative Nerven und Hormonbildung, Plasma und Ionenmischung haben nicht nur die *gleichen polaren Wirkungen* auf die Organe, sie *wirken auch aufeinander ein*, verbinden und ersetzen sich. *Ein Anstoß an irgendeiner Stelle setzt das ganze Getriebe und Gefüge, das ganze „System" in Bewegung.* Diese innige Verflochtenheit der verschiedenen vegetativen Regulationen wird durch den Begriff des *„vegetativen Systems"* (F. KRAUS) ausgedrückt.

Unter diesem Begriffe werden alle verschiedenen Koordinationen zusammengefaßt. Der Begriff muß durchaus *funktionell* verstanden werden; gemeint ist nicht dieser oder jener Apparat oder ihre Summe, sondern wesentlich das *Prinzip der Regulation*, an dem mehr oder weniger alle Gewebe beteiligt sind. Der Begriff weist auf den *Vollzug der Integration* hin, er umfaßt die Funktion von Zentral- und Erfolgsorganen. Das vegetative System ist „distributiv in den Organen *und* kollektiv in der Person" (F. KRAUS), es ist das Bindeglied „zwischen der einheitlichen Person und den Organsystemen", „zwischen dem korrelativen Ganzen und seinen Teilen". Das vegetative System ist der *„vitale Kern"*, die Funktion der *„Tiefenperson"*.

Das *vegetative System* hängt an der *Körperlichkeit:* die Schaltstellen im zentralen *Höhlengrau* sind sein *zentrales Substrat*. Durch Nerven und Hormone beherrscht es die Summe der individuellen Reaktionsfähigkeiten, die *Konstitution*, formt es den *Körperbau*. Auch *mit der Psyche* ist es *aufs engste verbunden*, besonders mit dem *Affektiven, Emotionellen, Triebhaften*. Es besteht eine Gleichzeitigkeit, eine Zusammenordnung von psychischen und vegetativen Erscheinungen, ein Anstoß kann von der psychischen wie von der somatischen Seite her erfolgen. Man denke an die Wirkung von Affekten auf die Herztätigkeit und umgekehrt an die der hormonalen Funktionen, der Schilddrüse, der Geschlechtsdrüsen auf Temperament und Charakter. Die *Tiefenperson ist der Bezirk der psychisch-somatischen Lebensbereiche*, „Stimmung" ist immer körperlich und seelisch zugleich.

Das vegetative System zeigt in seiner Arbeitsweise Unterschiede und Schwankungen. Es entwickelt sich aus der *genotypischen Anlage und der Summe aller Umwelteinflüsse*. Es ist *individuell verschieden*, und es wechselt seine Eigentümlichkeit mit der *Lebenskurve*, ist in der Kindheit anders als während der Pubertät, zur Zeit der Reife anders als im Alter. Wir kennen seine Schwankungen bei *Ermüdung* oder *Erschöpfung*, etwa nach großen Anstrengungen oder auch nach Infektionskrankheiten; wir kennen auch seine Alteration durch *Erkrankungen der hormonalen Organe oder der nervösen Zentralapparate*. (Diese werden an anderen Stellen dieses Lehrbuches dargestellt; vgl. die Abschnitte über die Erkrankungen der Drüsen mit innerer Sekretion und über die organischen Nervenkrankheiten.)

Es gibt eine *konstitutionelle Labilität des vegetativen Systems*, durch die es in den verschiedensten vegetativen Organen besonders leicht zu Funktionsstörungen kommt.

Diese *funktionellen Alterationen* zeigen einen *großen Wechsel;* sie sind *ausgleichbar*, reversibel, durch die verschiedensten Einwirkungen *beeinflußbar*. Es sind gewissermaßen *Entgleisungen der normalen Funktion*, bizarre, übertriebene Reaktionen. Auf die normalen Reize wird zuviel Magensaft mit zuviel Salzsäure abgesondert, am Pylorus, oder an anderen Stellen des Magendarmkanals, etwa am Colon, kommt es zu „spastischen Verschlüssen" u. dgl. mehr. Es treten Krämpfe und Anfälle in den verschiedensten Gebieten auf.

Eine große Rolle spielt bei alledem das Gefäßsystem. Der normale Vasomotorentonus ist vermehrt oder vermindert, die Gefäße sind gekrampft oder erschlafft, oder sie wechseln rasch von einem zum andern. Zirkulationsstörungen in den „terminalen Gefäßgebieten" (RICKER), in den Arteriolen, Capillaren und feinsten Venen führen zu Blutstockung und Ernährungsstörung des Gewebes. Die Herztätigkeit ist alteriert, verlangsamt oder beschleunigt oder durch Extrasystolen unregelmäßig, die Atmung ist gestört durch Krämpfe der Bronchialmuskeln, durch abnorme Schleimsekretion und Schwellung der Schleimhaut.

Wir sehen all das in *bunter Mischung* und oft in *großem Wechsel*. Bald ist nur ein einziges Funktionsgebiet betroffen, bald sind es mehrere, bald lösen sich verschiedene Erscheinungen ab. Aber auch hier ist es doch so, daß gewisse *typische Zusammenhänge* bestehen und daß beim einzelnen die eine oder andere Region stark *bevorzugt* ist.

Diese Funktionsstörungen hängen nun in hohem Maße von somatischen und psychischen Einflüssen ab, von Einflüssen des alltäglichen Lebens, von Lebenshaltung und Gewohnheiten. Ich erinnere etwa an Tachykardie und Gefäßkrämpfe nach Genuß von Tabak oder Kaffee, an Reizzustände am Magen und Darm nach Diätfehlern. Dauernde Unruhe, Anspannung und Anstrengung durch erregende Arbeit, durch Unregelmäßigkeit und mehr noch durch Exzesse aller Art führen besonders zu Alterationen am Gefäßsystem, zu erhöhtem Blutdruck.

Von den somatischen sind psychische Einwirkungen nicht zu trennen. Kummer und Sorge, Enttäuschungen und Schwierigkeiten im Leben spielen eine große Rolle. Es bedarf bei dieser Labilität des vegetativen Systems durchaus nicht „neurotischer Dynamik", vielmehr kann auf völlig normalen psychischen Wegen das Gleichgewicht gestört werden. Wie oft schwinden krankhafte Erscheinungen rasch, wenn der Kranke aus einer allzu unruhigen Umgebung entfernt, wenn er von beruflichen oder anderen Sorgen abgelenkt wird oder wenn irgendein Wunsch Erfüllung findet, während bei innerer Unruhe, bei seelischer und körperlicher Anspannung die Regulation versagt. *Wie eng Psychisches und Somatisches verknüpft* ist, kann man sich etwa an einem Magenkranken deutlich machen, der in einer erregten Periode allzu hastig und ungeregelt ißt; wenn nun Magenschmerzen auftreten, sind psychische oder somatische Einflüsse entscheidend? Man kann das gar nicht trennen.

„*Funktionelle*" *Alterationen können in* „*organische*" *übergehen* (vgl. Bd. I, S. 11). Wird, etwa im Gehirn, die Blutzufuhr durch einen Gefäßkrampf nur einen Augenblick unterbrochen, so kann alles wieder ausgeglichen werden, die Funktionsstörung klingt vollkommen ab; dauert das aber länger, so geht Gewebe zugrunde und es kommt zu bleibenden Ausfällen der Funktion. Gerade das *Gefäßsystem ist die wichtigste Einbruchstelle des Funktionellen in das Organische*. An den Gefäßen selbst entstehen durch Alterationen des Säftestromes degenerative, durch übermäßige Anspannung produktive Veränderungen des Gewebes (Arterio- und Arteriolosklerose), am Magen und Duodenum entstehen Ulcera. Und nicht nur die Entstehung organischer Prozesse, wesentlich auch ihre weitere

Entwicklung und ihre Bedeutung für den Kranken hängen in hohem Maße von dem Ausgleiche der Funktion ab.

Fassen wir das alles zusammen, so ergibt sich: die funktionellen Erkrankungen des vegetativen Systems sind gekennzeichnet durch eine konstitutionelle Labilität der vegetativen Regulationen, durch die somatische und psychische Einflüsse besonders leicht zu Funktionsstörungen vegetativer Organe und damit zu krankhaften Erscheinungen führen.

2. Die vegetativ Labilen („Stigmatisierte").

Man hat nun versucht, die funktionellen Erkrankungen des vegetativen Systems nach verschiedenen Typen zu gruppieren.

Eppinger und Hess unterschieden „*Vagotonie*" und „*Sympathicotonie*" und verstanden darunter eine vermehrte Neigung zu Erregung des Vagus bzw. des Sympathicus. Sie knüpften dabei an die *Prüfung* des Sympathicus und Parasympathicus (Oculomotorius, Facialis, Vagus, Pelvicus und Sacralnerven) *durch pharmakologische Agenzien* (H. H. Meyer) an, die ergeben hatten, daß Adrenalin die Funktion des Sympathicus, Pilocarpin die des Parasympathicus erregt, während Atropin den Parasympathicus lähmt. Als „*vagotonische Symptome*" werden langsamer Puls, starke respiratorische Arrhythmie, Neigung zu Schweißen, Überfunktion des Magens und Eosinophilie beschrieben, als „*sympathicotonische*" Symptome Tachykardie, alimentäre Glykosurie, Achylie.

Aber ein *prinzipieller Antagonismus zwischen der Wirkung des Vagus und Sympathicus läßt sich nicht festhalten;* beide wirken in mancher Hinsicht antagonistisch, z. B. am Herzen und am Magen, aber sie wirken in anderer Hinsicht auch „synergistisch", das haben Physiologie (E. Schilf) und Anatomie (Ph. Stöhr jun.) jetzt sicher erwiesen; die normale Funktion ist an einen Ausgleich der Erregung beider gebunden. Auch hat sich ergeben, daß die *pharmakologischen Prüfungen* sich nicht für die klinische Diagnose verwerten lassen. Die Wirkung *hängt* immer auch *vom Erfolgsorgan ab,* ein Organ kann „sympathicotonisch", ein anderes zugleich „vagotonisch" reagieren.

Die Fülle der funktionellen Erkrankungen des vegetativen Systems läßt sich in keiner Weise in die Gruppen der Vagotonie und Sympathicotonie pressen.

Ausgehend von psychologischen Untersuchungen (über „*eidetische Erscheinungen*", d. h. über Nach- bzw. Anschauungsbilder) haben die Gebrüder Jaensch „*Basedowoide*" und „*Tetanoide*" (B- und T-Typen) unterschieden. Mit den *psychologischen* hängen *somatische Eigentümlichkeiten* zusammen, beide sollen durch Kalium bzw. Calcium beeinflußbar sein. Aber auch diese Typisierung konnte nicht befriedigend durchgeführt werden, auch diese Unterscheidung hat sich in der Klinik keineswegs bewährt.

Es bleibt zunächst nur die Tatsache bestehen, daß *viele Personen zu vegetativen Symptomen neigen,* daß sie „*vegetativ Stigmatisierte*" (v. Bergmann) oder „*vegetativ Labile*" sind. Viele von diesen zeigen Symptome, die an die ersten Anfänge der Basedowschen Krankheit erinnern, können also als „basedowoid" bezeichnet werden.

Die „Basedowoiden" haben anscheinend mehr Schilddrüseninkret im Blute, was mit Hilfe der Reid-Huntschen Reaktion erkannt werden kann (v. Bergmann). Die Reaktion beruht darauf, daß der Stoff der Schilddrüse weiße Mäuse vor Vergiftung mit Acetonitril schützt.

Die „*vegetativ Labilen*" sind also gekennzeichnet durch ihre *große Neigung zu vegetativen Funktionsstörungen;* die *Regulationen sind weniger gesichert.* Ihre Funktionen können ausgeglichen sein, aber unter den verschiedensten Einflüssen kommt es zu Entgleisungen.

Ihr Körperbau gehört häufiger zum leptosomen (asthenischen) Typus: sie sind eher lang und schmal, eher zart als grob, haben feine, differenzierte Gesichter und oft glänzende Augen.

Da gerade das Unausgeglichene typisch ist, findet man polare Ausschläge vieler Merkmale:

Die *Haut* ist feucht, neigt zu Erröten und zu Erblassen, zeigt rote oder blasse Dermographie, bildet leicht Urticaria und Quaddeln. Hände und Füße sind kalt oder heiß. — Haut und Schleimhäute neigen zu vermehrter Sekretion: Schweiße, Tränen- und Speichelsekretion sind gesteigert.

Die *Lidspalte* ist öfter groß als klein, die Pupille häufiger weit.

Die *Herztätigkeit* kann verlangsamt sein, um 50, zeigt deutliche respiratorische Arrhythmie und nicht selten Extrasystolie, sie ist sehr labil, zuweilen auch dauernd beschleunigt. Die Labilität der Vasomotoren kommt in der Neigung zu Ohnmachten, zu Migränen u. a. zum Ausdruck; der Blutdruck schwankt stark („*angiospastische Diathese*", LICHTWITZ).

Am *Atmungsapparat* kommt es leicht zu Asthma, zu Heuschnupfen, am *Magen* zu Erbrechen oder zu einem „Reizzustand", am Darm zu spastischer Obstipation oder zu Durchfällen und „Colitis", besonders nach Aufregungen, beides Ausdruck einer „Ataxie" der Darmmotorik und -sekretion.

Auch die Regulationen des Stoffwechsels, des Kohlehydrat- und Wasserhaushaltes sind labil.

Will man die pharmakologischen Prüfungen durchführen, so beobachtet man:

Bei *Adrenalin* ($^1/_2$—1 mg subcutan, *Erregung des Sympathicus*): das Verhalten der Pulsfrequenz, des Blutdruckes, Blässe und Tremor, Glykosurie, Hyperglykämie.

Bei Atropin ($^1/_2$—1 mg subcutan, *Lähmung des Parasympathicus*): Pulsfrequenz, Trockenheit im Munde, Akkommodationsschwäche und Erweiterung der Pupille.

Bei *Pilocarpin* (0,01 g in 1 ccm subcutan, *Erregung des Parasympathicus*): Pulsfrequenz, Schweiß- und Tränen- und Speichelsekretion.

Es gibt auch besondere Versuche zur Prüfung der *Vaguserregbarkeit*:

Bei Druck auf den Bulbus (ASCHNER), bei Druck auf den Vagus (TSCHERMAK) bzw. auf die Carotis (E. H. HERING) oder beim Niederhocken (ERBEN) wird der Puls verlangsamt.

Auch diese Versuche haben praktisch keine besondere Bedeutung. Wichtiger ist der „vegetative Status" nach den oben angeführten Symptomen.

3. Vegetativ labile und psychopathische Persönlichkeiten, funktionelle und neurotische Erkrankung.

Es frägt sich nun, in welcher Beziehung stehen die *vegetativen Labilen zu den Psychopathen?* Zweifellos gibt es *viele Berührungspunkte*. Wir treffen häufig Personen, die sowohl vegetativ labil als auch psychopathisch sind; die nicht seltene „*asthenische*" Konstitution ist wohl eine *gemeinsame Grundlage*. *Aber die beiden Kreise decken sich durchaus nicht;* es gibt nicht wenige Psychopathen ohne alle vegetativen Stigmen und es gibt ebensoviele vegetativ Labile, die in ihren psychischen und charakterologischen Eigenschaften in keiner Weise auffällig sind. Wichtig ist auch, daß sich spezifische Zusammenhänge zwischen bestimmten vegetativen und psychopathischen Merkmalen nur in beschränktem Umfange erkennen lassen.

Was wir an den vegetativ Labilen sehen, das bewegt sich wie die Eigentümlichkeit der Psychopathen auf der *Grenze von gesund und krank*. Es gibt viele Funktionsstörungen des Magens, des Herzens usw., die so rasch abklingen, die nur bei leicht vermeidbaren Anlässen auftreten, daß wir sie kaum als krankhaft bezeichnen können. Sie beeinträchtigen Wohlbefinden und Integrität nicht. Es handelt sich um eine „*Konstitutionsanomalie*", nicht um eine Krankheit. Aber von da gibt es nun alle Übergänge zu ausgesprochener Erkrankung, auch zu Erkrankung mit organischen Veränderungen.

Die *Symptombildung* ist eine überaus *wechselnde*, aber wie erwähnt, werden beim einzelnen doch bestimmte Funktionsgebiete stark bevorzugt. Es gibt beim einzelnen eine *typische Organkonstanz*.

Wir erkennen darin die *Bedeutung des Erfolgorganes für die Symptomwahl*. Wie wir es bei den Neurosen besprochen haben, so kann auch hier die „*Organminderwertigkeit*" in der *Anlage* begründet und *durch Erkrankung* erworben sein. Nicht immer ist sie auf ein Organ beschränkt, sie ist oft an größere Funktionsgebiete gebunden, sie betrifft nicht selten verschiedene Regionen, die zugleich oder abwechselnd erkranken.

Es ist begründet, daß diese Erkrankungen bei den Organerkrankungen besprochen werden. Der *Systemcharakter*, die Zusammengehörigkeit ergibt sich aber nicht nur *aus den vielen Mischungen und Verbindungen*, sondern vor allem daraus, daß wir auf den verschiedenen Gebieten *die gleichen Schwankungen sehen, die Bedeutung der gleichen kritischen Perioden im Leben, die gleichen Abhängigkeiten und Beeinflussungen.*

Die *funktionellen Erkrankungen verbinden sich mit organischen*, der Reizzustand des Magens mit Gastritis und Ulcus. Funktionsstörung führt zu organischer Alteration und „überlagert" sie. Die „Ulcusschmerzen" hängen weitgehend vom „Reizzustand" ab. Überdies möchte ich aber annehmen, daß beide weitgehend *koordiniert* entstehen, auf der konstitutionellen Grundlage der „Organminderwertigkeit", *die funktionell und organisch ist*.

In alledem finden wir viel *Übereinstimmendes zwischen funktionellen und neurotischen Erkrankungen;* das ist um so eindrucksvoller, als auch die Funktionsstörungen vielfach von psychischen Einflüssen abhängen. Und doch ist die Trennung *prinzipiell von großer Bedeutung*. *Neurosen entstehen durch eine besondere typische, psychische Dynamik, auch bei normaler, somatischer Reaktionsbereitschaft — funktionelle vegetative Erkrankungen durch eine besondere Labilität der Regulationen, auch durch normale psychische Reaktionen*. Das pathogenetische Prinzip liegt einmal in der psychischen Dynamik, das andere Mal in der somatischen Reaktionsbereitschaft. Wie es freilich Übergänge von gesund und krank gibt, so daß eine strenge Scheidung oft nicht möglich ist und wie Körperliches und Seelisches eine untrennbare Einheit sind, so versagt oft die Unterscheidung von funktioneller und neurotischer Erkrankung, so kann *oft nicht sicher entschieden werden, ob das Krankhafte mehr hier oder da zu suchen ist*.

Man kann sich leicht vorstellen: je labiler die vegetative Regulation ist, desto leichter wird neurotische Dynamik ihren Ausweg in die Funktionsstörung finden. Oft wird es dann nur eine Frage der Betonung sein, was wir hervorheben, immer aber müssen wir aufzuklären suchen, *was beim Kranken das Neurotische und was die vegetative Labilität bedeutet*.

Wenn zwei Kreise, die sich überschneiden, die Bereiche der psychopathischen und der vegetativ labilen Persönlichkeiten darstellen, so geht die Grenze von gesund und krank durch sie beide hindurch, als ein fließender, allmählicher Übergang. Der Bereich der Neurose wird durch einen besonderen Ausschnitt aus der kranken Seite bezeichnet.

IV. Die Krankenbeurteilung.

Die *diagnostische Aufgabe* kann hier nicht anders als durch die *Charakterisierung des kranken Menschen und seiner Lage* erfüllt werden. Wortdiagnosen, verschiedene Krankheitsbezeichnungen sagen hier allzuwenig, und zwar nicht nur deshalb, weil über den Gebrauch der meisten Begriffe (auch über den der „Neurose" selbst) keine Einigkeit herrscht. Wir haben gesehen, *wie verflochten hier somatische und psychische Zusammenhänge* sind, wie *Anlage und Umwelteinflüsse* zusammenspielen, wie neurotische, funktionelle und organische Phänomene ineinandergreifen. Gerade hier geht es am allerwenigsten an, nach dem Nachweis des einen Momentes auf die Prüfung der anderen zu verzichten. Nur eine *wirklich umfassende Betrachtung* kann hier die Grundlage für das ärztliche Urteil und die ärztliche Behandlung bilden. Nicht darauf kommt es an, daß der Arzt rasch ein Wort, einen Begriff findet, sondern darauf, daß er *Genese und Bedeutung der verschiedenen Beschwerden und krankhaften Erscheinungen richtig versteht*. Im folgenden sollen die wichtigsten Regeln für die diagnostische Aufgabe entwickelt werden.

Die *erste Regel*, von der man immer ausgehen soll, ist die, daß *genauestens nach Zeichen einer organischen Erkrankung gesucht* wird. Es ist immer eine schlimme Sache, wenn ein Kranker als „Magenneurotiker" behandelt und am nächsten Tage von einer Magenblutung oder gar von einer Perforation betroffen wird, oder wenn man erkennen muß, daß man über der „Neurose" eine multiple Sklerose oder eine Paralyse übersehen hat.

Es ist also *immer sorgfältigste, erschöpfende, körperliche Untersuchung erforderlich*, die sich auf die *vegetativen Organe* wie auch auf das *Nervensystem* zu erstrecken hat. Man vergesse nie die Untersuchung der Reflexe, der Pupillen und in allen nicht ganz klaren Fällen die des Augenhintergrundes! Außer an multiple Sklerose und Paralyse muß besonders an Tabes, an andere luische Erkrankungen des Zentralnervensystems, an Hirntumoren und an Reste einer Encephalitis gedacht werden.

In diesem Zusammenhange soll auch auf die *Schizophrenie* hingewiesen werden. Es muß unbedingt verlangt werden, daß bei irgendwie verdächtigen Fällen der Psychiater zu Rate gezogen wird.

Wenn wir nun so großen Wert auf eine minutiöse „organische Diagnose" legen, so ist es nicht weniger wichtig immer genau zu prüfen, was *bedeutet* der organische Befund, auf welche Gefahren weist er hin, wieweit vermag er die Beschwerden des Kranken zu erklären.

Die zweite Regel ist die, daß man die *Funktionsstörungen* der vegetativen Organe nicht nur feststellt, sondern daß man ihren *Wechsel* und ihre *Bedingungen, ihre Abhängigkeit von äußeren Einflüssen, von somatischen und psychischen Bedingungen erfaßt*. Vielfach wird man aus der Beschwerde auf die Funktionsstörung schließen und in einer genauen Anamnese Kommen und Gehen der Beschwerden klären. Es kommt darauf an, was somatische und psychische Einwirkungen, was klimatische und therapeutische Einflüsse, was periodische, jahreszeitliche Schwankungen, was das Lebensalter und besondere Situationen bedeuten.

Wichtig ist hier die *allgemeine Regel: je intensiver die Funktionsstörungen sind, je länger sie dauern, je öfter sie wiederkommen, desto mehr muß mit organischen Veränderungen gerechnet werden.*

Aber auch die Frage muß man sich vorlegen, *sind durch die Funktionsstörungen die Beschwerden nun wirklich erklärt* oder läßt das subjektive Krankheitsgefühl nicht auf eine *besondere psychische*, auf *neurotische Auswirkung* schließen?

Man soll nicht nur krankhafte Funktionen untersuchen, sondern sich auch ein möglichst weitreichendes *Urteil über die allgemeine Reaktionsfähigkeit*, über das „*vegetative System*" bilden. Nie ist das *Einzelsymptom* zur Charakterisierung des vegetativ Labilen geeignet, vielmehr kommt es immer auf das Zusammenspiel, auf die *Neigung zu Symptomen*, auf das *Spiel des Systems* an.

Von größter Wichtigkeit ist es, die „*prämorbide Persönlichkeit*" möglichst genau zu erfassen. Dazu gehört auch die Aufklärung der *Erbanlage*. Familienanamnesen geben nur unzureichende Ergebnisse. Nach Möglichkeit müssen objektive Unterlagen beigeschafft werden. In der Anlage kann einmal eine vermehrte allgemeine Bereitschaft zu neurotischen Reaktionen gegeben sein („neuropathische Familie"), dann aber auch durch eine ererbte „Organminderwertigkeit" die Neigung, die Bereitschaft zu Symptombildungen auf besonderen Funktionsgebieten.

Endlich muß die Diagnose der Neurose angeschlossen werden, und zwar wie gesagt, *nicht nur dann, wenn die somatische Untersuchung keinen befriedigenden Befund gibt*. Im Grunde ist es bei jedem Kranken mehr oder weniger erforderlich, selbstverständlich muß der Aufwand der gegebenen Lage entsprechen.

Man kann sagen, die *Diagnose einer Neurose* ist ihre *Krankengeschichte, die Lebensgeschichte der Persönlichkeit* oder besser noch die *Geschichte ihrer Behandlung und ihrer Heilung*. Es ist vielleicht kaum zu viel gesagt, wenn man sagt, nur eine geheilte Neurose ist wirklich ganz verstanden und eine richtig verstandene Neurose wird eben geheilt — wobei freilich „geheilt" ein sehr relativer Begriff ist und nicht mehr heißt, als daß der unter den bestehenden Verhältnissen bestmögliche Zustand erreicht ist.

Ich möchte hier nochmals darauf hinweisen, daß nach unserer Auffassung *Neurose* durch eine *typische psychische Dynamik* gekennzeichnet und durchaus nicht identisch mit psychogen ist. *Nicht alles Psychogene darf als neurotisch bezeichnet werden.*

Es gilt also hier, die *typische, neurotische Dynamik aufzuklären*. Die Methode der Untersuchung ist für unsere allgemein ärztliche, nicht spezialistische Aufgabe eine *verständige Exploration, die zielbewußte Aussprache, die „analytisch orientierte Anamnese"*. (Die allgemeinen Vorschriften sind in dem einleitenden Abschnitte dieses Lehrbuches, Bd. I, S. 24 ff. nachzulesen.)

Man bedenke vom ersten Augenblick an, daß die *Aussprache zugleich ein wesentlicher, oft der entscheidende Teil der Behandlung ist*.

Die *äußere Situation* soll *einfach* und natürlich sein, „analytische Gesten", theatralische Aufmachungen sind zu vermeiden. Auch hier muß man dem Kranken durchaus auf gleicher Ebene entgegentreten, alles was „von oben herab" kommt, ist verletzend und störend; aber man soll unbedingt eine gewisse *Distanz* wahren, auch, und gerade wenn es um vertrauliche Dinge geht.

Der Arzt muß den Kranken reden lassen, zum Reden bringen; er soll mit seinen Fragen anregen und Richtung geben. Er muß dem Kranken helfen, daß er Hemmungen überwindet; oft ist es nützlich kleine Aufschlüsse einfließen zu lassen, um zu zeigen, daß der Kranke hier wirklich verstanden wird.

Jede Antwort, *jede Äußerung* des Kranken muß *genau beachtet* werden; es kommt nicht nur darauf an, *was* der Kranke sagt, sondern *wie* er es sagt. Die Mimik ist oft viel ehrlicher als die Sprache, sie läßt mehr in die Tiefe sehen. Was gehemmt oder erregt geäußert wird, ist meist besonders wichtig.

Alle *Schlüsse aus den Mitteilungen* des Kranken erfordern aber *große Vorsicht*. Meist sehen die Kranken zu einfache Kausalzusammenhänge, allzu naheliegende Erklärungen. Oft werden Ursache und Folge verwechselt. Der Kranke sagt: ich kann nicht arbeiten, weil ich müde bin, Kopfschmerzen habe, nicht schlafen kann; tatsächlich ist es aber umgekehrt, er ist müde, hat Schmerzen, kann nicht schlafen, weil er mit seiner Arbeit nicht vorwärtskommt, weil er nicht die ersehnte innere oder äußere Befriedigung in ihr findet.

Immer soll man bedenken, daß *manches verschwiegen*, manches *verdrängt* und *vergessen* wird. Man soll sich nie zu rasch zufrieden geben, sondern vorsichtig und taktvoll weitersuchen.

Es soll nun noch kurz besprochen werden, *welche Fragen* für die Diagnose der Neurose besonders wichtig sind. Der Weg, den man zu gehen hat, richtet sich natürlich ganz nach dem einzelnen Falle.

Auch hier geht man von der *augenblicklichen Lage* aus, läßt sich die *Beschwerden* eingehend beschreiben, läßt sich berichten, *was der Kranke* über sie denkt, *wie er sie sich erklärt, wodurch sie anscheinend entstanden* sind. Der *Beginn* soll möglichst genau, *ganz konkret* geschildert werden. Die Lage des Kranken damals, Stimmung, Umgebung — alles kann wichtig sein.

Vor allem muß eingehend besprochen werden, *was die Krankheit für den Kranken und seine Stellung im Leben bedeutet, für Arbeit und Beruf*, was er leisten kann u. dgl. Mancher versagt bei jeder verantwortungsvollen Arbeit und sucht sich durch allerlei „Betrieb", durch nutzlose Arbeit oder durch „Zerstreuungen" zu betäuben, weil er nicht leisten kann, was er sollte.

Ferner: *Wie steht der Kranke in seiner Krankheit zu seiner Umgebung,* zu der *Familie,* zum Gatten, zu Eltern oder Kindern? Was halten diese von der Sache? Diese Fragen leiten leicht dazu über, sich nach den *persönlichen Verhältnissen* zu erkundigen. Die häusliche Gemeinschaft spielt eine große Rolle, vor allem das *eheliche Verhältnis.* Wenn der Kranke erzählt, daß er sich mit seiner Frau „sehr gut verstehe", so sagt das sehr wenig. Auch bei wirklicher Zuneigung sind viele Zerwürfnisse im Alltag möglich, besonders wenn im tieferen Grund irgend etwas nicht stimmt. „Geistige" Bindungen außer der Ehe, rein platonische Liebe zu einem dritten können für die Ehe ebenso verhängnisvoll sein wie mehr oder weniger sinnliche Beziehungen. „Sich verstehen" kann soviel sein wie „sich berühren", zum Nutzen oder Schaden.

Was die *Sexualität* bei Neurosen bedeutet, ist heute allgemein bekannt. Jedes Mißverhältnis von Triebstärke und Triebbefriedigung ist ein fruchtbarer Boden. In der Ehe können durch die „Regelung der Kinderzahl" große Schwierigkeiten entstehen und alles Unnatürliche kann die Quelle von neurotischen Nöten werden.

Auch die Lage der *Unverheirateten* muß richtig verstanden werden. Ehelosigkeit ist meist nicht durch äußeres Schicksal, sondern durch *„innere Gründe"* zu erklären. Scheu vor der Ehe, Abwehr einer festen, vielleicht zu sehr überwältigenden Bindung, die Angst, zu viel von sich selbst zu verlieren, sind wichtige, mehr oder weniger unbewußte Gründe. Bei Triebstarken, die sich mühsam bezwungen haben, kann auch die Sorge mitspielen, sie möchten mit dem einmal geweckten Triebe nicht mehr fertig werden.

Trieb und Triebscheu, die Zwiespältigkeit, die „Ambivalenz" des Triebes führt zur Neurose. Auch „unglückliche Liebe" hat ihren psychologischen Grund; „nicht die Versagung, sondern der Prestigeverlust oder die Furcht vor dem Prestigeverlust löst die Neurose aus".

Das Sexuelle hat im Leben der Menschen gewiß eine sehr unterschiedliche Bedeutung; gering ist sie freilich nie einzuschätzen, auch wo sie gering *scheint,* hat das oft einen versteckten Grund, und nicht selten ist das Toben in der Tiefe dann besonders stark.

Bei *Frauen* muß auch nach den *Manifestationen der sexuellen Funktion,* Menstruation, Gravidität, Geburt und Puerperium gefragt werden, nach dem Verhältnis zum Kinde, nach Klimakterium, alles kritische Momente im Leben der Frau. Gewollte und mehr noch ungewollte Kinderlosigkeit sind eine schwere Last für die Frau. Schwer ist nicht nur das Fehlen des Kindes, es ist das Nichtausleben einer natürlichen Funktion, trifft das Geltungsbedürfnis und macht fast unvermeidlich ein Insuffizienzgefühl, das freilich oft ganz unbegründet ist.

Über all dies muß man, wo es nötig ist, ruhig reden, selbstverständlich immer vorsichtig und mit feinem Takt. Wenn der Arzt es versteht, hier zartfühlend Hemmungen zu überwinden, so hat er sehr viel gewonnen.

Auch der *weitere Lebensraum* ist wichtig: *die beruflichen Verhältnisse,* Erfolg bei der Arbeit, Befriedigung des Geltungsbedürfnisses in der Arbeit, Ehrgeiz, das unruhige Streben nach immer mehr — nicht nur von Geld, auch von Arbeit und Ansehen —, andererseits Pflichtbewußtsein und Verantwortungsgefühl, das Tempo der Arbeit, Initiative, Impulsivität, Produktivität, aber auch Ausdauer und Tatkraft sind wichtigste Momente.

Wenn der Kranke *keinen Beruf, keine Arbeit* hat, so erfordert auch das Aufklärung. Es gibt ganz verschiedene „Typen arbeitsunfähiger Nervöser": die einen kommen aus dauernder Angst vor einer Blamage, aus dauerndem „Lampenfieber" nicht zur Arbeit. Andere fangen mit großem Elan an, aber ihre Anstrengung verpufft so rasch wie ein Strohfeuer. Manche leiden an übertriebener Gewissenhaftigkeit, sie wissen, daß sie doch nicht das leisten, was sie eigentlich leisten sollten. Auch darin kann im Grunde mehr Eitelkeit stecken: nichts ist für sie gut genug, was könnten sie eigentlich leisten! Endlich gibt es Haltlose und Genußsüchtige, die sich der Last jeder Arbeit entziehen.

Folgende Fragen führen oft weiter: Was würden Sie dazu sagen, wenn ich Sie für gesund erklärte, was würden Sie arbeiten, wenn Sie gesund wären?

Von Bedeutung ist weiter *das Verhältnis zur Umgebung im Berufe*, zu Kollegen, zu Vorgesetzten und Untergebenen. Ist der Kranke beliebt, wird seine Arbeit, seine Stellung anerkannt, oder bestehen Schwierigkeiten, wodurch sind sie entstanden? Meistens wird die Schuld von der eigenen Person auf andere abgewälzt.

Man frage ferner nach dem *Umkreise von Freundschaft und Verwandtschaft*, nach Geselligkeit, Bodenständigkeit, Stellung zu Land und Leuten, zur Politik. Der Übergesellige wie auch der Einspänner muß in seinem wahren Wesen erkannt werden.

In alledem spielen die *sozialen und wirtschaftlichen Verhältnisse* des Kranken eine große Rolle.

Endlich muß *die Frage der Weltanschauung* berührt werden; *ohne das kann der Neurotiker* meist *nicht richtig verstanden werden*. Manche sind einfach gebunden an Tradition oder gegebene Institutionen, an eine alte oder an die neue Zeit; viele sind ebenso direkt ablehnend. Aber alles „Einfache" und „Direkte" kann auch nur scheinbar so sein und einen schweren Kampf oder tiefen Bruch verdecken. Die „Problematischen" oder die, die sich dafür halten, sind oft lange nicht die schwierigsten. Auch Surrogate, irgendwelche Liebhabereien, Spielereien oder kultische Mißbräuche muß der Arzt durchschauen.

Wie die gegebene Lage des Kranken, so muß auch seine *Geschichte* erforscht werden, einschließlich der Familiengeschichte. Es ist eines der größten Verdienste der Psychoanalyse, daß sie die ungeheure Bedeutung der *Kindheitserlebnisse* erkannt hat. Die Situation im Hause, das Verhältnis der Eltern untereinander und zu den Kindern, die Stellung unter den Geschwistern und in der Geschwisterreihe, die ganze Atmosphäre, aber auch wirtschaftliche und soziale Verhältnisse sind von Bedeutung. Alles muß man sich konkret, mit einzelnen Zügen beschreiben lassen. Man läßt sich einzelne Erinnerungen, die „früheste Kindheitserinnerung" erzählen. *Nicht nur das einzelne Ereignis ist wichtig, sondern auch, daß es haften blieb und wie es wieder produziert wird.*

Man geht weiter auf die *Verhältnisse in der Schule* ein, auf das Lernen, auf Einflüsse durch Lehrer und Kameraden, auf die Frage der „Aufklärung", auf erste sexuelle Regungen und Erlebnisse in der Zeit, in der der Geschlechtstrieb lebhafter und drängender wird und allmählich eine bestimmtere Zielrichtung gewinnt, die Zeit erster Lieben und Enttäuschungen. Wo es geboten ist, wird hier eine Aufklärung über die Onanie in der Jugend angeschlossen (vgl. S. 683).

Man verfolgt die *Geschichte* des Kranken *bis zur Gegenwart*, bis zu dem *Punkte der Lebenskurve*, an dem er nun steht. *Entwicklung* und *Reife*, *Stillstand* und *beginnender Rückgang*, jeder Punkt hat seine besondere Bedeutung.

Die „analytisch orientierte Anamnese" erfordert Zeit, Geduld und Verständnis. Und es muß immer wieder darauf hingewiesen werden, daß der Aufwand dem Erfordernis der Lage entsprechen muß. *Alles was notwendig ist, aber auch nur was notwendig ist, soll berührt werden.*

Alles einzelne muß im Zusammenhang des Ganzen verstanden werden, das Vergangene in seiner Bedeutung für den Augenblick, der Augenblick in seiner Richtung auf das Kommende und Erwartete. Was will, was erstrebt der Kranke eigentlich? Die verborgene Tendenz der Neurose erfährt man oft am besten durch Fragen, wie die, die ich schon erwähnte: Was haben Sie vor, wenn Sie gesund sind? Immer kommt es darauf an, daß *das Wesen der Persönlichkeit und ihre Stellung im Lebensraume*, daß die *besondere neurotische Dynamik richtig erkannt* wird. Man muß zwischen den Zeilen lesen, die Fassade durchschauen und verkehrte Rationalisierungen des Kranken aufdecken.

Eine große Hilfe ist es, *wenn man auch von anderer Seite etwas über die Persönlichkeit* und ihre Situation hören, wenn man die Anamnese „*objektivieren*" kann (vgl. Bd. I, S. 27).

Daß bei jeder Unterredung mit Dritten, auch mit dem Mann oder der Frau, mit Eltern oder Kindern das *ärztliche Berufsgeheimnis aufs strengste gewahrt* werden muß, versteht sich von selbst, muß aber nachdrücklich betont werden. Auch durch eine harmlose Bemerkung zu der Umgebung kann man das Vertrauen des Kranken restlos verscherzen, ganz abgesehen von anderen bedenklichen Folgen.

Die neuere Neurosenlehre hat nun noch *andere Methoden zur Analyse der neurotischen Persönlichkeit* entwickelt, bei denen im wesentlichen allerlei Ereignisse, Produktionen des Kranken „gedeutet" werden, ausgehend von der Einsicht, daß nichts „zufällig" geschieht, sondern daß alles psychologisch — bewußt oder unbewußt — motiviert ist.

Im „*Assoziationsversuch*" (JUNG u. a.) werden die Reaktionszeiten und die Reaktionswerte nach einer bestimmten Folge von Reizworten notiert. Verlängerung der Reaktionszeit weist auf das Anklingen tieferer Schichten, das Reaktionswort auf deren Inhalt hin.

Gedeutet werden ferner verschiedene „Fehlleistungen" wie Versprechen und Verschreiben, Versehen, Vergessen. FREUD erzählt von sich, wie ihm einmal das Wort Monaco nicht eingefallen sei, weil es, wie eine kleine Selbstanalyse ergab, eine schwer überwindbare Szene in München anklingen ließ.

Eine sehr große Rolle spielt bei den psychoanalytischen Methoden endlich die *Deutung von Träumen,* die zu einer richtigen Technik ausgebildet wurde. Im Traume wird *einer der wesentlichsten Zugänge zum Unbewußten gesehen,* der Traum verfügt über längstvergessenes Material aus der Kindheit, er verfügt nicht nur über das persönliche, sondern auch über das kollektive Unbewußte.

Wesentlich am Traume sollen aber nicht die äußeren Anlässe sein, die „Tagesreste". d. h. die Anknüpfung an kurz vorhergehende Erlebnisse, sondern die „*Traumarbeit*", das, was das Unbewußte daraus macht. Träume sollen verdrängte Regungen und Strebungen ausdrücken, unerfüllte und unerfüllbare Wünsche, aber nicht direkt; die „*Traumzensur*" erlaubt es nicht, daß die „latenten Traumgedanken" ans Licht treten; so entsteht der „*manifeste Trauminhalt*" durch Verschiebungen und Verdichtungen. Die Zeit wird verschoben, die Kostüme werden gewechselt, Personen vertauscht. Besonders der Träumer selbst oder Stücke von ihm treten in allen möglichen Gestalten auf; es gilt die Regel, daß in jeder Hauptperson des Traumes auch etwas vom Träumer steckt.

Aus diesen Erkenntnissen ergibt sich die *Notwendigkeit, die Träume nicht wörtlich zu nehmen, sondern zu deuten.* Außer den Träumen selbst können auch *Einfälle des Kranken zum Traume* oder zu Traumelementen für die Deutung den Weg weisen.

Es ist kein Zweifel, daß in alledem wichtigste Erkenntnisse enthalten sind, aber andererseits sind die analytischen Ausdeutungen von Träumen, sind sehr viele „Symbolbeziehungen" allzu künstlich, ganz einseitig und übertrieben.

Auch der Traum dient dazu, die Persönlichkeit in ihren tieferen Schichten kennen und verstehen zu lernen, aber auch der Traum muß aus der Persönlichkeit heraus verstanden und erfaßt werden; *alles einzelne muß zum Ganzen gefügt werden.*

Es muß hier bei diesen kurzen Hinweisen sein Bewenden haben. Der Arzt soll mit alledem *äußerst vorsichtig* umgehen. Viele Erkenntnisse sind von größter Bedeutung für sein Verständnis, aber es sind ihm gefährliche Waffen in die Hand gegeben. Er muß vor allem seine eigene Grenze kennen und darf nicht durch Methoden, die ein sehr genaues Studium und besondere Ausbildung erfordern, Schaden anrichten.

Wenn man nun versucht, nach der Analyse der Neurose *verschiedene Formen* zu unterscheiden, so stößt man auf erhebliche Schwierigkeiten.

Allgemein wird man vor allem für die Prognose und Therapie zunächst fragen, *wie tief greift die neurotische Dynamik?* Danach könnte man etwa *Gelegenheits-* und *Persönlichkeitsneurosen* oder Aktual- und Individualneurosen unterscheiden. Die *Gelegenheitsneurosen* kommen wesentlich aus der aktuellen Situation, aus einem besonderen Konflikt, den das Leben brachte, während der Kern der Persönlichkeit weniger erheblich berührt wird. Hierher würden etwa viele „traumatische Hysterien" im Sinne von CHARCOT, aber auch viele Organneurosen gehören, besonders die, bei denen die somatische Bereitschaft eine größere Rolle spielt.

Bei den „*Persönlichkeitsneurosen*" ist der Aufbau der Persönlichkeit alteriert, ihre Struktur viel tiefer ergriffen. Zwangsneurosen, Perversitäten u. dgl. wären als Beispiele zu nennen.

Der Unterscheidung kann die praktische Bedeutung zugesprochen werden, daß mit dem Umkreise der „*Gelegenheitsneurosen*" etwa der *Bereich der allgemeinärztlichen Aufgabe* umschrieben ist, während die „*Persönlichkeitsneurosen*" *spezialistischer Behandlung* bedürfen.

In einer dritten Gruppe könnte man die „*Sozialneurosen*" zusammenfassen, die durch die sozialen Verhältnisse entstehen; sie bilden im wesentlichen eine Untergruppe der Gelegenheitsneurosen.

Daß solche Unterscheidungen nicht allzu weit tragen, versteht sich von selbst. Auch die Reaktion auf irgendeinen Konflikt hängt von der Persönlichkeit ab und ergreift sie, und auch die schweren, tiefgreifenden Neurosen entwickeln sich aus besonderen Situationen heraus.

J. H. SCHULTZ hat *Rand-, Schicht- und Kernneurosen* unterschieden, Begriffe, die nach dem Vorhergehenden leicht verstanden werden können. Diese drei Gruppen erfordern je eine besondere Therapie, und zwar einfach pädagogische, suggestive oder analytische Behandlung.

Man kann jedenfalls soviel mit Sicherheit sagen: *je tiefer die neurotische Dynamik an den Kern der Persönlichkeit greift, desto ernster ist die Prognose, desto eher ist spezialistische Behandlung geboten.*

Nach den Symptomen kann man — entsprechend der physiologischen Einteilung des Nervensystems — *vegetative und animalische Neurosen* unterscheiden, die ersten mit Störungen der visceralen Organe *(Organneurosen, Visceralneurosen)*, die zweite mit *Störungen der Rezeption und Aktion*, mit sensorischen und sensiblen Ausfallserscheinungen, mit Lähmungen und Bewegungsstürmen.

Wenn wir im vorhergehenden die somatische und die psychische Diagnose gesondert besprochen haben, so muß hier nochmals ausdrücklich betont werden, daß die umfassende Beurteilung gerade nicht ein Nebeneinander, sondern ein Ineinander des Vorgehens in diesen beiden Richtungen verlangt: die somatische Diagnose soll in der psychischen und diese in jener ihre Kritik finden; was das eine bedeutet, kann nur aus der Erkenntnis auch des anderen, das Ganze nur aus der Betrachtung von verschiedenen Punkten aus erfaßt werden.

Schließlich müssen die Ergebnisse des gewonnenen Materiales und der Überlegungen zu ganz bestimmten *Schlüssen* zusammengefaßt werden. Aus dem Urteile über organische Veränderungen, über Funktionsstörungen und über neurotische Momente suchen wir die Antwort auf die Fragen:
1. nach der *Behandlungsbedürftigkeit*,
2. nach der *Leistungsfähigkeit*,
3. nach der *Prognose*.

ad 1. Wo organische Erkrankungen und wo wesentliche Funktionsstörungen vorliegen, ist die Antwort gegeben. Bei der Neurose ist die Grenze von gesund

und krank fließend. Wo der Kranke an sich oder die Gesellschaft an ihm leidet, soll Hilfe wenigstens versucht werden. Aber die Neurose kann auch der beste Ausweg aus einer unabänderlichen Situation sein. Man denke an die Neurose des Künstlers! Es kann auch der Fall sein, daß Therapie mehr zerstört als nützt, In solchen Fragen kann nur der Fachkundige entscheiden.

(Über die Frage: Neurose und Simulation vgl. S. 722.)

ad 2. Auf die Beurteilung somatischer Störungen kann hier nicht eingegangen werden. Bei schwerer Neurose kann die Leistungsfähigkeit in hohem Maße eingeschränkt oder ganz aufgehoben sein. Aber man sei mit dem Urteile sehr zurückhaltend. Wenn ein Neurotiker nur durch die Neurose wirklich arbeitsunfähig erscheint, ist meistens spezialistische Beurteilung und Behandlung notwendig. Bei den leichteren Neurosen soll man nicht zu ängstlich sein. Es ist oft sehr viel besser, wenn von den Kranken etwas verlangt wird. Bei frischen Erkrankungen soll immer zunächst sachgemäße Behandlung versucht werden.

ad 3. Neurosen sind an sich nicht lebensgefährlich. Wo bei psychopathischen Persönlichkeiten nur der leiseste Verdacht auf Selbstmordgefahr besteht, muß unter allen Umständen der Psychiater zugezogen werden, der meistens auch die weitere Behandlung zu übernehmen hat.

Die *Aussichten der Heilung* sind sehr verschieden: *Tiefe und Dauer der Erkrankung* sind wichtige Momente. Aber auch die äußeren Verhältnisse, Schicksal und Umgebung, unpassender Beruf, schlechte Familienverhältnisse, die soziale und wirtschaftliche Lage können entscheidend sein. Je eher es gelingt, den Kranken in seinen Lebensraum einzuordnen und den Lebensraum seinen persönlichen Möglichkeiten anzupassen, desto günstiger sind die Aussichten. Auch das ist zu beachten, ob und wieweit der oft recht erhebliche Aufwand, den sachgemäße, besonders lange dauernde spezialistische Behandlung erfordert, tragbar ist.

Über die Zeit, die die Heilung erfordert, urteile man immer vorsichtig.

Je beträchtlicher die konstitutionelle „Neurosebereitschaft" ist und je schwieriger die Lebensbedingungen sind, desto mehr muß auch nach einer Heilung mit Rückfällen gerechnet werden.

V. Die Krankenbehandlung.

Wenn wir uns hier ausdrücklich auf die *allgemein ärztliche Aufgabe* der Krankenbehandlung beschränken und die des Spezialisten nur kurz erwähnen, so muß doch nachdrücklich verlangt werden, daß diese ärztliche Behandlung keine oberflächliche, daß nicht die „Symptomheilung", sondern die *Heilung der Grundstörung* ihr Ziel sei. Kurzschlußtherapie ist hier besonders bedenklich, weil vorübergehende, aber eben auch *nur* vorübergehende Erfolge, oft unschwer zu erzielen sind.

Neurosenheilung kann letztlich nur durch eine *Umstellung*, durch eine *Neubildung der Persönlichkeit* erzielt werden; der Kranke muß auf den *Boden der Wirklichkeit zurückgeführt* werden, denn Neurose ist Verlust der „fonction du réel" (JANET). Aber die Wege, die dahin führen, sind sehr verschieden. Viele, sehr viele Neurotiker finden sich zurecht, wenn man ihnen über irgendwelche quälende Erscheinungen hinweghilft; so kann *Symptomheilung* doch der *Ansatz zu der* „wesentlichen" *Heilung* sein, die dann, durch nützliche Ratschläge und Aufklärungen unterstützt, im Grunde *Selbstheilung* ist. Bei den leichten Neurosen, bei vielen „Organneurosen", bei Gelegenheitsneurosen, besonders bei frischen Erkrankungen ist dieser Weg oft der beste, der kürzeste und zugleich der sicherste. Aber er ist nicht immer gangbar, und er führt sehr oft nicht zum Ziele.

In anderen Fällen ist *tiefgreifende Psychotherapie* unerläßlich, denn je tiefer der Kern der Persönlichkeit von der neurotischen Dynamik betroffen ist, desto mehr muß dem Umbau ein Abbau vorausgehen; dieser Weg muß aber den Ärzten überlassen bleiben, die über besondere Kenntnisse und sichere Fähigkeiten verfügen.

Es ist ganz falsch, *einseitig* die Wichtigkeit *somatischer oder psychischer Behandlung* zu betonen. *Beides ist notwendig* und *beides muß ineinandergreifen:* nur mit dem Verständnis für *beide* Seiten kann die Behandlung richtig durchgeführt werden.

Noch ein weiterer Punkt muß berücksichtigt werden: Neurose ist weitgehend ein *soziologisches Problem;* die Behandlung kann sich deshalb nicht nur mit den Kranken selbst beschäftigen, sie muß vielmehr — oft in ziemlich weitem Umfange — die Umgebung, wirtschaftliche und soziale Verhältnisse berühren. Immer aber muß auch in der Behandlung *der Aufwand dem Bedürfnisse entsprechen*. Ich betone das, weil die Darstellung der Behandlung mit vielen Möglichkeiten rechnen muß; lange nicht immer wird alles gebraucht werden, was im folgenden besprochen wird.

Ich werde besonders die *vegetativen funktionellen* und die *neurotischen Erkrankungen* berücksichtigen, die im Gebiete der inneren Medizin die größte Rolle spielen. Es handelt sich aber dabei nicht nur um „nervöse" Kranke, es handelt sich um therapeutische Prinzipien, die auch bei der Behandlung organischer Erkrankungen wichtig sind.

Ich bespreche zunächst die **somatischen Behandlungsmethoden.**

Auch sie sind bei diesen Kranken mit Gefahren verbunden: sie können leicht zu einer *zu großen Betonung der somatischen Seite* führen und den Kranken an seine körperlichen Symptome binden. Unsachliche Wichtigtuerei und allzu umständliche, unnötige Methoden vergrößern die Gefahr beträchtlich. Die Behandlung sei sorgfältig und gewissenhaft, aber verständig in der Beschränkung. Die Gefahren sind zu vermeiden, wenn der Arzt bei der somatischen immer zugleich auf die psychische Behandlung sieht, wenn er diese in jene einfließen läßt.

Es ist aber damit nicht getan, daß die Verordnung einer Arznei mit einer wohlwollenden Suggestion verbunden wird, vielmehr soll die *somatische Behandlung selbst zugleich als psychische verstanden* und ausgenützt werden. Man mache sich das ganz klar: wenn man auf vegetative Vorgänge einwirkt — etwa durch Beruhigung — so wirkt man damit auch auf Psychisches ein, und diese Wirkung muß im Sinne der Psychotherapie zur neuen Einstellung der Persönlichkeit verwertet werden. Wenn einzelne Methoden besprochen werden, wird das deutlicher werden.

Somatische Behandlung vegetativer Funktionsstörungen kann zwei Wege gehen: sie kann auf die *Funktion selbst* und sie kann mit dem Ziele einer „Umstellung" auf das *regulierende System* gerichtet sein; auch diese beiden Wege greifen ineinander. Das Grundgesetz der „*funktionellen Behandlung*" ist *Schonung und Übung* (vgl. Bd. I, S. 43 f.): durch Schonung und Beruhigung soll der Ausgleich, durch Übung und Belastung Festigung erreicht werden. Die Möglichkeit, das regulierende System zu behandeln, ergibt sich aus der Erfahrung, daß seine Arbeitsweise von vielen äußeren Einflüssen abhängt; wir kennen anregende „Reize" und beruhigende Momente und wir können versuchen, durch abgestuften Gebrauch beider seine Reaktionsweise günstig zu beeinflussen, eine gewisse „Umstimmung" zu erzielen.

Es sollen nun die Prinzipien der wichtigsten Methoden kurz besprochen werden.

Körperliche Ruhe bis zu *Bettruhe* ist zwar als ein erheblicher Eingriff zu bewerten, in vielen Fällen aber, besonders für den Anfang der Behandlung von großem Werte; sie wirkt somatisch und psychisch beruhigend, freilich nur, wenn durch verständige Pflege und Einstellung des Kranken wie seiner Umgebung wirklich für Beruhigung gesorgt wird. Zweckmäßig kann Bettruhe — in schweren Fällen — mit Isolierung verbunden werden (DUBOIS).

Das führt auf ein weiteres Moment: auf den *Wechsel des Milieus*. Die Ausschaltung der Summe alltäglicher Umwelteinflüsse, einer Menge von Reizen (auch im Sinne der bedingten Reflexe PAWLOWS), die Lösung von Betrieb und Unruhe, von der dauernden Erinnerung an Sorgen oder unbefriedigte Wünsche, eine Umstellung der Lebensweise kann größte Hilfe sein.

In vielen Fällen kann zugleich ein *Klimawechsel* als leichter Reiz oder als Beruhigungsmittel gebraucht werden. Je differenter das Klima (See, Hochgebirge), desto mehr wirkt es als Reiz auf das vegetative System, während ein indifferentes Klima, etwa in mäßigen Höhen des Mittelgebirges oder in waldigen Gegenden beruhigend wirkt. Gerade bei vegetativ Labilen ist die Wirkung oft kaum berechenbar; man soll deshalb vorsichtig probieren. Es gibt Labile, die schon in Höhen von 800 m nicht gut schlafen.

Vor zu viel „Zerstreuung" auf Reisen, vor dem Umtrieb in Kurorten muß gewarnt werden; auch die klimatische Behandlung muß in die allgemeine somatisch-psychische eingefügt werden.

Selbstverständlich muß in alledem das richtige Maß eingehalten werden: zu lange Bettruhe, zu große Eingriffe, zu lange Ausschaltung aus dem Berufe, aber auch zu große Kosten müssen unbedingt vermieden werden.

Das gleiche gilt von der *Diätetik*. Viele Organstörungen erfordern vorsichtige Kost, aber man überschätze nicht die einzelne Verordnung. Die individuelle Reaktion muß berücksichtigt werden, ohne daß der Kranke zu übertriebener Selbstbeobachtung verführt wird. Durch Schonungskost kann etwa ein nervöser Reizzustand des Magens ausgeglichen werden; wenn die Schmerzen schwinden, kann der Kranke — bei richtiger Einstellung durch den Arzt — lernen, seinen Magen zu vergessen, er wird dadurch zugleich psychisch beruhigt und seine beruhigte Psyche wird die vegetative Funktion nicht mehr stören. In dieser Weise kann man oft durch ziemlich einfache Verordnungen einen unerfreulichen Circulus vitiosus durchbrechen.

Bei Asthenischen ist oft eine Mastkur angezeigt; DUBOIS wie auch die Psychoanalytiker haben alle diese somatischen Methoden mit Vorteil gebraucht. Das Ziel der Ernährung soll immer ein möglichst normaler, d. h. dem Individuum entsprechender Ernährungszustand sein. Übertriebene Mast wie allzu strenge Entfettungskuren sind zu vermeiden; jedenfalls soll man immer langsam vorgehen.

Von *physikalischen Behandlungsmethoden* kommen zunächst die *hydrotherapeutischen* in Betracht: milde Bäder (34—32° C) mit Fichtennadelextrakt, Halbbäder, Wechselfußbäder, Abgießungen und Abreibungen wirken beruhigend und bei vorsichtiger Intensivierung anregend. Bäder, besonders Kohlensäurebäder machen zunächst Ermüdung (der Kranke soll also nach dem Bade ausreichend, mindestens eine Stunde, ruhen); auf die Ermüdung folgt aber (bei richtiger Dosierung) ein überaus wohltuendes Gefühl der Erfrischung.

Großen Wert möchte ich auf *gymnastische Übungen* legen. Durch passende Übungen können die Körperkräfte entwickelt, kann die Leistungsfähigkeit — auch trotz mancher Beschwerden — gehoben werden. Der Kranke lernt es, seine Bewegung zweckmäßiger, ökonomischer auszuführen; das ist der somatisch-therapeutische Sinn von „Lösung" und „Entspannung", von denen heute soviel die Rede ist. „Man versucht in der Gymnastik den Schüler etwas tun zu lassen, wozu sein Körper eigentlich zu ungeschickt ist, ihn immer ein Stück über sein Können hinausgehen zu lassen" (LOHELAND). Damit kann zugleich ein *neues Gesundheitsgefühl* gewonnen werden: der Kranke bekommt Freude an der Betätigung, mehr Vertrauen zu seiner Leistungsfähigkeit und zugleich wird seine Aufmerksamkeit von den vegetativen Organen abgelenkt. Mit dem somatischen wird auch das psychische Gleichgewicht gefestigt.

Die Art der Gymnastik (das „System") ist dabei nicht allzu wichtig. Zweckmäßig wird allgemeine Körpergymnastik mit vernünftiger Atemgymnastik verbunden. Jede Einseitigkeit soll vermieden, das „System" soll nicht überschätzt und vor allem nicht mit einem weltanschaulichen Aufbau versehen werden. Gerade für den Neurotiker sind weltanschauliche, meist allzu dürftige Surrogate ebenso verführerisch wie gefährlich; sie erschweren die notwendige ernste Auseinandersetzung mit der Problematik, an der er leidet.

Endlich wäre noch kurz von der *Arzneibehandlung* zu reden. Im allgemeinen sollen bei diesen Erkrankungen Arzneien *nur vorübergehend zur Überwindung von augenblicklichen Schwierigkeiten* gebraucht werden. So können Reizzustände des Magendarmkanals durch Belladonnapräparate günstig beeinflußt werden, abnorme Erregungen der Vasomotoren durch Nitrite, Papavarin oder Purinpräparate und entsprechende Kombinationen. Alles einzelne ist in den Abschnitten über die Erkrankungen der verschiedenen Organe nachzusehen. Hier ist nur das Grundsätzliche zu erwähnen: alle diese Mittel müssen *vorsichtig und individuell dosiert werden*. Zweckmäßig verteilt man mehrere kleine Dosen über den Tag. Die Verordnungen sollen *nicht zu lange* fortgesetzt werden, man soll immer wieder versuchen, ob der Ausgleich ohne das Medikament erhalten bleibt.

Sehr viel gebraucht werden *allgemein beruhigende Mittel*. Man sei aber *möglichst vorsichtig und zurückhaltend*. Wieviel Mißbrauch wurde nicht mit Brom getrieben! Man überlege sich die Indikation und Gegenindikation gewissenhaft und suche nicht den Kranken mit einem Rezept zu befriedigen und abzufinden! Es gibt zweifellos Kranke, bei denen man ohne derartige Medikamente nicht gut auskommt. Es ist dann zweckmäßig, nicht nur abends, sondern auch tagsüber die Erregung zu dämpfen. Je harmlosere Mittel zum Erfolge führen, desto besser ist es; je wirksamer ein Mittel ist, desto differenter ist es, desto größer ist auch die Gefahr der Gewöhnung. Man versuche zunächst etwa Baldrianpräparate: Ta. Valeriana, Validol u. dgl., Recvalysat, dann Bromural, Abasin, Adalin, Sedormid und ähnliche, schließlich Brompräparate oder die wirksameren Schlafmittel: die verschiedenen Barbitursäurepräparate und ihre Verbindungen: Somnifen, Veramon, Phanodorm, Allional, Medinal, Luminal. Von den Schlafmitteln gibt man dreimal täglich $1/8$—$1/4$ der Schlafdosis, abends evtl. die doppelte Dosis oder selbst die Schlafdosis. Man soll zwischen verschiedenen Mitteln abwechseln und vor allem sie nie zu lange gebrauchen. Man muß sich darüber klar sein, daß mit ihnen wirklich nur das Symptom, nicht seine Wurzel behandelt wird, daß sie aber doch eine wesentliche Hilfe sein können.

Auch bei den beruhigenden Medikamenten muß man die psychische Wirkung voll ausnützen. Jeder somatische Vorgang hat sein psychisches Korrelat, und jedes somatische Medikament auch seinen psychischen Wirkungsbereich (F. MOHR). Die Wirkung eines Medikamentes ist nicht nur somatisch bedingt, sie hängt immer auch von allen Begleitumständen, von Stimmung und Laune, von der Einstellung des Kranken zu der Verordnung ab; das weist auf eine sehr wichtige Aufgabe des Arztes hin.

Die verschiedenen Methoden somatischer Behandlung müssen miteinander und mit der psychischen Behandlung richtig verschmolzen werden. Bei schweren vegetativen Neurosen wird man anfangs zweckmäßig Bettruhe mit mildester Hydrotherapie und beruhigenden Arzneiverordnungen verbinden. Der Kranke soll sich zunächst der Ruhe hingeben, soll Müdigkeit und Schläfrigkeit als geboten ansehen, er braucht die Zeit der Erholung, aber er muß auch wissen, daß sie nur als das Mittel zu seiner Kräftigung und Erholung dient. Und diese Zeit der Ruhe ist zu nachdrücklicher Psychotherapie auszuwerten: nun ist die Gelegenheit gegeben, den Kranken zu erfassen, ihn einzustellen und umzustellen, wie es notwendig ist.

Alle *beruhigende Behandlung* ist nur *erster Akt*. Im *zweiten* müssen die *Anforderungen mehr und mehr gesteigert* werden, damit der Kranke im *dritten in seinen Lebensraum eingeführt* und *aus der Behandlung entlassen* werden kann.

Den **psychotherapeutischen Methoden** verdanken wir ohne Zweifel nicht nur die wichtigsten Erkenntnisse über die Neurosen, sondern auch ganz wesentliche und entscheidende Erfolge in der Behandlung. Ohne die hier gewonnenen Einsichten kann man heute keinen Neurotiker, nichts Neurotisches an irgendeinem Kranken richtig verstehen und behandeln, auch wenn es lange nicht immer geboten ist, die eigentliche Technik der Methoden anzuwenden.

Der *Vorteil* der psychischen Behandlung ist zunächst, daß sie mehr von *den körperlichen Symptomen ablenkt;* sie ist deshalb da, wo diese *nur* der Ausdruck seelischer Irrwege sind, im Grunde ehrlicher und sachlicher. Der Kranke lernt es besser, seine Krankheit richtig zu verstehen, er kann eher die *richtige Einstellung* zu ihr gewinnen und das ist die größere Hilfe für die Dauer. Psychotherapie ist schließlich eine Erziehung des Kranken, sie berührt die Persönlichkeit des Kranken und soll ihn besser mit seinem Schicksal vertraut machen, auch mit den Schwierigkeiten seines Ichs.

Gewiß fehlt es auch nicht an *Gefahren*. Auch die Psychotherapie kann leicht zu *Scheinlösungen* führen, zu einer Heilung *nur* des Symptomes. So geht es leicht bei jeder „Überrumpelung" des Kranken. Auch eine *nicht gelöste Bindung an den Arzt* ist eine durchaus falsche Lösung. Je tiefer der Arzt an den Kern greift, desto mehr drohen nicht mehr beherrschbare *Zerstörungen*, bis zum Selbstmord während der analytischen Behandlung.

Endlich muß bedacht werden, daß jede eingreifende psychische Behandlung nicht nur vom Arzt außer der Beherrschung der Methode sehr viel Zeit und Mühe, sondern auch vom Kranken meistens recht große Opfer verlangt, und von einer zu früh abgebrochenen Behandlung ist mehr Schaden als Nutzen zu erwarten.

In der *psychischen Behandlung* sind drei verschiedene Prinzipien zu unterscheiden: sie ist *beruhigend und zudeckend, aufwühlend und erschütternd und endlich anleitend und aufbauend*. Der kritische und entscheidende Punkt liegt im zweiten, in der Aufklärung der neurotischen Dynamik. Jedes Prinzip ist zu besonderen Methoden entwickelt worden, aber wirklich umfassende Psychotherapie kann keines ganz entbehren, soll vielmehr alle drei ineinander verbunden enthalten.

Man kann *Psychotherapie allgemein-ärztlicher und spezialistischer Praxis* unterscheiden. Aber je mehr jeder Arzt von den besonderen Methoden und je mehr der Spezialist von der allgemeinen Aufgabe weiß, desto besser wird jeder behandeln. Freilich muß daran festgehalten werden, daß die tief eingreifenden Methoden, die Analysen im eigentlichen Sinne dem spezialistisch ausgebildeten Arzte überlassen bleiben.

Psychische Behandlung geht mit der Untersuchung Hand in Hand, ist wesentlich in ihr enthalten. Der Arzt hat sich eingehend mit dem Kranken zu beschäftigen, hat eine „*analytisch orientierte Anamnese*" zu erheben.

Die *erste Frage*, vor der er nun steht, ist die: ist *es angezeigt, den Kranken über Psychogenese und Psychotherapie aufzuklären und wie soll es geschehen?* Man soll hier vorsichtig sein und sich nicht zu rasch den Zugang zum Kranken verbauen, denn die meisten Neurotiker möchten lieber „ernstlich krank" sein. Laienhafte Vorstellungen über „nur nervös", „hysterisch" und „eingebildet" müssen natürlich gründlich abgebaut werden. Wo eine erhebliche Funktionsstörung, wo nur der leiseste Verdacht organischer Erkrankung besteht, warte man ab, beobachte den Kranken genau und führe zugleich die Aussprache nach und nach mehr in die Tiefe. Dabei soll die allgemeine Bedeutung psychischer Momente und die Notwendigkeit, sie aufzuklären, hervorgehoben werden. In dieser Weise gelingt es meist den Kranken richtig einzustellen.

Die *zweite Frage* ist dann die: *Wie weit soll nun aufgegraben*, wie weit in die Tiefe gegangen werden? Wie weit braucht der Arzt das Material für das richtige Verständnis und wie weit erfordert die Behandlung, daß dem Kranken die tieferen Quellen zugänglich gemacht werden? Man bedenke die *Gefahren der Erschütterung* und man bedenke die *Grenzen der eigenen Möglichkeiten*, an Zeitaufwand wie an Befähigung! Wer über Takt und Feingefühl, über Übung und Kenntnisse verfügt, kann ziemlich weit gehen; aber es muß sich von selbst ergeben, es darf nicht mit Gewalt erzwungen werden. Wer sich nicht sicher fühlt, soll zur richtigen Zeit einen guten und verläßlichen Spezialisten zuziehen. In jedem Falle muß dafür gesorgt werden, daß auch begründete Erfordernisse somatischer Behandlung nicht vernachlässigt werden.

Von den psychotherapeutischen *Methoden* erwähne ich zuerst die *beruhigenden*. Allgemeine *Suggestivtherapie* kann mit irgendwelchen Mitteln, mit Diät, mit Arznei, mit Bädern oder mit dem elektrischen Strom durchgeführt werden. Aber man soll davon nicht zuviel erwarten und soll sich nicht darauf verlassen. Es haftet dem allem doch leicht etwas Unreelles an, und die Gefahr ist um so größer, je mehr der Arzt vergißt, was er eigentlich tut. Vor allem führt es zu einer *falschen Einstellung des Kranken* und damit zu bedenklichen *Scheinheilungen*. Auch kommt es auf diesem Wege oft zu *unerwünschten Bindungen an den Arzt und an besondere Methoden*.

Eine besondere Methode der Suggestivtherapie ist die *Hypnose*. Man versteht unter Hypnose einen suggestiv erzeugten Ausnahmezustand in verschiedenen Stufen, von leichtem Halbschlaf bis zu tiefem „kataleptischem" Zustande, in dem der Kranke den Suggestionen des Arztes besonders zugänglich ist. Seit dem „Mesmerismus" im Anfange des 19. Jahrhunderts, seit den Schulen von Nancy (LIÉBAULT und BERNHEIM) sind viele Beschwerden und krankhafte Vorgänge damit geheilt worden, nicht selten auch für längere Zeit. Aber keine Hypnose ist ein indifferenter Eingriff, besonders nicht bei Empfindlichen und Sensiblen. Und außerdem liegt — wie bei allen Suggestivmethoden — die Gefahr von Kurzschlußheilungen und von zu großer Abhängigkeit vom Arzte sehr nahe. Wo freilich mit der Beseitigung eines Symptomes der Kranke wieder den richtigen Boden im Leben findet, kann die Behandlung entscheidend helfen.

Die Hypnose kann auch zur Aufklärung tiefer Komplexe dienen (im ersten Stadium der Psychoanalyse S. FREUDS, im „kathartischen" Verfahren von FRANK); sie ist dann ein Bestandteil analytischer Behandlung.

Eine Hypnose darf immer nur von Kundigen und Erfahrenen durchgeführt werden.

Aus der Ablehnung von Hypnose und hypnotischer Suggestion hat DUBOIS sein Verfahren der „*Persuasion*" entwickelt. Er appellierte an Vernunft und Verstand und suchte den Kranken zu Einsicht und „optimistischer Weltanschauung" zu führen, mit großem Nachdrucke und großer Energie, mit dem ganzen Einsatze seiner starken Persönlichkeit. Es ist „eine Erziehung des Geistes" (JANET). Statt „überrumpelt" soll „überzeugt" werden. Darin liegt gewiß sehr viel Richtiges, aber es wird die Wirkungssphäre des „Verstandes" weit überschätzt, die Macht des Affektiven, Triebhaften vollkommen verkannt.

Die sehr handgreiflichen, *massiven Suggestivverfahren*, die während des Krieges mit „Starkströmen" u. a. geübt wurden, bei denen „Einschüchterung" und „Überrumpelung" ganz entscheidend gewirkt haben, waren wesentlich an die besonderen Verhältnisse der damaligen Situation gebunden.

Die *analytischen Verfahren* verfolgen das Ziel, die *Grundstörung* anzugreifen, die neurotische Dynamik, die „Tendenz" und die „Motive" der Neurose aufzuklären. Die wichtigsten dieser Kenntnisse sind in den vorhergehenden Kapiteln dargestellt; auf die *Methoden der Analyse* soll hier *nicht* eingegangen werden. Sie setzen beim Arzte besondere Kenntnisse und Fähigkeiten, beim Kranken ein gewisses Maß von Intelligenz, bei beiden viel Zeit und Geduld voraus.

Es liegt der Gedanke zugrunde, daß der Trieb von der krankhaften Bindung an das Symptom frei gemacht werden soll, und es hat sich ergeben, daß die Lösung nicht ohne die Bindung des Triebes an den Arzt gelingt. Diese *„Übertragung"* ist unvermeidlich, unentbehrlich, aber sie darf nur das Mittel zum Zweck sein, sie muß zur richtigen Zeit „*gelöst*" werden. Im Verhältnisse zu dem Arzte soll der Kranke „die Möglichkeit der Gemeinschaftsfindung" wieder gewinnen, soll gewissermaßen an einem Beispiel das gesunde Zusammensein mit anderen Menschen wieder lernen. Aber dazu ist eben erforderlich, daß der Arzt der Situation wirklich gewachsen ist.

Der Heilungsvorgang ist „zugleich ein Prozeß im Unbewußten und das Ergebnis bewußter Anstrengung" (v. HATTINGBERG). Der Weg geht durch Erschütterung, durch Verzweiflung zu einem neuen, richtigeren Selbstbewußtsein, zu einer „Neubildung der selbständigen Persönlichkeit", er geht durch Abbau zum Umbau und Aufbau; er ist „Nacherziehung zur Überwindung innerer Widerstände".

Aber „Selbstbewußtsein" und „Persönlichkeit" sind nicht für sich, sie sollen ins *Gemeinschaftsleben* eingeführt werden. Durch „Abbau des unpassenden Machtstrebens" soll das „Gemeinschaftsgefühl" gehoben werden.

All dies weist deutlich genug über die „analytische Erschütterung" hinaus, zur „*aktiven*", „*positiven*" und „*synthetischen*" Psychotherapie (JUNG, F. MOHR, J. H. SCHULTZ). Es wird eigene Arbeit vom Kranken verlangt; Analyse ist Anleitung zur Selbstanalyse, zu besserer Selbsterkenntnis. Es soll dem Kranken nicht die Verantwortung abgenommen werden, er soll ins Leben, ins wirkliche, harte und rauhe Leben in der Gemeinschaft eingeführt werden.

Der Arzt soll deshalb dem Kranken nicht zuviel positive Ratschläge in konkreten Schwierigkeiten geben; er soll alle konkreten Schwierigkeiten eingehend mit dem Kranken besprechen, aber damit ihn anleiten, selbst die Entscheidung zu finden und zu vertreten. Es gilt nicht nur Störendes zu beseitigen und wegzuräumen, auch vorhandene Bindungen richtig zu nützen und zu fördern.

Übungen mit praktischen Aufgaben, die den Fähigkeiten und Bedürfnissen des Kranken möglichst entsprechen sollen, Arbeits- und Beschäftigungstherapie, sind ein weites Feld für den Arzt, der die gegebene Lage richtig zu erfassen versteht (vgl. auch die Bemerkungen über Gymnastik).

Psychotherapie in diesem Umfange erfordert aber vom Arzte nicht nur analytisches Verständnis der Triebdynamik, sondern auch *aufgeschlossenen Sinn für das Leben des sittlichen, seiner Verantwortung und Verpflichtung bewußten Menschen*, dessen Schicksal Mühe und Arbeit ist.

Anhang.

VI. Besondere Begriffe und Formenkreise.

Manche Erscheinungsformen neurotischer und funktioneller Erkrankungen wie die vasomotorisch-trophischen Neurosen, die Organneurosen des Herzens und des Magendarmkanales, ebenso Ohnmachtsanfälle u. dgl. sind in anderen Abschnitten dieses Lehrbuches dargestellt. Hier sind noch einige besondere Formenkreise zu besprechen, die sich um bekannte und viel gebrauchte Begriffe gruppieren; dabei wird es freilich vor allem notwendig sein, die Bedeutung dieser Begriffe einer genauen Prüfung zu unterziehen. Was hier aufgezählt wird, ist durchaus nicht systematisch gemeint, es soll lediglich der praktischen Orientierung dienen.

1. Der Begriff der Neurasthenie und „nervösen Erschöpfung".

Der Begriff der „Neurasthenie", der auf den amerikanischen Arzt BEARD zurückgeht, wurde überaus populär und zugleich von Ärzten und Laien immer mehr verflacht und mißbraucht, so daß er heute von den meisten mit guten Gründen lieber vermieden wird. Gemeint war eine „reizbare Schwäche" des Nervensystems. JANET, der die Bedeutung psychischer Momente erkannte und hervorhob, sprach von „*Psychasthenie*" und wies damit auf eine „allgemeine Insuffizienz" psychischer Leistungen hin.

Man hat zweierlei unterschieden: eine *konstitutionelle* und eine *erworbene Neurasthenie*.

Die *konstitutionelle Neurasthenie* kann nur als eine somatisch-psychische Konstitutionsanomalie verstanden werden; der „Neurastheniker" in diesem Sinne gehört zu den psychopathischen Persönlichkeiten, und zwar besonders zu den asthenischen und sensitiven, teilweise auch zu den depressiven Typen. Ich verweise auf das Kapitel über „Neurosebereitschaft und psychopathische Persönlichkeit" (S. 687).

Unter „*erworbener Neurasthenie*" versteht man eine durch irgendwelche belastende, psychische oder somatische Einflüsse entstandene „*nervöse Erschöpfung*". Zu diesem Begriff sind einige Bemerkungen notwendig.

Belastende Einflüsse könnten zunächst durch übermäßige Leistungen, durch „*Überarbeitung*" gegeben sein. Aber man muß sich darüber klar sein, daß die „*erschöpfende*" *Wirkung einer Leistung wesentlich auch davon abhängt, in welcher Einstellung sie vollbracht wird.* Aufregung, ernster Eifer, falscher Ehrgeiz, Hast und Unruhe, Widerwille und seelischer Druck machen viel aus. Was als Folge der „Überanstrengung" erscheint, ist oft im Grunde durchaus nicht Folge der Anstrengung, sondern vielmehr die eines Mißerfolges, eines Versagens, einer Insuffizienz, einer Anstrengung am falschen Platze und auf falschem Wege. Das sehen wir gelegentlich bei Studenten, die dem erwählten Studium nicht gewachsen sind oder keine rechte Neigung dazu haben; wir sehen es bei Kaufleuten und Industriellen in Zeiten wirtschaftlicher Depression, bei Bankleuten nach verfehlten Spekulationen.

Wo vom Kranken „*geistige Überanstrengung*" angegeben wird, soll also immer nach einem *tieferen Grund gesucht* werden.

Aber es gibt doch geistige Überanstrengung, besonders dann, wenn die Arbeit mit großer Erregung verbunden ist, so daß das normale Signal der Ermüdung verdeckt, das natürliche Schlafbedürfnis unterdrückt wird und damit die natürlichen Regulationen gestört sind.

Selbstverständlich spielt das *konstitutionelle Moment* auch hier eine ganz große Rolle. Es ist nicht nur die Widerstandsfähigkeit sehr verschieden, sondern auch das *Temperament*. Es gibt *Menschen, die sich verbrauchen müssen*; sie *neigen zum Übermaß* in Arbeit und Genuß, und sie neigen zugleich zur Neurose. Besonders lebhafte, auch besonders tüchtige Menschen haben nicht so selten zugleich auch eine besondere Empfindlichkeit dem eigenen Ich gegenüber.

Ein Teil dieser Persönlichkeiten steht der Gruppe der Cyclischen nahe: ihre *gesteigerte Arbeit* ist der *Ausdruck* einer *erregten*, „hypomanischen" *Phase* und die Depression danach wird als Folge der „Überanstrengung" mißverstanden.

Auch *körperliche* Einflüsse können zu „nervöser Erschöpfung" führen: Krankheiten, akute und chronische Infekte (Tuberkulose), Blutverluste, Unterernährung u. dgl. Wo freilich bei entsprechender Behandlung der Besserung des körperlichen Zustandes keine Besserung des psychischen folgt, spielen immer andere, äußere oder innere Zusammenhänge die entscheidende Rolle.

Jede „Überarbeitung", ebenso jeder „nervöse Zusammenbruch" nach gemütlichen Erregungen und Anspannungen, jede länger dauernde Verstimmung nach somatischer Schädigung erfordert also eine *genaue Analyse der Psychogenese und der Neurosebereitschaft, der psychischen und somatischen Momente*.

Das Krankheitsbild nervöser Erschöpfung ist durch recht typische Erscheinungen gekennzeichnet, durch die *Symptome der „reizbaren Schwäche" ohne grobsinnfällige Reiz- oder Ausfallserscheinungen*, wie sie für den Begriff der „Hysterie" charakteristisch sind.

Im Vordergrunde stehen subjektive *Symptome:* das Gefühl der Leistungsunfähigkeit, besonders im Berufe, Ermüdbarkeit, größte Müdigkeit zugleich mit Schlaflosigkeit, Unruhe, Störung des Konzentrationsvermögens, Klagen über schlechtes „Gedächtnis", allgemeine geistige Abspannung und Depression, Verstimmung. Wir finden ferner: Kopfschmerzen, Kopfdruck, Appetitlosigkeit, oft Mangel an Selbstbeherrschung und Hemmungslosigkeit bei Affekten: größere Labilität der Ausdrucksbewegungen, Neigung zu Tränen, Fassungslosigkeit bei jeder Gemütsbewegung.

Der reizbaren Schwäche entspricht manchmal in der Aktivität eine gewisse rasche Impulsivität, der aber jede nachdrückliche Energie fehlt, in der Sensibilität eine Hyperästhesie für allerlei Körperempfindungen, die zu hypochondrischen Vorstellungen führt und die vegetativen Funktionen stört.

So kommt es, zumal wenn zugleich das vegetative System labil ist, zu Alteration vegetativer Funktionen, zu Vasomotorenerregbarkeit, Veränderungen der Herztätigkeit und des Blutdruckes, Störungen der Verdauung, wie Durchfall oder Verstopfung.

Aus alledem ergibt sich die *Bedeutung des Begriffes „Neurasthenie":* er hat nicht die Dignität einer wesentlichen Diagnose; es ist nicht sehr viel damit gesagt und es bleibt die *Aufgabe einer genaueren Diagnose*. Erforderlich ist immer:

Die Differentialdiagnose organischer Erkrankungen. Es kommen vor allem in Betracht: multiple Sklerose, Arteriosklerose, progressive Paralyse, Hirntumoren oder Allgemeinerkrankungen wie Tuberkulose, Diabetes, Bleivergiftung, Alkoholismus und Tabakmißbrauch, beginnende Carcinomatose, Anämien, Leukämien u. a., aber auch Psychosen, besonders Depressionszustände.

Die Analyse des einzelnen Falles hat sich auf das Verständnis der (psychopathischen) Persönlichkeit, der konstitutionellen, psychischen und somatischen Grundlage zu erstrecken, wie auf die Genese des Zustandes und der einzelnen Symptome, auf den „Sinnzusammenhang" des ganzen Bildes (vgl. S. 701, Krankenbeurteilung).

Die *Behandlung* muß unbedingt auf der Analyse des einzelnen Falles aufgebaut werden. Man muß *unterscheiden, was im Augenblick und was auf die Dauer geboten ist*.

Wirkliche Erschöpfung erfordert Ruhe und Pflege, während vor „Zerstreuung" und „Ablenkung" durch Reisen u. dgl. entschieden gewarnt werden muß. In schwereren Fällen ist der Aufenthalt in einem Krankenhaus oder einem guten Sanatorium angezeigt, zumal, da ein Milieuwechsel an sich oft ausgezeichnet wirkt. Schließlich kommt es darauf an, der Persönlichkeit soweit wie irgend möglich zum richtigen Maß von Arbeit und Genuß, zur richtigen Einordnung in ihren Lebensraum zu verhelfen.

2. Der Begriff der hysterischen Reaktion.

Das *klassische Krankheitsbild* der *Hysterie* von CHARCOT mit den großen Symptomen und Stigmen ist heute *aufgelöst;* Hysterie ist für uns keine Krankheitseinheit mehr. Während die einen von „*hysterischer Konstitution*" oder von „*hysterischem Charakter*" als einer typischen Veränderung der Persönlichkeit, sprechen, lassen andere nur den Begriff „*hysterischer Symptome*" oder „*Reaktionen*" gelten. Endlich gibt es nicht wenige, für die der Begriff ganz in dem der Neurose aufgeht.

Es gibt *im Bereiche der Neurosen* besondere *Züge*, die man wohl unter dem Begriffe „*hysterisch*" zusammenfassen kann; sie können bei jeder Neurose, ja gelegentlich bei jedem Menschen hervortreten. Wie jeder schließlich „neurosebereit" ist, so ist auch jeder, wie schon MOEBIUS sagte, „sozusagen ein bischen hysterisch", oder vielleicht richtiger, er *kann* es sein und unter Umständen auch einmal zeigen. Persönlichkeiten, an denen hysterische Züge sehr deutlich sind, sind zu den psychopathischen Persönlichkeiten zu rechnen.

Was man „hysterisch" nennt, ist gekennzeichnet durch ein *theatralisches Wesen;* es ist etwas Unechtes, das zugleich geeignet ist, einen starken Eindruck auf die Umgebung zu machen. Hysterisch ist man vor dem Zuschauer. „Anstatt sich mit den ihr gegebenen Anlagen und Lebensmöglichkeiten zu bescheiden, hat die hysterische Persönlichkeit das Bedürfnis vor sich und anderen mehr zu erscheinen als sie ist, mehr zu erleben als sie erlebensfähig ist" (JASPERS). Weil man sich im Grunde unzulänglich fühlt, „nichts besonderes" ist, führt man ein Schauspiel auf, um Beachtung zu erringen; der Hysterische wählt die Rolle des Kranken und Leidenden, weil sie bei seiner Schwächlichkeit ihm am nächsten liegt. Er will nicht „krank sein", aber „als Leidender gelten"; darauf kommt es ihm an. Er verlangt nach dem *Genuß des Mitleides* anderer. Er schwelgt im Leiden. Hysterische Reaktionen sind die „geradlinigsten Zweckneurosen"; hier ist die geheime Absicht am durchsichtigsten.

Man spricht von der „*Sensationslüsternheit*" des Hysterikers (KEHRER). Sensation wird hervorgerufen durch Verbrechen, durch Erotik, durch Wunder oder auffallende Krankheiten. Nur das letzte kommt für den Hysteriker in Betracht, denn so sagt KEHRER in zugespitzter Form: „Von 1000 Hysterikern sind 999 zu schweren Verbrechen zu feige, 998 zu komplizierten Vergehen zu dumm oder ungeschickt, 997 zu Wunderdarstellung zu unbegabt und unreligiös, 995 zu erotischen Finessen nicht delikat genug — also bleibt ihnen gewissermaßen nur die Sensation der Krankheitsdarstellung."

Daß alledem irgendeine *Unzulänglichkeit* zugrunde liegt, ist ganz deutlich. Dabei braucht es aber nicht an Intelligenz und Erlebnisreichtum zu fehlen. Es ist eine Abartung der Willensrichtung, ein „*Defekt des Gesundheitsgewissens*", ein gewisser Wille zur Krankheit („Nosophilie"). Es ist dabei nicht zu unterscheiden, „wieviel auf Nichtwollenkönnen und wieviel auf Nichtkönnenwollen beruht" (WAGNER VON JAUREGG). Es ist das eigentümliche, unbestimmbare Schillern von Bewußtem und Unbewußtem, von Wollen und Nichtanderskönnen, von dem wir bei der Psychogenese der Neurosen gesprochen haben.

Das *Gefühlsleben* ist *unausgeglichen* und überaus *labil*, die Phantasietätigkeit überwuchert stark, so daß Unwahrhaftigkeit und Unzuverlässigkeit, vermehrte

Suggestibilität und zugleich ungeheurer Egoismus und Eigensinn, alles gesteigert und verzerrt, charakteristisch sind.

Mit dieser Verfassung ist eine besondere Disposition zu typischen „hysterischen" Reaktionen gegeben.

In bezug auf die Symptome und die Symptomgenese (Symptomwahl) muß auf die allgemeinen Kapitel über die Neurosenlehre verwiesen werden.

Es leuchtet ein, daß „hysterische" Reaktionen besonders *eindrucksvolle somatische Symptome* bevorzugen. Alle Ausdrucksformen sind übertrieben und verzerrt. Besonders häufig sind Störungen sensibler und sensorischer Funktionen (etwa Taubheit), Lähmungen und Krämpfe, Sprach- und Stimmstörungen, Anfälle aller Art, bis zu solchen, die von epileptischen schwer zu unterscheiden sind, also vor allem „*animalische Neurosen*" (vgl. S. 707).

Charakteristisch ist bei Lähmungen der Motilität und Sensibilität (letztere besonders bei ärztlicher Untersuchung) die Anordnung nach laienhaften Vorstellungen über Körperteile, die weder der segmentären noch peripheren Innervation entspricht.

KRETSCHMER unserscheidet zwei Archetypen: „Bewegungssturm" und „Totstellreflex".

Auch von den *vegetativen* Störungen sind es besonders die *auffälligen:* Erbrechen, Asthma, vasomotorisch-trophische Störungen, bis zur „Stigmatisierung", bei der allerdings der Verdacht auf Artefakte stets nur durch überaus gründliche und sorgfältige Beobachtung ausgeschlossen werden kann.

Es würde viel zu weit führen, alles was vorkommt, aufzuzählen, wenn auch betont werden muß, daß in der Vielgestaltigkeit doch durchaus typische Zusammenhänge hervortreten.

Auch die *Entstehung der hysterischen Reaktionen* hat meistens etwas *Theatralisches, Eindrucksvolles*. Hysterische Reaktionen sind meist typische „Gelegenheitsneurosen" (vgl. S. 707). Als Anlässe finden wir vor allem Unfälle, Traumen aller Art („traumatische Hysterie"), dann Schreck und Shock, die aber nicht allzu tief zu gehen brauchen. Die Zusammenhänge mit Unfällen und deren Bedeutung werden im folgenden Kapitel besprochen.

Aber bei jedem Ereignis spielt der psychisch-somatische „Aktualzustand" eine sehr große Rolle, der Zustand, in dem das Ereignis den Menschen trifft. Konstitutionelles, die charakterologische Struktur und die körperliche Widerstandsfähigkeit sind so wichtig wie augenblickliche Momente: Erregung, Spannung, aber auch körperliche Erkrankung, seelische Erschöpfung, Übermüdung, Entbehrungen, Tabak- und Alkoholmißbrauch können den Boden für hysterische Reaktionen bereiten.

In der Kindheit und an den kritischen Punkten der Lebenskurve, besonders in der Pubertät und im Klimakterium, auch zur Zeit der Menstruation sind sie besonders häufig.

Die Dynamik der Genese ist die, die wir eingehend geschildert haben.

Für die hysterische Reaktion ist kennzeichnend, daß sie mit dem auslösenden Ereignisse nicht abklingt, sondern „*fixiert*" wird. Schließlich werden die gesunden Funktionen verlernt, die Bereitschaft zu den krankhaften wird immer größer, die Mechanismen werden immer mehr gebahnt. So haben viele Hysteriker „die Fähigkeit, verschwundene Störungen anspringen zu lassen, wenn sie diese Störungen brauchen. Der Anstoß ist willkürlich, aber der Ablauf des Krampfes, des Zitterns erfolgt dann automatisch" (KURT SCHNEIDER).

Fassen wir zusammen, so ergibt sich: auch „*Hysterie*" ist für uns heute *keine abschließende Diagnose*, bedeutet vielmehr die *diagnostische Aufgabe einer Analyse der Genese und einer Charakterisierung der Persönlichkeit*. Nicht nur das

,,Aktuelle", auch das Zurückliegende, nicht nur ,,die Hysterie", sondern die Bedeutung der einzelnen Symptome muß aufgeklärt werden.

Differentialdiagnostisch müssen *organische Erkrankungen* und *simulierte Erscheinungen* in Betracht gezogen werden.

Besonders bei organischen Erkrankungen des Nervensystems, bei peripheren Lähmungen wie bei Erkrankungen des Gehirnes (z. B. Hirnverletzten) können die Schwierigkeiten ungeheuer groß sein. Sorgfältigste neurologische Untersuchung ist die Voraussetzung jeder weiteren Überlegung. Hier ist größte Vorsicht unbedingt notwendig.

Freilich, mit dem Nachweise einer organischen Läsion ist die Frage nach der hysterischen Reaktion nicht erledigt. Gerade hier sind Verbindungen sehr häufig. Nur die *genaue somatische und psychische Analyse* des einzelnen Falles kann zu der richtigen Beurteilung führen.

Die Unterscheidung von *Simulation und Aggravation* ist nicht nur oft technisch unmöglich (in der technischen Entlarvung von Schwindel hat man erhebliche Fortschritte gemacht), sondern sie kann prinzipiell gar nicht mehr strenge durchgeführt werden, nachdem man gelernt hat, wie fließend der Übergang von bewußten und unbewußten Tendenzen ist. Es kommt schließlich darauf an, festzustellen, ,,wie weit sich der einzelne über das Wesen der von ihm gebotenen Symptome und über die Möglichkeit, sie zu unterlassen oder zu beseitigen, im klaren ist" (BUMKE, KRETSCHMER, K. BLUM [vgl. auch das folgende Kapitel]).

Die *Prognose* hängt wesentlich von der *Persönlichkeit*, aber auch von der *Genese* und besonders von der *Dauer der Reaktion* ab. Je mehr das aktuelle Ereignis hervortritt, je stärker seine Wirkung anzuschlagen, je ungewöhnlicher es ist, und je weniger die Symptome in der Persönlichkeit verankert scheinen, desto günstiger ist die Prognose. Wo aber die charakterologische Struktur deutliche ,,hysterische Züge" erkennen läßt, ist im allgemeinen keine allzu weitgehende Änderung zu erwarten, zumal wenn erschwerende Lebensbedingungen ein unabänderliches Hindernis bilden.

Die *Behandlung* hat sich der verschiedenen psychotherapeutischen Methoden zu bedienen. Nicht nur die Kranken, auch ihre Ärzte haben vielfach einen gewissen Hang zum Schauspielerischen; die Situation verführt dazu. Mit suggestiven und überrumpelnden Verfahren können Augenblickserfolge errungen werden und diese können auch bei mehr oberflächlichen Reaktionen für längere Zeit anhalten; aber überall wo die Persönlichkeit tiefer berührt ist, sind tiefergreifende Behandlungsmethoden kaum entbehrlich, ohne daß sie freilich die meist ziemlich trüben Aussichten für die weitere Zukunft sicher aufzuhellen vermöchten.

3. Die Neurosen der Versicherten.

Es ist heute eine alltägliche Erfahrung, daß *Versicherte und Versorgungsberechtigte nach einem Unfalle sehr häufig nicht ebenso gesund werden wie andere*, die im Zusammenhange mit dem Unfalle keine Rechtsansprüche geltend zu machen haben. Ein Industrieller erleidet bei einem Eisenbahnunglück einen nicht allzu beträchtlichen Stoß gegen den Kopf und er leidet seitdem an Kopfschmerzen, kann nicht mehr arbeiten wie früher; die Eisenbahnverwaltung ist haftbar für den Schaden, den er erlitten. — Ein Arbeiter stürzt in dem Betriebe auf den Rücken, er erleidet einen ,,*Betriebsunfall*" und kann seitdem nur schwer und mit gekrümmtem Rücken gehen. — Im Kriege hat einer einen Granateinschlag erlebt, ohne selbst verwundet zu werden, seitdem zittert er am ganzen Körper.

Solche Bilder sind ganz typisch. Und typisch ist der *Verlauf;* der Kranke geht zum Arzt, der zunächst ängstlich ist und das Leiden bestätigt, es wird ein Verfahren eingeleitet und Entschädigung beantragt. Der Kranke wird untersucht und begutachtet, wird abgewiesen oder bekommt irgendeine Rente, jedenfalls ist er mit der Entscheidung nicht zufrieden, geht zu einem Anwalt oder zu dem Sekretär irgendeines Verbandes, der ihn nur allzuoft in seinen gesteigerten Ansprüchen bestärkt und unterstützt. Es kommt zum „*Rentenkampf*", und mit dem werden die Beschwerden immer mehr „fixiert", immer schlimmer bis zur völligen Arbeitsunfähigkeit.

Es gibt aber noch *weitere Erfahrungen:* in der Schweiz wird von den Versicherungsgesellschaften keine Rente gewährt, sondern eine Abfindung gezahlt, und da hat sich ergeben, daß zwar auch hier nach Unfällen manche Beschwerden zurückbleiben, daß aber die Verunglückten viel früher und in viel höherem Maße wieder an die Arbeit kommen (O. NAEGELI). Auch die Eisenbahngesellschaften verfahren jetzt meist ebenso und erzielen damit die gleichen, viel besseren Erfolge. Endlich weiß man noch aus früheren Erinnerungen, aus Zeiten, in denen es keine Versicherung gab: auch mit erheblicher Beeinträchtigung *kann* noch recht viel gearbeitet werden.

Nach alledem kann daran gar kein Zweifel bestehen: *die gehäuften und gesteigerten, die Arbeitsfähigkeit mindernden Beschwerden Versicherter nach Unfällen sind wesentlich psychisch* bedingt, sie sind *neurotisch.* Das haben FR. SCHULTZE (1889) und J. HOFFMANN (1890), jene Führer der alten klassischen Neurologie, zuerst erkannt. O. NAEGELI (1910) hat es an großem Material aufgezeigt, und endlich haben es die Massenerfahrungen des Krieges erschreckend deutlich zum Ausdrucke gebracht.

Es handelt sich um Neurosen, um „*traumatische*" oder „*Rentenneurosen*", oder wie man auch gesagt hat, um „*Rentenhysterie*".

Die *Krankheit* hat einen *Sinn, der Kranke will etwas mit seiner Krankheit.*

Welches ist nun die mehr oder weniger deutliche und bewußte *Tendenz,* die in *diesen Neurosen* verfolgt wird?

Es liegt am nächsten, an die „*Rente*" zu denken. Die neurotische Dynamik wird durch „*Begehrensvorstellungen*" in Gang gesetzt. Das spielt sicher vielfach eine nicht unbeträchtliche Rolle. Aber man bedenke, wie groß oft das Opfer der Krankheitsdarstellung (Lähmung, Zittern u. dgl.) und wie unbedeutend in vielen Fällen der „Krankheitsgewinn", irgendeine kleine Rente, ist!

Außer der Rente wird die *Sicherung* der Versorgung für spätere Zeiten erstrebt. Im Kriege war der „Anspruch auf den versprochenen Dank des Vaterlandes" und der Wunsch als „Kriegsopfer", als „Held" zu gelten ein starker Antrieb. Es ist vielfach das „*Geltungsbedürfnis*", das zur Neurose führt.

Das weist auf einen weiteren wichtigen Punkt: im Kriege waren es Schrecken und Not des Krieges und der als unerträglich empfundene Zwang, im Frieden ist es die Last einer unerfreulichen, unbefriedigten, drückenden Existenz, die den Boden bereiten. Wer irgendwie im Leben gescheitert ist und versagt hat, findet im Unfalle einen willkommenen Grund: ihn trifft in seiner Notlage, aus ihr heraus, ein Unfall, er wird leidend und kann deshalb nicht mehr arbeiten; nun ist es ja erklärt, daß er es zu nichts bringt. Es ist die bekannte, oben beschriebene Dynamik bei der Genese der Neurose.

Durch die soziale Gesetzgebung, durch Haftpflicht und private Versicherung sind *Ansprüche auf Entschädigung* gegeben. Der Kranke hat das Recht, er hat es durch seine Lage, oft durch eigene Beiträge erworben und er benützt die Gelegenheit, sein Recht mit Nachdruck geltend zu machen. Wenn seine Ansprüche nicht voll und ganz anerkannt werden, fühlt er sich in seinem Rechtsempfinden gekränkt. Der „*Rechtstrieb*" ist in ihm wachgerufen, und wozu dieser mächtige Trieb imstande ist, das kann man etwa aus der Geschichte des Michael Kohlhaas, aus Kleists Novelle lernen. Die Neurosen, die hier entstehen, kann man „*Rechtsneurosen*" (v. WEIZSÄCKER) nennen.

Jede Neurose trägt das Gepräge der Persönlichkeit und ihrer Lage, die der Arzt offen und verständnisvoll sehen muß. Materielle Not, schwere, einförmige, uninteressante Arbeit, die Unmöglichkeit einer Entwicklung, eines Aufstieges, unabsehbare Sorgen und hoffnungsloser Kummer können zur untragbaren Last werden, zumal wenn die Vereinzelung nicht durch eine wirkliche und lebendige Gemeinschaft überwunden wird. Und dann das Unausgefüllte, Haltlose, das Unvermögen, die freie Zeit auszunützen. Man konnte es aus dem Treiben der Arbeitslosen sehen, wenn man darin nicht nur Schuld und Bummelei, sondern das schwere Schicksal, Not der Lage, Not der Persönlichkeit und ihrer Lebensgeschichte erkannte. Wie sollte da nicht größte Neurosebereitschaft entstehen! Es ist unumgänglich, diese Dinge zu bedenken, man kann sonst die „*sozial bedingten Neurosen*" nicht richtig verstehen.

Durch den Unfall, durch die Aussicht „versorgt zu sein", durch das Gefühl im Rechte zu sein und zur Geltung zu kommen, entsteht aus der allgemeinen sozialen Not heraus der *aktuelle Konflikt*. In diesem aktuellen Konflikt kommt *alle aufgestaute Dynamik mit zur Entladung:* Konflikte aus sexuellen Nöten, aus dem Ehe- und Familienleben, aus der beruflichen Stellung, verletztes Ehrgefühl durch Vorgesetzte und Kameraden, Angst vor irgendeiner Beeinträchtigung, alles entlädt sich nun an dieser Stelle, an der der mühsam geschlossene und gehaltene Damm der sozialen Existenz einmal durchbrochen ist.

Man muß diese tiefen Quellen sehen und man muß sie im einzelnen Falle suchen, auch wenn es meistens überaus schwer und nur mit größter Geduld möglich ist, sie aufzudecken, denn der Neurotiker führt alles nur auf den Unfall zurück und jede andere Möglichkeit wird von ihm energisch abgelehnt.

Auch die Erbanlage spielt gerade beim Rentenneurotiker, wie die Familienuntersuchungen von M. WAGNER gezeigt haben, eine ganz große Rolle.

Die „*sozialbedingten Neurosen*" *der Arbeiterkreise* haben ihr besonderes Gesicht; sie sind oft mit politischen Motiven vermischt und mit dem Ressentiment aus wirtschaftlichen Schwierigkeiten geladen. Gerade dem Arzte und den Behörden gegenüber kommt das deutlich zum Ausdruck.

Aber ganz die gleichen „traumatischen" und „Rechtsneurosen" kommen *in allen Kreisen* vor. Man kann es auch erleben, daß Wohlhabende einen endlosen Streit mit einer Versicherungsgesellschaft ausfechten und immer mehr in die Neurose versinken. Auch Michael Kohlhaas war ein sehr vermögender Mann. Zumal in Zeiten schwerer politischer, sozialer und wirtschaftlicher Krisen mit ihrer erschütternden Belastung des einzelnen in seinen geschäftlichen oder persönlichen Verhältnissen wächst die Neurosebereitschaft.

Die *Krankheitsbilder* dieser Neurosen sind *vielgestaltig;* es ist aber begreiflich, daß die *demonstrativen Symptombildungen* weitaus bevorzugt sind und dadurch die engsten Beziehungen zum „*Hysterischen*" bestehen. Lähmungen und Bewegungsstürme wie Zittern, Krampfanfälle, Kopfschmerzen, Schwindel, Taubheit, Erbrechen und Durchfälle sind überaus häufige Symptome, die oft je nach der Art des Traumas entstehen.

Die Krankenbeurteilung.

a) Die Differentialdiagnose organischer Erkrankungen. Oftmals sind die Folgen einer „*Gehirnerschütterung*" (vgl. a. S. 541) schwer festzustellen. *Materiellen Unfallfolgen* kann für die Genese der echten Neurose (im Sinne von OPPENHEIM) heute keine Bedeutung zugesprochen werden, aber es ist nicht zu bestreiten, daß Gehirnerschütterung oder Verletzungen des Gehirns zu lange dauernder Schädigung führen können, die ähnliche psychische Erscheinungen macht, wie wir sie bei Neurosen finden: Ermüdbarkeit, allgemeine Leistungsunfähigkeit, Störungen des Konzentrationsvermögens, Vergeßlichkeit, ferner Kopfschmerzen u. dgl. Man muß sich immer ein Urteil darüber bilden, *ob bei dem Unfalle wirklich* eine Schädigung des Gehirnes durch Gewalteinwirkung entstanden ist: die Dauer der Bewußtlosigkeit, Erbrechen, Blutungen aus Nase, Mund und Ohren, Fissuren oder Impressionen des Schädels auf dem Röntgenbilde, endlich cerebrale Herderscheinungen sind Anzeichen dafür. Wichtig ist, daß auch leichte Traumen schwere organische Störungen verursachen können und daß andererseits die Folgen schwerer Gewalteinwirkungen mit Frakturen und Substanzdefekten nicht selten auffallend geringfügig sind. Bei allen organischen Läsionen soll man mit der Annahme einer Neurose sehr vorsichtig sein. Nach dem *Verhältnisse der psychischen Symptome zu der somatischen Schädigung* sowie nach *Dauer, Verlauf und Beeinflußbarkeit der Beschwerden* muß die Entscheidung getroffen werden. Die unmittelbaren Kontusionsfolgen klingen meistens doch in Monaten ab, aber durch sekundäre Prozesse, wie Blutungen, Cysten usw. können dauernde und auch progrediente Ausfälle entstehen, die durch sorgfältige neurologische Untersuchung aufgedeckt oder ausgeschlossen werden müssen.

Ebenso schwierig kann die Diagnose bei *peripheren Unfallfolgen*, Nervenverletzungen u. dgl. sein. Daß auch die mehrfach erwähnten, nicht traumatischen Erkrankungen des Nervensystems, daß auch Allgemeinerkrankungen (Tuberkulose, Arteriosklerose, Herzleiden, Magenleiden, Anämie, Diabetes u. a.) durch sorgfältige Untersuchung ausgeschlossen werden müssen, versteht sich von selbst.

Häufig wird man eine *Kombination organischer und neurotischer Erkrankung* finden, zumal auch organische Unfallfolgen neue Schwierigkeiten und Konfliktsmöglichkeiten im Leben bedeuten, die auf einem bereiten Boden Neurosen zu wecken vermögen.

Es ist deshalb *immer eine sorgfältige, organische, besonders neurologische Untersuchung und eine Analyse der neurotischen Auswirkung unerläßlich. Keine positive Feststellung auf einem der beiden Gebiete macht die Erforschung des anderen entbehrlich.*

b) Die Frage von Simulation und Aggravation. Im vorhergehenden Kapitel über „Hysterie" wurde ausgeführt, wie *problematisch die Abgrenzung* ist. Es muß gefragt werden, *wieweit der Kranke sich seiner Tendenzen bewußt ist und ob er den Gesundheitswillen aufbringt, den man von ihm als Glied der Gemeinschaft füglich verlangen kann und unbedingt verlangen muß,* besonders in den heutigen Staaten mit ihrer komplizierten sozialen Struktur und so weitgehend gesetzlich geregelter Fürsorge; es muß gefragt werden, ob er die Verantwortung und Verpflichtung auf sich zu nehmen bereit und gewillt ist, ohne die wirkliche Gemeinschaft überhaupt nicht möglich ist. Verständnis für den Kranken darf nicht zu Schwäche führen; auch wenn wir nur zu gut begreifen können, wie alles aus der Lage heraus entsteht, so dürfen wir deshalb nicht nachlassen mit den energischen sittlichen und sozialen Forderungen, die wir zu stellen verpflichtet sind.

Schwindel muß mit allen Mitteln *entlarvt und entsprechend bewertet werden.* Es gibt dazu viele Methoden, die heute notwendig sind: sorgfältige und gewissenhafte Untersuchung ist erste Voraussetzung. „Schmerzen" können bei längerer Untersuchung und Unterhaltung nach echten oder unechten Ausdrucksbewegungen beurteilt werden. Man berührt empfindliche Stellen bei Ablenkung, man prüft die Konstanz der Schmerzen bei variierter Untersuchung. Vorgetäuschte Lähmungen, Sensibilitätsstörungen, Taubheit u. dgl. können durch verschiedene Überraschungen entdeckt werden. Der Kranke muß genau beobachtet werden, wenn er sich unbeobachtet glaubt; der Arzt muß seine Findigkeit in der gegebenen Situation beweisen. Ophthalmologische und otologische Methoden liefern oft überaus wertvolle, eindeutige Ergebnisse, auch wenn keine gröberen Symptome des Gebietes vorliegen. Man sollte deshalb in allen fraglichen Fällen einen kundigen Spezialisten zuziehen.

Schließlich ist aber auch hier *entscheidend,* daß der Arzt den Kranken richtig kennt und versteht. *Nur auf der Analyse der Persönlichkeit und der einzelnen Symptome kann ein wirklich ausreichendes Urteil aufgebaut werden.* Dann wird der Arzt auch nicht verkennen, daß selbst ein grober Schwindler doch ein Neurotiker, ein Kranker sein kann.

Wer die Genese der Symptome verstehen will, muß seine Aufmerksamkeit auf den *Zustand vor dem Unfalle* lenken. Freilich erhält man von dem Kranken fast nie verwertbare Angaben, denn vor dem Unfalle war in seinen Augen, jedenfalls nach seinen Worten, alles gut. Er konnte arbeiten, hat sich wohl gefühlt, war zufrieden und froh. Nur durch den Unfall ist das Unglück gekommen. Auch die Umgebung ist oft weitgehend in diese Einstellung hineingezogen; besonders die Frauen können nichts anderes sagen. Manchmal bekommt man durch irgendeine zufällige Äußerung eine wichtige Auskunft. Prämorbide Persönlichkeit und Erbanlage sind möglichst durch objektive Unterlagen aufzuklären.

Bei tiefergreifender Analyse wird man nicht ganz selten finden, daß schon im *Unfallereignis* die Neurose mitspielt. Irgendeine verborgene Tendenz braucht und inszeniert den Unfall; der *Unfall* kann *eine „Fehlhandlung"* (vgl. S. 706) sein. Auch die Begleitumstände bei der Entwicklung der „Unfallneurose" müssen genau erforscht werden. In nicht wenigen Fällen liegt eine wirtschaftliche oder soziale Katastrophe aus ganz anderen Ursachen, etwa der Zusammenbruch eines Unternehmens zugrunde, und die mißliche Lage wird nun auf die Erkrankung durch den Unfall geschoben, wobei die Täuschung mehr oder weniger unbewußt sein kann.

Von der primären neurotischen Reaktion muß die *sekundäre Fixierung* unterschieden werden. Die Motive können ganz verschiedene sein. Bei der Fixierung spielen ärztliche Urteile, die *Fehlurteile* sind, *Behandlung und Begutachtung,* alle Spannungen und Erregungen des *Rentenkampfes,* vor allem uneinheitliche Urteile, Berater, die für die vermeintlichen Rechte eintreten, eine große Rolle.

Die Krankenbehandlung.

Nur zugleich mit einer endgültigen Regelung der rechtlichen Angelegenheit bietet die Behandlung der Neurose Aussicht auf Erfolg. Solange der Streit tobt, kann nichts erreicht werden. Die Behandlung muß, wenn die somatischen Unfallfolgen abgeklungen sind, eine *psychotherapeutische* sein; sie hat wesentlich in verständnisvoller und vertrauensvoller Beratung und Belehrung zu bestehen. Suggestive und auch analytische Verfahren können dabei mit gebraucht werden. Was tatsächlich erreicht werden kann, zeigen die schönen Erfolge von v. WEIZSÄCKER.

Der letzte und entscheidende Akt einer sachgemäßen Behandlung ist *Arbeitstherapie,* d. h. Therapie durch Arbeit zur Arbeit. Dem Kranken muß — unter sachverständiger Mitwirkung des Arztes — passende Arbeit vermittelt werden, die er zunächst noch unter ärztlicher Beobachtung und Fürsorge zu verrichten hätte.

Die allgemeinen Regeln für die **Begutachtung** sind im einleitenden Abschnitte dieses Lehrbuches (Bd. I, S. 37 ff.) besprochen. Bei den Neurosen Versicherter muß ganz besonders jedes Wort aufs genaueste abgewogen werden. Jede, auch die unbedeutendste Äußerung ohne genaue Untersuchung und auch ohne genaue Kenntnis der Akten muß unterbleiben; der Schaden kann unermeßlich sein. Vor allem *der Arzt, der zuerst den Unfallkranken sieht, hat eine große Verantwortung.* Wieviel „iatrogenes" Leiden macht später den Kranken selbst, den Versicherungsträgern und den weiteren Gutachtern größte Schwierigkeiten. *Ruhige, nüchterne, sichere Sachlichkeit,* sine ira et studio, ohne ungerechte Begünstigung, aber auch ohne moralische Entrüstung und ohne Ärger ist unbedingtes Erfordernis.

Bei *Bemessung der Arbeitsunfähigkeit* sei man bei rein neurotischen Erkrankungen sehr zurückhaltend. Zwang zu Arbeit führt nicht selten zur Heilung. Nach schwereren Unfällen können mäßige „*Übergangsrenten*" gewährt werden (etwa 20—30%). Man muß sich aber auf den Standpunkt stellen, daß *die meisten Neurotiker ohne organische Erkrankung voll arbeitsfähig sind. Ausnahmen müssen durch spezialistische Entscheidung begründet werden.*

Abfindung ist der Berentung *weitaus vorzuziehen;* das lehren viele Erfahrungen. Womöglich sollte, *solange der Kranke in ärztlicher Beobachtung und Behandlung ist, eine endgültige Abmachung getroffen werden,* unter Mithilfe des Arztes, der die Rolle des Vermittlers nach beiden Seiten spielen soll. *Je früher* nach dem Unfalle in dieser Weise verfahren wird, *desto günstiger* ist es für alle Beteiligten.

Literatur.

Ältere Werke über Psychotherapie:
BERNHEIM: Studien über Hypnotismus, Suggestion und Psychotherapie (von FREUD übersetzt). Leipzig u. Wien 1892.
DUBOIS: Die Psychoneurosen und ihre seelische Behandlung, 2. Aufl. Bern 1910.

Über *moderne Psychotherapie:*
KRONFELD, A.: Psychotherapie, 2. Aufl. Berlin: Julius Springer 1925.
MOHR: Psychophysische Behandlungsmethoden. Leipzig 1925.
SCHULTZ, J. H.: Seelische Krankenbehandlung, 5. Aufl. Jena 1930. — SCHWARZ: Psychogenese und Psychotherapie körperlicher Symptome.

SCHULTZ-HENKE: Einführung in die Psychoanalyse. Jena 1927.

Ferner:
BIRNBAUM: Die psychischen Heilmethoden. Leipzig 1927.
v. WEIZSÄCKER: Soziale Krankheit und soziale Gesundung. Berlin: Julius Springer 1930.

Vergiftungen.

Von

R. SCHOEN-Göttingen.

A. Allgemeine Toxikologie.

1. Einleitung.

Pharmakologisch hat der Begriff „Gift" nur einen quantitativen, nicht einen qualitativen Sinn, weil jede chemisch reaktionsfähige Substanz, sei sie auch wie Kochsalz lebensnotwendig, in ungeeigneten Mengen und bei veränderten Bedingungen eine giftige, selbst tödliche Wirkung ausüben kann. Gifte können auch im Organismus durch krankhafte Stoffwechselvorgänge, z. B. bei der Retentionsurämie, entstehen. Für die Darstellung einer *klinischen Toxikologie* ist der Giftbegriff so zu begrenzen, daß nur *exogene chemische Stoffe*, soweit sie nach Wirkung und Konzentration geeignet sind, krankhafte Störungen beim Menschen zu verursachen, in Frage kommen. Dabei müssen wir uns auf die praktisch wichtigen Vergiftungen beschränken.

Vergiftungen in diesem engeren Sinne sind pharmakologischen Experimenten am Menschen vergleichbar. Es handelt sich um eine einfache — praktisch allerdings nach Art und Dosis oft zunächst unbekannte — *Krankheitsursache:* Der Verlauf der Vergiftung erfolgt gesetzmäßig unter Berücksichtigung der Menge und Konzentration, der Resorptionsgeschwindigkeit des Giftes, der Empfänglichkeit und der allgemeinen Widerstandsfähigkeit des Vergifteten. Je schwerer die Vergiftung ist, um so weniger werden im allgemeinen die besonderen Bedingungen des vergifteten Organismus den Ablauf beeinflussen. Die Mehrzahl der Vergiftungen zeigt einen verhältnismäßig *typischen* Verlauf, dessen Kenntnis für die Diagnose oft ausschlaggebend sein wird. Die frühzeitige Erkennung einer Vergiftung wird häufig den Weg zu ihrer erfolgreichen Behandlung eröffnen, sie wird oft weiteren Schaden rechtzeitig verhüten helfen und manchmal Licht in dunkle, sogar forensische Zusammenhänge bringen. Bei unklaren Krankheitsbildern rechtzeitig an die Möglichkeit einer Vergiftung zu denken, ist außerordentlich wichtig, weil dann häufig noch der direkte Giftnachweis in den Ausscheidungen oder in der Leiche gelingt. Manches Verbrechen blieb durch Versagen der Ärzte auf toxikologischem Gebiete unentdeckt oder konnte nachträglich nicht mehr geklärt werden. Hinter jedem plötzlichen Todesfalle unter unerklärlichen Umständen kann eine Vergiftung stecken. Der Arzt muß sein toxikologisches Wissen bereit haben, weil er rasch entscheiden, rasch handeln muß, um die Diagnose zu sichern und wirksame Therapie zu treiben, weil er andererseits auch vermeiden muß, durch eine zu Unrecht angenommene Vergiftung falschen Alarm zu schlagen.

Der *Mechanismus der Giftwirkung* im Organismus ist sehr mannigfaltig. Ätzgifte zerstören die *Körperoberfläche* (Säuren, Laugen, Phenole, Kampfstoffe), chemisch weniger aktive Substanzen wirken erst nach der *Resorption* ins Gewebe. Ein Teil der Vergiftungen sind *Ionenwirkungen*, wozu sowohl die Nekrosen des Gewebes durch Säuren und Alkalien gehören (H, OH-Ionen), wie gewisse

Wirkungen von Salzen entweder durch ihre Kationen (Na, K, Ca, Mg) oder seltener durch ihre Anionen (Cl, Br, J). Salze können auch durch Beeinflussung des *osmotischen Druckes* giftig (z. B. hämolytisch) wirken. Der feinere Mechanismus vieler Giftwirkungen, welche ins *innere* Gefüge des Zellebens eingreifen, *ist unbekannt*. Entweder handelt es sich, wie bei den Schwermetallen, um Bildung komplexer Metallalbuminate mit dem Zelleiweiß oder um Störungen fermentativer Lebensvorgänge oder um andere brüske Eingriffe in den Zellstoffwechsel. Auch die Wirkung auf die *Zelloberfläche*, Änderung der Permeabilität, kann einer Giftwirkung — z. B. bei den lipoidlöslichen Narkotica und Saponinen — zugrunde liegen. Eine Besonderheit stellt die Erstickung durch Störung der O_2-Übertragung (Kohlenoxyd) oder Lähmung des Atmungsferments (Blausäure) dar. So wichtig die weitere Erforschung des *Wesens* der Giftwirkungen für Biologie und Pharmakologie ist, so spielt sie für die praktische Toxikologie am Krankenbett bisher noch kaum eine Rolle. Nur bei klarem Mechanismus und günstigen Vorbedingungen, wie bei der CO-Vergiftung, können wir die Entgiftung der Zelle (Erythrocyt) selbst beeinflussen.

Die *Aufnahmewege* der Gifte sind oft von entscheidender Bedeutung für Eintritt und Verlauf der Vergiftung. Lipoidlösliche oder in Fett gelöste Stoffe können auch durch die unverletzte *Haut* eindringen (Gelbkreuzstoff, Hg als graue Salbe). Der gewöhnliche Aufnahmeweg ist der *Magendarmkanal*. Die Geschwindigkeit der Resorption hängt dabei nicht nur vom Gift selbst, sondern auch vom Funktionszustand des Magendarmkanals und seinem Inhalt ab. Zahlreiche Gifte (Curare, Schlangengifte) sind bei peroraler Zufuhr völlig ungiftig, entweder weil die Resorption zu langsam erfolgt, um eine wirksame Konzentration im Körper zu erreichen, oder weil die Gifte bei der Verdauung zerstört werden. Vergiftungen durch Einnahme von Giften erfolgen bei schwer resorbierbaren Stoffen langsam und bieten dadurch oft die Möglichkeit, noch unresorbiertes Gift durch rasche Hilfe unwirksam zu machen und aus dem Körper zu entfernen. Sehr rasch dagegen wirkt die *Inhalation* von giftigen Gasen und Dämpfen durch die Lunge, welche fast der intravenösen Injektion gleichgesetzt werden kann. Es ist dabei die enorme Oberfläche der Lungenalveolen zu bedenken. Die *(subcutane, intravenöse* und *intramuskuläre)* Injektion von Giftlösungen findet sich nur bei den medikamentösen Vergiftungen durch den Arzt bei Überdosierung oder Verwechslung, ferner bei Überempfindlichen oder bei Suicidversuchen (besonders Ärzte und Schwestern). Der Eintritt der Giftwirkung erfolgt meist sehr rasch, bei intravenöser Zufuhr schlagartig (z. B. intravenöse Narkose), Resorptionsverhinderung ist meist nicht mehr möglich. Auch der *Schlangenbiß* stellt eine parenterale Vergiftung dar, ebenso die Resorption von Giften (Salben, Umschläge) aus *offenen* Wunden und Geschwüren.

Der *Ort der Giftwirkung* ist bei den Ätzgiften unmittelbar die Einwirkungsstelle; bei den meist in flüssiger Form getrunkenen Säuren, Alkalien oder Phenolen sind also die Schleimhäute der Lippen, des Mundes und Rachens, der Speiseröhre und des Magens (lokale Giftwirkung), bei den eingeatmeten Gasen und Dämpfen (Chlor, Phosgen) die Luftwege und die Lungen befallen. Transcutan eindringende Gifte, wie Gelbkreuzstoff, sind in ihrer Wirkung nicht auf die Eintrittsstelle begrenzt, sondern dringen im Gewebe von dort aus flächenhaft vor. Der lokalen steht die *resorptive* Giftwirkung gegenüber, welche unabhängig von der Eintrittsstelle zustande kommt (Narkotika, Alkaloide). Lokal wirkende Gifte können daneben auch resorptive Wirkungen entfalten (Sublimat). Bei den resorptiven Giftwirkungen zeigt sich eine gewisse Affinität bestimmter Giftgruppen zu einzelnen Organen *(Organotropie)*. Dieses kann durch die besondere Empfindlichkeit bestimmter Zellsysteme gegenüber Schädigung (z. B. des Zentralnervensystems gegen O_2-Mangel) erklärt werden; ferner können physikalisch-chemische Gründe die Verteilung beeinflussen, wie man es bei der Affinität des Zentralnervensystems zu lipoidlöslichen Stoffen (Narkosetheorie von MEYER-OVERTON) annimmt; ein chemisches Beispiel ist die Bindung des Kohlenoxyds an Hämoglobin. Die Mehrzahl der organgerichteten Giftwirkungen der

Alkaloide und Glykoside ist unerklärt. Häufig sind auch die Ausscheidungsstätten der Giftwirkung besonders stark ausgesetzt, vor allem Nieren und Magendarmkanal (Quecksilber).

Das *Schicksal* der in den Körper eingeführten Gifte ist verschieden. Sie werden entweder ausgeschieden oder gespeichert oder im intermediären Stoffwechsel in ungiftige Stoffe umgewandelt *(Entgiftung)*. Ein weiterer Schutz des Organismus gegen bestimmte Gifte ist die *Gewöhnung* bei wiederholter Darreichung. Die Ausscheidung aller flüchtigen Gifte erfolgt durch die *Lungen* auf dem Wege der Diffusion entsprechend dem Druckgefälle. Die Ausscheidung nimmt mit dem Atemvolumen zu, ebenso mit der Partialdruckdifferenz zwischen Blut und Alveolarluft. Die Therapie der CO-Vergiftung ist auf diese physikalischen Gesetze aufgebaut. Für die gelösten Gifte ist die *Niere* das wichtigste Ausscheidungsorgan. Bei der großen natürlichen Schwankungsbreite der Harnmenge und Konzentration ist die Giftausscheidung von diesen Faktoren verhältnismäßig unabhängig. Die Menge des ausgeschiedenen Giftes, jedoch nicht seine Konzentration im Harn, pflegt von der Giftkonzentration im Blut bestimmt zu werden. Bei leicht löslichen und diffusiblen Stoffen wie Alkohol gehen Harn- und Blutkonzentration nahezu parallel. Es gibt Gifte — Quecksilbersalze — welche mit ihrer Ausscheidung durch die Niere die Diurese mächtig anregen, weshalb sie als Diuretica Verwendung finden. Ist die Diurese und damit die Ausscheidung des Mittels unvollkommen, besteht Vergiftungsgefahr. Gegenüber der Niere tritt der *Verdauungskanal* an Bedeutung für die Giftausscheidung stark zurück. Unter seinen Drüsen scheidet vor allem die Leber durch die Galle gut und schlecht diffusible Stoffe aus; dazu gehören neben Salzen und Farbstoffen auch die Schwermetalle. Die Drüsen der Magen- und Darmschleimhaut sind ebenfalls Ausscheidungsorgane zahlreicher Stoffe. Die Ausscheidung von Morphin in den Magen ist für die Therapie wichtig (Magenspülung), die Ausscheidung von Schwermetallen in den Darm ebenfalls (Klysmen, Abführmittel). Die ulceröse Colitis bei Quecksilbervergiftung stellt eine Giftwirkung am Ausscheidungsort dar. Die *Haut* spielt praktisch keine Rolle für die Giftausscheidung, auch nicht durch den *Schweiß*, weil die abgegebenen Mengen zu gering sind. Dagegen ist die Kenntnis des Überganges von Giften in die *Milch* stillender Frauen zur Verhütung von Schädigung der Säuglinge wichtig.

Die Ausscheidung von Giften geschieht in unveränderter oder in veränderter, ganz oder teilweise entgifteter Form. Die *Entgiftung* durch Veränderung der Gifte im Körper erfolgt im intermediären Stoffwechsel durch Oxydation, Reduktion, hydrolytische Spaltung und durch Synthesen wie Veresterung mit Schwefelsäure (Phenole), Paarung mit Glykokoll oder Glucuronsäure. Die Stoffwechselvorgänge können in Ausnahmefällen umgekehrt auch zur Verstärkung der Giftwirkung führen, z. B. bei Oxydation von Methylalkohol (Opticusschädigung). Säuren und Alkalien werden durch die Puffersysteme des Organismus (Alkalicarbonate, Ammoniak, Kohlensäure, vor allem aber Eiweißkörper) neutralisiert. Die *Speicherung* von Giften dient insofern ebenfalls der Entgiftung, als diese aus dem Blut in ungefährdete Speicherungsorte im Binde- und Stützgewebe abwandern, wo sie reaktionslos liegen bleiben. Sehr wichtig ist die Speicherung im *Skeletsystem*, die vor allem für Blei und andere Schwermetalle erwiesen ist. Das Reticuloendothel, die Lymphdrüsen, phagocytäre Blutzellen nehmen corpusculäre Elemente (auch Kolloide) auf, die Speicherung von Silbersalzen in der Haut führt zur Argyrosis; der Blei- und Wismutsaum am Zahnfleisch kann als Speicherung an einem Ausscheidungsorgan aufgefaßt werden. Aus den Speichern können kleine Giftmengen über längere Zeit abgegeben werden; die oft lange Dauer chronischer Bleivergiftungen wird dadurch gefördert, vielleicht auch die seltene Entstehung von Rezidiven ohne neue Bleiaufnahme erklärt.

Die Entgiftungs- und Ausscheidungsvorgänge sind für den Ablauf einer Vergiftung von bestimmendem Einfluß. Die Konzentration des Giftes im Blut hängt von der zugeführten Menge, der Resorptionsgeschwindigkeit und dem Grad der Geschwindigkeit der Ausscheidung und Entgiftung ab. Dieses gilt für die „*Konzentrationsgifte*", z. B. die Narkotica, deren Wirkung auch während langer Zeit mit der jeweiligen Konzentration im Blut zu- und abnimmt.

Sobald *irreversible* Veränderungen der Zellen eintreten, gelten diese Beziehungen nicht mehr. Die sogenannten *c. t. Gifte*, deren Wirkung ein Produkt von Konzentration (c) × Zeit (t) darstellt, werden solange gebunden, bis sie restlos mit den Zellbestandteilen reagiert haben. Bis zur erkennbaren Wirkung kann eine gewisse Latenzzeit verstreichen. In diese Gruppe gehören die säureabspaltenden Gifte, auch die Kampfstoffe, bei welchen also im Gegensatz zu den reinen Konzentrationsgiften die Dauer der Einwirkung und die Konzentration die Wirkung bestimmen. Die Gesetzmäßigkeit erstreckt sich nur auf den Bereich wirksamer Konzentrationen.

Die *Gewöhnung* an Gifte zeigt sich in einer mit der Häufigkeit und Menge der Zufuhr bestimmter Gifte zunehmenden erworbenen Widerstandsfähigkeit des Körpers gegen ihre Wirkung. Zur Erzielung der gleichen Wirkung ist eine Steigerung der Dosis erforderlich. Die Giftgewöhnung ist an die Fortdauer der Giftzufuhr gebunden. Ihr Mechanismus beruht nicht auf Bildung von Antikörpern, sondern auf Anpassung durch vermehrte Entgiftung und Zerstörung (Morphin), verminderte Resorption (Arsenik) oder abnehmende Empfindlichkeit. Die Gewöhnung ist nicht immer streng spezifisch, sondern kann sich auf nahestehende Gifte übertragen (Alkohol-Narkotica). Sie braucht andererseits nur auf Teilwirkungen eines Giftes gerichtet zu sein, während andere Wirkungen der Gewöhnung weniger oder nicht unterliegen. Die Gewöhnung an Gifte hat allgemeine biologische Bedeutung (z. B. Chininresistenz von Malariastämmen) und stellt nichts Einheitliches dar. Es ist nicht bekannt, welche Eigenschaften der Gifte die Gewöhnung verursachen, welche bei vielen Stoffen, z. B. Digitaliskörpern, völlig fehlt. Die Gewöhnung an die Genußgifte Alkohol, Nicotin, Coffein ist fast „physiologisch". Die toxikologisch wichtigsten, zur Gewöhnung führenden Gifte sind die Narkotica (Schlafmittel) und Opiate, weil aus der Gewöhnung die *Giftsucht* entsteht. Voraussetzung dazu ist gewöhnlich eine psychische Minderwertigkeit.

Eine besondere Form der Giftwirkung, gewissermaßen ein Gegenstück der Gewöhnung, ist die *Giftallergie*, die erworben oder angeboren (Idiosynkrasie) sein kann. Die Neigung zu allergischen Reaktionen ist individuell verschieden und vererbbar. Die Überempfindlichkeit tritt unter verschiedenen Erscheinungen auf (Asthma, Rhinitis vasomotorica, Dermatosen usw.), welche nicht vom auslösenden Allergen bestimmt werden. Die chemische Zugehörigkeit der als Allergene wirkenden Gifte, deren Zahl kaum begrenzt werden kann, ist sehr verschieden, vielleicht wirken sie in Form von Eiweißverbindungen. Am häufigsten finden sich Hauterscheinungen: Arzneiexanthem, anaphylaktische Purpura, Urticaria. Auch die bedrohlichen Knochenmarkschädigungen durch therapeutische, sonst störungslos vertragene Arzneigaben, z. B. nach Pyramidon oder Neosalvarsan, in Form von Agranulocytose, Thrombopenie und Panmyelophthise, dürften zu den Überempfindlichkeitsreaktionen gehören. Arzneiexantheme finden sich besonders nach Pyrazolon- und Barbitursäurederivaten, Chinin und Aspirin.

2. Allgemeine Erkennung von Vergiftungen.

Die *Anamnese* gibt in Fällen, bei welchen der Kranke selbst oder seine Umgebung Auskunft geben können oder wollen, sofort Klarheit. Doch darf man nicht jede geäußerte Vermutung einer Vergiftung als gegeben betrachten, sondern muß das klinische Bild entscheiden lassen. Oft läßt die Gesamtlage, in welcher der Vergiftete gefunden wird, die Ursache ohne weiteres erkennen, z. B. bei Leuchtgasvergiftungen. Sehr wichtig ist es, stets Resten von Giften in der Umgebung des Kranken nachzuspüren und sich ihrer zu versichern, ehe sie mit oder ohne Absicht von der Umgebung beseitigt sind, also: Flüssigkeiten in Gläsern, Flaschen oder Spüleimern, Injektionsspritzen, Arzneimittelpackungen. Bei Suicid ist auch an die Möglichkeit kombinierter Giftwirkungen zu denken. In Betrieben wird die Art der Beschäftigung anamnestische Hinweise geben können. Häufig läßt die Anamnese jedoch im Stich oder fehlt überhaupt. Dann ist — zumal bei Bewußtlosen — die Diagnose einer Vergiftung sehr erschwert oder kann nur allgemein gestellt werden: z. B. Schlafmittelvergiftung. Differentialdiagnostisch sind dann besonders sorgfältig endogene Vergiftungszustände (Urämie, Coma diabeticum oder hepaticum), ferner Apoplexien und andere cerebrale Krankheitsprozesse und schwere fieberlose Infektionen auszuschließen, ehe die Vermutung einer exogenen Vergiftung geäußert wird.

Lokale Vergiftungen sind rasch zu erkennen, sofern sie sich nicht, wie bei den Kampfstoffschädigungen, noch in der Latenzzeit befinden, die z. B. bei Phosgen oder Gelbkreuz 3—4 Stunden zu dauern pflegt. Wie schwierig die Frühdiagnose dadurch wird und welche militärischen Schwierigkeiten dadurch entstehen, hat der Weltkrieg gezeigt. *Akute Allgemeinvergiftungen* sind nach ihrem Symptomenbild ohne anamnestischen Hinweis oft nur zu vermuten. Ein Zustand tiefer Bewußtlosigkeit ist außerordentlich vieldeutig, doch wird man auch dabei, wenn man darauf achtet, gewisse Anzeichen finden, die weiterhelfen, z. B. das Auftreten von motorischer Unruhe und Krämpfen, die besonders bei CO- und Veronalvergiftungen bekannt sind; auch das Aussehen, die Beteiligung von Atmung und Kreislauf, Erbrechen und Durchfälle können wichtige Hinweise geben. Die *subakute* Vergiftung ist durch die Mitwirkung des Kranken gewöhnlich leichter festzustellen, jedoch verweigern Selbstmordkandidaten oft jede Auskunft oder suchen den Arzt irrezuleiten. Besonders schwierig ist die Diagnose *chronischer Vergiftungen*. Die Zahl der Gifte, welche sie hervorrufen können, ist begrenzt, die chronische CO-Vergiftung ist stark umstritten. Das Bild akuter und chronischer Vergiftung durch das gleiche Gift (z. B. Hg) ist manchmal völlig verschieden. Erregend wirkende Stoffe führen weniger zu chronischen Vergiftungen, als lähmende. Neben Narkotica, Benzol, Schwefelkohlenstoff, Schwefelwasserstoff sind vor allem die Metalle Mangan, Quecksilber, Thallium, Blei, Wismut, ferner Arsen, Antimon und Phosphor als Ursache chronischer Intoxikationen zu nennen. Die Symptomatologie dieser Zustände ist in einigen Fällen (Blei, Thallium) hinreichend charakteristisch, in anderen Fällen bedarf es wegen der hauptsächlich auf funktionellem Gebiet liegenden Störungen größter Erfahrung und Vorsicht in der Beurteilung. Eine wichtige Voraussetzung der Diagnose ist stets der Nachweis der stattgefundenen Gifteinwirkung (Exposition). Die Verantwortung, welche der Arzt mit der Diagnose und Begutachtung einer Vergiftung übernimmt, ist groß. Fehldiagnosen führen oft zu einem erbitterten und kostspieligen Kampf um die Anerkennung der Schädigung, welcher den Kranken selbst zermürbt und ihn bei Veranlagung zum Neurotiker werden lassen kann. Dies gilt vor allem bei gewerblichen Schädigungen (Berufskrankheiten).

Trotz der großen Zahl der in Frage kommenden Gifte sind die Erscheinungen der Vergiftungen nicht so mannigfaltig, wie man glauben möchte. Die häufigsten Symptome sind folgende:

1. Die *örtlichen* Wirkungen bei ätzenden und entzündungserregenden Stoffen aller Art sind, soweit sichtbar, leicht erkennbar und diagnostisch beweisend. Die durch Reizung des Magen-Darmkanals bei peroraler Zufuhr verursachte *Gastroenteritis acuta*, oft mit Austrocknung und Kollaps durch Wasserverlust einhergehend, findet sich im Anfang sehr vieler Vergiftungen. Im weiteren Verlauf treten dann häufig als resorptive Wirkungen Leberschädigungen (mit Ikterus) und Störungen an den Ausscheidungsorganen (Nephritis) auf. Die

Einatmung lokal reizender Stoffe bewirkt Reizung der Schleimhaut der Luftwege oder Lungenödem.

2. Die *resorbierten* Gifte haben je nach ihrer Organaffinität *spezifische Wirkungen*. Die häufigsten Erscheinungen sind Lähmungen oder Erregungen des Zentralnervensystems (Narkotica, Alkaloide), welche verschiedene, zum Teil charakteristische Bilder ergeben können und häufig bedrohliche Formen (Koma) annehmen. Die Einwirkungen auf den *Kreislauf* führen meist zum *Kollaps* durch Störungen der Blutverteilung, welche primär durch Lähmung der zentralen Regulation (Nervengifte) oder durch Anschoppung im Splanchnicusgebiet und Austrocknung verursacht wird. Toxische Herzstörungen als Ursache der Kreislaufinsuffizienz sind seltener, *Kollapsgefahr besteht fast bei jeder schweren Vergiftung*.

Eine besondere Gruppe bilden die *Blutgifte*, welche verschiedene Angriffsorte haben. Der Blutfarbstoff wird durch CO und die Methämoglobinbildner für den O_2-Transport blockiert (Anilin, $KClO_3$, Nitroverbindungen). Die Blutkörperchen verfallen der Hämolyse (Saponine, Lorchel- und Schlangengift, AsH_3), die Blutbildungsstätten im Knochenmark werden geschädigt, wodurch Agranulocytose, Aleukie, Thrombopenie und Panmyelophthise entstehen können (Benzol, Salvarsan, Pyramidon).

Bei der oft bestehenden Schwierigkeit der exakten Diagnose aus Anamnese und Krankheitsbild liegt das Schwergewicht auf dem *chemischen Nachweis des Giftes* im Blut und in den Ausscheidungen. Das gilt für alle akuten und für einige chronische Vergiftungen. Erbrochenes, Harn und Stuhl, Spülflüssigkeit von Magen- und Darmspülungen sind unbedingt aufzubewahren. Die Blase ist notfalls durch Katheter zu entleeren (Morphinvergiftung). Die Untersuchung des Harns dient nicht nur dem *Nachweis* des Giftes, sondern auch seiner *quantitativen* Bestimmung. Der Geruch der Ausatmungsluft ist bei flüchtigen Giften charakteristisch. Wichtig sind auch sekundäre Befunde, wie die Glykosurie bei CO- und Schlafmittelvergiftungen. Die Blutuntersuchung ist vor allem wichtig zur Erkennung der CO- und Methämoglobinvergiftungen sowie zum Bleinachweis. Schließlich sei noch auf die Notwendigkeit der *gerichtlichen Sektion* bei allen Verdachtsfällen des Vergiftungstodes hingewiesen. Der charakteristische Organbefund und der Giftnachweis an der Leiche wird meist zur Klärung führen. Selbst noch an exhumierten Leichen lassen sich bestimmte Gifte (Arsen) nachweisen.

3. Allgemeine Therapie.

Die Behandlung Vergifteter bezweckt 1. das noch nicht resorbierte Gift schnellstens zu entfernen oder unwirksam zu machen, 2. das schon resorbierte Gift zu entgiften oder zur Ausscheidung zu bringen, 3. durch symptomatische Therapie die gestörten Funktionen wiederherzustellen. Diese Aufgaben erfordern Umsicht und *rasches*, tatkräftiges *Handeln*. Die Entfernung unresorbierten Giftes ist bei Giftinhalation durch Lüftung, Verbringung in einen giftfreien Raum und Anregung der Atmung frischer Luft in geringem Maße möglich. Bei Aufnahme des Giftes per os ist die ausgiebige *Magenspülung* (10—20 Liter) die erste Maßnahme. Sie gelingt meist leicht bei Bewußtlosen. Als unvollkommener Ersatz kann die Auslösung von Erbrechen durch Reizung des Rachens oder durch Injektion von Apomorphin (0,01 g) dienen. Die Entleerung des Magens durch Erbrechen ist unvollständig. Wiederholung nach Trinken von Wasser verbessert die Wirkung. Kontraindikation für beide Maßnahmen sind Fälle mit Perforationsgefahr, also alle Vergiftungen durch ätzende Gifte mit erheblichen Schleimhautschädigungen, besonders Laugenvergiftungen.

Allgemeine Therapie. 731

In solchen Fällen kann Verdünnung des Mageninhalts durch Trinken versucht werden. Auch die Auslösung von Krampfanfällen (Strychninvergiftung) durch die Sondierung verbietet diese oder macht vorherige Narkotisierung notwendig. Die Magenspülung wird zweckmäßig stets mit Zusatz *adsorbierender* Mittel verbunden, um eine physikalische Bindung noch vorhandenen Giftes im Magen und Darm zu erzielen. Die Adsorptionsbehandlung gilt für *alle* Vergiftungen und muß möglichst frühzeitig angewandt werden. Als Mittel der Wahl ist die Kohle (Carbo medicinalis), welche verschiedenartige Stoffe (elektropositive und -negative) adsorbiert, in 5—10%igen Suspensionen anzuwenden. Dabei dürfen andere Stoffe, welche adsorbiert werden und dadurch die Giftbindung stören, zunächst nicht verabreicht werden. Erlaubt und zweckmäßig ist Zufügung von *Magnesiumsulfat* (15 g) als Abführmittel zur Entfernung der mit Gift beladenen Kohle aus dem Darm. Das Trinken von Milch oder Eiweißlösungen zur Fällung von Schwermetallsalzen ist ein bewährtes Volksmittel, jedoch ist Milch in anderen Fällen ungeeignet, weil sie als Lösungsmittel die Resorption vieler Gifte fördert (Alkaloide, Phosphor). Die Verwendung von Tannin zur Fällung der Alkaloide im Magen ist verlassen; es wirkt höchstens durch seine Gerbwirkung resorptionsverzögernd. Oxydationsmittel (Kaliumpermanganat) sind meist unzweckmäßig außer bei Phosphorvergiftung. Bei rectaler Giftzufuhr (selten) tritt das Klysma an Stelle der Magenspülung.

Die Erfassung des bereits resorbierten Giftes ist nur in seltenen Fällen und sehr unvollkommen möglich. Der alte Begriff des „Antidots" im eigentlichen chemischen Sinne existiert nur in wenigen Fällen, wie bei Säure und Alkalivergiftungen. Die Injektion von Calcium bei Oxalsäurevergiftung, die Umwandlung von Blausäure in Rhodan durch Natriumthiosulfat sind Beispiele. Die Beförderung der Ausscheidung von Giften gelingt ebenfalls nur in beschränktem Maße. Anregung der Diurese und Diaphorese sind von sehr geringem Werte. Dagegen ist die Ausscheidung *flüchtiger* Gifte durch Anregung der *Atmung* eine sehr wichtige therapeutische Maßnahme, welche durch Injektion atmungserregender Mittel oder als Dauermaßnahme durch Einatmung von 5—7% CO_2-haltiger Luft oder Sauerstoff (bei CO-Vergiftung) durchgeführt wird. Der *Aderlaß* ist manchmal angezeigt und kann dann mit Injektion von 40% Traubenzuckerlösung verbunden werden, wodurch der Flüssigkeitsstrom aus den Geweben ins Blut befördert wird. Schließlich ist noch die *Liquorentnahme* in manchen Fällen (Schlafmittel) zur Entgiftung und außerdem als Entlastungsmaßnahme zu empfehlen.

Wir kommen damit zur *symptomatischen* Behandlung der Vergiftungen, welche von *größter Bedeutung* bei akuten und schweren Zuständen ist, zumal bei der Unwirksamkeit einer ätiologischen Therapie. Die bedrohlichen Symptome der Vergiftung bedürfen möglichst *rascher* und *wirksamer* Behandlung. Die „erste Hilfe" bei den wichtigsten *akut lebensgefährlichen Zuständen* sollen kurz besprochen werden, während Einzelheiten der Therapie im speziellen Teil zu finden sind.

1. Bei *zentralen Lähmungszuständen* bedarf es der „Weckmittel" oder *Hirnanaleptica*, welche — selbst Krampfgifte — die Erregbarkeit des Zentralnervensystems, besonders der lebenswichtigen Funktionen von Kreislauf und Atmung erhöhen. Diese antagonistisch zur Narkose wirkenden Mittel müssen zur raschen Wirkung intramuskulär, im Notfall intravenös oder sogar suboccipital und stets in wirksamen Mengen injiziert werden. Die Wirkung ist an Blutdruck, Puls, Atmung und Motorik zu beurteilen. Krampfdosen sind unerlaubt. Nach Abklingen der Wirkung erfolgt so oft eine neue Injektion, bis eine dauernde Besserung erzielt ist. Der Arzt muß solange am Krankenbett ausharren und die Therapie dem Zustande des Kranken dauernd anpassen. Die Mittel der

Wahl sind Cardiazol, Coramin, Neospiran, Hexeton, Cycliton, als reines Atmungsstimulans ferner Lobelin. Bei starker Blutdrucksenkung und bedrohlichem Kreislaufkollaps sind außerdem periphere Herz- und Gefäßmittel notwendig, wie Sympatol und Veritol. Es bedarf oft einer viele Stunden hindurch fortgesetzten Injektionsbehandlung mit verschiedenen Mitteln, in planmäßigem Wechsel, bis ein Erfolg eintritt. Die sonst übliche Dosierung kann dabei überschritten werden. Auch physikalische hautreizende Maßnahmen und künstliche Atmung können nützlich sein. Der Lohn des ärztlichen Einsatzes ist in Kombination mit den notwendigen, zielbewußt angewandten speziellen Maßnahmen die oft kaum noch erhoffte Lebensrettung.

2. *Erregungszustände* sind durch die in rascher Folge auftretenden Krämpfe akut bedrohlich wegen der Gefahr des Atmungsstillstandes. Erste Aufgabe ist die Übererregbarkeit zu beseitigen. Die motorische Unruhe stellt gleichzeitig enorme Ansprüche an den geschädigten Kreislauf. Die zentrale Beruhigung wird je nach Dringlichkeit durch intravenöse, subcutane oder rectale Gabe von Narkotica zu erreichen sein. Dazu sind diejenigen Mittel in ausreichender Dosis zu wählen, welche Atmung und Kreislauf am wenigsten schädigen und am besten steuerbar sind. Für rascheste Wirkung Evipan oder Eunarcon, deren intravenöse Gabe nach Bedarf wiederholt werden kann, für länger dauernde Wirkung Luminalnatrium subcutan und Rectidon als Zäpfchen. Der Kreislauf kann dabei durch periphere Mittel (Sympatol, Veritol) angeregt werden. Auch narkotische Vergiftungen (CO- und Veronalvergiftungen) können mit motorischen Erregungszuständen einhergehen, was zur Vorsicht bei Anwendung der Weckmittel verpflichtet.

3. *Lungenödem* soll möglichst im Anfangsstadium behandelt werden. Um die Ödembildung zu verhindern, ist ein großer Aderlaß (Anregung des Flüssigkeitsstromes aus dem Gewebe ins Blut) erforderlich, besonders wenn bereits Bluteindickung besteht, anschließend Injektion 40%iger Traubenzuckerlösung in die Blutbahn (Osmotherapie). Außerdem sind periphere Kreislaufmittel (Sympatol), bei Herzschwäche auch Strophanthin zu injizieren. Auch Calciumgluconat wird empfohlen (Abdichtung). Sehr wichtig ist neben Vermeidung jeder unnötigen Bewegung des Kranken die Atmung reinen Sauerstoffes mit 5% CO_2 zur Verbesserung der arteriellen O_2-Sättigung.

4. *Kreislaufkollaps*. Bei *Austrocknungszuständen* kommt es zu hochgradiger Eindickung des Blutes, mit Verminderung der zirkulierenden Blutmenge, welche besonders durch die Anschoppung des Splanchnicusgebietes einen höchst bedrohlichen *Kollapszustand* herbeiführt. Das Wichtigste ist Auffüllung der Blutbahn durch intravenöse Infusion ($1/_2$—1 Liter), da die Blutspeicher des Körpers nichts abgeben können. Der Infusionsflüssigkeit wird zweckmäßig ein Kreislaufmittel (z. B. Sympatol) zugesetzt. Die Infusion kann wiederholt werden oder in Form der schonenden Dauerinfusion erfolgen, solange der Flüssigkeitsverlust aus dem Magen und Darm anhält. Andere peripher bedingte Kollapszustände (Verblutung ins Splanchnicusgebiet bei Gastroenteritis) werden durch die peripheren Kreislaufmittel bekämpft. Zur subcutanen Therapie eignen sich vor allem Sympatol und Veritol, zur peroralen Ephetonin. Kollapse durch zentrale Lähmung der Kreislaufregulation sind außerdem durch Hirnanaleptica (Coramin-Cardiazol) zu bekämpfen.

Alle hier angedeuteten Maßnahmen dienen unmittelbar der Erhaltung des Lebens. Zeitgewinn bedeutet oft *alles* bei Vergiftungen; wenn die weitere Giftresorption aufgehört hat, überwindet der Organismus durch fortschreitende Entgiftung häufig noch eine ohne unser Zugreifen letale Giftdosis. In anderen Fällen, besonders bei den narkotischen Vergiftungen, wird ein anfänglicher

Erfolg der Behandlung oft noch durch nachfolgende Bronchopneumonien zunichte gemacht.

Bei *Selbstmordversuchen* könnte man — unter Hinblick auf die vielleicht menschlich verständlichen Gründe zum Selbstmord — als Arzt in Zweifel kommen, ob es richtig ist, den Versuch der Rettung durchzuführen. Solche Überlegungen stehen dem Arzt jedoch nicht zu, seine Aufgabe ist, *mit allen ihm zur Verfügung stehenden Mitteln das Leben zu erhalten.*

Allgemeines über die Verhütung von Vergiftungen.

Beabsichtigte Vergiftungen kommen als Selbstmordversuch oder kriminelle Vergiftung, im großen als chemischer Krieg (Kampfstoffvergiftung) vor. Die Verhütung der absichtlichen Vergiftung liegt nur soweit im Bereich der ärztlichen Belange, als der Arzt mit der Rezeptur von Giften im allgemeinen und besonders bei Kranken, die Suicidabsichten haben könnten, vorsichtig und verantwortungsbewußt sein soll.

Der *Rezepturzwang* vermag allerdings die ernsthafte Selbstmordabsicht meist nicht zu verhindern. Er ist auch nicht auf alle „geeigneten" Mittel ausgedehnt, jedoch ist die Beschaffung von Giften dadurch wenigstens erschwert. Phosphorvergiftungen sind durch die Abänderung in der Zündholzfabrikation so gut wie verschwunden. Die Entgiftung des Leuchtgases könnte die noch bei weitem „beliebteste" Selbstvergiftung mit Kohlenoxyd erheblich einschränken. Nach der augenblicklichen „Mode" steht bei den Selbstmordversuchen die Verwendung von Leuchtgas noch an erster Stelle, es folgen dann Schlafmittel, vor allem Veronal, Luminal, Veramon (kein Rezeptzwang). Morphium ist vor allem bei Ärzten und Pflegepersonal beliebt (Erschwerung des Bezugs durch das Rauschgiftgesetz), die anderen Gifte, Sublimat, Cyankali, Lysol usw. werden seltener verwandt. Die früher häufige Verwendung von Arsen zu Giftmorden ist durch die Kenntnis der leichten Nachweisbarkeit an der Leiche seltener geworden.

Unabsichtliche Vergiftungen entstehen im Beruf *(gewerbliche Vergiftungen)*, im Haushalt *(ökonomische Vergiftungen)* und durch Arzneimittel *(medizinale Vergiftungen)*. *Gewerbliche Gifte* sind Rohstoffe, Zwischen- oder Endprodukte, Abfallstoffe, Lösungsmittel, welche im gewerblichen Betrieb entstehen oder verwandt werden. Zum Teil werden solche gewerblichen Vergiftungen als *Betriebsunfälle* nach dem Reichsunfallgesetz entschädigt, auch bei chronischer Einwirkung[1]. Vergiftungen im *Haushalt* geschehen meist durch Unachtsamkeit, Unwissenheit, durch schlechte Öfen (CO-Vergiftung), verdorbene Speisen oder Konserven, Pilze, Verwechslung von Getränken mit im Haushalt verwendeten Säuren oder Laugen, kosmetische Mittel, Ratten- und Mäusegift (Giftweizen), selten durch Einrichtungs- und Gebrauchsgegenstände (arsenhaltige Tapeten). Die *medizinalen* Vergiftungen sind sehr mannigfach und entstehen entweder durch falsche Rezeptur (Überdosierung) oder falsche Arzneizubereitung (Verwechslung, falsche Ausführung oder Signatur) durch unzweckmäßige Verwendung durch den Laien und Arzt. Vergiftungen zu Abtreibungszwecken oder durch Genußgifte (Alkohol, Nicotin, Cocain, Morphium), sind teilweise schon beabsichtigte Vergiftungen. Eine besondere Gruppe stellen die Vergiftungserscheinungen bei *Überempfindlichkeit* dar, weil sie ohne Überschreitung therapeutischer Dosen zustande kommen.

Die *Prophylaxe* von Vergiftungen hat sehr verschiedene Aufgaben und Möglichkeiten, welche häufig außerhalb der eigentlichen ärztlichen Tätigkeit liegen. Die Kontrolle der Giftbeschaffung ist gesetzlich geregelt. Für die richtige Abgabe der Arzneien und Vermeidung von Überdosierung haftet der *Apotheker*. Für den Schutz des Patienten vor Vergiftung ist aber in erster Linie der *Arzt* verantwortlich; nicht nur die einwandfreie Rezeptur, sondern die Aufklärung des Kranken und rechtzeitige Erkennung von Gefährdung und Verhinderung von Arzneimittelmißbrauch gehören zu den ärztlichen Pflichten. Die *Verhütung* gewerblicher Vergiftungen ist ein wichtiger Zweig der *sozialen* Medizin. Der Schutz der Gesundheit der arbeitenden Volksgenossen gehört zu den wichtigsten Aufgaben des Staates. Die allgemeine Einführung von Fabrik- und Gewerbeärzten dient diesem Ziel. Ärztliche Überwachung der Arbeiter, periodische Untersuchungen, Aufklärung und Erziehung (z. B. Verbot der Nahrungsaufnahme im Arbeitsraum) sind ebenso wichtig, wie die Beseitigung im Fabrikationsverfahren auftretender Gifte durch Entlüftung, Schutzmasken, Ersatzstoffe oder andere Maßnahmen. Ärztliche Hilfsmaßnahmen müssen sorgfältig vorbereitet und rasch einsatzfähig sein (Sanitätsdienst). Im ganzen handelt es sich um ein sehr vielseitiges und wichtiges, in voller Entwicklung begriffenes Gebiet, das beachtliche Spezialkenntnisse erfordert und dem Arzt in der Zusammenarbeit mit dem Betrieb große und dankbare Aufgaben stellt. Schon jetzt zeigt sich der Erfolg im

---

[1] Als Berufskrankheiten werden nach dem Gesetz entsprechend Betriebsunfällen entschädigt die Vergiftungen mit Blei, Phosphor, Quecksilber, Arsen, Mangan, Benzol und Homologen, Nitro- und Aminoverbindungen der aromatischen Reihe, Schwefelkohlen- und Schwefelwasserstoff, Kohlenoxyd.

enormen Rückgang einzelner gewerblicher Vergiftungen. So ist z. B. das Buchdruckergewerbe als praktisch bleifrei zu bezeichnen, während es früher das Hauptkontingent der Bleivergiftungen stellte. Wichtige Maßnahmen gegen Vergiftungen sind die Verhütung des Rauschgifthandels, welche zwischenstaatlich geregelt ist (Rauschgiftgesetz) und in Deutschland streng gehandhabt wird, ferner die Bekämpfung des Kurpfuschertums und Geheimmittelwesens und die Kontrolle der Arzneimittelproduktion.

B. Spezielle Toxikologie.

1. Säuren, Alkalien, Phenole (Ätzgifte).

Die ätzenden Gifte wirken lokal nekrotisierend auf die Zellen, mit welchen sie in Berührung kommen, vor allem auf die besonders empfindlichen Schleimhäute. Die Wirkung ist hauptsächlich durch die Konzentration, den Dissoziationsgrad und die Dauer der Einwirkung, nicht so sehr durch die Menge der Ätzgifte bestimmt, weil die Nekrotisierung dem Weiterdringen des Giftes durch Fällung ein gewisses Hindernis setzt. Die resorptiven Giftwirkungen stehen meist gegen die örtlichen zurück. Doch treten als unspezifische Folgeerscheinungen durch den ausgedehnten Gewebszerfall schwere Kollapszustände ähnlich wie bei Verbrennungen auf. Die Vergiftungen entstehen meist durch Unglücksfall, Verwechslung (Kinder), jedoch auch in selbstmörderischer oder verbrecherischer Absicht. Ihr Verlauf ist äußerst qualvoll und folgenschwer. Die Ätzschorfe sind für verschiedene Gifte charakteristisch. Die Säureätzung verursacht Koagulationsnekrose mit *harten* Schorfen. Durch die tiefgreifende Geschwürsbildung entstehen leicht Perforationen oder bei Ausheilung stenosierende Narben (Oesophagus- und Magenphlegmonen, Mediastinitis). Chronische Ernährungsstörungen, Siechtum können die Folge sein. Die *Alkalihydroxyde* bilden durch ihre auflösende Ätzwirkung *grauweiße, weiche* Schorfe (Colliquationsnekrose). Die Tiefenwirkung ist noch größer als bei Säureverätzung und daher besteht in noch höherem Maße die Gefahr der Perforation oder der Strikturbildung. Ätzwirkungen durch Phenole zeigen *weiße Schorfe*. Bei Lipoidlöslichkeit treten resorptive Giftwirkungen stärker hervor.

Die Therapie muß bestrebt sein, die Konzentration der einwirkenden Ätzgifte durch Verdünnung herabzusetzen (Mundspülen, Wassertrinken), Säuren und Laugen zu neutralisieren; sie muß die Perforationsgefahr beachten (keine Magenspülungen bei schweren Vergiftungen), die Entzündung und den Schmerz bekämpfen und den Kollaps zu verhindern suchen. Die Säure- und Laugenvergiftungen betragen etwa 15% aller Vergiftungen, die Letalität beträgt bei zufälligen Vergiftungen etwa 8%, bei Selbstmordabsicht 18%.

a) *Säurevergiftungen: Mineralsäuren, Schwefelsäure* (Vitriol), *Salpetersäure* (Scheidewasser), *Salzsäure* (Lötwasser) verursachen sofort nach dem Trinken heftige Schmerzen. Schwere *Stomatitis* mit schmutzigen Belägen und Geschwüren und starkem Speichelfluß. Schorfe bei Schwefelsäure: schwärzlich, bei Salpetersäure: gelb, bei Salzsäure (häufigste Vergiftung): weißlich. Schwellung der Speiseröhre. Erbrechen blutig-nekrotischer Massen. Meteorismus, manchmal blutig-schleimige Durchfälle. Die verengten Stellen des Verdauungskanals (längeres Verweilen des Giftes) sind besonders durch Geschwürsbildung, Perforationen und Strikturen gefährdet (Oesophaguseingang und Kreuzung mit hinterem Bronchus, Gegend von Cardia und Pylorus). *Verlauf:* Tod unter furchtbaren Schmerzen, im akuten Kollaps oder nach 1—2 Tagen durch Perforation in Oesophagus oder Magen. Bei milderem Verlauf schwere Kollapszustände, Nierenschädigung mit eiweiß- und bluthaltigem Harn. Spätfolgen: Narbenstrikturen (Pylorusstenose, Sanduhrmagen). Inanitionszustand.

Behandlung. Reichliche Flüssigkeitszufuhr, (Magenspülung nur im Anfang bei leichten Fällen ohne Perforationsgefahr erlaubt, unter Beifügung von reichlich Magnesia usta zur Neutralisation, notfalls Kreideaufschwemmung oder pulverisiertem Kalk (Wandverputzung), rohen Eiern, Milch. Kein Natriumcarbonat, weil die Entwicklung von Kohlensäure durch Dehnung des Magens gefährlich ist. Schmerzmittel (Narkotica), Kollapsmittel.

Vergiftungsanlässe. Gewerblich besonders Schwefelsäure. Säureattentate zur Entstellung des Gegners. Unvorsichtigkeit, Verwechslung im Haushalt. 4—5 g konz. H_2SO_4 können schon tödlich wirken. 1%ige Lösungen unwirksam. Unterchlorige Säure (ClOH) *Eau de Javelle,* heute wenig gebraucht, Ätzwirkung.

Organische Säuren. Ameisensäure entsteht intermediär bei Methylalkoholvergiftung. Lokal: hautreizend, resorptiv durch Lipoidlöslichkeit Nervengift (Opticus). *Essigsäure:* Vergiftung im Haushalt durch Verwechslung von Tafelessig (2—6%) mit Essigessenz (50—80%), auch gewerbliche Vergiftung. Schwere Gastroenteritis, resorptiv Bewußtseinstörungen (lipoidlöslich), Hämaturie (Hämolyse).

Oxalsäure $(COOH)_2$: Starke Säure mit lokal ätzender Wirkung, etwas geringer als bei den Mineralsäuren. Resorptive Vergiftung auch nicht ätzender Konzentrationen und der Salze (Kleesalz = saures Kaliumoxalat) durch Fällung des Calciums als unlösliches Calciumoxalat mit der Folge des Calciummangels in Blut und Zellen. Symptome: Krämpfe, Atemnot, Herzstörungen. Akut tödlich oder subakut verlaufend mit Erbrechen, Durchfällen, Nierenschädigung, Tenesmen der Blase (Erregung der glatten Muskulatur), Anurie durch Verstopfung der Harnkanälchen mit Oxalatkrystallen, Oxalurie (Diagnose). Die Prognose ist unsicher. Therapie: Intravenöse wiederholte Calcium- und Bicarbonatgaben, Calcium per os. Kreidewasser, Milch (Spülungen), Analeptica. *Anlässe:* Reinigungsmittel (Verwechslung), Abtreibung, Suicidversuch, Verbrechen (Kleesalz). Toxische Dosis 1—2 g.

b) Alkalivergiftungen. Natron- und Kalilauge: Die Toxizität ist vom Gehalt an freien OH-Ionen, von der gelösten Alkalimenge (Normalität), der Lipoidlöslichkeit, Temperatur und Dauer der Einwirkung abhängig. *Lokale Ätzwirkung* (Colliquationsnekrose, weiche Schorfe): geringe Schorfbildung im Mund, starke Schädigung in Speiseröhre und Magen, Schmerzen, Erbrechen, Blutungen, Perforationsgefahr. Narbenstrikturen, resorptive Herzlähmung, Kollaps. *Ammoniak* (Gas): Liquor Ammonii caustici (Salmiakgeist), 10% wässerige Lösung. Bei konzentrierter Einatmung entzündliche Reizung der Schleimhäute (Tränenfluß, Nießen, schmerzhafter Husten, Erstickungsgefühl), Glottisödem, Tracheobronchitis, Bronchopneumonie, sogar Lungenödem. Starke Tiefenwirkung bei geringer Ätzwirkung, Gefährdung der Augen. *Soda* (Natriumcarbonat), *Pottasche* (Kaliumcarbonat), *Ätzkalk* (Calciumoxyd) verursacht lokale Entzündung und Verätzung. *Diagnose der Alkalivergiftungen:* Klinisches Bild: Weiche Schorfe (im Mund gering), Erbrechen alkalischer Massen. *Therapie:* Essig oder Citronenwasser zum Trinken oder zu Spülungen verwenden, Narkotica, Kollapsmittel. Ernährung später schwierig, rectal oder durch Coecalfistel. Strikturenbehandlung. *Anlässe:* Gewerbliches Vorkommen von Laugen in Seifenfabrikation, Färbereien, Ammoniak technisch viel verwendet (Ammoniakbehälter), Verwendung aller Alkalien im Haushalt (Reinigungsmittel), Löschen von Kalk (CaO).

c) Phenole. Carbolsäure (C_6H_5OH) Acid. carbolicum liquefactum, ferner ihre Derivate, *Kresole* (Methylphenole), besonders Lysol (Liquor cresoli saponatus). Starke Ätzwirkung an den Schleimhäuten (weiße Schorfe). Hautnekrosen (Gangrän) bei längerer Einwirkung nur 2—3% Carbollösungen. Resorptive Wirkungen stark hervortretend (hohe Lipoidlöslichkeit). Schwindel, Kopfschmerzen, Übelkeit, Bewußtlosigkeit, Kollaps. Spätwirkung: hämorrhagische Nephritis. Diagnostisch wichtig: Carbolgeruch der Atmungsluft und des Erbrochenen, dunkelolivgrüne Harnfärbung (Carbolharn) durch Hydrochinonbildung. *Therapie:* Stets Magenspülung (geringe Perforationsgefahr), Verwendung von Magnesia usta, verdünntem Kalkwasser, Milch. Ricinusöl, Kollapsmittel. Phenol 1—2 g toxisch, 3—10 g letal.

Anlässe: Verwendung als Desinfektionsmittel, Suicid (Lysol besonders beliebt), Unachtsamkeit. Carbolverbände heute verlassen.

2. Halogene.

Chlor. *Chlorgasvergiftungen* erfolgen meist durch plötzliches Entweichen größerer Mengen aus Bomben oder Chlorkammern bei Betriebsunfällen. Der unangenehme Geruch, der schon in Verdünnung von 1 : Million bemerkbar ist, schützt im allgemeinen vor Vergiftungen. Als Kampfgas wurde Chlor kurze Zeit im Blasverfahren verwendet. *Symptome:* Schleimhautreizung, (1 : 20 000): Tränenfluß, Nießen, Kratzen im Hals, Husten. Bei höheren Konzentrationen (1 : 10 000) Atemnot, Brustschmerzen, Bronchitis, Bronchopneumonien. Konzentriertes Chlorgas wirkt akut tödlich. *Behandlung:* Frische Luft, Wasserdampf einatmen mit Zusatz von etwas Ammoniak oder Emser Salz. Analeptica.

Chlorsaures Kali ($KClO_3$) wurde früher als Gurgelwasser viel verwandt, Vergiftungen durch Verschlucken. Hämolytisch wirkendes *Blutgift.* Methämoglobinbildung. Toxisch von 1—2 g an. *Symptome:* Nach hohen Dosen Erbrechen und Durchfälle. Auch bei Fehlen derselben nach einigen Stunden blaugrüne Verfärbung der Lippen und des Gesichts, Atemnot, Erstickungsgefühl, Herzschwäche, Kollaps. Leberschädigung mit Ikterus, Nephrose mit wenig eiweißhaltigem, braunem Harn, zuweilen Ausgang in Urämie. Dosis let. min. 5 g. *Behandlung:* In den ersten 4 Stunden Magenspülung, Brechmittel (Apomorphin). Reichliche Flüssigkeitszufuhr, intravenöse Infusionen, Kollapsmittel. Die Niere entscheidet die Prognose.

Brom. Dämpfe wirken wie Chlor (selten).

Bromsalze ($NaBr$, KBr, NH_3Br). Als Sedativa verwandt. Bei Empfindlichen entsteht *Bromismus:* Acne, später Somnolenz. Todesfall nach 100 g NaBr beschrieben. Es sind Fälle von echter Bromsucht bekannt, wozu auch der chronische Mißbrauch von Bromural gehören dürfte.

Organische Bromverbindungen. Brommethyl und Bromäthyl sind narkotische Nervengifte. Gewerbliches Vorkommen. Cl und Br verdrängen sich gegenseitig aus dem Organismus, also bei Bromismus reichliche Kochsalzgaben.

Jod. Akute *Vergiftungen* selten durch Trinken von Jodlösungen (Jodtinktur, LUGOLsche Lösung), leichte Verätzungen des Magens, Nierenschädigung. Kollaps, Cyanose, Erbrechen, Harnverhaltung. Therapie: Kollapsmittel.

Chronische Vergiftungen. Jodismus durch Jod und Jodsalze (auch organische Verbindungen) infolge längerdauernder Jodtherapie. Die individuelle Empfindlichkeit gegen Jod ist sehr verschieden, in den Alpenländern höher als im Norden. Bei Überempfindlichen erzeugen kleinste Jodgaben (z. B. Verwendung von sog. ,,Vollsalz" im Haushalt) thyreotoxische Erscheinungen (Jodbasedow). Vorsicht bei Patientn mit Struma (s. Kapitel: innere Sekretion). *Symptome des Jodismus:* Dünnflüssiger Schnupfen, Bindehautkatarrh, Akne, Exantheme. *Behandlung* des Jodismus: Jod absetzen, symptomatische Therapie.

Fluor. Fluorsalze werden als Konservierungsmittel, Glasätztinte und gegen Ungeziefer verwendet. Fluorwasserstoffvergiftungen nur im chemischen Laboratorium. *Symptome:* Erbrechen, Durchfälle, Urticaria, Lähmungen des

Gehirnstammes, Krämpfe. Dosis let. 5—10 g. *Behandlung:* Magenspülung mit Kalkwasser, Calciumpräparate, Milch, Abführmittel, Analeptica.

3. Schwermetalle.

Viele Schwermetalle wirken lokal reizend und entzündungserregend. Das Metallion verwandelt Organeiweiß in Metallalbuminat, ferner ist die Säuredissoziation und die Oxydationsstufe für die Ätzwirkung maßgebend. Praktisch sind die Blei- und die Quecksilbervergiftungen von größter Wichtigkeit.

Blei (Pb). Die *akute* Bleivergiftung ist ohne praktische Bedeutung. Sie verläuft unter dem Bild einer akuten Gastroenteritis und wird mit Magenspülung und Abführmitteln behandelt.

Die *chronische Bleivergiftung* ist die wichtigste unter den gewerblichen Vergiftungen, wenn auch die früher häufigste Entstehung im *Buchdruckergewerbe* heute durch Einführung von maschinellen Betrieben und Sicherheitsmaßnahmen in größeren Betrieben wegfällt. Heute stammen gewerbliche Bleivergiftungen zumeist aus Akkumulatorenfabriken oder zahlreichen anderen der Bleiverarbeitung dienenden Betrieben. Sie erfolgen ferner bei nebensächlicher Verwendung von Blei in Form von Mennigekitten, Bleipuder (Emailfabrikation), beim Löten (Klempner), durch Einatmung von Lösungsmitteldämpfen von Bleifarben. Maler sind dagegen viel weniger gefährdet als früher, weil Bleifarben zu Anstrichen nicht mehr benutzt werden. Dagegen ist die Verwendung von Bleifarben in organischen Lösungsmitteln, im Spritzverfahren durch Einatmung von Dämpfen viel gefährlicher. Auch der Zusatz von Bleitetraäthyl und Bleimethyl zu Betriebsstoff zur Erhöhung der Klopffestigkeit von Benzinmotoren liefert neue Gefahren der Vergiftung. Gerade die Aufnahme durch die *Lunge* führt zu rascher und vollständiger Resorption der Bleidämpfe. Natürlich wird die Vergiftung durch äußere Umstände, wie mangelnde Lüftung in engen Arbeitsräumen, begünstigt. Die Zahl der Industrien, welche zu Bleivergiftungen führen können, ist sehr groß. Unter 3362 gemeldeten gewerblichen Vergiftungen des Jahres 1930 befanden sich 2008 Bleivergiftungen. Im gesamten Buchdruckergewerbe in Berlin und Leipzig betrug dagegen unter allen Erkrankungen die Zahl der Bleivergiftungen 1925 bis 1930 nur 0,2% pro Jahr, heute noch weniger. Die größte Zahl der gemeldeten Bleivergiftungen in diesem Gewerbe sind Fehldiagnosen, entstanden durch die überholte Vorstellung besonderer Gefährdung. Gegen die gewerblichen Bleivergiftungen treten andere Ursachen (Gebrauchsgegenstände, Eßgeschirr, Spielzeug) völlig zurück. Geschosse, (Schrapnellkugeln), welche im Körper stecken, sind selten Ursachen von Vergiftungen. Dagegen sind *Bleiendemien* größeren Umfangs durch Trinkwasser, welches in bleihaltigen Röhren stagnierte, vorgekommen (Leipzig 1930). Regelmäßige Untersuchungen des Leitungswasesrs auf Blei werden allgemein durchgeführt. Zur chronischen Vergiftung führt die tägliche Aufnahme von 1 mg Pb nach Monaten, von 5 mg schon nach einigen Wochen. Die Gefahr der Vergiftung ist um so größer, je feiner die Verteilung und je größer die Oberfläche ist (Bleistaub, Bleidampf). Eingeheilte Bleikugeln sind trotz ihrer großen Pb-Menge recht wenig gefährlich. Die größte Gefahr bietet die Inhalation. Verschlucken von Blei beruht oft auf Unsauberkeit beim Essen im Betrieb.

Im Organismus findet sich das Blei in *Depotform* im Skeletsystem, ferner vor allem in Leber und Niere. Die Ausscheidung erfolgt im Harn und Stuhl. Pathologisch im Sinne eines erhöhten Bleigehaltes des Körpers sind Werte im Blut über 0,06 mg Pb in 100 ccm, im Harn über 0,1 mg in 24 Stunden, im Stuhl über 0,5 mg in 100 g. Werte von mehr als 4 mg Blei im Stuhl finden sich nur bei reichlicher Bleiaufnahme (Entlarvung von Bleiessern bei Versicherungsbetrug). Der Nachweis eines erhöhten Bleispiegels im Blut ist bei entsprechenden Krankheitssymptomen beweisend für Bleivergiftung und möglichst in allen Fällen vornehmen zu lassen. Bei der Unsicherheit von Standardwerten und ihrem Schwanken mit dem Mineralstoffwechsel sind mehrtägige Untersuchungen wünschenswert.

Symptome: Mattigkeit, metallischer Geschmack, Appetitlosigkeit, Magendrücken, blasses Aussehen *(Bleikolorit)*. Das erste alarmierende Symptom ist häufig die *Bleikolik* oder in weniger ausgeprägter Form schmerzhafte spastische Obstipation mit eingezogenem Leib. Die *Bleianämie* kann sich frühzeitig entwickeln, ebenso *Tremor*. Spätere Erscheinungen sind *motorische Lähmungen*, fast pathognomonisch im Bereich der Vorderarmstrecker, seltener in anderen Gebieten. Die mit schweren cerebralen Störungen, besonders Erregungszuständen, Amblyopie einhergehende *Enephalopathia saturnina* ist heute eine äußerst seltene Spätschädigung. Andere Spätfolgen, welche auch als Bleischäden durch

Gefäßspasmen aufgefaßt werden, nämlich Hochdruck, Gefäßschrumpfniere und sekundäre Gicht, können nur mit äußerster Zurückhaltung und niemals ausschließlich als indirekte Bleischäden betrachtet werden. Bei Kindern kann die Bleivergiftung (Spielzeug) poliomyelitisartige Lähmungen und Bleimeningitis (japanische Säuglinge) hervorrufen. Leberschädigung mit Ikterus kann bei subakuter Vergiftung vorkommen, ferner Fieber (Gefahr von Fehldiagnosen).

Diagnose: Die Annahme einer Bleivergiftung darf nie auf einem einzelnen Symptom gegründet sein. Am häufigsten finden sich *vier* Symptome: 1. Der *Bleisaum* am Zahnfleisch, besonders der Schneidezähne, als Zeichen der Bleiaufnahme. Ablagerung von Bleisulfid in der Schleimhaut des Zahnfleischrandes durch Schwefelwasserstoff, der bei schlecht gepflegten Zähnen durch Fäulnis in der Mundhöhle entsteht; analog dem Wismut- und Quecksilbersaum nicht abkratzbar. Verwechslung mit Verfärbung bei Paradentosen häufig. 2. Das *Bleikolorit*, eine schiefergraue Blässe durch Kontraktion der Hautgefäße, kann schon vor stärkerer Anämie auftreten. 3. Die *Vermehrung der basophilgetüpfelten Erythrocyten* auf über 1000 je 1 Million Erythrocyten ist nur in Verbindung mit anderen Symptomen bedeutsam und wird vielfach überbewertet. Es handelt sich wohl um abartige, jugendliche Zellen, welche keineswegs für Blei spezifisch sind, sondern sich regelmäßig bei Anämien und Reizzuständen des Knochenmarkes finden. Zu ihrer Darstellung ist die MANSON-Färbung zu empfehlen. 4. Die vermehrte *Porphyrinausscheidung* (Protoporphyrin) im Harn, ebenfalls ein unspezifisches Symptom, ist ein Frühzeichen bei Bleivergiftung. Der qualitative Nachweis, der spektroskopisch leicht durchführbar ist, kann durch quantitative Messung ergänzt werden (Messung der Lumineszenzintensität nach FICKENTSCHER im Stufenphotometer). Die Diagnose der Bleivergiftung wird bei Auftreten von *Koliken* oder der typischen *Bleilähmung* klinisch mit Sicherheit zu stellen sein, wenn die zuerst genannten Symptome nachweisbar sind. In allen Fällen wird der Nachweis des über 0,06 mg-% erhöhten Bleispiegels im Blut für die Sicherung der Diagnose sehr wertvoll sein. Wichtige Voraussetzung der Annahme einer Bleivergiftung ist natürlich der Nachweis der Möglichkeit erhöhter Bleiaufnahme (Exposition, Bleirisiko), was oft eine genaue Kenntnis der Berufstätigkeit erfordert. Manchmal gelingt der Nachweis von Blei an den Händen durch Bildung von schwarzem Bleisulfid in den Falten und Nagelfalzen bei Abreiben mit Schwefelammonium. Die *Prognose* richtet sich nach der Schwere der Vergiftung und dem Zeitpunkt des Erkennens. Spätfolgen verschlechtern sie erheblich. Rezidive leichter Art können durch Mobilisierung von Depotblei aus dem Skeletsystem erfolgen (selten), jeder Rückfall erweckt den Verdacht erneuter Bleiaufnahme im Beruf oder zum Zweck des Versicherungsbetruges (Entlarvung durch Nachweis großer Bleimengen im Stuhl). Die individuelle Empfindlichkeit gegen Blei ist verschieden.

Behandlung: Verhinderung weiterer Bleiaufnahme. Bei Koliken intravenöse Calciumgaben (gluconsaures Ca), Wärme, Spasmoltica (Atropin oder Belladonnapräparate). Bei schweren Vergiftungen versucht man durch lactovegetabile, alkalische Kost und Calciumgaben zunächst die Deponierung des Bleies im Knochen zu begünstigen. Nach Eintritt von Besserung wird durch vorsichtige Mobilisierung des Bleies die allmähliche Ausscheidung aus dem Körper angestrebt. Dazu wird neben Umstellung auf kalkarme, saure Kost die Verabreichung von Jod (Kal. jodat. 10/200, 4—5 Eßlöffel tägl. während 2 Wochen stoßweise) empfohlen. Parathormon (Nebenschilddrüsenhormon) mobilisiert mit dem Kalk auch das Blei.

Die *Prophylaxe* der Bleivergiftung wird durch Überwachung, periodische Untersuchungen der in bleigefährdeten Betrieben Arbeitenden (Blutbild) und Blutbleispiegel, durch Feststellung der „Bleigefährdeten" und Überführung in unschädliche Berufe angestrebt, ferner durch Ersatz von Blei in Gewerbetrieben durch unschädliche Stoffe.

Quecksilber (Hg). Akute und chronische Vergiftungen verlaufen völlig verschieden. Ionisierte Hg-Verbindungen pflegen die akute, Hg-Dampf, (Inhalation) durch daraus im Organismus entstehende nicht ionisierte Verbindungen die chronische Vergiftung zu erzeugen. Die akute Vergiftung durch Hg-Dämpfe ähnelt dem Symptombild der chronischen Vergiftung. Die häufigste Form der akuten Hg-Vergiftung ist die *Sublimatvergiftung* ($HgCl_2$). Ähnlich verlaufen alle durch lösliche Hg-Salze bewirkten Vergiftungen (Cyanide, Nitrate, die diuretischen Komplexverbindungen Novarsurol, Salyrgan). Hydrargyrum oxycyanatum (Desinfektionsmittel) wirkt weniger stürmisch, ebenso das unlösliche Kalomel (Hg_2Cl_2), welches im Darm in lösliche Komplexsalze umgewandelt wird. Hg-Salben (Schmierkur) wirken percutan und durch Inhalation von Dämpfen.

Die akuten Vergiftungen entstehen entweder absichtlich oder durch Verwechslung von Arzneimitteln oder Überdosierung. Einführungswege sind außer den üblichen auch die Scheide (Sublimateinlagen, Spülungen). Die chronischen Vergiftungen durch Einatmen von Hg-Dämpfen sind meist Berufserkrankungen. Die Hg-gefährdeten Gewerbe sind vor allem Vakuumindustrie, Amalgamisierung, chemische, synthetische Industrie (Hg-Katalyse), Silbergewinnung, Haarbeizereien, (Hutmacher), Thermometerfabrikation, Schädlingsbekämpfung, dagegen ist die Spiegelindustrie durch Einführung des Silberspiegels heute fast bedeutungslos. Die Hg-Vergiftung ist nächst Blei die wichtigste gewerbliche Vergiftung, wenn auch viel seltener. Vergiftungen durch Amalgamplomben spielen keine Rolle. Die toxische Dosis von Sublimat beträgt 0,1—0,2 g, die tödliche 0,5 g. 1%ige Lösungen können bei Spülungen bereits toxisch wirken. Die Hg vor allem speichernden Organe und zugleich Ausscheidungsstätten sind Leber, Darm, Niere und Lunge.

Akute Vergiftungen (Sublimatvergiftung): Die Symptome sind metallischer Geschmack, Leibschmerzen, Erbrechen weißlicher Massen, Durchfälle mit blutigen, manchmal schwarzen (HgS) Stühlen und Tenesmus, schwerer, unter Umständen tödlicher Kollaps. Die Ursache dieser Erscheinungen ist die Entzündung des gesamten Magen-Darmkanals mit sichtbaren Verätzungen im Mund und Speichelfluß bei Vergiftungen *per os*. Die später einsetzenden *resorptiven* Wirkungen, welche bei nicht peroraler Zufuhr die ersten Symptome darstellen, sind Verminderung der Harnabscheidung bis zur Anurie und nachfolgender Urämie infolge Nephrose und anschließender Nekrose der Nierentubuli. Die Nierenfolgen werden erst nach einigen Tagen in bedrohlichem Grade bemerkbar, der Tod pflegt nach 5—11 Tagen einzutreten, bei Erholung besteht langdauernde Albuminurie. Als Folge der Ausscheidung des Hg im Darm entsteht vor allem eine schwere ulceröse Colitis mit ruhrartigen, blutig-schleimigen Durchfällen und quälendem Tenesmus, ferner die Hg-Stomatitis. Die Prognose der akuten Hg-Vergiftung ist auch nach Überleben der ersten schweren gastroenteritischen Phase durch die drohende Urämie unsicher.

Behandlung: Versuch unresorbiertes Gift zu entfernen, Magenspülungen (nur in der ersten Zeit), Kohle, Milch, Eiweißlösungen in großen Mengen trinken lassen, Abführmittel. Eine Entgiftung des resorbierten Hg durch intravenöse Gabe von 5—10% Natriumthiosulfatlösung kann versucht werden. Durch Injektion gesetzte Depots schwerlöslicher Hg-Salze (Oxycyanat) können chirurgisch angegangen werden. Kollaps, Colitis, Stomatitis sind symptomatisch zu behandeln. Gegen die Nierenschädigung werden 4% Traubenzuckerinfusionen und vor allem Kochsalzzufuhr im Stadium der Oligurie empfohlen, bei Anurie Nierendiathermie und paravertebrale Anästhesie (D/XII—L/II).

Akute Hg-Dampfvergiftungen kommen bei Kesselarbeiten, Nieten Hg-haltiger Gegenstände oder Platzen von Hg-Dampflampen vor. Nach einigen Stunden entstehen Übelkeit, Husten, Bronchitis, Kopfschmerz, Erbrechen, Zittern, in schweren Fällen Krämpfe und Bewußtlosigkeit mit nachfolgendem Tod.

Die chronische Hg-Vergiftung beginnt mit der Stomatitis mercurialis zuerst simplex, später ulcerosa und gangraenosa, Mundgeruch, metallischem Geschmack, Speichelfluß, feinschlägigem Zittern der Hände. Manchmal Hg-Saum (HgS). Die Zähne werden wacklig und fallen aus. Der chronische Mercurialismus ist hauptsächlich durch Erethismus, Tremor und im Endstadium durch Kachexie gekennzeichnet, also stehen neurologische Symptome im Vordergrund. Erethismus bedeutet ein Gemisch von psychischer Reizbarkeit mit Mattigkeit, Verlegenheit, Schwindel, Gedächtnisschwäche, Parästhesien. Der nunmehr grobschlägige Tremor umfaßt eine Gruppe motorischer Erscheinungen, z. B. Zuckungen der Mundwinkel und Polyneuritis, das kachektische Stadium zentrale und periphere Lähmungen, Halluzinationen, Delirien, Demenz (Encephalopathia mercurialis).

Die Diagnose der chronischen Hg-Vergiftung ist bei den überwiegend leichten Fällen, abgesehen von der Stomatitis, schwierig. Durch den chemischen Giftnachweis im Harn und Blut (über 6—7 mg in 1000 ccm spricht für Vergiftung) kann die Diagnose gestützt werden, vor allem aber durch den Nachweis der Hg-Aufnahme. Die individuelle Empfindlichkeit gegen Hg schwankt erheblich. Die *Behandlung* besteht in sorgfältiger Mundpflege, Adstringentien, Alkoholabstinenz, Jodkalium (stoßweise). Bei nervösen Störungen symptomatische Therapie. Entfernung aus dem Hg-Betrieb.

Thallium (Tl) dient als Ratten- und Mäusegift in Form von 2% Zelioweizen und Zeliopaste. Die Verwendung als Enthaarungsmittel ist aufgegeben. Gewerbliche Vergiftungen kommen kaum vor, jedoch scheint die Verwendung zur absichtlichen Vergiftung (Giftmord und Selbstmord) in Zunahme begriffen. Tödliche Dosis 0,7 g Thalliumacetat.

Die *akute Vergiftung* bietet ein charakteristisches Bild, gekennzeichnet durch: 1. gastroenteritische Symptome (Erbrechen, Durchfälle, krampfartige Leibschmerzen), 2. fortschreitenden Haarausfall (2.—3. Woche), vor allem der Kopfhaare, 3. polyneuritische Beschwerden mit quälenden Parästhesien, Schlaflosigkeit, Blasenstörungen, ferner hartnäckige Obstipation, gelegentlich Stomatitis. Der Nachweis des Tl im Harn oder in den Haaren (spektroskopisch) sichert die Diagnose. Verlauf schleppend, Eintritt der typischen Erscheinungen, abgesehen von der initialen Gastroenteritis, erst nach Tagen. *Behandlung:* Magenspülung, 3% Natriumthiosulfat intravenös, später Spasmolytica, Schlafmittel, Vitamin B_1.

Mangan (Mn) wirkt in zweiwertiger Form als Nervengift. Gewerbliche Vergiftungen vor allem durch Staubinhalation in Braunstein (MnO_2)-Mühlen und in Braunsteinbergwerken.

Die *chronische Manganvergiftung* zeigt sich in Müdigkeit, Schwäche in den Beinen, Zittern. Später tritt ausgesprochener *Parkinsonismus* mit Rigor, mimischer Starre, Sprach- und Bewegungsstörungen ein (hypertonisch-akinetisches Pallidumsyndrom), dazu labile Stimmung, Gedächtnisschwäche, Potenzstörungen. — Eine wirksame Therapie ist nicht bekannt.

Die *Manganpneumonie* stellt die durch manganhaltige Staubeinlagerung der Lunge erhöhte Neigung zu Pneumonien mit tödlichem Ausgang dar.

Zink (Zn) wirkt vor allem als Zinkchlorid ($ZnCl_2$) lokal ätzend, unter Auftreten heftiger Gastroenteritis und nachfolgender Nephritis. Auch die Entstehung von Magen- und Duodenalgeschwüren wird auf die Zinkvergiftung, welche mit Blei kombiniert sein kann, zurückgeführt. Das *Gießfieber* entsteht beim Messingguß. Die eingeatmeten Zinkoxyddämpfe führen in 6—8 Stunden zu Schüttelfrost, Fieber, Müdigkeit und Schlaf. Auch Kupfer, Cadmium und Nickeldampf erzeugen das gleiche Bild des „*Metalldampffiebers*", eine rasch vorübergehende Erscheinung.

Zinkvergiftungen kommen in galvanoplastischen Betrieben und Akkumulatorenfabriken (kombiniert mit Bleivergiftung) vor, ferner medizinal.

Kupfer (Cu)-Verbindungen werden schlecht resorbiert. Gegen Selbstvergiftung mit Kupfervitriollösung bietet die Brechwirkung einen gewissen Schutz. Gewerbliche Vergiftungen kommen durch Einatmen feinstaubiger Kupfersalze vor. Dabei werden Reizungen der Nasenschleimhaut, Erbrechen und ulcusartige Magenbeschwerden beobachtet. Ob Lebercirrhose, die experimentell durch Kupfer erzeugt wird, infolge chronischer Kupfervergiftung (Spritzen der Weinstöcke) entstehen kann, ist zweifelhaft. Die akute Kupfervergiftung kann unter schwerer Gastroenteritis und Kollaps zum Tode führen. Behandlung: Eiweiß, Milch, Magenspülung, Analeptica.

Wismut (Bi) kann in der Luestherapie toxische Wirkungen ausüben, welche der chronischen Bleivergiftung ähnlich sind. (Bi-Saum, basophilgetüpfelte Erythrocyten, Anämie, Durchfälle).

Chrom (Cr) wirkt in Form von Kaliumbichromat (0,5 g) akut giftig. Gewerbliche Vergiftungen bei Färben, Gerben, Beizen, bei Chromatdarstellung meist durch Staubinhalation. Die *akute Chromvergiftung* führt zu Gastroenteritis, Kopfschmerzen, Krämpfen und hämorrhagischer Nephritis. Gelbfärbung von Mund und Rachen erleichtert die Diagnose. Gefahr der Anurie. Magenspülungen, Alkalien. Die chronische Chromstaubinhalation verursacht eine charakteristische Perforation der Nasenscheidenwand.

Uran. Ein äußerst giftiges Schwermetall, bewirkt wie Chrom Gastroenteritis und Nierenschädigung.

Barium kann bei Wäscheappretur, in der Strohhutindustrie und als Rattengift akute Vergiftungen verursachen, die medizinale Vergiftung ist heute selten. Die Symptome sind heftige Gastroenteritis, Lähmung der Hals- und Extremitätenmuskulatur. Therapie: Sulfate.

Cadmium bewirkt in Dampf- und Staubform akute Reizerscheinungen an den Schleimhäuten, später Schwindel und Bewußtlosigkeit.

*Nickel*vergiftungen in Nickelbetrieben sind in Form der *Nickelkrätze*, hartnäckiger Ekzeme mit Ödem- und Juckreiz vor allem an der unbedeckten Haut und am Genitale häufig. Flüchtige, als Katalysatoren verwandte Nickelcarbonyle sind neurotrope Gifte.

Kobalt findet sich neben Arsen und Uran in den Bergwerken von Schneeberg im Erzgebirge. Die Möglichkeit des Zusammenhanges der Erzstaubinhalation mit dem *Schneeberger Lungenkrebs* ist naheliegend. In Joachimsthal werden gewerbliche *Radiumvergiftungen* bei Bergleuten und bei Arbeiterinnen, welche radioaktive Leuchtfarben verwenden, beobachtet. Die Hauptsymptome sind fortschreitende myelotoxische Anämie, Kiefernekrosen, sekundär kann tödliche Sepsis eintreten.

Eisen, Zinn, Silber, Gold haben keine wesentliche toxikologische Bedeutung, wenn man von medikamentösen Giftwirkungen absieht, welche vor allem bei der Goldtherapie in Form von Allgemeinsymptomen, Nieren- und Leberschädigungen vorkommen.

4. Metalloide.

Arsen (As) ist das klassische Gift für Giftmorde. Toxikologisch wichtig sind vor allem der Arsenik (As_2O_3), der Anhydrid der arsenigen Säure und deren Metallsalze (Schweinfurtergrün), der gasförmige Arsenwasserstoff (AsH_3), das Salvarsan und arsenhaltige Kampfstoffe. Als gewerbliches Gift wirkt Arsenik durch die Schädlingsbekämpfung (z. B. Ausstreuung von Arsenik-Calciumcarbonat durch Flugzeuge), durch Verwendung bei Kürschnern und Gerbern und zur Konservierung in Museen. Andere Ursachen sind Rattengift, arsenhaltige Tapeten, Verwechslungen. Die individuelle Empfindlichkeit ist sehr verschieden, die toxische Wirkung beginnt bei 0,01—0,03 g Arsenik, die minimal tödliche Dosis ist 0,06 g. Die Gewöhnung der Arsenikesser beruht auf veränderter Resorption und schützt nicht gegen parenterale Vergiftung.

Die *akute Arsenvergiftung* beginnt mit schweren gastrointestinalen Erscheinungen innerhalb 1—2 Stunden; Trockenheit, Kratzen im Rachen, Speichelfluß, danach heftiges Erbrechen, Leibschmerzen, profuse Durchfälle (Reiswasserstühle) und quälender Tenesmus, ein choleraartiges, schweres Krankheitsbild. Durch hochgradigen Wasserverlust schneller Verfall, Austrocknung, Wadenkrämpfe, schwerster Kollaps, oft rascher Tod am 1.—2. Tag im Koma. Bei weniger akutem Verlauf kann am 3.—4. Tag vorübergehend Besserung eintreten und trotzdem noch der Tod im Kollaps erfolgen. Bei subakuter Vergiftung kann nach wochenlangen Durchfällen durch Entkräftung und sekundäre Erkrankungen der Tod eintreten. In anderen Fällen stehen cerebrospinale Reiz- und Lähmungserscheinungen im Vordergrund (paralytische Form).

Die *Diagnose* wird durch Nachweis von weißen Arsenikkrümeln oder grünen Farbstoffen im Erbrochenen und durch Knoblauchgeruch der Atemluft (kann fehlen) unterstützt. Der Arsennachweis nach MARSH ist einfach und sicher, auch an der Leiche. Arsen wirkt vor allem als Capillargift, daher anatomisch enorme Anschoppung im Splanchnicusgebiet, klinisch der schwere Kollaps.

Die Behandlung der akuten Arsenikvergiftung erfordert 1. Magenspülungen mit reichlicher und fortgesetzter Kohle und Magnesia usta-Beigabe (Adsorption, Abführwirkung und Bildung schwerlöslichen Magnesiumarsenits). Die Wirkung des alten *Antidotum arsenici* (frisch gefälltes Eisenoxydhydrat, offizinell) ist nur adsorbierend. 2. Bekämpfung der Austrocknung durch große intravenöse Infusionen (mit Sympatol-Zusatz). 3. Energische Kollapsbehandlung.

Die *chronische Arsenvergiftung* tritt durch häufig wiederholte kleine Giftgaben ein, sie zeigt ein völlig anderes Bild als die akute Vergiftung und wird häufig verkannt. Sie stellt die abgefeimtere Form des Giftmordes dar. Die *gastrointestinalen* Symptome treten in abgemilderter Form auf: Appetitlosigkeit, Erbrechen, Darmstörungen. Dazu kommen Veränderungen der *Haut* und *Schleimhäute*, Trockenheit, Katarrhe der Bindehaut, Nase, Luftwege, Hautausschläge, Arsenkeratose (an Hand- und Fußsohlen, Beugeflächen), Arsenmelanose an Druckstellen, Haarausfall, weiße Querstreifen der Fingernägel (MEESsche Linien). Im Vordergrund stehen zentrale und periphere *nervöse* Erscheinungen: Kopfschmerzen, Parästhesien und Schmerzen an Händen und Füßen, Schwindel, Seh-, Hör und Geruchsstörungen. Schließlich tritt die Arsenlähmung ein, meist zuerst an der Streckmuskulatur der Füße (symmetrisch!). Auch das Blut beteiligt sich durch Erschöpfung der Blutbildung mit Anämie, meist sekundär, seltener perniciosaähnlich. Schließlich kommt es zu Degeneration von Herz, Nieren und Leber mit entsprechenden Störungen. Auch Raynaudartige Erscheinungen und Gangrän sind beschrieben. Es entsteht zuletzt ein schweres Siechtum mit Inanition und seelischem Verfall bis zum Tod. Differentialdiagnostisch sind chronische Erkrankungen, nervöse und Magen-Darm-Störungen und Kachexie anderer Ursache auszuscheiden. Wichtig ist in solchen Fällen an Arsen zu *denken*. Die Behandlung ist symptomatisch roborierend, der Verlauf auch leichterer Fälle sehr chronisch (langsame As-Ausscheidung).

Auch *örtliche* Arsenvergiftungen der Haut und Schleimhäute mit Erythemen, Katarrhen, Geschwulstbildungen (Perforation der Nasenscheidewand) unter starkem Zurücktreten resorptiver Wirkungen können vorkommen. Die *Arsenwasserstoffvergiftung* ereignet sich vor allem bei Herstellung von Wasserstoff. Schon Konzentrationen von 1 : 20 000 an sind giftig, tödlich 0,3—0,6 g. Die Einatmung erzeugt neben leichten Allgemeinerscheinungen nach 6—10 Stunden Hämoglobinurie und Ikterus durch *Auflösung der Erythrocyten*. In schweren Fällen werden $^3/_4$ der roten Blutkörperchen hämolysiert. Der Tod erfolgt durch innere Erstickung. In nicht rasch tödlichen Vergiftungen entstehen Leber- und Milztumor, hepato- und hämatogener Ikterus (bronzeartiges Kolorit) und Anämie, daneben Nierenstörungen, nach 2—4 Wochen kann noch der Tod erfolgen. Behandlung durch wiederholte Bluttransfusionen, O_2-Atmung, symptomatisch Kollapsmittel.

Salvarsan (Neosalvarsan). Todesfälle gehören nahezu der Vergangenheit an. Ikterus durch Leberschädigung ist selten. Dagegen kommen bei Überempfindlichen Exantheme, Erbrechen, akute hämorrhagische Diathesen (Thrombopenie) und Agranulocytose gelegentlich vor. Gegenmittel: Natriumthiosulfatinjektionen. Über weitere arsenhaltige Gifte s. Kampfstoffe, S. 747.

Antimon (Sb) steht dem Arsen chemisch und toxikologisch nahe. Chronische Vergiftungen kommen in Kautschukfabriken, Färbereien und Lederfabriken und bei Herstellung von Email und Lettern vor, akute Vergiftungen durch Brechweinstein (0,15 g tödlich).

Phosphor. Die Vergiftung mit gelbem Phosphor ist heute selten geworden (Änderung der Streichholzfabrikation, geringe medikamentöse Anwendung). Es kommen noch Selbstmordversuche (Rattengift) und Vergiftungen bei Phosphorfabrikation vor.

Die *akute Vergiftung* (0,05—0,1 g P) verursacht akute Gastroenteritis. Diagnostisch, wichtig ist der Knoblauchgeruch der Atemluft und Phosphorisieren des Erbrochenen. Nach 2—3 Tagen *akute gelbe Leberatrophie* mit allgemeiner hämorrhagischer Diathese. Tod nach 8—10 Tagen. Prognose unsicher. Behandlung mit Magenspülung durch 1% Kalium-Permanganatlösung (Oxydation) und große Kohlegaben, *keine Fette* (Löslichkeit), per os 30—40 Tropfen altes Terpentinöl in Salepschleim. Leberschutztherapie (Traubenzucker, Insulin).

Die *chronische* Phosphorvergiftung führt zu Knochenveränderungen, speziell der *Phosphornekrose* der Unterkiefer.

5. Gase und Dämpfe.

Gas- und dampfförmige Stoffe können als *Stickgase* die O_2-Atmung in der Lunge oder im Blut unterbrechen, sie können als *Reizgase* die oberflächlichen Gewebe der Luftwege schädigen und sie können *resorptive* Giftwirkungen ausüben. Die Gasresorption erfolgt sehr rasch, ebenso der Wirkungseintritt, wenn er auch manchmal erst nach längerer Latenzzeit bemerkbar wird. Die anorganischen Gifte dieser Gruppe sind bereits besprochen worden.

Kohlenoxyd (CO) ist die häufigste Ursache von Vergiftungen, sowohl der gewerblichen wie der beabsichtigten. Das Gas, ein unvollkommenes Oxydationsprodukt des Kohlenstoffes, ist zu 5—10% im Leuchtgas, zu 50% im Wassergas, zu 0,1—0,5% in Rauchgasen (rauchende Öfen), bis zu 7% in Auto-Abgasen enthalten. Reines CO ist geruchlos. Die Giftwirkung des CO besteht in der schwerlöslichen Bindung an das Hämoglobin des Blutes, welches dadurch für den Sauerstofftransport verloren geht. Die Affinität zu Hb ist 200mal größer als bei Sauerstoff. Infolgedessen ist schon bei 0,2% CO in einem Luftraum nach 1 Stunde die Hälfte des Hämoglobins in CO-Hb umgewandelt. 0,4% CO führen in 20—30 Minuten zur Beschlagnahme von 70% des Hämoglobins, womit die Grenze der Lebensfähigkeit erreicht ist. Die Empfindlichkeit ist individuell verschieden und richtet sich nach dem Sauerstoffbedarf (geringere Gefährdung im Schlaf). Die wirksame Grenzkonzentration ist 0,01% CO. Wie die Vergiftung, so ist auch die Entgiftung lediglich von den physikalischen Gasgesetzen abhängig, sie wird durch Erhöhung des O_2-Druckes im Blut und der Ventilationsgröße beschleunigt. Der Tod und alle Vergiftungserscheinungen erklären sich durch O_2-Mangel (Asphyxie).

Die Symptome der CO-Vergiftung sind je nach der eingeatmeten Konzentration verschieden. Höhere Konzentrationen führen nach wenigen Atemzügen zu Bewußtlosigkeit (z. B. Atmen aus dem Gasschlauch). Bei langsamerem Beginn tritt zuerst Kopfdruck, Schwindel, manchmal Erbrechen ein, dann Atembeklemmung und Bewußtseinsverlust. Die Hautfärbung bleibt rot. Im tiefen Koma ist die Atmung langsam, oft unregelmäßig und röchelnd, der Puls klein und frequent, im Harn wird häufig Zucker gefunden. Manchmal treten tonische Streckkrämpfe (Enthirnungsstarre) vorübergehend ein, die Körpertemperatur sinkt ab, der Tod erfolgt durch Atmungslähmung. Dauert die tiefe Bewußtlosigkeit 1—2 Tage an, so besteht in hohem Grade die Gefahr der hypostatischen Pneumonie und des Lungenödems, die dann den Tod herbeiführen. Je länger die Bewußtlosigkeit dauert, um so schlechter wird die Prognose. Beim Erwachen besteht retrograde Amnesie. Auch dann drohen noch *Nachkrankheiten*, vor allem durch Erweichungsherde im Gehirn, speziell im Globus pallidus. Sensible, trophische und motorische Störungen, Neuritiden, Verwirrtheit und Merkunfähigkeit, Psychosen, Sprachstörungen, extrapyramidale Syndrome können auftreten, also ein sehr mannigfaches und oft bejammernswertes Bild. Leichtere CO-Vergiftungen mit nicht über 5stündiger Bewußtlosigkeit heilen meist ohne Nachwirkungen.

Die *Diagnose* ist in anamnestisch unklaren Fällen durch den CO-Nachweis im Blut zu sichern, der nur bei frischen Vergiftungen gelingt. Am besten ist der spektroskopische Nachweis der zwei durch Schwefelammonium nicht verschwindenden Absorptionsstreifen des CO-Hb. Einfacher sind chemische Proben; mit 1% Tanninlösung gibt CO-haltiges Blut einen roten Niederschlag, CO-freies einen grauen Ton. Die *Behandlung* der CO-Vergiftung muß neben Verbringen in CO-freie Luft durch O_2-Inhalation mit 5—7% CO_2 bei dicht schließender Maske zur Anregung der Atmung für Verdrängung des CO aus dem Hämoglobin besorgt sein. Schwere Atemstörungen müssen durch künstliche Atmung (Biomotor) und durch chemische Anregung (Lobelin, Cardiazol, Coramin) angegangen werden. Dazu kommen alle Mittel der Kollapsbehandlung (s. S. 732), wobei auf Vermeidung von Krämpfen bei der bestehenden Bereitschaft zu achten ist. In schweren Fällen kommt Bluttransfusion in Frage, evtl. nach Aderlaß. Der Versuch durch Injektion von Methylenblau oder Thionin (Katalysin) katalytisch die Atmung zu beeinflussen, erscheint nicht ganz aussichtslos zu sein.

Die *Prophylaxe* der CO-Vergiftung ist ein wichtiges und vielseitiges Problem, besonders auch im Hinblick auf die Möglichkeit *chronischer Vergiftungen* durch geringe CO-Konzentrationen, wie sie im Verkehr der Großstadt z. B. vorkommen können. Die chronische Kohlenoxydvergiftung ist stark umstritten, da ihre Symptome nicht objektiv erfaßbare *neurathenische* Beschwerden sein sollen. Für die Begutachtung ist ein solches Krankheitsbild ein gefährlich schwankender Boden, weshalb große Zurückhaltung nötig ist. Vestibuläre Übererregbarkeit, unsicherer Gang, Schwindel, sekundäre Anämie werden als Symptome angegeben, deren häufiges Vorhandensein das Krankheitsbild vielleicht abgrenzen ließe. Eher zu beurteilen ist die Häufung mehrerer Fälle im gleichen Arbeitsraum, bei nachgewiesener erhöhter CO-Konzentration in der Luft. Die meisten Fälle halten jedoch der Kritik nicht stand.

Kohlensäure (CO_2) ist zu 5% in der Alveolarluft des Menschen vorhanden. Höhere alveolare Konzentrationen wirken atmungserregend und schließlich lähmend. Unter Krämpfen tritt der Tod durch Asyphyxie ein. Diese Gefahr besteht von 8% CO_2 in der Einatmungsluft an. Vergiftungen kommen in Kohlengruben, Tunnels, Kloaken und Bergwerken vor. CO_2 sammelt sich am Boden an (blaue Grotte, Capri). Vergiftungen (schwere Wetter) in Bergwerken entstehen oft durch CO-CO_2-Gemische. Zur Behandlung der CO_2-Vergiftung ist Anregung der Atmung mit physikalischen und chemischen Mitteln zur Abdünstung der CO_2 vordringlich.

Blausäure (HCN). Die Vergiftungen mit diesem augenblicklich tödlichen Gifte erfolgen meist durch Einnahme von Cyankali (KCN), welches durch die Salzsäure des Magens (individueller Faktor!) in Blausäure übergeht. Einatmung von Blausäuredämpfen (Laboratorien, Schädlingsbekämpfung) ist seltener. Cyankali wird häufig zu Selbstmord verwendet, außerdem in der Technik (Photographie, Galvanoplastik, Insektenvernichtung) gebraucht. Minimale tödliche Dosis per os 0,25 g KCN, 0,06 g reine Blausäure, toxische Dosis 0,1 g Cyankali. Bittermandelwasser enthält 0,1% CNH (60 ccm sind tödlich). Gasförmige Blausäure wirkt in Konzentration von 0,2—0,3 mg pro Liter Luft sofort, 0,12 mg in $1/2$—1 Std. tödlich, 0,02—0,04 mg sind unschädlich. Die *Blausäurevergiftung* tödlicher Dosen lähmt das Atmungsferment, indem sein für die Atmung notwendiges Eisen gebunden wird. Die plötzliche Hemmung der Sauerstoffübertragung aus dem Blut in die Gewebe führt zu sofortiger Lähmung des gegen O_2-Mangel am meisten empfindlichen Zentralnervensystems. Der Vergiftete stürzt — oft mit einem Schrei — tot zu Boden. Als Zeichen der Vergiftung findet man das venöse Blut von hellroter Farbe, weil es noch nahezu mit Sauerstoff gesättigt ist, ferner hellrote Totenflecke. Bei langsamerem Verlauf werden Beengung, Schwindel, Atemnot, Herzklopfen, langsame, krampfhafte Atmung beobachtet, bis dann unter Bewußtlosigkeit und Krämpfen der Tod eintritt. Blausäuregas kann lokale Reizwirkungen in Augen, Mund und Rachen hervorrufen. Der an Bittermandelöl erinnernde Geruch, das rosige Aussehen, ohne Cyanose, trotz Atemnot, kann die Diagnose stützen. Der Nachweis der Blausäure in Luft und Mageninhalt kann durch Benzidinkupferpapier leicht erbracht werden. Die *Behandlung* kommt fast immer zu spät. Bei langsamerem Verlauf Magenspülungen mit Oxydationsmitteln (3% Wasserstoffsuperoxydlösung), Methylenblau oder Natriumthiosulfat (1 g) intravenös. Künstliche Atmung, Hirn-Analeptica. O_2-Atmung zwecklos. Vergiftungen mit dem Düngemittel *Kalkstickstoff* (Calciumcyanid) wirken spezifisch (starke Gefäßerweiterung, Überempfindlichkeit gegen Alkohol).

Schwefelwasserstoff (SH_2) gehört wie Blausäure zu den giftigsten Gasen und ist schwerer als Luft, mit charakteristischem Geruch, schon in Konzentration von 0,0001 Vol.-% wahrnehmbar. Das Gas entsteht bei Eiweißfäulnis, in Kloaken (mit CO, CH_4, NH_3), Silos, Gerbereien, Abwässern. 0,1 Vol.-% sind sofort tödlich, 0,01% bei längerer Einatmung schleimhautreizend. *Die akute Vergiftung* führt rasch zu Bewußtlosigkeit und Atemlähmung. Bei langsamerem Verlauf gehen Erbrechen, Erregungszustände und Bewußtseinsstörungen vorher. Die chronische Einwirkung geringer Konzentrationen (0,01 Vol.-%) bewirkt Schleimhautreizung (Brennen der Augen, Katarrh der oberen Luftwege), Übelkeit, Gewichtsverlust, reizbare und depressive Stimmung. Die „neurasthenischen" Erscheinungen bilden sich langsam zurück. Vorsicht in der Diagnose der *chronischen* SH_2-Vergiftungen, außer bei gegebener Vergiftungsmöglichkeit. Chronische SH_2-Einatmung steigert die Empfindlichkeit gegen das Gift. Bei der akuten Vergiftung kann der spektroskopische Nachweis von Sulfhämoglobin versucht werden (Absorptionsstreifen im Rot).

Schwefelkohlenstoff (CS_2) kommt bei der Kautschuk- und Kunstseideverarbeitung als Lösungsmittel zur Anwendung. Die Dämpfe der flüchtigen Substanz sind giftig, 0,5 Vol.-% tödlich. Die seltene *akute* Vergiftung geht mit Erbrechen, Herzklopfen, Verwirrtheit, Krämpfen und Bewußtlosigkeit einher. *Die chronische Vergiftung* beginnt mit allgemeinen nervösen und psychischen Störungen (hysteriform). Objektiv finden sich Tremor, Ataxie, Paresen, Parkinsonismus, Augenstörungen durch retrobulbäre Neuritis. Der Nachweis objektiver Veränderungen ist zur Abgrenzung von funktionellen Neurosen sehr wichtig. Lange Dauer der Erkrankung mit guter Prognose. Berufswechsel anzuraten.

Tetrachlorkohlenstoff (CCl_4) wird als Lösungsmittel in der Industrie in zunehmendem Maße verwandt. Bei Einatmung tritt Hustenreiz, Benommenheit, Blutdrucksenkung und Bewußtlosigkeit auf. Ähnlich wirken andere Chlorkohlenstoffverbindungen, namentlich *Trichloräthylen* (Chlorylen) und *Tetrachloraethan*, welche zur Fettextraktion und als Zusatz zu Farb- und Lacklösungen dienen. Abgesehen von akuten narkotischen Vergiftungen sind *chronische* Vergiftungen der Arbeiter mit Kopfschmerzen, Schwindel, Appetitlosigkeit, in schweren Fällen Lähmungen, Opticus- und Leberatrophie beschrieben.

Auch andere leicht flüchtige, *organische Lösungsmittel* bekommen durch die ausgedehnte Anwendung im Spritzverfahren (bei der Lackierung von Karosserien) heute *zunehmende toxikologische* Bedeutung, z. B. *Amylalkohol* und *Amylacetat* (im Zaponlack). Ihre Einatmung erregt Verdauungsbeschwerden mit Gewichtsverlust und sekundärer Anämie.

Benzol, *Benzin, Toluol, Xylol* stehen sich toxikologisch nahe und sind wichtige gewerbliche Gifte, teils als Betriebsstoffe für Motoren, teils als organische Lösungsmittel in technischen Betrieben. Die Vergiftung erfolgt fast stets durch Inhalation und trägt chronischen Charakter. Bei akuten Vergiftungen, welche

Rauschzustände und Narkose bewirken, muß auch an eine Beimengung (CO, Bleitetraäthyl, Trichloräthylen) gedacht werden. Die Symptome sind nervöse Störungen, wie Schwindel, Kopfschmerzen, Zittern, Herzklopfen, psychische Depression, Neuritiden. In zweiter Linie führen diese Gifte, vor allem *Benzol*, zu schweren Störungen der Blutbildung mit sekundärer Anämie, Thrombopenie und Leukopenie. Die Knochenmarkschädigung ist ein wichtiges *Frühzeichen* der chronischen Benzolvergiftung.

Die *Toluol- und Xylolvergiftung*, welche neben Benzol vor allem beim Tiefdruck vorkommen, ferner bei Spritzlackierung, verursachen die gleichen Blutveränderungen, vor allem Neutropenie und Vermehrung der kleinen Lymphocyten. Durch alle diese Stoffe wie auch durch Tetrachlorkohlenstoff und Trichloräthylen kann infolge schwerer Knochenmarkschädigung das Bild der *Panmyelophthise* entstehen. Bei Benzol findet sich auch das Symptombild der hämorrhagischen Aleukie. Die schwere aregenerative Knochenmarksschädigung steht im Mittelpunkt, die spezielle Reaktionsform im Einzelfalle ist wohl klinisch, aber nicht diagnostisch bedeutsam. In der Rekonvaleszenz ist Polyglobulie häufig, dagegen ist die Entstehung von leukämischen Zuständen durch Benzolvergiftung abzulehnen. Für die *Diagnose* ist die Kombination der nervösen und Blutveränderungen, in leichten Fällen besonders der Granulocytenschwund neben der Anämie, wichtig. Die Beurteilung leichter Fälle ist schwierig und oft umstritten. Die *Behandlung* ist rein symptomatisch (Bluttransfusion, Leber, Arsen, sowie strenge Fernhaltung der Gifte). Neuerdings wird Vitamin C empfohlen, dessen Ausscheidung bei Vergifteten vermindert ist.

Nitrobenzol ist das wichtigste einiger *methämoglobinbildender Blutgifte*. Unter den *Nitriten* sind außer den Nitrobenzolen vor allem *Trinitrotoluol* und *Nitroglycerin*, ferner das *Anilin* und seine Derivate sowie *Phenylhydrazin* zu nennen. Die Wirkung beruht auf im Abbau entstehenden Hydroxylaminverbindungen, welche das Oxyhämoglobin der Erythrocyten direkt in Methämoglobin verwandeln. Die Symptome der Methämoglobinvergiftung sind Blaufärbung der Haut mit Blässe oder leichter Gelbfärbung (Ikterus durch Hämolyse), bräunliche Verfärbung und Zähflüssigkeit des Blutes, Übelkeit, Kopfschmerzen, Schwindel, Ohrensausen, Herzklopfen, Tachykardie, in schweren Fällen Krämpfe, Koma und Tod. Bei chronischem Verlauf treten schwere Anämien und Leberatrophie hervor, im übrigen sind die Symptome die einer abgemilderten akuten Vergiftung. Der Nachweis der Methämoglobinämie erfolgt *spektroskopisch* (charakteristischer Streifen im Rot-Orange, der nach Zusatz von Schwefelammonium durch Oxyhämoglobinbildung verschwindet). Die Vergiftung mit Di-Nitrobenzol, Di- und Trinitrotoluol kommt in der Sprengstoffindustrie vor, Mononitrobenzol dient als Mirbanöl zur Parfümherstellung (Abortivum). Die akute *Nitrobenzolvergiftung* zeigt einen charakteristischen Geruch nach bitteren Mandeln, das Bild ist durch die schwere Cyanose von der Blausäurevergiftung zu unterscheiden. Bei *Trinitrotoluolvergiftung* entsteht gelbbraune Verfärbung der Hände und Haare. Die medikamentös gebrauchten Gefäßmittel, Nitroglycerin, Kalium- und Natriumnitrit geben kaum Anlaß zu Vergiftungen durch Überdosierung.

Die *Anilinvergiftung* erfolgt häufig durch Lederschwärze, womit Schuhe schwarz gefärbt werden. Die akute Anilinvergiftung zeigt die Erscheinungen der Methämoglobinvergiftung, während die chronische ohne Methämoglobinbildung zu Anämie und Cyanose führen kann. Antifebrin und Phenacetin wirken als Anilinderivate entsprechend. Wichtig ist der häufig vorkommende Blasenkrebs der Anilinarbeiter, der auch nach Benzidin, Toluidin und Naphtylamin vorkommt. Diamine der Benzolreihe können bei Überempfindlichen Ekzem und Asthma hervorrufen; am wichtigsten ist das *Ursolasthma* bei Pelzfärbern (Paraphenylendiamin), welches eine echte Allergie darstellt.

Die Behandlung der *Methämoglobinvergiftung* muß die akute Gefahr durch Sauerstoffinhalation und Hirnanaleptica bekämpfen, ferner die Anämie durch Bluttransfusion, Leber und Arsen angehen. Je nach der Art der Vergiftung werden Magenspülungen, Abführmittel und Reinigung der Haut (Anilin) die ersten Maßnahmen sein. Die Prognose ist nicht ungünstig.

Als *Nitrosegase* werden mit einem Sammelnamen die niedrigen Oxyde des Stickstoffes, braunrote Dämpfe von NO und NO_2 bezeichnet, welche aus Berührung von Salpetersäure mit organischen Stoffen, Metallen oder aus Nitrocellulose entstehen. Vergiftungen kommen in der Metall-, Sprengstoff- und Celluloidindustrie vor.

Die *Nitrosegasvergiftung* besteht vor allem in anfänglicher Reizwirkung auf die Luftwege, in schweren Fällen kommt es nach scheinbarer Besserung mit einer Latenzzeit von einigen Stunden zu *Lungenödem* mit schwerer Atemnot, Lungenblähung und schaumig-serösem, rötlichem Auswurf, dann folgt meist der Tod. Andere Symptome entstehen durch Methämoglobinbildung und narkotische Wirkung. Die symptomatische Behandlung besteht in völliger Ruhe, großem Aderlaß, O_2-Atmung und später Analeptica.

Chemische Kampfstoffe. Die zum chemischen Krieg verwandten Stoffe sind Gase, Dämpfe und staubförmige feste Körper. Man unterscheidet 1. Augenreizstoffe, 2. Nasen- und Rachenreizstoffe, 3. Lungenreizstoffe und 4. Hautreizstoffe.

1. *Augenreizstoffe* sind Brom- und Chloraceton, Xylylbromid, sie reizen in minimaler Konzentration die Bindehaut (Tränengase). Therapie: frische Luft, Alkalispray. 2. Die staubförmigen *Nasen- und Rachenreizstoffe:* (Diphenylarsinchlorid (Clark I), Diphenylarsincyanid (Clark II), Diphenylaminarsinchlorid (Adamsit) werden als „Blaukreuz" zusammengefaßt und verursachen in Konzentrationen von 0,01 mg pro Liter unerträgliche Reizung der oberen Luftwege mit Niesen, Husten, Erbrechen. Ihre Verwendung als „Maskenbrecher" wird heute durch einen besonderen Filter der Gasmaske unmöglich gemacht. 3. Die *Lungenreizstoffe* (Grünkreuz) umfassen Chlorgas, Phosgen, Diphosgen (Perstoff) Chlorpikrin. Chlor und Phosgen sind auch gewerbliche Gifte; Phosgen entsteht durch Verbrennung von Chloroform (offenes Licht bei Chloroformnarkose) und Tetrachlorkohlenstoff. Die *Phosgenvergiftung* bietet ein eindrucksvolles Bild. Die Reizwirkung auf die Schleimhäute ist gering, Schutzreflexe treten nicht in Tätigkeit. Nach einer Latenzzeit von etwa 4 Stunden mit wenig gestörtem Allgemeinbefinden treten die Folgen einer Reizung der tiefen Luftwege und Alveolarepithelien ein: beginnendes *Lungenödem*; die Atmung wird flach, frequent und rasselnd mit dünnflüssigem, schaumigem Sputum und es stellt sich schwerster Sauerstoffmangel ein. Durch Flüssigkeitsverlust dickt das Blut ein, das rechte Herz wird durch erhöhten Widerstand im Lungenkreislauf erweitert und versagt, die Kreislaufschwäche vollendet das schwere Krankheitsbild. Tod am 1. oder 2. Tag, bei Überleben günstige Prognose. Geringe resorptive Wirkung. Die Behandlung verlangt absolute Ruhe, da Steigerung des O_2-Verbrauches schädlich ist und jede Mehratmung das Gas in intensivere Berührung mit der Lunge bringt, liegender Abtransport aus dem verseuchten Bezirk; bei beginnendem Lungenödem großer Aderlaß, O_2-Atmung, Traubenzuckerinfusion, Strophanthin, Analeptica. *Chlorpikrin* unterscheidet sich durch seine starke lokale Reizwirkung auf die Schleimhäute von Phosgen.

4. Die *wichtigsten Hautreizstoffe* der Gelbkreuzgruppe sind das *Dichlordiäthylsulfid* (Senfgas, Lost) und das *Chlorvinylarsin* (Lewisit), Flüssigkeiten mit leichtem Geruch nach Senf, bzw. Geranien, guter Haltbarkeit und starker Ätzwirkung. Nach einer Latenzzeit von 3—6 Stunden tritt starkes Brennen an den betroffenen Haut- und Schleimhautteilen ein, Blasen-, später Geschwürsbildung, an der Schleimhaut pseudomembranöse Auflagerungen (obere Luftwege). Durch die hohe Lipoidlöslichkeit Eindringen durch die Haut, Ausdehnung der Geschwüre, Keratitis, Sekundärinfektionen, schleichendes Siechtum, Bronchopneumonien, Lungenabscesse, resorptive Leber- und Nierenschädigung. Tod oft erst nach Wochen. Nur in den ersten 10 Minuten nach Berührung kann durch Chlorkalklösung (Oxydationsmittel) die Wirkung durch vorsichtiges Abtupfen oder Baden verhindert werden. Beschmutzte Verbandstoffe und verseuchte Bekleidungsgegenstände müssen beseitigt werden. Wundbehandlung feucht, Blaseninhalt absaugen, Salben (alkalische Augensalbe), Inhalation von Natriumbicarbonatlösungen. Symptomatische Behandlung (vgl. Assmann, Bd. I, S. 554).

6. Alkoholreihe, Narkotica, Schlafmittel.

Die zu dieser Gruppe gehörigen chemisch sehr verschiedenen Stoffe gleichen in Grundzügen ihrer pharmakologischen Wirkung dem Alkohol.

Die Toxizität der Alkohole nimmt mit der Wertigkeit ab, steigt mit dem C-Gehalt. Tertiäre und sekundäre Alkohole sind meist giftiger als primäre. Daneben zeigen sich qualitativ verschiedene Wirkungen, wodurch sich die besondere Giftigkeit des Methylalkohols erklärt.

Methylalkohol (CH_3OH) dient als Lösungsmittel in der Industrie und ist manchmal in minderwertigen alkoholischen Getränken enthalten; die Giftigkeit wird durch Beimengung von Allylalkohol und Aceton (Fusel) erhöht. Die individuelle Empfindlichkeit wechselt. Die Rauschwirkung ist geringer, die Giftwirkung dauert wegen der sehr langsamen Ausscheidung viel länger als bei Äthylalkohol und verursacht schweren „Kater". Bei regelmäßiger Aufnahme besteht die Gefahr der Summation.

Die akute Vergiftung (5—10 g) geht mit Schwindel, Kopf- und Leibschmerzen, nach längerer Incubation mit Sehstörungen (Scotome, Amblyopie) einher, manchmal tritt durch Opticusschädigung völlige doppelseitige Erblindung ein. Später folgen in schweren Fällen Herzschwäche, Kollaps mit schwerer Cyanose, Delirien, Bewußtlosigkeit und Tod durch Atemlähmung (30 g). Der Geruch der Ausatmungsluft ist diagnostisch wichtig, ebenso der Nachweis von Ameisensäure im Harn. Therapie mit ausgiebiger Magenspülung, Herz- und Kollapsmitteln.

Äthylalkohol (C_2H_5OH) ist ein überall verbreitetes Genußgift, der Verbrauch alkoholischer Getränke ist jedoch durch die Entwicklung des Sports und der Leibesübungen stark im Rückgang begriffen. Der Alkoholgehalt von Bier beträgt 3—5%, von Weißwein 6—8%, von Branntwein 40—55%. Die Empfindlichkeit gegen Alkohol ist sehr verschieden und wird durch Gewöhnung herabgesetzt; Kinder sind sehr empfindlich. Bei Abstinenten beginnende Intoxikation nach 30 g Alkohol, letale Dosis 100—200 g. Pharmakologisch werden 4 Stadien der Alkoholwirkung unterschieden: Die Excitation, der leichte Schlaf (hypnotisches Stadium), die Narkose und das asphyktische Stadium. Der Tod erfolgt durch Atemlähmung.

Die *akute Vergiftung* bewirkt zuerst Enthemmung, Euphorie, welche eine beabsichtigte, das Wohlbefinden und die Geselligkeit fördernde Wirkung als Genußmittel darstellt. Die Auffassungs- und Urteilsfähigkeit sind herabgesetzt, weshalb Kraftfahrzeuglenker auch kleine Alkoholmengen vor der Fahrt streng vermeiden sollen. Im späteren Stadium der Excitation folgen motorische Erregung, Streitsucht, Steigerung des Trieblebens (sexuelle Delikte), Ataxie, Sprachstörungen. Dann kommt das Stadium der Bewußtlosigkeit bis zum Koma mit reaktionslosen Pupillen, röchelnder Atmung, Erbrechen, Kollaps. Durch Störung der Wärmeregulation mit Erweiterung der Hautgefäße tritt Unterkühlung ein (Erfrierungstod). Als *pathologischer Rausch* wird Auftreten von Geistesstörungen mit verbrecherischen Triebhandlungen schon nach mäßigem Alkoholgenuß bezeichnet.

Die *Diagnose* der Alkoholvergiftung wird durch den Geruch der Ausatmungsluft und des Erbrochenen erleichtert. Von großer Bedeutung besonders bei Verkehrsunfällen ist der Alkoholnachweis im Blut nach WIDMARK. Die Behandlung besteht in Magenspülung, Weckmitteln (Hirnanaleptica), Schutz vor Wärmeverlust, Atmungsanregung.

Die *chronische* Vergiftung *(chronischer Alkoholismus)* geht mit Gewöhnung einher und entsteht überwiegend durch Schnapsgenuß. Als *Lokal*symptome durch chronische Reizwirkung entwickeln sich Rachen- und hypertrophischer Magenkatarrh, häufig mit Achylie und morgendlichem Erbrechen verbunden. Resorptive Folgen sind Parenchymdegenerationen von Herz, Nieren und Leber mit der Folge der atrophischen Lebercirrhose. Lokale Gefäßerweiterung führt zur Trinkernase. Am wichtigsten sind die Folgen am *Nervensystem:* alkoholischer Tremor, Alkoholneuritis, (Pseudotabes alcoholica), Sehstörungen, Impotenz und psychische Veränderungen, besonders des Charakters, Eifersucht, rücksichtsloser Egoismus, Verfolgungsideen, gesellschaftsfeindliches Verhalten, Halluzinationen, KORSAKOFFsche Psychose mit groben Gedächtnislücken und Konfabulation u. a. m. Meist sind es von Anfang an Psychopathen, welche dem chronischen Alkoholismus verfallen. Das Gesetz zur Verhütung erbkranken Nachwuchses verlangt die Sterilisation chronischer Alkoholiker, weil sie minderwertigen Nachwuchs erzeugen (Epilepsie). Die Entziehungskuren für süchtige Alkoholiker haben nur in besonderen Anstalten Aussicht auf Erfolg, die Beschaffungsmöglichkeit von Alkohol ist zu groß. Die Abstinenzerscheinungen sind ungefährlicher als bei Morphiumsucht.

Das *Delirium tremens* (Alkoholwahnsinn) ist eine akute Psychose, welche nicht durch direkte Alkoholvergiftung entsteht, sondern bei Alkoholikern durch Infektionen, Traumen und durch plötzlichen Alkoholentzug ausgelöst wird. Besonders groß ist die Gefahr bei Pneumonien. Die Häufigkeit des Delirium tremens hat mit dem Alkoholismus abgenommen. Die Symptome sind große motorische Unruhe, Ängstlichkeit, Schlaflosigkeit und *Gesichtshalluzinationen* (weiße Mäuse). Frühzeitige Erkennung ist zur Vermeidung von Unfällen nötig (Sturz aus dem Fenster). Dauernde Überwachung ist daher erforderlich, Entfernung aller Gegenstände, womit Schaden angerichtet werden kann, Verabreichung von Narkotica, Scopolamin sowie geringen Alkoholgaben.

Höhere Alkohole finden sich in bouquetreichen Weinen, in Fusel besonders Amylalkohol. Ihre Wirkung äußert sich in schlechter Bekömmlichkeit (Kater).

Äther (C_2H_5O = Schwefeläther), das am meisten gebrauchte Mittel zur Inhalationsnarkose, wird selten, besonders von Trinkern, als Genußgift inhaliert oder getrunken. Es verursacht brennende Wärmeempfindung im Rachen und Gesicht mit Hyperämie, Euphorie, dann Narkose. Geruch typisch. Die chronische Äthersucht (selten) entspricht dem Alkoholismus mit frühzeitigen nervösen Störungen.

Chloroform ($CHCl_3$) wird wegen seiner Giftwirkung als Narkoticum tunlichst vermieden. Seltene Anwendung zu verbrecherischer Betäubung. Die Gefahr der Chloroformnarkose besteht in Herzstillstand (bei unvorsichtiger Dosierung) in Blutdrucksenkung und Kollaps bei längerer Narkosedauer und in Leberparenchymstörungen (wie nach Phosphorvergiftungen) mit Nekrosen und nachfolgender akuter gelber Leberatrophie als Spätwirkung hoher Chloroformgaben. Die während der Narkose auftretenden Kreislaufstörungen sind mit zentral und peripher angreifenden Analeptica meist erfolgreich zu behandeln. Nach Chloroformnarkosen Leberschutztherapie durch kohlenhydratreiche Diät mit Traubenzucker, Eidotter, Insulinzusatz.

Chloralhydrat ($CCl_3CH(OH)_2$), das älteste Schlafmittel mit rascher und kräftiger Wirkung, teilt die Gefahren des Chloroforms und wird fast nur bei Kindern und Geisteskranken verwendet. Tödliche Dosis 5 g. Bei Selbstvergiftungen sind Magenspülungen, Analeptica, künstliche Atmung erforderlich.

Jodoform (CHJ_3) Vergiftungen aus Wundflächen, Cysten oder Wundhöhlen nach ärztlicher Anwendung sind heute selten geworden. Die Symptome sind Erregungszustände, Schaflosigkeit, Depression, Zittern, Herzklopfen, leichter Ikterus. Das Jodoformdepot ist möglichst zu entfernen, die Diurese anzuregen, Beaufsichtigung wegen Selbstmordgefahr.

Schlafmittel. Die Schlafmittel sind heute außerordentlich verbreitet, die Zahl der Schlafmittelvergiftungen ist ständig im Wachsen. Am häufigsten sind die akuten Vergiftungen in selbstmörderischer Absicht, welche an Zahl den Kohlenoxydvergiftungen wenig nachstehen. Daneben wird auch die chronische Vergiftung zunehmend häufiger. Trotz der fast unabsehbar großen Zahl der Schlafmittel ist das Bild der *akuten Vergiftung* ziemlich *einheitlich*. Je nach dem Grad herrscht leichte bis völlige Bewußtlosigkeit, die Reaktion auf sensible Reize ist erloschen, der Tonus schlaff, Bauchdecken und Cornealreflexe fehlen, die verengerten Pupillen reagieren noch auf Licht. Das schwere komatöse Stadium geht mit Blutdrucksenkung, völligem Reflexverlust, Wärmeregulations- und Atmungsstörungen und Kreislaufkollaps einher. Das Gesicht ist gerötet und gedunsen. Der Tod erfolgt auf dem Höhepunkt der Vergiftung an Atemlähmung oder Lungenödem (trophische Störungen) oder später durch sekundäre Bronchopneumonie infolge Aspiration oder Hypostase. In günstigen Fällen klingt die Bewußtlosigkeit in 1—2 Tagen ab. Auf die Phase der Bewußtlosigkeit folgt eine besonders bei Veronalvergiftung ausgesprochene Phase elementarer Bewegungsunruhe mit Herumwälzen, Muskelstarre und Krämpfen (Vorherrschen subcorticaler Automatismen). In einer 3. Phase werden die corticalen Funktionen schrittweise wiederhergestellt, neben Somnolenz herrscht ein Gemisch von läppischer Euphorie und Ängstlichkeit, auch Delirien kommen vor. In der letzten Phase der Wiederherstellung des vollen geordneten Bewußtseins finden sich noch cerebellar ataktische Sehstörungen und Schwäche. Bei der langsam ablaufenden, schweren Vergiftung mit Veronal, Luminal, Somnifen sind diese Phasen meist ausgeprägt, während in Vergiftungen mit Mitteln kürzerer Wirkungsdauer (Phanodorm, Noctal) die späteren Stadien zurücktreten. Die Gefährlichkeit der Schlafmittelvergiftungen ist von der resorbierten Giftmenge, ferner von der Geschwindigkeit der Entgiftung abhängig. Die Stoffe mit gesättigten Alkylresten (Veronal, Luminal) wirken wegen ihrer Stabilität lange nach, während diejenigen mit ungesättigten Alkylresten (Somnifen, Dial, Noctal, Pernocton) und die cyclisch ungesättigten Phanodorm und Evipan rasch abgebaut werden. Die stabilen Mittel finden sich auch unverändert im Harn (Veronal zu 70%, Luminal 30%), während die weniger stabilen großenteils bereits im intermediären Stoffwechsel entgiftet werden. Auch die Kumulationsgefahr ist bei der ersten Gruppe viel stärker.

Die *Diagnose* der Schlafmittelvergiftung wird aus dem klinischen Bild nur in dieser allgemeinen Form gestellt werden können. Bei Fehlen einer aufklärenden Anamnese ist der spezielle Giftnachweis im Harn oder Mageninhalt ausschlaggebend, der Nachweis im Blut und Liquor ist ebenfalls möglich. Die *Prognose* der Schlafmittelvergiftungen ist in schweren Fällen anfangs ganz unsicher, da Schwankungen im Verlauf auftreten und vor allem die große Gefahr der Pneumonie nicht beurteilt werden kann; die Kenntnis des Giftes erleichtert die Prognose. Als allgemeine Richtlinien für die *Behandlung* sind Magenspülung, Abführmittel (bei Veronal- und Luminalvergiftungen auch Liquorentnahme) zur Entfernung des Giftes zu nennen, ebenso wichtig ist die systematische Bekämpfung der tiefen Bewußtlosigkeit und ihrer Folgen für Kreislauf und Atmung durch analeptische Weckmittel (s. allgemeiner Teil), deren antagonistische Wirkung gegen Narkotica vielfach erprobt ist. Auch die Einatmung von O_2-CO_2-Gemischen kann anregend und regulierend auf die Atmung wirken, ferner sind periphere Kreislaufmittel wertvoll. Entscheidend für den Erfolg ist die zähe Ausdauer des Arztes, der oft eine planmäßige Polygramasie unter Anpassung an den Zustand des Vergifteten treiben muß.

Die wichtigsten Schlafmittel sind *Harnstoffderivate*, die Sulfongruppe wird kaum mehr verwandt (Sulfonal, Trional). Die *Barbitursäurederivate* sind die eigentlichen Schlafmittel, während die *Säure-Ureide* als Sedativa und Einschlafmittel mit kurzdauernder Wirkung verwendet werden. In enormen Dosen (10—15 g) wirken auch diese, z. B. Adalin, Bromural, Sedormid narkotisch, doch pflegt der Ausgang der Vergiftung nach 1—3 tägigem tiefen Schlaf günstig zu sein. Unter den Barbitursäuren ist das *Veronal* (Diäthylbarbitursäure) das stärkste und am meisten verwendete Gift mit langdauernder Wirkung (15% aller medikamentösen Vergiftungen erfolgen durch Veronal). Dosis letalis minima 3—4 g. *Luminal* (Phenyläthylbarbitursäure), *Dial* (Kurral), *Somnifen* sind ebenfalls starke Narkotica von anhaltender Wirkung und entsprechendem Vergiftungsbild. Dagegen sind *Phanodorm*, *Noctal*, *Evipan* von kürzerer Wirkungsdauer und erzeugen selten tödliche Vergiftungen trotz enormer Dosen (bisher kein Rezepturzwang dieser Mittel!). Im Vergiftungsbild mancher Schlafmittel treten erregende Wirkungen *im späteren Verlauf* stärker hervor (Veronal, Pernocton), was gewisse Vorsicht im Gebrauch zentralerregender Analeptica erfordert. *Veramon*-Vergiftungen (28% Veronal + Pyramidon) zeigen durch die Anwesenheit toxischer Pyramidonmengen ebenfalls erhöhte Krampfneigung. Häufig sind Schlafmittelvergiftungen durch Kombination verschiedener Mittel.

Die *chronische Schlafmittelvergiftung* wird nicht selten durch die Verordnung des Arztes gefördert. Durch chronischen Gebrauch und die mit zunehmender Gewöhnung gesteigerte Dosis der Schlafmittel entsteht bei Veranlagten (Psychopathen) die *Schlafmittelsucht*. Auch hier stehen heute nicht mehr Chloralhydrat und Paraldehyd, sondern die Barbitursäurederivate im Vordergrund. Der Schlafmittelmißbrauch kommt dem chronischen Alkoholismus und Morphinismus an Bedeutung schon sehr nahe. Bevorzugt werden die ohne Rezeptzwang erhältlichen wenig toxischen Mittel, vor allem *Phanodorm*, dessen geringe Giftigkeit rasche Steigerung der Dosis bei Süchtigen gestattet. Die Wirkungen sind Betäubung mit Euphorie, ferner Tremor, Rausch- und Dämmerzustände, Delirien und Halluzinosen. Die akuten Psychosen finden sich häufiger als bei Veronal- und Luminalmißbrauch. Die chronische Schlafmittelsucht gehört in psychiatrische Behandlung (strenge Entziehungskur). Sie kann mit Morphinismus verknüpft sein.

7. Alkaloide.

Die Alkaloide sind sehr stark wirkende Substanzen, die Vergiftungen sind meist schwer und pathologisch-anatomisch kaum erfaßbar. Die Wirkungsweise der Alkaloide ist chemisch nicht geklärt, sie haben eine spezifische Affinität zu bestimmten Teilen des Zentralnervensystems, welche ihren Wirkungscharakter bestimmt. Schon geringe Mengen können lebenswichtige Funktionen zerstören.

Die **Opiumgruppe** wird in ihrer Giftwirkung vom Morphin beherrscht, welches die Hälfte der Opiumalkaloide ausmacht. Die Vergiftung mit Opium stimmt mit der Morphiumvergiftung im wesentlichen überein, ebenso Pantopon, Laudanon, Dilaudid. *Morphium* wirkt in subcutanen Gaben von 0,03 g an toxisch, von 0,09 g an tödlich. Die Empfindlichkeit ist verschieden, besonders empfindlich sind Säuglinge. Die gewöhnliche tödliche Dosis per os ist 0,3—0,4 g. Die *akute Vergiftung* erfolgt meist in Selbstmordabsicht (Ärzte, Pflegepersonal), seltener durch Verwechslung und Überdosierung (Dilaudid). Die Symptome sind bei langsamer Wirkung vom Magen-Darmkanal aus Wärme und Behaglichkeit, dann Nausea und Erbrechen, danach ein sehr verschieden stark ausgeprägter Rauschzustand mit euphorischer Erregung, Schwindel, Juckreiz, Müdigkeit, Herabsetzung der Schmerzempfindung. Rasch folgt ein tiefer Schlafzustand mit Übergang in Koma mit Tonusverlust der Muskulatur und unregelmäßiger Atmung (Cheyne-Stokes), dann folgt langsame, tiefe Atmung mit Pausen (Keuchatmung) und schließlich der Tod. Die Atemtätigkeit als Ausdruck des Grades der Schädigung des Atemzentrums durch Morphin ist entscheidend für den Verlauf. Für die Differentialdiagnose gegenüber anderen komatösen Zuständen ist besonders die Morphinmiosis, die bis kurz vor dem Tod anhält, wichtig, außerdem der anfänglich gute Puls, die Harn- und Kotverhaltung. Der Nachweis des Giftes im Stuhl und Mageninhalt ist chemisch, im Harn auch biologisch (Schwanztest bei der weißen Maus) möglich.

Zur *Behandlung* der akuten Morphinvergiftung ist die Magenspülung auch bei subcutaner Zufuhr wiederholt anzuwenden, da Morphin in den Magen teilweise ausgeschieden wird. Als Zusatz zur Spülflüssigkeit ist Kohle zur Adsorption und Magnesiumsulfat (10 g) als Abführmittel zweckmäßig. Auch dünne Kaliumpermanganatlösung wird als Spülmittel empfohlen. Von Atropin als Antidot ist abzuraten. Dagegen ist die Injektion hoher Dosen von Weckmitteln (Cardiazol, Coramin, 2—5 ccm), ferner Lobelin (vgl. S. 752) solange zu wiederholen, bis eine bleibende Besserung eintritt. Es gelingt durch stundenlang fortgesetzte Behandlung mit zentralerregenden, analeptischen Mitteln gerade bei der Morphinvergiftung nicht selten einen sonst dem sicheren Tod Verfallenen durchzubringen.

Die *chronische Vergiftung* mit Morphin *(Morphinismus)* oder Opium *(Opiumsucht)*, welche in Form des verbreiteten Opiumrauchens im Orient verheerende Wirkungen ausübt, spielt auch im abendländischen Kulturkreis eine große Rolle, wobei die Spritze bevorzugt wird. Ärzte, Apotheker, Pflegepersonal stellen einen großen Teil der Morphinisten. Durch chronischen Gebrauch entsteht Gewöhnung, die immer größere Dosen zur gleichen Wirkung erfordert. Unterbrechung der Giftzufuhr bringt unangenehme Abstinenzerscheinungen, Durchfälle, Verstimmung, Schlaflosigkeit, Tremor, akute Psychosen. Die Mehrzahl der Morphinisten sind Psychopathen, die auch andere Narkotica reichlich verbrauchen. Die tägliche Dosis kann die toxische und tödliche Dosis weit übersteigen und über 1 g Morphin betragen. Die Symptome der chronischen Vergiftung sind Stoffwechselstörungen und nervöse Erscheinungen, Abmagerung, Anämie, welkes, gealtertes Aussehen, Kopfschmerz, Schlaflosigkeit, Impotenz, Stimmungswechsel. Unmittelbar nach der Spritze Euphorie, Frische, Lebhaftigkeit, dann wieder rascher Umschlag ins Gegenteil. Dadurch entsteht ein unbezwinglicher Drang nach Morphin. Später stellen sich schwere seelische Veränderungen mit ethischen Mängeln ein, ein erschütterndes Bild der Zerstörung der gesamten Persönlichkeit. Die *Diagnose* wird durch Auffinden zahlloser Stichnarben an allen selbst erreichbaren Körperstellen, vor allem am linken Unterarm, bestätigt. Die Behandlung durch Entziehungskur ist nur in geschlossener Anstalt möglich, die Rückfallsgefahr ist groß. Sehr oft sind äußere Schwierigkeiten oder Schmerzen der Anlaß zum Morphinismus bei energielosen Menschen. Der Arzt darf dazu nicht seine Hand reichen. Die richtige Verordnung schmerzstillender Mittel bedeutet gleichzeitig Prophylaxe gegen Morphiummißbrauch. Das *Opiumgesetz*, welches die Verordnung der Opiate gewissen Einschränkungen unterwirft, erschwert den Mißbrauch, doch scheut der Süchtige kein Mittel, um in den Besitz des Giftes zu gelangen. Neben Morphium werden vor allem Eukodal, Heroin, Dilaudid von Süchtigen bevorzugt. Dagegen führt Codeingebrauch nicht zur Gewöhnung.

Solanaceen. *Atropin*, *Hyoscyamin* und *Scopolamin*, Alkaloide der Nachtschattengewächse sind wichtige Arzneimittel (Extractum Belladonnae). Vergiftungen durch den Genuß von Tollkirschen, Stechäpfeln und Bilsenkraut sind heute selten, medizinale Vergiftungen kommen gelegentlich vor. Die Empfindlichkeit schwankt erheblich (toxische Dosis 1—15 mg pro die). Die *Atropinvergiftung* bewirkt Lähmung der parasympathischen Endapparate und cerebrale Erregung. Die Symptome sind Schwindel, Ataxie, starke Trockenheit im Mund, Durstgefühl, Erschwerung des Schluckens und Sprechens, Herzklopfen, Tachykardie, Gesichtsröte, Mydriasis, schließlich Erregungszustände (*Toll*kirsche), Delirien und Krämpfe. Die leichten Stadien der Vergiftung, wie Trockenheit, Mydriasis, Akkomodationslähmung treten bei Empfindlichen schon nach therapeutischen Dosen auf. Genuß von Tollkirschen reizt die Magenschleimhaut, Selbstschutz durch Erbrechen. Die Prognose auch der schweren Vergiftung ist meist günstig. Die Abgrenzung gegen Botulismus und Cocainvergiftung (Unterschied blasses Aussehen) kann schwierig sein.

Alkaloide.

Behandlung mit Magenspülung bei Vergiftungen per os: Sonde einfetten, Kohlezusatz, Abführmittel! Bei Erregungszuständen sind Schlafmittel (keine Opiate) zu injizieren oder rectal zu geben (Evipan, Luminalnatrium, Rectidon).

Die *Scopolaminvergiftung* läßt Pulsbeschleunigung, Erregungszustände und Delirien vermissen, dafür steht die *narkotische* Wirkung auf das Zentralnervensystem, vor allem auf die Motorik im Vordergrund. Die Lähmung des Parasympathicus ist in gleicher Weise vorhanden. Die minimal toxische Dosis ist $^1/_2$—1 mg. Todesfälle durch Scopolamin allein kommen auch bei großen Dosen nicht vor. Scopolamin-Morphin-Kombinationen werden zum Dämmerschlaf in der Geburtshilfe angewandt.

Nicotin, ein farbloses Öl der Tabakpflanze (Blätter), welches 1—7% des Alkaloids enthält, ist sehr giftig. 30—60 mg — der Gehalt einer leichten Zigarre — wirken bereits tödlich. Beim Rauchen gelangt Nicotin durch den Speichel und durch tiefe Inhalation in geringen Mengen zur Resorption, toxische Wirkungen vor allem beim Anfänger.

Die *akute Vergiftung* bewirkt Speichelfluß, Übelkeit, kalten Schweiß, kleinen und raschen Puls, Miosis, Durchfälle, Würgen und Erbrechen, in schweren Fällen Sehstörungen (Scotome), Krämpfe, Koma. Behandlung mit analeptischen Mitteln.

Die *chronische Nicotinvergiftung* führt in der häufigen leichten Form zu Herzklopfen, Extrasystolen und stenokardischen Zuständen, zu allgemeiner Neigung zu Gefäßkrämpfen (intermittierendes Hinken), Blutdruckerhöhung, Kopfschmerzen, Schwindel, Tremor, Dyspepsie mit Neigung zu Durchfällen (Zigarettenmagen), Scotomen. Die Behandlung besteht vor allem im Rauchverbot. Dieses muß absolut sein, wenn echte Angina pectoris besteht. Auch der Nichtraucher ist bei Aufenthalt in rauchigen Räumen leichter Nicotineinwirkung ausgesetzt. Gewerbliche Vergiftung kommt durch Tabakstaubinhalation bei Tabakarbeitern vor (Sehstörungen). Die Nicotinwirkung greift an den Synapsen des autonomen Systems in den Ganglien an und wirkt erregend und lähmend auf sympathische und parasympathische Funktionen.

Physostigmin und Pilocarpin sind parasympathische Reizgifte, die gelegentlich medizinale Vergiftungen verursachen. Die Symptome sind enorme Speichel- und Bronchialsekretion, profuse Schweiße, Miosis, Akkomodationskrampf, Durchfälle. Zur Behandlung ist das vaguslähmende Atropin geeignet.

Cocain wird wegen seiner lähmenden Wirkung auf die peripheren sensiblen Nerven zur Lokalanästhesie verwandt. Das Bild der Cocainvergiftung wird durch die erregende und lähmende Wirkung auf das Zentralnervensystem beherrscht. Ursache der Vergiftung ist meist die Verwendung der Cocablätter als Genußgift und das gefährliche Schnupfen von Cocainpulver. Die toxische Dosis beträgt 0,1 g, die tödliche 1,0 g. Die durch Verwechslung und Überdosierung vorkommende *akute Cocainvergiftung* erzeugt außer lokaler Anästhesie Trockenheit im Munde, Schwindel, Blässe, Angstgefühl, Mydriasis. Bei schweren Vergiftungen treten Erregungszustände mit Halluzinationen, Ataxie, Tremor, hochgradige Blässe auf, schließlich folgen unter Atemnot und Tachykardie Krämpfe, Koma und Tod. Der Ablauf der Vergiftung erfolgt rasch, nach 2 Stunden ist die Lebensgefahr vorbei. Die Resorption des Cocains durch die Schleimhäute (auch der Blase) geschieht leicht. Zur Unterscheidung gegenüber der ähnlichen Atropinvergiftung dient vor allem die Blässe des Gesichts. Die *Behandlung* muß auf Entfernung des unresorbierten Giftes von den Schleimhäuten durch reichliche Spülungen bedacht sein, bei Injektion Abschnüren der entsprechenden Extremität. Gegen die Unruhe sind Schlafmittelinjektion (Evipan, Luminalnatrium) oder Äthernarkose notwendig (kein Morphium geben), bei Lähmung schließlich Analeptica. Die Prophylaxe der akuten Cocainvergiftung wird durch Anwendung weniger giftiger Ersatzmittel besonders gefördert. Jedoch kommen auch nach solchen (z. B. Percain, Novocain) Vergiftungen vor. Die Verzögerung der Resorption der Lokalanästhetica nach Injektion durch Adrenalinzusatz ist wichtig.

Die *chronische* Cocainvergiftung *(Cocainismus)* ist in Süd- und Mittelamerika heimisch und als gefährlichste Rauschgiftsucht in der Nachkriegszeit in die europäischen Großstädte gedrungen. In Deutschland hat die Cocainsucht ihre Rolle ziemlich ausgespielt. Die häufigste Form ist das Schnupfen von Cocain. Die Erscheinungen sind Erregungen des sympathischen Nervensystems mit an Basedow erinnernder Beschleunigung von Puls und Atmung, feinschlägiger Tremor, Abmagerung, weite Pupillen. Die psychische Aktivität und die Sexualität nimmt zu. Ferner stellen sich Halluzinationen, Depressions- und Erregungszustände ein, in schwersten Fällen geistiger Verfall. Der Cocainschnupfer kann durch Perforation des Nasenseptums erkannt werden. Die Entziehungskur kann nur durch Anstaltsbehandlung erfolgen und gelingt leichter als bei Morphinisten.

Strychnin wird nur mehr selten in Selbstmordabsicht genommen, die Vergiftung ist äußerst qualvoll. Gelegentlich kommt sie durch Genuß von Giftweizen zur Rattenvertilgung vor. Die minimale toxische Dosis beträgt 0,01 g, die minmal tödliche 0,03 g, die therapeutische 1—2 mg. Die unbegründete Angst vor Vergiftung verhindert reichlicheren Gebrauch von Strychnin als analeptisches Mittel, trotzdem es wegen seiner langdauernden Wirkung gut geeignet ist.

Die *Symptome* sind die des *Tetanusanfalls*. Nach anfänglicher Steifigkeit der Glieder und des Halses und Schluckbeschwerden tritt der toxische Streckkrampf mit Opisthotonus ein; die Atmung stockt durch Beteiligung des Zwerchfells, der Blutdruck steigt, der Tod erfolgt durch Erstickung. Die Krämpfe treten in Abständen von wenigen Minuten auf und können durch äußere Reize ausgelöst werden. Die Behandlung mit Magenspülung ist im Krampfstadium nicht möglich. Die durch Erstickung bedrohlichen und quälenden Krämpfe müssen durch Narkose rasch verhindert werden. Diese ist am besten intravenös einzuleiten (Evipan) und nach Beseitigung der akuten Gefahr durch subcutane oder rectale Narkose weiterzuführen. In Narkose kann auch der Magen gespült werden. Völlige Fernhaltung äußerer Reize ist notwendig.

Chinin*vergiftungen* waren bei der Malariabehandlung mit großen Dosen nicht selten. Die Einführung von *Plasmochin* und *Atebrin* haben Chinin in der Malariabehandlung stark zurückgedrängt und erlauben bei Überempfindlichen ganz darauf zu verzichten. Die Symptome der Chininvergiftung sind scarlatiformes Exanthem, Schwindel, Ohrensausen, Erregung, Benommenheit, bei schwerer Vergiftung Kollaps und Tod an Herzlähmung.

Optochin kann durch Opticusatrophie zu Erblindung führen. Bei tropischer Malaria kann durch Chinin ein Anfall von Hämoglobinurie ausgelöst werden, das sog. Schwarzwasserfieber.

Ähnliche Erscheinungen wie nach Chinin können auch durch andere *Antipyretica* hervorgerufen werden. *Salicylsäure* und ihre Salze (Aspirin) verursachen Ohrensausen, Magenbeschwerden, Schlaflosigkeit oder Erregungszustände mit heiteren Delirien. Trotz enormer Dosen (20—40 g) Aspirin und mehr entsteht selten Lebensgefahr.

Atophan, eine Phenylchinolincarbonsäure, als Gicht- und Rheumamittel verwandt, verursacht bei längerem Gebrauch nicht nur Magenbeschwerden und Exantheme, sondern zuweilen schwere Leberschädigungen (akute gelbe Leberatrophie). Erstes Zeichen der Atophanschädigung ist Auftreten von Urobilinogen im Harn.

Pyramidon (Aminophenazon), ein ohne ärztliche Kontrolle sehr viel gebrauchtes Schmerz- und Fiebermittel, ist auch in seinen Kombinationen mit Schlafmitteln der Barbitursäurereihe nach dem Muster des *Veramon* sehr beliebt. Pyramidon allein kann in Mengen von 8—10 g unter epileptiformen Krämpfen tödlich wirken. In Kombination mit Schlafmitteln (Veramon, Allional) wirkt Pyramidon nicht entgiftend, oft treten dabei spastisch-hyperkinetische Erscheinungen neben der Narkose mehr hervor. Eine weitere Giftwirkung des Pyramidons bei Disponierten ist die Auslösung von *Agranulocytose*, welche größte Beachtung verdient; in seltenen Fällen kann diese auch durch andere Mittel, z. B. Sedormid, ausgelöst werden. *Arzneiexantheme* (Erythem, scharlach- und masernartige Ausschläge) finden sich ebenfalls bei allen Antipyretica, daneben aber auch nach zahlreichen anderen Mitteln, z. B. Luminal. Voraussetzung ist auch hier eine besondere Disposition *(Überempfindlichkeit)*.

Noch einige bekannte *Alkaloide*, die heute seltener Ursache von Vergiftungen sind, seien der Vollständigkeit halber genannt: Das *Aconitin* aus dem blauen Eisenhut, kann schon in Dosen von 4—6 mg tödlich wirken. Neben lokalen Reizerscheinungen verursacht es starke Parästhesien und Polyurie, später Krämpfe, curareartige motorische Lähmung und Tod an Herzlähmung. Ein ebenso altes Gift ist das *Coniin* des Schierlings (Socrates), welches aufsteigende motorische und schließlich Atmungslähmung bei erhaltenem Bewußtsein erzeugt. Schierling wird gelegentlich mit Petersilie verwechselt. Die *Hundepetersilie* wirkt durch ihren Coniingehalt giftig. Das Gift der Herbstzeitlose, *Colchicin*, wird als Gichtmittel angewandt, die toxische Dosis (5 mg) liegt nahe der therapeutischen. Die nach einer Latenz von einigen Stunden eintretende Vergiftung besteht in Kratzen im Hals, Schluckbeschwerden, Brechdurchfall, Koliken. Der Tod bei Vergiftungen mit Mengen über 10 mg erfolgt unter Krämpfen und Delirien an Herzlähmung. Auch die *Veratrin*vergiftung (Alkaloid der weißen Nießwurz) zeigt ähnliche lokale und resorptive Symptome.

8. Ätherische Öle, Glykoside.

Terpentinöl wird gelegentlich als Abortivum oder zu Suicid verwendet. Die Symptome sind nach Verschlucken: Übelkeit, Kopfschmerzen, Erbrechen, Durchfälle, bei Einatmung der Terpentindämpfe-Reizung der oberen Luftwege. Bei stärkerer resorptiver Vergiftung entstehen Nierenentzündung, Priapismus, Petechien, Bewußtlosigkeit. Bei Graviden kann Abort eintreten. Je nach Herkunft ist die Giftigkeit des Terpentinöls verschieden, die geringste toxische Dosis ist 1 Eßlöffel. Da Terpentin durch die Lunge ausgeschieden wird, ist der Geruch der Ausatmungsluft charakteristisch, ebenso derjenige des Harns (veilchenartig). Der Harn gibt Reduktionsproben (Glucuronsäure). Therapie: Magenspülung.

Als *Abortiva* werden verschiedene *ätherische Öle* seit alters häufig gebraucht, meist in Form der Droge oder als frische Pflanze. Dazu gehören Lebensbaum (Thuja orientalis) *Wacholder*, *Eibe* (Taxus baccata), Sadebaum, Juniperus sabina, Wermuth, Muscatnuß, Absinth, Petersilie, Kamille, Efeu. Auch Leinöl kann bei Verunreinigung durch Leinlolch (Lolium) Vergiftungen durch das Alkaloid *Temulin* erzeugen.

Die Symptome dieser Vergiftungen sind starke Reizerscheinungen des Magendarmkanals, Kontraktionen des graviden Uterus, bei schwerer Vergiftung Krämpfe, Bewußtlosigkeit; als Nachwirkung Leberschädigung (Fettleber) oder Nierenschädigung; diese finden sich besonders bei medizinalen *Eucalyptusölvergiftungen*, welche schon nach 3 g auftreten können.

Oleum chenopodii, welches Ascaridol enthält, ist als Wurmmittel vielfach verwendet worden, doch heute wegen seiner großen Giftigkeit großenteils verlassen. Besonders bei Kindern ist große Vorsicht notwendig. Die Mortalität der Vergiftungen ist hoch. Die Symptome sind Übelkeit, Erbrechen, Schwindel, Krämpfe und Bewußtlosigkeit. Besonders typisch sind Augenmuskellähmungen und Gehörstörungen, welche ausschließlich den N. cochlearis betreffen. Der Tod erfolgt im Koma. Auch andere Wurmmittel zeigen unerwünschte toxische Wirkungen. Das *Santomin* (Wurmsamen) erregt vor allem bei Kindern Gelbsehen und Krampferscheinungen. Der zur Bandwurmkur verwendete *Farnkrautextrakt* (Extraktum Filicis maris aether.) wirkt bei geschwächten, anämischen Menschen (Kur gegen Ancylostoma duodenale) und bei längerem Verweilen im Darm giftig. Die Symptome sind akute Gastroenteritis, oft mit nachfolgendem Ikterus, schwerer Kollaps, Benommenheit, Atemstörungen. Als Spätfolge können Sehstörungen durch Opticusschädigung (Atrophie) sich einstellen. Die Behandlung muß auf Entfernung des Giftes aus dem Magendarmkanal bedacht sein, die ja bei jeder Kur von größter Wichtigkeit ist. Die Verwendung von Ricinusöl ist (im Gegensatz zu früherer Ansicht) gestattet. 8 g Farnkrautextrakt sollen bei Wurmkuren nicht überschritten werden, bei Kindern 4 g. Die Wirksamkeit und Verträglichkeit wird bei Verabreichung durch die Duodenalsonde erhöht.

Digitalis, die Glykoside des roten und gelben Fingerhuts enthaltend, ist bei längerer Verabreichung von giftigen Nebenwirkungen gefolgt, deren Kenntnis wichtig ist. Die Injektion von Strophanthin wurde gelegentlich auch zu Giftmord verwendet.

Die Symptome der Digitalisintoxikation sind Dyspepsie, Appetitlosigkeit, Erbrechen, Durchfälle, erhebliche Pulsverlangsamung, sie sind teils lokal, teils resorptiv bedingt. Wichtiger noch sind Extrasystolen, vor allem Bigeminie und Überleitungsstörungen. Tödliche Vergiftungen entstehen durch Herzlähmung. Unter den Glykosiden sind noch die *Koloquinten* zu nennen, welche durch ihre drastische Wirkung auf den Darm toxisch wirken können.

9. Pilzvergiftungen (Mycetismus).

Die Vergiftungen mit Pilzen, welche fälschlich als eßbar angenommen werden, kommen hauptsächlich von Juli bis Oktober vor, Lorchelvergiftungen im April und Mai. Am gefährlichsten ist der *Knollenblätterschwamm* (Amanita phalloides), der mit dem Champignon verwechselt wird. Sein Genuß führt in 35—50% der Fälle zum Tod, oft von mehreren Familienmitgliedern. Nach einer Latenzzeit von mindestens 8, häufig 12 und mehr Stunden, treten plötzlich Übelkeit und Erbrechen ein, ferner Koliken, Durchfälle (reiswasserähnlich), es entwickelt sich ein choleraartiger, schwerer Zustand akuter Gastroenteritis mit starker Austrocknung, Bluteindickung, Wadenschmerzen und Kollaps. Am zweiten Tage treten häufig Benommenheit und Krämpfe auf, der Tod kann im Kollaps erfolgen. Bei Überlebenden folgt dann das Stadium der Leberstörung, zuerst Schwellung und Druckempfindlichkeit der Leber, dann Ikterus, gelegentlich akute Leberatrophie. Das Bild gleicht in diesem Stadium der akuten Phosphorvergiftung mit degenerativer Leberverfettung. Der Tod kann plötzlich erfolgen, auch noch nach scheinbarer Besserung bis zum 10. Tage eintreten. Die Behandlung muß vor allem den Kollaps und die Austrocknung beseitigen. Magenspülungen kommen wegen der Latenzzeit meist zu spät. Infusionen am besten mit 6% Dextroselösungen dienen gleichzeitig als Leberschutzbehandlung. Neue Versuche einer Serumtherapie erscheinen aussichtsreich. Das wirksame Gift ist das Amanitatoxin, während das hämolytisch wirkende Phallin meist nicht resorbiert wird.

Der *Fliegenpilz* (Amanita muscaria) verursacht seltener Vergiftungen als seinem Ruf als Giftpilz entspricht. Er enthält das vagusreizende Alkaloid Muskarin, doch wird das Vergiftungsbild nicht dadurch allein bestimmt (Beimischung von Muscariden mit atropinartiger Wirkung). In Sibirien wird der Fliegenpilz als Rauschgift genossen. Die Vergiftung beginnt mit einem rauschartigen Erregungszustand innerhalb 15—20 Minuten mit motorischer Unruhe, Schreien und Verwirrtheit. Dabei bestehen Pupillenerweiterung, Speichelfluß (seltener Miosis und Koliken). Später folgt Schlaf. Die Prognose ist besser als bei Knollenblätterschwammvergiftungen. Die Behandlung besteht in Magenspülungen, Abführmitteln, Analeptica; treten Muscarinsymptome hervor, so kann Atropin versucht werden. Bedrohliche Erregungszustände sind mit rasch wirkenden Narkotika (Injektion von Evipan, Luminalnatrium) zu bekämpfen. Ähnliche Vergiftungsbilder entstehen durch den Pantherpilz und den ziegelroten *Rißpilz*, welcher Muscarin enthält und mit dem Champignon verwechselt wird. Der *Giftreizker* enthält ein Capillar- und Krampfgift, welches ins Kochwasser übergeht. Die Vergiftung besteht in Krämpfen und Kollaps. Der praktisch nach dem Knollenblätterschwamm wichtigste Giftpilz ist die *Lorchel* (Helvella esculenta), welche vor allem das Blutgift *Helvellasäure* enthält. Frische Lorcheln sind giftiger als getrocknete. Das Vergiftungsbild gleicht dem des Knollenblätterschwamms, doch treten die ersten gastroenteritischen Erscheinungen schon nach wenigen Stunden ein; am 2.—4. Tage tritt Hämolyse und die Leberstörung hervor, der Tod kann durch akute gelbe Leberatrophie erfolgen. Ferner können Krämpfe und nachfolgende Lähmungen mit Koma auftreten. Die Prognose ist günstiger als bei Knollenblätterschwammvergiftung, die Behandlung entsprechend.

Die beste Prophylaxe der Pilzvergiftung besteht darin, daß jeder nur solche Pilze sammelt, die er genau kennt. Allgemeine Zeichen eines Giftpilzes gibt es nicht. Bei der Zubereitung ist sorgfältiges Abkochen und Weggießen des Kochwassers manchmal ein gewisser Schutz (Giftreizker, Lorchel).

10. Nahrungsmittelvergiftungen.

Die *Mutterkornvergiftung (Ergotismus)* entsteht durch Verunreinigung des Mehls mit dem Pilz Claviceps purpurea und hat zu allen Zeiten zu schweren Massenerkrankungen (Kriebelkrankheit) geführt. Die letzte große Epidemie war in Rußland 1926—1927; durch die bessere Reinigung des Korns besteht bei uns keine Gefahr des Ergotismus mehr. Im Mutterkorn (Secale cornutum) sind verschieden Alkaloide (Ergotoxin, Ergotamin = Gynergen u. a.) enthalten, deren medizinale Anwendung nur selten zu Vergiftung führt. Das Krankheitsbild des Ergotismus tritt in der *konvulsiven* und in der *gangränösen* Form auf. Die Erkrankung beginnt stets mit Dyspepsie, Erbrechen, Trockenheit im Halse, Parästhesien (Kriebeln) an den Fingern und Zehen. Bei der konvulsiven Form entwickeln sich tetanische Krämpfe und Kontrakturen der Beugemuskeln mit starken Schmerzen. Schließlich können Lähmungen, Aphasie, geistige Stumpfheit, Psychosen entstehen (Ergotintabes). Der gangränöse Ergotismus, der durch große Giftmengen entsteht, ist durch Gefühllosigkeit und plötzlich auftretende Gangrän der Finger und Zehen, die zu tödlicher Sepsis führen kann, gekennzeichnet. Die Ursache sind Gefäßkrämpfe. Die Wirkung der Mutterkornalkaloide beruht in Tonussteigerung der glatten Muskulatur, welcher durch Nitrite (Gefäße) und Spasmolytica (Eupaverin) zu begegnen versucht werden kann.

Kartoffelvergiftungen durch unreife neue oder gekeimte Kartoffeln sind auf erhöhten *Solaningehalt* zurückzuführen. Die Erscheinungen sind Brennen im Halse, Übelkeit, Erbrechen, Durchfälle, Benommenheit, manchmal Cyanose und Krämpfe. Die Prognose der als Massenerkrankung vorkommenden Vergiftung ist günstig. Häufiger sind *Paratyphus-B-Epidemien* durch Genuß von auf Vorrat zubereitetem *Kartoffelsalat*.

Fischvergiftungen durch spezifische Gifte sind nach Genuß des Roggens von Barben und des japanischen Fugu bekannt. Die durch den Genuß von Aalen und Zandern in Ostpreußen in den Jahren 1924—1926 und 1932 aufgetretene *Haffkrankheit* war durch aus Abwässern aufgenommene Gifte, wahrscheinlich *Harzsäuren* zu erklären. Die wichtigsten Symptome waren Hämoglobinurie und Lähmungen, zahlreiche Todesfälle. Muschelvergiftungen kommen vor allem durch *Miesmuscheln* und *Austern* vor. Es handelt sich dabei nur zum Teil um lähmende Giftstoffe, welche die Tiere aus dem Wasser gespeichert haben. Die meisten derartigen Vergiftungen entstehen durch bakterielle Verunreinigung und Zersetzungsprodukte und verlaufen unter gastroenteritischen Erscheinungen.

Die Mehrzahl aller Nahrungsmittelvergiftungen überhaupt entsteht durch *Bakterien* vornehmlich der *Paratyphus-* und GÄRTNER-*Gruppe*. Es handelt sich häufig um Erkrankung aller Teilnehmer einer Eßgemeinschaft, besonders wenn Nahrungsmittel schlecht und länger als erlaubt aufbewahrt werden. Die Symptome sind heftige, fieberhafte Gastroenteritis, oft mit schwerer, choleraartiger Verlaufsform. Der Tod kann im Kollaps (Austrocknung) erfolgen. Leichtere Erkrankungen klingen nach 2—3 Tagen wieder ab. Die Diagnose ist bakteriologisch, vor allem durch Stuhluntersuchung, sicherzustellen. Die Therapie besteht in Hungern, Ricinusöl, Infusionen, Analeptica. Isolierung der Erkrankten; Meldepflicht! Die Prophylaxe liegt in sorgfältiger Nahrungsmittelkontrolle und Aufbewahrung, besonders bei Massenverpflegung. Besonders wichtige Ursachen von Massenvergiftungen sind Wurst und Fleisch, Kartoffelsalat, Vanilleeis. Eine besondere Form der Fleischvergiftung stellt der *Botulismus* dar (vgl. Bd. I, Infektionskrankheiten).

11. Tierische Gifte.

Insektenstiche und *Bisse* erzeugen lokale und allgemeine Giftwirkungen und können je nach ihrer Lokalisation (Zunge, Lippe, Kehlkopf) und Zahl gefährlich werden. Bei Überempfindlichen können schwere anaphylaktische Erscheinungen (Fieber, Urticaria, Ödeme [Glottis], Gelenkschwellungen, Kollaps), die Folge sein. Als lokale Hilfsmaßnahmen sind Entfernung des Stachels (bei Bienen, Wespen, Hornissen), Betupfen der Stichstelle mit Salmiakgeist, kühle Umschläge, Ruhigstellung anzuwenden, im übrigen symptomatische Therapie, Kollapsmittel. Bei Stechmücken, Läusen, Zecken besteht außerdem die Gefahr von *Übertragung* bestimmter *Krankheitserreger*.

Eine besondere Form der Vergiftung, die heute bedeutungslos geworden ist, stellt die Einnahme von *Canthariden* (gepulverte spanische Fliegen) dar, welche als Hautreizmittel (zur Blasenbildung) verwendet werden. Innerlich verursachen sie Hämaturie, Nephritis, in schweren Fällen Krämpfe, Koma und Tod.

Schlangengift. In Deutschland kommt nur die *Kreuzotter* als Giftschlange vor, in Südeuropa auch die Aspis- und Sandviper. In tropischen Gegenden ist die Zahl der Giftschlangen weit größer. Die Gefahr des *Kreuzotterbisses* ist geringer als allgemein angenommen wird. Das Gift enthält ein lokal wirkendes Hämorrhagin und ein Neurotoxin. Todesfälle sind selten (unter 2%). Die Stärke der Giftwirkung ist vom Alter des Tieres, der Zeit seit dem letzten Biß und der Bißstelle abhängig. Meist werden barfuß gehende Kinder, die besonders gefährdet sind, beim Beeren- oder Pilzesuchen gebissen. Die Symptome sind Schmerz, Schwellung und bläuliche Verfärbung der Bißstelle und ihrer Umgebung mit Blutaustritt ins Gewebe. Rasch danach treten allgemeine Vergiftungserscheinungen auf, nämlich Übelkeit, Erbrechen, Durstgefühl, Schwäche, und in schwereren Fällen schließlich Krämpfe, Delirien, motorische und Atemlähmung. In 7—9 Tagen wird die Vergiftung meist überwunden. Manchmal wird ein Finger oder eine Zehe durch den Bis gangränös. Schlangenbiß in eine Vene kann schon in wenigen Minuten tödlich wirken.

Die *Behandlung* erfordert möglichst schnelles Abbinden des verletzten Gliedes, jedoch nur bis zur venösen Stauung, um Resorptionsverzögerung zu erzielen. Ferner sind die Bißpunkte durch tiefe Schnitte zu verbinden und auszusaugen. Schlangengift ist per os unwirksam. Zerstörung des Giftes im Gewebe kann durch Injektion von 1—3%iger Kaliumpermanganatlösung oder Chlorwasser (Eau de Javelle) versucht werden. Das wichtigste Mittel ist die möglichst frühzeitige Injektion von *Schlangenserum*, welches durch Immunisieren von Pferden mit europäischen Schlangengiften gewonnen ist. Die Injektion von 10 ccm in die Gegend des Bisses (Serüle) schützt noch nach 1 Stunde gegen die tödliche Dosis. Später ist intramuskuläre und intravenöse Injektion von 20 bis 40 ccm des Serums erforderlich (Vorsicht wegen Anaphylaxie). Die Allgemeinerscheinungen sind ferner symptomatisch mit Analeptica zu bekämpfen. Die Behandlung mit hohen Alkoholdosen (Volksmittel) ist unzweckmäßig.

Literatur.

AXMACHER, F.: Allgemeine Pharmakologie. Berlin: Julius Springer 1938.
BAADER, E. W.: Gewerbekrankheiten. Berlin u. Wien: Urban & Schwarzenberg 1931.
BREZINO, E.: Die gewerblichen Vergiftungen und ihre Bekämpfung. Stuttgart: Ferdinand Enke 1932.
FLURY, F. u. F. ZERNIK: Schädliche Gase. Berlin: Julius Springer 1931.
FLURY, F. u. H. ZANGER: Lehrbuch der Toxikologie. Berlin: Julius Springer 1938.
LESCHKE, E.: Die wichtigsten Vergiftungen. München: J. F. Lehmann 1933.
MUNTZSCH, F.: Die chemischen Kampfstoffe. Leipzig: Georg Thieme 1937.
STARKENSTEIN, E.: Lehrbuch der Pharmakologie, Toxikologie und Arzneiverordnung. Leipzig u. Wien: Franz Deuticke 1938.
STARKENSTEIN, E., E. ROST u. J. POHL: Toxikologie. Urban & Schwarzenberg 1929.

Krankheiten aus äußeren physikalischen Ursachen.

Von

G. KATSCH-Greifswald.

Mit 1 Abbildung.

Krankheiten durch Luftdruckveränderung.
Druckluftkrankheit.
(Preßluftkrankheit, Caissonkrankheit, Taucherkrankheit.)

Der Taucher steigt mit Helm und gasdichtem Taucheranzug in die Tiefe. Der Druck in dem Luftraum, den der Anzug bildet, muß durch eine Luftpumpe so hoch gehalten werden, wie es die darauf lastende Wassersäule erfordert. Das macht für je 10 m Tiefe etwa 1 Atmosphäre aus. Arbeit in solcher Druckluft ist schwer und ermüdend. Sie soll nur kurze Zeit durchgeführt werden. — Weniger hoch sind die Drucke in den Caissons, die man bei Bauten von Brückenpfeilern und Docks verwendet, sowie bei Tunneln unter Flüssen und im Grundwasserbereich. In solchen Caissons arbeiten (z. B. beim Bau des Elbtunnels) zahlreiche Arbeiter bei Drucken von selten mehr als 3 Atmosphären.

Gefahren entstehen nicht bei der Arbeit und nicht durch den Druckzuwachs, sondern erst bei der *Druckentlastung*. Die vielseitigen vorkommenden Symptome beruhen darauf, daß bei schneller Druckentlastung Gasblasen in Geweben, Gefäßen, serösen Höhlen, Gelenken frei werden. Befindet sich ein Mensch in Druckluft, so wird in vermehrter Menge Sauerstoff und Stickstoff durch die Lungen in das Blut und dann in die Gewebe aufgenommen. Die Gewichtsmengen des absorbierten Gases sind nach dem BOYLEschen Gesetz proportional dem Druck. Während der Sauerstoff verbraucht wird, wird der Stickstoff wie im toten Gewebe nur rein physikalisch gebunden. Die dem Außendruck entsprechende Sättigung der Gewebe mit Stickstoff wird freilich nur langsam erreicht, weil Grenzflächen die Gasdiffusion zwischen der Außenluft und dem Gewebe aufhalten. Man nimmt an, daß erst nach etwa 9 Stunden eine volle Sättigung der Gewebe mit Stickstoff erreicht ist. Es können immerhin bedeutende Stickstoffmengen aufgenommen werden. Menschliches Fett und Lipoid (Zentralnervensystem) absorbieren 5—7mal mehr N als Wasser, so daß ein Mann von 70 kg bei voller Sättigung pro Atmosphäre Außendruck etwa 1 l Stickstoff in seinem Gewebe bindet. Bei langsamer Druckentlastung wird dieser N durch die Lungen abgelüftet. Bei *plötzlicher* Druckentlastung reicht dieser Entlüftungsmechanismus nicht aus, denn das Blut kann jeweils nur eine beschränkte Menge Stickstoff aufnehmen und transportieren. Es entsteht nach den Umständen eine erhebliche Übersättigung der Gewebe. Und der vorher unter Überdruck absorbierte *Stickstoff muß sich in Gasblasen entbinden*, so wie beim plötzlichen Öffnen einer Mineralwasserflasche die Kohlensäure in Blasenform frei wird. Das erzeugt Spannungen („bends") in Geweben und Gelenken und Jucken in der Haut. Blutgefäße können nach Art der Gasembolie verstopft werden. In der Haut kann die Capillarverstopfung zu tiefschwarzblauer Verfärbung führen, in schweren Fällen diffus, sonst in eigentümlicher Felderung. Die *blaue Marmorierung* verstärkt sich bei Hustenstößen oder beim VALSALVASCHEN Versuch (MELLINGHOFFsches Zeichen). Durch die Blutstauung in den Geweben sinkt die zirkulierende Blutmenge bis zum Kreislaufkollaps. Im Nervengewebe können schwere Schäden entstehen. Besonders gefährdet ist die weiße Substanz des Dorsalmarkes: sie absorbiert reichlich Stickstoff (freilich erst nach längerer Einwirkung des Überdruckes), während wenig Blutgefäße für dessen Abfuhr zur Verfügung stehen. So wurden Paraplegien mit Blasen- und Mastdarmstörungen beobachtet, spinale Erkrankungen, denen bei Anaemia perniciosa ähnlich; aber auch cerebrale Lähmungserscheinungen im Gebiete verschiedener Hirnnerven; psychische Störungen, Bewußtseinstrübung, Todesfälle. Oft gehen selbst schwere Störungen, Lähmungen auffallend gut zurück. Als späte Nachkrankheiten kommen Arthritiden vor.

Wenn im Prinzip die Erkrankungen bei Tauchern und bei Caissonarbeitern gleichartig sind, so ist der Taucher stärker gefährdet, weil höhere Drucke bei ihm zur Anwendung kommen (5—6 Atmosphären Überdruck), so daß die Gewebe viel Stickstoff aufnehmen können. Andererseits verbietet die anstrengende Taucherarbeit ein längeres Verweilen in der Druckluft von selbst (Regel: nicht mehr als 10—15 Minuten), so daß bei vernünftiger Handhabung die Sättigungsgrenze bei weitem nicht erreicht wird. Der Caissonarbeiter wiederum arbeitet zwar in geringerem Überdruck (1—3 Atmosphären); doch werden Arbeitsschichten von mehreren Stunden vertragen, so daß der Zeitfaktor die Gefahr beträchtlicher Stickstoffsättigung heraufbeschwört. (Die Arbeitszeit regelt das „Preßluftgesetz".)

Vorbeugend keine Arbeiter mit minderwertigem Zirkulationssystem zulassen! Auszuschließen sind ebenso Anämische, Menschen mit eingeschränkter Respirationsfläche, Fettsüchtige, schließlich Ohrenkranke (s. u.). Wichtig ist Beschränkung der Arbeitszeit (um so kürzer, je höher der Druck). Besonders wichtig, daß die Druckentlastung *stufenweise* erfolgen soll. Treten Symptome auf, so ist sofortige *Rekompression* nötig. Diese ist die beste und einzige *Therapie* (während Sauerstoffatmung sich wenig bewährte). Erkrankungen sind noch 8 Stunden nach der Dekompression beobachtet worden.

Taucher- und Caissonkrankheit entstehen *plötzlich* im Augenblick der Gasblasenbildung: es sind daher Unfall-, nicht Gewerbekrankheiten. — Neuerdings verwendet man in Amerika in Caissons statt Druckluft ein Helium-Sauerstoffgemisch und vermeidet dadurch die Caissonkrankheit.

Störungen durch Wechsel des Luftdruckes.

Bei verschlossenen Tuben kommen heftige Ohrschmerzen und Trommelfellplatzen vor, wenn sich der Luftdruck schnell ändert, sowohl bei Kompression als auch während der Dekompression im Caisson, bei Aufstieg wie bei Landung des Flugzeugs. Schluckbewegungen und Gähnen nutzen bei verstopften Tuben nichts. Ähnlich kann der Druckausgleich in den Nasennebenhöhlen mangelhaft sein, wenn ihre Verbindung zur Nase verstopft ist. Der Sturzflieger bekommt dann Kopfschmerzen bis zur Gefährdung der Flugsicherheit. Auch Zahnschmerzen, wenn unter einer Zahnfüllung Bakterien Gase bilden.

Höhenkrankheit.

(Krankheit durch Luftdruckverminderung, Fliegerkrankheit, Ballonkrankheit, Bergkrankheit, Sorocho.)

Gelangt ein Mensch in beträchtliche Höhe, so tritt in Abhängigkeit von der niederen Sauerstofftension eine Hypoxämie ein. Diese ist Ursache der Symptomenkomplexe, die unter verschiedenen Namen beschrieben werden. Höhenkrankheit tritt in jeder Höhe auf, wenn der O_2-Bedarf die O_2-Zufuhr übertrifft, wofür besonders das Gehirn empfindlich ist. Gewöhnung mindert die Empfindlichkeit gegen solche Schädigungen. Es gibt ein Training für die Höhe und eine Akklimatisation. Auch konstitutionell sind die Menschen verschieden empfindlich. Kälte steigert die Bereitschaft, ebenso Sonnenschein und Windstille, dann aber körperliche Anstrengung, auch Angst an gefährlichen Stellen im Gebirge. Es scheint auch noch klimatische Nebenursachen zu geben, vielleicht luftelektrische Verhältnisse. Durch die verstärkte Atmung und die Trockenheit der Höhenluft entsteht auch ohne sichtbares Schwitzen ein ausgeprägter Wasserverlust. Schon in geringen Höhen vermindert sich die Kohlensäurespannung in der Alveolarluft. Bei 2000 m Höhe findet sich individuell verschieden eine leichte Verminderung der Sauerstoffsättigung im Blut. In 4000 m Höhe zeigen sich durchschnittlich die ersten Krankheitserscheinungen. In 8000 m Höhe oder früher entsteht Lebensgefahr. Bei Zufuhr von reinem Sauerstoff werden Höhen bis 14000 m vertragen. Welthöhenrekord im offenen Flugzeug 14 433 m (Donati 1934). In noch größeren Höhen fängt das Blut an zu sieden. Sie sind nur im gasdicht geschlossenen Stratosphärenflugzeug erreichbar. Flugzeugweltrekord mit Überdruckanzug ist zur Zeit eine Höhe von 15 655 m (Pezzi 1937).

Die Erscheinungen des O_2-Mangels bestehen zuerst in Ausgleichsbemühungen des Organismus: Pulsbeschleunigung, Verstärkung der Atmung, Veränderung des Schlagvolumens. Dann folgen die Empfindung des Lufthungers bis zu schwerer Dyspnoe und frühzeitig psychische Erscheinungen, Müdigkeit, Trägheit, Kritiklosigkeit, Ungeschicklichkeit, Entschlußlosigkeit, Bewußtseinsstörungen. Diese sind besonders für den Flieger gefährlich. Die ausgleichende Tiefatmung bleibt besonders bei Ungeschulten oft ungenügend, da gleichzeitig der CO_2-Teildruck sinkt und das Atemzentrum nicht genügend angeregt wird, so daß der Flieger sich dem Zustand der Stickstoffnarkose nähert (Höhenrausch). Blutaustritte aus verschiedenen Schleimhäuten kommen hinzu. Frontale Kopfschmerzen, Schwindelerscheinungen, Übelkeit, Erbrechen. Die Höhenkrankheit tritt am reinsten auf, wenn man mit einer Bergbahn schnell in größere Höhen gelangt, oder im Flugzeug. Heutige Hochleistungsmaschinen steigen in 7—10 Minuten auf 6000 m. Der Bergsteiger gelangt nicht so plötzlich in die Höhe, aber die körperliche Anstrengung kann besonders bei Untrainierten das Erkranken begünstigen. Muskelarbeit ebenso wie Kälte erhöhen ja den O_2-Bedarf. Die Erscheinungen der Bergkrankheit gehen bei körperlicher Ruhe schnell wieder zurück.

Ziemlich schnell nach Ankunft in großer Höhe tritt *Anpassung* ein. Das durch starke Atmung alkalisch gewordene Blut gewinnt seine normale Reaktion wieder, ebenso der Harn. Die Steigerung des Minutenvolums geht zurück; anfängliche Tachykardie weicht der Bradykardie des Akklimatisierten. Inzwischen ist der Hämoglobinwert des Blutes und in gleichem Maße die Zahl der roten Blutkörperchen angestiegen.

Prophylaxe. Nicht ohne Gewöhnung große Höhen aufsuchen. Bei Aufstieg in die Zone der absoluten Gefahr (über 6000 m) ist Sauerstoffzufuhr nötig. Doch konnte bei langsamem Aufstieg in 40 Tagen die letzte Himalayaexpedition 7600 m ohne Sauerstoffgerät erreichen. Der Flieger muß *rechtzeitig* zum Sauerstoffgerät greifen. Bei kranken und schwächlichen Personen vermehrte Vorsicht. Besonders Hypertoniker sollen nicht schnell ins Hochgebirge gebracht werden. Andererseits ist die Bereitschaft zur Bergkrankheit schwerlich aus bestimmten körperlichen Merkmalen vorauszusagen. Zum Fliegen, vor allem zum Fliegerberuf, soll man nur gesunde Menschen zulassen. Probeaufstieg als Ergänzung auch der sorgfältigsten Eignungsprüfung für die Beurteilung nicht zu entbehren. Für den Höhenflug: sportliche Erziehung der Atemtechnik.

Chronische Bergkrankheit. Wenn Menschen dauernd in großer Höhe leben (3000 bis 5000 m) wie in den Hochtälern der peruanischen Anden, so kann durch unvollkommene oder überschießende Anpassungsreaktionen chronisches Kranksein entstehen (Barcroft, Monge). Starke Polyglobulie, Kreislaufstörungen mit hochgradiger Cyanose. Nervöse und psychische Veränderungen. Tod durch Kreislaufinsuffizienz. Heilung durch Überführung ins Tiefland. Es gibt auch einen emphysematösen Typ der chronischen Bergkrankheit.

Beim *Höhenflug* entstehen neben der Anoxämie *besondere Störungen durch Ausdehnung der Darmgase.* Diese verdoppeln ihr Volumen in etwa 5500 m Höhe ($^1/_2$ Atmosphäre Druck), drängen das Zwerchfell in die Brust und beeinträchtigen Atmung und Kreislauf, obwohl diese doch zum Ausgleich des verminderten O_2-Druckes ihre Leistung steigern müssen. Verdauungsstörungen schädigen die Flugfähigkeit. Diese vermehrte Darmgasbildung tritt jedoch nur bei schnellem Aufstieg auf und ist vorübergehend. Bei der Hochandenexpedition (1935) wurde sie nicht beobachtet. — Wird ein Stratosphärenflugzeug in großer Höhe plötzlich undicht, so können bedrohliche Störungen im Sinne der Druckluftkrankheit (s. o.) entstehen.

Krankheiten durch passive Bewegungen (Kinetosen).
Seekrankheit.

Nausea kommt von Naus. Schiffsbewegungen erzeugen Seekrankheit, leichter auf kleinen Schiffen als auf Ozeanriesen. Sensible und vegetativ labile Personen sind anfälliger. Doch ist fast niemand völlig gefeit. Säuglinge und Kinder bis zu 4 Jahren sind kaum empfindlich. Auch alte Menschen nicht, doch gibt es Ausnahmen. Am sichersten sind Taubstumme (mit Aplasie des Labyrinthes). Untätige Fahrgäste erkranken leichter als Matrosen. Gewöhnung macht seefest. Aber es gibt alte Seefahrer, die es nie völlig werden (Nelson, Tegethoff). Manchmal ist der Grund hierfür ein chronisches Magenleiden oder eine Cholecystopathie (wie bei Charles Darwin).

Entstehung. Die ungewohnten, dem Menschen unnatürlichen Schiffsbewegungen überhäufen den Vestibularapparat mit einer verwirrenden Fülle von an sich adäquaten Reizen. Denn die Bogengänge sollen Änderungen der Bewegungsrichtung und der Bewegungsschnelligkeit melden; der Statocystenapparat die jeweilige Stellung des Körpers im Raum. Auf diese Meldungen, die durch optische und kinästhetische ergänzt werden, wird reflektorisch der Tonus in der Muskulatur und den Lageveränderungen angepaßt, das Gleichgewicht erhalten. Auf See treffen nun den Vestibularapparat Reize in ungewöhnlicher Häufung, Stärke, Interferenz, Unregelmäßigkeit. Und besonders unnatürlich ist wohl, daß diese Bewegungsreize uns bei körperlicher Passivität treffen (den Reisenden mehr als den Matrosen). Das Reflexspiel gerät in Unordnung: Schwindelgefühl registriert die Großhirnrinde. Und die fehlende normale Reizabfuhr führt zur Erregung vegetativer Zentren (Vaguskern). Reizsummierungen können mitwirken. Optische: durch In-die-Wellen-Starren, Beobachtung der schwankenden Horizontlinie oder der Schiffsmasten. Gerüche aus Schiffsküche oder Maschinenraum. Unvorsichtige Füllung des Magens, Brechbereitschaft des Gallensteinträgers. Anblick anderer Seekranker. Wie zu jedem unbedingten Reflex sich bedingte Reflexe ausbilden können, so kann bei ängstlichen Personen schon der Anblick eines Schiffes *Signal* für den Ausbruch der Nausea werden. So wird in manchen Fällen Seekrankheit vorwiegend vom Großhirn erregt. Ein *bedingter Anteil* mischt oft dem Reflex sich bei. In entsprechendem Grade ist er suggestiv beeinflußbar.

Erscheinungen. Wenn die Brise sich steift, bekommt der Schiffsarzt alle Schattierungen von Seekrankheit zu sehen. Der Appetit läßt nach, Tischplätze im Speisesaal bleiben leer. An Deck sieht er apathische Gestalten bleich mit engen Pupillen über die Reeling hängen. Sie klagen über Kopfweh, Ziehen, Kältegefühl im Bauch. Andere rennen auf der Windseite auf und ab. Weitere liegen mit geschlossenen Augen auf Liegestühlen oder zusammengerollt in der Koje. Die Übelkeit steigert sich zum Höhestadium. Klebriger Schweiß bricht aus, der Blutdruck sinkt. Erbrechen ist durch nichts mehr zurückzuhalten. Fühlen manche nach dem ersten Erbrechen für längere Zeit eine Befreiung, so geht es bei anderen weiter. Sie erbrechen Galle und fade, fermentarme Sekrete, nicht ganz selten mit etwas Blut. Das Krankheitsgefühl kann sich zu qualvollster Höhe steigern. Unkundige Menschen fühlen mit Sicherheit den Tod nahen. Oder sie wünschen ihn. — Im weiteren Verlauf der Reise gehen die Erscheinungen meistens zurück, besonders wenn die Windstärke nachläßt. Gewichtsverluste werden schnell wieder eingebracht.

Vorbeugung vermag manches. Der Magen soll beschäftigt, aber nicht überfüllt sein. Mittschiffs, wo die Bewegungen am geringsten sind, lege man sich im Freien hin, warm zugedeckt, lesend, musikhörend; beschäftigt, nur nicht den Horizont beobachtend. Denn bei Aufrechthaltung tritt die Labyrintherregung am schnellsten und am intensivsten auf (BRUNS) und im Liegen ist die Hirnanämie, damit auch der bohrende Kopfschmerz, geringer. Auch körperliche Betätigung, Bordspiele können nützlich sein. Rechtzeitig gegeben wirkt Veronal-Natrium bei manchen Personen fraglos günstig (0,5 g).

Behandlung. Es gibt mancherlei Medikamente von bedingter Wirkung: Medinal 0,5 oder Luminal 0,1. Deutlichen Nutzen haben manche von einer Atropininjektion ($^3/_4$ mg). Auch Papaverin in kräftiger Dosis (0,05—0,1 subcutan) wird empfohlen. Ebenso Kalkspritzen. Populär beliebt ist Mothersills Seasickness Remedy. Ein neues Präparat ist Vasano, das Hyoscyamin und camphersaures Scopolamin enthält. Einzeldosis 1—2 Tabletten, Tagesdosis 4 Tabletten. Auch in Suppositorien. Peremesin (kolloidlöslicher Ceroxalatkomplex) 1—2 Tabletten.

Differentialdiagnose. Auf einem Schiff mit vielen Seekranken bedarf es bisweilen besonderer Aufmerksamkeit, damit man nicht übersieht, daß das Erbrechen eines Reisenden andere Ursachen hat (Appendicitis! usw.).

Luftkrankheit.

Auch im Flugzeug ist die Vielheit der Bewegungsreize oder die Trägheit der Statolithen auslösende Ursache für die der Seekrankheit analogen Erscheinungen. Ebenso im wackelnden Fesselballon, im schlingernden Eisenbahnwagen. Ähnlich bei Schaukel- und Erdbebenkrankheit.

Steigt ein Flugzeug in große Höhen, so können sich Symptome von *Höhenkrankheit* mit denen der Kinetose mischen.

Beim *Hochleistungsflug* entstehen noch besondere, gefährliche *Kinetosen durch sehr heftige Wirkungen von Beschleunigung und Fliehkraft* (Katapultstart, Fliegen enger Kurven mit großer Geschwindigkeit, plötzliches Abfangen der Maschine im Sturzflug). Das Blut wird gleichsam abzentrifugiert in die unteren Extremitäten, mit einem Druck, den das Herz nicht ausgleichen kann (Blutleere der Netzhaut, des Gehirns; Flimmern vor den Augen, Synkope). Promptheit und Leistungsfähigkeit der Kreislaufregulationen sind von entscheidender Bedeutung. Sie sind wohl in gewissem Umfang trainierbar.

Erfrierungen und Kältetod.

Grad der Schädigung entspricht nicht der physikalischen Schädigungsgröße. Lokale Erfrierungen wie Allgemeinschädigung und Kältetod kommen vor bei Temperaturen über dem Nullpunkt. Es gibt Frostschäden ohne Frostwetter. Dauer der Kältewirkung, Wind und *Nässe* sind von Bedeutung. Schon nasse Luft entzieht viel Wärme. Und der erfrorene Schützengrabenfuß war im Weltkrieg eine typische Krankheit der überschwemmten Flandernfront. Der Tod des guten Schwimmers ist der Kältetod. Das Schlimmste ist schmelzender Schnee: er dringt in das Schuhwerk, er leitet die Wärme. Er entzieht seiner Umgebung große Wärmemengen (um 1 g Schnee zu schmelzen ist dieselbe Wärmemenge nötig, die 1 g Wasser von 0^0 auf 80^0 erhitzen würde). Trockener Schnee ist ungefährlicher. Er leitet Wärme schlechter als Wasser. Während Polarforscher bei $—50^0$ sich wohlbefunden haben, können Nässe und Sturm bei Temperaturen um den Nullpunkt unerträgliche Kältewirkung erzeugen. Klimaforscher bemühen sich, mit besonderen Apparaten, die *Abkühlungsgröße* bei verschiedener Wetterlage zu messen (Frigorimeter).

Erfrierungen werden begünstigt durch enges Schuhwerk, enge Strümpfe, fehlende Körperbewegung (Postenstehen). Vasomotorische und anämische

Menschen sind besonders gefährdet. Bei solchen sind selbst bei Außentemperaturen von $+12^0$ Erfrierungen beobachtet. Auch gegenüber der allgemeinen Unterkühlung sind Blutarme, Hungernde, Genesende und alte Leute weniger geschützt, ebenso Berauschte, durch Muskelanstrengung Erschöpfte. Kinder wiederum bieten dem Kälteangriff die größere Oberfläche (Körperoberfläche und Körpermaße wachsen wie Quadrat und Kubus). Bei Säuglingen und erst recht bei Frühgeburten kommt hinzu, daß die Wärmeregulation noch unvollkommen ist. Auch bei Erwachsenen macht Gewöhnung etwas aus. Der Fette ist geschützter, teils wegen des Oberflächengesetzes, teils weil Fett die Wärme schlecht leitet.

Erscheinungen. Bei lokalen Erfrierungen unterscheidet man drei Grade: Rötung, Blasenbildung, Nekrose. An Nekrosen können sich Eiterungen anschließen. Durch Endarteriitis obliterans kommt es zur Spätgangrän (alles Nähere in den Lehrbüchern der Chirurgie). Außer durch *Ischämie* wird das Protoplasma der Gewebe *direkt* geschädigt. In der kolloidalen Lösung werden die Eiweißteilchen zusammengeflockt. Neben dieser Gelose (nach SCHADE) dürfen indessen die ischämischen Schädigungen nicht übersehen werden. Durch chronische Kälteeinwirkung entstehen Hautverdickungen und Turgorveränderungen, besonders bei Vasomotorischen: Frostbeulen, Wadenmanschetten infolge der kniefreien Mode der Damen. Auch die bekannten Capillarerweiterungen auf den Wangen. Gesichtserfrierungen bei Fliegern.

Gegenüber dem allgemeinen Kälteangriff beobachten wir als erstes Abwehrmaßnahmen. Die Muskulatur wird bewegt, zittert oder spannt sich wenigstens. Die Haut wird erst gerötet, dann blaß, dann livid durch Vasomotorenlähmung. Die *Allgemeingefahr* beginnt, wenn Müdigkeit, Gähnen, Schlafsucht auftreten. Die Sinne werden schlecht, Blindheit kommt vor, der Gang wird taumelnd. Nach vorübergehendem Anstieg sinkt der Blutdruck; Atmung und Herztätigkeit werden allmählich gelähmt; während die Rectaltemperatur sinkt, sinkt der Blutzucker (vorher vorübergehender Anstieg). Stärkere Hämolyse tritt im allgemeinen nur bei besonderer Disposition auf (paroxysmelle Hämoglobinurie, s. dort). Tetanische Krämpfe können vorkommen. Über ein Stadium des „*Kältescheintodes*" tritt schließlich der Tod ein.

Diagnose ergibt sich aus den äußeren Umständen und aus der erniedrigten *Rectal*temperatur.

Vorbeugend wirkt Gewöhnung, zweckmäßige Kleidung, Körperbewegung, Vermeidung von Alkohol; warme Getränke sind nützlich. Vor allem muß man das Einschlafen verhindern; den Bedrohten, schon Taumelnden allenfalls herumführen.

Die Behandlung hat die Aufgabe *ganz allmählich* den Unterkühlten zu erwärmen. Im kühlen Raum reibt man den Körper mit Schnee oder nassen Tüchern. Künstliche Atmung kann nötig sein. Erwärmung im Bad, das in 2 Stunden von 16 auf 30^0 hochreguliert wird. Schließlich tritt der rettende Schüttelfrost auf: die Körpertemperatur steigt. An Medikamenten: Campher, Cardiazol, Coffein, Strychnin. Körperwarme Normosal- oder Ringer-Infusionen werden empfohlen. Normale Körperwärme wird meist in 12 Stunden erreicht.

Nachkrankheiten. Nach der Wiederbelebung bestehen Kopf- und Gliederschmerzen, vorübergehend Fieber, Verwirrtheit und verschiedene Störungen seitens des Zentralnervensystems und der Sinnesorgane. Auch auf längere Dauer und selbst endgültig können Nervenstörungen zurückbleiben.

Erkältungskrankheiten.

Abkühlung des Körpers, häufiger einzelner Körperteile, wirkt als physikalischer Angriff, der eine Krankheit auslösen kann, auch wenn die Kälteeinwirkung nicht stark genug ist, um eine Erfrierung zu setzen. Diese Krankheit nennt man dann eine Erkältungskrankheit.

Es gibt direkte Erkältungskrankheiten, die am Ort der Kälteeinwirkung entstehen: z. B. Ischias nach Sitzen auf einem kalten Stein. Es gibt indirekte: z. B. Erkältungsnephritis. Manchmal scheint die Abkühlung die einzige Krankheitsursache, z. B. wenn durch kalten Wind gegen eine Gesichtsseite eine Facialislähmung entsteht. In anderen Fällen sind andere Ursachen oder ein Locus minoris resistentiae deutlich (einseitige körperliche Anstrengung als Ursachenfaktor bei Ischias oder Myalgie, Rückfälle bei chronischer oder latenter Cystitis). Oft ist neben dem thermischen Trauma eine bakterielle Ursache im Spiele (Pneumonie. Gelenkrheumatismus von Schiffbrüchigen). Die wichtigsten Erkältungskrankheiten sind die katarrhalischen Erkrankungen der Nase und der Luftwege.

Vorkommen. Erkältung als krankmachende Schädigung wird im Laienpublikum aus primitivem Kausalitätsbedürfnis heraus noch heute überschätzt, während sie in der Zeit des großen Aufschwungs der Bakteriologie zu Unrecht fast überhaupt nicht anerkannt wurde. Heute zweifelt kein Arzt mit offenen Augen daran, daß Erkältungen vorkommen. Wenn, wie ich es erlebte, bei einer Batterie eines Artillerieregimentes, und nur bei dieser, gehäufte Lungenentzündungen vorkamen, weil der Hauptmann dieser Batterie, um zu sparen, seine Kaserne nicht heizte und die vom Reitunterricht erhitzten Rekruten sich dort erkälteten, so hat das die Beweiskraft eines wissenschaftlichen Experimentes Es gibt entsprechende Kriegserfahrungen. Tierversuche sind schwierig und weniger beweisend. Berühmt (und umstritten) ein Versuch von SIEGEL, der durch Abkühlung der Hinterbeine Nephritis bei Hunden erzeugte. Blutabkühlung findet bei den meisten Erkältungen nicht statt und nicht die absolute Abkühlungsgröße ist das Entscheidende. Ein Mann, der in der Silvesternacht bei Offenbach in den stark strömenden Main fällt, wird zwischen Treibeis schwimmend erst in Frankfurt herausgefischt (3 km) und in meine dortige Klinik gebracht. Er geht ohne jede Schädigung aus. Eine Dame steht 2 Stunden im überfüllten, überhitzten D-Zug nahe dem nicht fest schließenden Fenster: sie erkrankt auf der exponierten Seite an Pleuritis. Gefahr kommt, wenn Zugluft länger auf kleine Bezirke einwirkt, besonders bei Körperruhe, besonders nach vorhergehender Erhitzung (Erkältung nach Tanzfesten) und besonders wenn feiner Luftzug nicht empfunden wird und deshalb keine vasomotorische Gegenregulation auslöst. Steht das Bett eines Rheumatikers zwischen Tür und Fenster, so ist das wesentlicher als die von Rutengängern angeschuldigte Wasserader unter dem Haus. Die Überempfindlichkeit mancher Personen beruht auf mangelnder Abhärtung (Übung des Apparates für die physikalische Wärmeregulation), oder sie liegt im empfindlichen *latent kranken Organ,* vielleicht in der Bahnung eines reflektorischen oder allergischen Vorganges. Bei Schnupfen und banalen „Erkältungsinfekten" ist ein ultrafiltrables Virus im Spiel.

Theoretisches. MORAWITZ und HESS zeigten mit besonderer Versuchsanordnung, daß die Durchblutung der Kaninchenlunge bei Abkühlung der äußeren Haut abnahm, nicht dagegen, wenn ein Ätherspray direkt auf die Lunge einwirkte. Wirkt Kälte auf die Haut, so nimmt der Tonus des Magens zu (WEITZ und VOLLERS), auch der Tonus der Milz (Auslösung eines Malariaanfalles). Die Gefäße der Niere verengen sich reflektorisch. Man nimmt unter der Suggestion des DASTRE-MORATschen „Gesetzes" eine zentrale Wallung zu den übrigen Bauchorganen an, wie man sie früher bei der Adrenalinwirkung vermutete, der die Reaktion auf Kältereize so ähnlich ist. Wir wissen jetzt, daß in der Adrenalinwirkung auch die inneren Organe anämisch werden (Bauchfenstertiere). Und die „viscerale Wallung" nach Kältereiz auf die Haut scheint unerwiesen. Sicher ist, daß, der großen Abwehrorganisation der physikalischen Wärmeregulierung eingegliedert, auch auf lokale Kältereize an der Haut starke vasomotorische Reflexe spielen. Man kann sich infolgedessen vorstellen, daß durch veränderte Durchblutung Bereitschaften zu Erkrankung oder gestörter Bakterienabwehr entstehen, oder doch durch Unvollkommenheit, Ungeübtheit, Fehlleistung dieser vasomotorischen Regulationen, indem diese zu schwach oder übertrieben ausfallen. Aus solchen Vorstellungen heraus ergibt sich mit verschiedenen Schattierungen die *Reflextheorie der Erkältung.* Andererseits wird an die Gewebs- oder Zellwirkungen durch die Kälte gedacht. So sucht SCHADE besonders für Myalgien und Neuritiden am Orte der Kälteeinwirkung den Grund in einer kolloidchemischen Schädigung des Gewebes. Er spricht von einer Annäherung der Kolloide an den Zustand der Gelbildung *(Gelose).* Die subjektive Empfindung der Gewebsversteifung ist ihm dabei führend.

Eine wichtige Gruppe anderer Arbeiten ist angelehnt an Studien über die paroxysmale Hämoglobinurie. Diese Erkrankung zeigt, daß (bei Disponierten) durch verhältnismäßig geringe Kältewirkung Blutveränderungen gesetzt werden. Bei diesen Hämoglobinurikern findet man nicht nur den typischen Erythrocytenzerfall, sondern ähnlich wie im anaphylaktischen Shock die Zeichen der sog. hämoklastischen oder kolloidoklastischen Krise (WIDAL): Sturz der Leukocytenzahl, Blutdrucksenkung, verkürzte Gerinnungszeit, Fibrinolyse. Diese Erscheinungen gehen dem Auftreten des freien Hämoglobins voraus, sind also nicht durch es sekundär hervorgerufen. Auch bei gesunden Tieren konnten ähnliche *Blutveränderungen* durch ein kaltes Bad erzeugt werden. WICHELS fand bei nicht hämoglobinurischen Versuchspersonen nach lokaler Abkühlung (Handbad von 20 Minuten Dauer bei 10⁰) eine veränderte Senkungsreaktion (Stabilisierung der Erythrocyten) und außerdem eine Verschiebung der Eiweißfraktionen des Serums. Die Globuline nahmen auf Kosten des Albumins zu. Gleichzeitig Anstieg des Eiweißwertes. STAEHELIN erweiterte diese Feststellungen, indem er zeigte, daß solche Blutveränderungen nicht bei allen Versuchspersonen auftreten, anscheinend aber gerade bei solchen, die zu Erkältungen neigen. Bei diesen Personen besteht vielleicht etwas wie eine Hyperergie gegenüber Kältereizen, die durch frühere Kälteangriffe erzeugt sein kann. Greift man wiederum auf die paroxysmale Hämoglobinurie zurück, als Modell einer besonderen, in ihrem Mechanismus teilweise studierten Erkältungskrankheit, so zeigt sich nach den Beobachtungen von WICHELS folgendes: Durch den Untergang der roten Blutkörperchen bilden sich allmählich in einigen Tagen nach dem hämoglobinurischen Anfall Hämolysine und Hämagglutinine, oder sie vermehren sich. So entsteht eine Sensibilisierung oder Bereitschaft für den nächsten Anfall. Hierdurch wird die Hypothese nahegelegt, daß *Erkältungsbereitschaft irgendwie auf Antikörperbesitz* beruhen könnte. Wenn wir diese Annahme aussprechen, so muß doch gleichzeitig gesagt sein, daß unser Wissen um die Pathogenese der Erkältungskrankheiten noch besonders dürftig ist. Auch mögen verschiedene Mechanismen der „Erkältung" (als Vorgang) vorkommen oder zusammenwirken, so daß wir der Reflextheorie der Erkältung nicht jede Berechtigung absprechen. Die Rolle des Schnupfenvirus auch für die Erkältungsbereitschaft muß noch geklärt werden.

Prophylaxe. Die Vorbeugung gegen Erkältungskrankheiten deckt sich teilweise mit der Beseitigung eines vorhandenen Locus minoris resistentiae, mit der Beseitigung latenter Krankheiten (Cystitis, chronische Tonsillitis). Andererseits ist Abhärtung nötig, Einübung der Funktionen, die der physikalischen Wärmeregulation dienen. Der Mensch soll nicht ausschließlich in der „Behaglichkeitszone" leben. Gewöhnung der Haut an Luftreize, Übung der Regulationen durch hydriatische Maßnahmen sind zweckmäßig. Allerdings ist vor allzu robusten Abhärtungsmaßnahmen gerade bei Kindern und bei schon Erkältungsempfindlichen zu warnen. Man kann damit Kältetraumen setzen. Nach den oben entwickelten theoretischen Vorstellungen würde man sogar verstehen, daß man durch schroffe Abhärtungsversuche die Erkältungsbereitschaft vermehrt. Wir werden darauf hingewiesen, daß eine Desensibilisierung gegen Erkältungsschäden in vorsichtiger Dosierung und Dosensteigerung stattfinden soll. Sonnen- und Luftbäder bei warmem Wetter sind besser als kalte Duschen.

Therapie. Besteht eine Erkältungskrankheit, so bringen neue Erkältungsgelegenheiten gewöhnlich leicht Verschlimmerung. Abhärtungsversuche sind im frischen Stadium zu unterlassen. Bei Ausbruch einer Erkältungskrankheit wirkt öfters eine kräftige Schwitzprozedur günstig, bei der wiederum eine anschließende Exposition des erhitzten Körpers gegen Kälte streng vermieden werden muß. Die Behandlung der einzelnen Erkältungskrankheiten ist in den entsprechenden Kapiteln abgehandelt. Eine ernstlich wirksame Therapie des Schnupfens (des a-bakteriellen wie des infektiösen) gibt es bekanntlich nicht. Durch kleine Dosen von Dionin oder Dicodid kann man wohl die Sekretion der Nasenschleimhaut beschränken und eine gewisse Euphorie erzeugen, aber den Verlauf nicht abkürzen. Strenges Dursten (VOLHARD) wirkt wohl auch nur sekretionsbeschränkend. Kochsalzfreie Kost kürzt bei manchen Menschen Rhinitis und andere Schleimhautkatarrhe ab. Einatmen von Ozon, das die katarrhalischen Erscheinungen akut heftig steigert, scheint bei günstiger Dosierung einen Schnupfen abzukürzen. Bei Erkältungsmyalgien (Gelosen) ist Hitzebehandlung und Massage am Platze.

Verbrennungen.

Abgesehen von den ins Gebiet der Chirurgie gehörenden örtlichen Verbrennungen treten oft schwere *Allgemeinwirkungen* auf. Schon wenn ein Achtel der Körperoberfläche durch Verbrennung geschädigt ist, kann der Tod eintreten. Absolut tödlich ist im allgemeinen Zerstörung von mehr als einem Drittel der Körperoberfläche. Die Allgemeinwirkung hängt jedoch nicht nur von der Ausdehnung der Schädigung ab, sondern auch von der Tiefenwirkung, der Masse des zerstörten Gewebes.

Erscheinungen. Die Kranken machen oft den Eindruck des Shocks, sind bei klarem Bewußtsein, haben anfangs eine Blutdruckerhöhung. Sind blaß, haben enge Pupillen. Temperatur oft herabgesetzt (in der Achselhöhle werden 36 bis herab zu 33⁰ gemessen). Die Aftertemperatur kann kontrastierend hoch sein. Schlagfolge und Minutenvolumen des Herzens steigen: die Blutzirkulation soll als Kälteleitung dienen. Oft aber versagt früh der Kreislauf, der Puls wird klein und frequent, Atemstörungen treten auf. Soporöser Zustand oder Kollaps folgen. Nach anfänglich steilem Anstieg sinkt der Blutdruck, spärlicher Urin geht unwillkürlich ab. Eine starke Eindickung des Blutes ist erkennbar an einer Vermehrung der roten Blutkörperchen um 1—2, selbst 4 Millionen. Das ist um so auffälliger, als durch Zerfall von roten Blutkörperchen Hämoglobinämie und Hämoglobinurie in den schweren Fällen auftreten. Starke Leukocytosen werden gefunden. Im Harn Eiweiß, wenn auch nicht regelmäßig. Ferner abnorme Eiweißzerfallsprodukte.

Pathogenese. Diese erzeugen eine Art von anaphylaktischem Shock. Daher ist mindestens für einen Teil der Fälle anzunehmen, daß der schwere Allgemeinzustand eine *chemische* Ursache hat (Eiweißzerfallstoxikose). Man kann an Histamin denken, das in der Haut aus Histidin sich bilden könnte, wie im Versuch unter der Wirkung von ultravioletten Strahlen. Man hat die allgemeinen Giftwirkungen bei Verbrennungen auch als Überproduktionsurämie aufgefaßt (PFEIFFER). Für den Frühshock und Frühtod nach schweren Verbrennungen kommt aber auch die Auffassung als Reflexshock (Prototyp GOLTZscher Klopfversuch) in Betracht, ausgelöst durch Plötzlichkeit und Gewalt des Traumas oder durch überwältigende Schmerzen (Mort par excès de douleur, DUPUYTREN). Widerspruch findet die Angabe einiger neuerer Autoren: der Verbrennungstod werde durch schwere Veränderungen der Nebenniere veranlaßt. Nach EPPINGER entsteht durch Verbrennungen eine allgemeine Bereitschaft zu „serösen Entzündungen", ähnlich wie bei Histaminvergiftung.

Therapie. Im Vordergrunde stehen Schmerz- und Shockbekämpfung. Warmhaltung der Körperoberfläche; neben den verschiedenen Kreislaufexcitantien hat bei den frühen Shockzuständen Alkohol Wert. Reichliche Flüssigkeitszufuhr soll die eingetretene Wasserverarmung ausgleichen. Man hilft damit dem Kreislauf. (Daher kann große intravenöse Infusion *lebensrettend* wirken.) Auch erleichtert man die Ausspülung der Giftstoffe. Später Dauerbadbehandlung.

Spätfolgen. Noch im weiteren Verlauf können schwere Vergiftungszustände sich ausbilden (denen manchmal durch rechtzeitige Absetzung verbrannter Glieder vorgebeugt werden kann). Das verbrannte Eiweiß wirkt als Antigen. Ob eine Späturämie durch toxische Nierenschädigung öfters vorkommt, scheint zweifelhaft. Von den Wundflächen drohen sekundäre Infektionen. Bleibt der Kranke am Leben, so können Parenchymschädigungen an der Leber oder in den Drüsenzellen des Verdauungskanals Reste hinterlassen. Berühmt ist das (freilich seltene) Duodenalgeschwür nach Verbrennungen (CURLING). Gastritische Veränderungen haben durch Studien von KAUFFMANN besonderes Interesse gewonnen (für die Theorie der „hämatogenen" Gastritis). Pneumonien nach Verbrennung sind in ihrer Entstehungsweise unklar.

Hitzschlag und Sonnenstich.

Gesteigerte Blutwärme führt zu Schädigungen des Zentralnervensystems. Nach einem Vorstadium, in dem die Regulationen des Körpers — meistens nicht ohne subjektive Beschwerden — gegen die Überwärmung ankämpfen, setzen die Krankheitserscheinungen oft „schlagartig" unter Bewußtseinsstörung ein. Die Überwärmung wird hervorgerufen durch strahlende Sonnenwärme *(Sonnenstich)*, durch verschlechterte Wärmeabfuhr von der Körperoberfläche bei hoher Wärmeproduktion durch die arbeitende Muskulatur *(Hitzschlag)*. Die Unterscheidung gilt nur a potiori. In kalter, trockener Luft gibt es keinen Sonnenstich. Wärmestauung wirkt immer mit. Heiße, feuchte Tropenluft ist begünstigt sie besonders, aber auch die schweißfeuchte Luft unter schwerer Kleidung und in enger Marschkolonne. Im zu heißen Bade können alle Symptome des Hitzschlages auftreten. Moderne Ventilationseinrichtungen haben die Hitzschlagfälle unter den Schiffsheizern vermindert. Außer dem von außen wirkenden Wärmezwang durch Klima, Wetter und Kleidung, spielen Leistungsfähigkeit und Übungsgrad der physikalischen Wärmeregulation eine Rolle. Sie sind von Mensch zu Mensch verschieden, beeinträchtigt durch Hunger und Blutverlust, schwächende Krankheiten, Alkohol, latente Fieberzustände. Ist Schweißbildung das stärkste Mittel zur Wärmeabgabe, so wird diese bei übertriebener Bildung von tropfbarem Schweiß wiederum verschlechtert (Überreaktion). Menschen mit Fischhaut, die nicht schwitzen können, sind besonders gefährdet. Für die höchsten Grade von Hyperpyrexie, die beobachtet wurden (bis 46° rectal), wird außer der Wärmestauung eine regulatorische Störung zentralen Ursprungs vermutet (MARCHAND). Fette Menschen sind gefährdeter.

Vorstadium. Während die Körperwärme steigt, wird der Puls, mehr noch die Atmung frequent („Hundeatmung"). Das drohende Versagen der Wärmeregulation kann sich dadurch kennzeichnen, daß innerhalb von Viertelstunden die Temperatur um 1° schwankt. Es besteht Kopfweh und Blutandrang zum Kopf, Übelkeit, Erschöpfungsgefühl, Schwere der Beine, Gähnen, sensorische Auraerscheinungen (Farbsehen, Flimmerskotome, Hörstörungen). Alle diese Erscheinungen sind zunächst noch reversibel.

Krankheitsbild. Lähmungs- oder Reizerscheinungen des Nervensystems setzen plötzlich ein (bisweilen erst Stunden nach Aufhebung des äußeren Wärmezwanges, z. B. des Nachts im Bett), wenn die Körpertemperatur ihren Höhepunkt erreicht oder schon überschritten hat. Man beobachtet Temperaturen von 39—43°, in den Tropen selbst 47°. Krankheitsfälle mit mehr als 41,5° verlaufen etwa zur Hälfte tödlich. Doch ist auch bei Temperaturerhöhung auf 43,5° Wiederherstellung vorgekommen. Die Atmung zeigt im Hauptstadium sehr wechselndes und unregelmäßiges Verhalten. Atemfrequenz von 70 kann in Verlangsamung übergehen. Atempausen kommen vor. Selten Cheyne-Stokes. Erbrechen und Durchfälle können eintreten. Die Bewußtseinsstörungen zeigen alle Grade: Ohnmacht, Sopor, Koma, Dämmerzustände und Delirien. Nur ausnahmsweise beobachtet man nach direkter Insolation tagelanges Fieber mit verwaschenen Allgemeinsymptomen, ohne daß es zu einer Bewußtseinstrübung kommt.

Verschiedene klinische Bilder lassen sich abgrenzen. Die leichtesten sind die vorübergehende Marschohnmacht, *Hitzeohnmacht*, kurzwährendes Koma. Prognostisch am ungünstigsten dagegen die *deliranten Formen* mit Angstbewegungen, Illusionen, Halluzinationen, auch manche mit „stilleren" Delirien. Dazwischen stehen Krampfbilder *(Heizerkrampf)*, die den Typ des epileptischen Anfalls haben können (mit Zungenbiß). Es kommen auch tikartige Bewegungen und hysterische Jaktationen vor. *Dämmerzustände.*

Auch *herdförmige entzündliche Prozesse* können im Zentralnervensystem entstehen mit Hemiparesen, Hemiplegien, bulbären Symptomen usw. Der *Liquordruck* kann erhöht sein (Meningitis serosa). Auch Zellvermehrung im Liquor und positiver Pandy. Die vorwiegend meningitischen Bilder besonders nach starker Insolation von Kopf und Nacken. Im Blut fand ich Linksverschiebung (24% Stabkernige ohne Leukocytose) und beschleunigte Blutsenkung.

Die *Erholung* vollzieht sich sehr allmählich, wenn die Erkrankung nicht tödlich verläuft. Pulsverlangsamung erweckt den Verdacht auf Hirndruck.

Nervöse Syndrome als Nachkrankheiten kommen vor.

Prophylaxe. Vermeidung von Alkohol, zweckmäßige Kleidung, Sonnenschutz, Anpassung, Hitzetraining, Marschpausen, Ausscheidung von Gefährdeten, wo körperliche Arbeit in großer Hitze zu leisten ist.

Therapie. Man sorgt durch Öffnung der Kleider und kühle Umgebung für Erleichterung der Wärmeabgabe. Schroffe Abkühlungsmanöver zu vermeiden. Andererseits werden eisgekühlte Rectaleinläufe empfohlen; von Kroetz sogar intravenöse Infektion von eisgekühlter Ringer-Lösung (vorsichtig, langsam, nur bei Bewußtlosen). Transporte ungünstig, abgesehen davon, daß sorgfältigste dauernde Überwachung nötig ist, weil Krämpfe und Delirien drohen. Manche empfehlen Aderlaß. An Lumbalpunktion ist zu denken. Campher nur bei Herzschwäche, bei lebhafter Polypnoe und Erregungszuständen zu vermeiden. Künstliche Atmung und Herzmassage können notwendig werden.

Schädigungen durch Licht.

Wie bei allen Strahlenwirkungen, auch bei solchen der Radium-, der Wärme-, der Röntgenstrahlen, vollzieht sich die Wirkung (auch die Heilwirkung) durch Vermittlung von schädigenden oder zerstörenden Angriffen auf die Zellen. Zellzerfallstrümmer und durch sie entfachte Gegenstoffbildungen sind es, die als Reiz protoplasmaaktivierend, die Gewebsmauserung fördernd, umsatzsteigernd wirken und Immunitätsvorgänge begünstigen können („Zelldünger", LAZARUS). Doch kann der zu starke Reiz auch Schaden stiften und nicht nur im Sinne der örtlichen Zerstörung. Zellzerfall bewirkt Mineralbewegungen im ganzen Körper: im Blut, in den Geweben, in der Gesamtbilanz (KROETZ). Vielleicht durch Vermittlung der biogenen Amine (Cholin, Histamin).

Man kann drei Gruppen von Schädigungen unterscheiden: *lokale, fokale und Allgemeinwirkungen.* Für alle Licht- und Strahlenwirkungen gilt das Relativitätsgesetz der Dosen.

Gegenüber den örtlichen Einwirkungen ist die Netzhaut besonders empfindlich. Netzhautzerstörungen mit Dauerskotomen kommen vor nach Wanderung über besonnte Schneeflächen, bei Beobachtung der Sonne (Sonnenfinsternis).

Für die Haut wird die Intensität der Belichtung gefährlich und die Ausdehnung der besonnten Hautfläche. Erytheme und Blasenbildungen kommen vor. Ich sah ein einjähriges Kind sterben, das die Mutter auf einer Dampferfahrt nackt der Sonne ausgesetzt hatte.

Fokale Wirkungen kommen in Betracht bei Menschen, die schlummernde Krankheitsherde in sich tragen — bei latenter oder wenig aktiver Tuberkulose.

Allgemeinwirkungen, die bis zur Eiweißzerfallstoxikose führen, kommen durch Licht weniger zustande, als durch Verbrennungen und Röntgenstrahlen in übermäßiger Dosis. Mit dieser Tatsache verwandt ist wohl die andere, daß für heilende *Allgemeinwirkungen* die Lichtstrahlen günstigere Möglichkeiten bieten als die anderen Strahlenarten.

Vorbedingungen für Lichtschäden können in „Klimafaktoren" liegen. Es könnte sein, daß die örtlichen Unterschiede für die Frage der Schäden wichtiger sind als für Fragen der Heilanwendung. Fangen Dunst und große Luftschicht über einer Fabrikstadt in der Niederung viel Strahlen ab, so steigt die Intensität der Sonnenwirkung mit der Höhenlage beträchtlich. Auch die staub- und rauchfreie Seeluft ermöglicht intensive Lichtwirkungen. Gleichzeitige Wärmestrahlung unterstützt die Erythem- und Pigmentbildung durch Licht, wahrscheinlich auch die Schäden.

An Summierungen ist zu denken, wenn andere Einwirkungen die Haut treffen: so wenn Personen nach umfangreicher Röntgenuntersuchung oder Röntgenbehandlung gedankenlos die Höhensonne anwenden, die in vielen Häusern zum Allheilmittel oder zum kosmetischen Hausgegenstand geworden ist. Jodbehandlung (auch innerlich) verstärkt die Lichtwirkung, auch viele reizende Einreibungen auf die Haut.

Die Gefahr der schmerzhaften Dermatitis und Blasenbildung ist größer bei Menschen mit zarter Haut, bei Rothaarigen, bei Thyreotoxischen, ganz besonders bei Säuglingen. Gefährdeter ist die lichtentwöhnte, nicht pigmentierte Haut. Ruhige Lage während der Besonnung verstärkt die Intensität der örtlichen Wirkung. Entgegenzutreten ist andererseits der Anschauung, als seien Bräunung und Bräunungsfähigkeit der Haut ein Maßstab der Gesundheit oder der erzielten Lichtheilwirkung. Südländer, die sich vor der Sonne schützen, haben darin ein richtigeres Urteil als manche unserer sportfrohen „Pigmentprotzen".

Gefährdeter sind aber besonders gewisse Tuberkulöse, besonders mit Lungenherden und dann, wenn die Sonneneinwirkung oder Bestrahlung mit dem ultravioletten Quarzlampenlicht zu intensiv oder mit zu großer zeitlicher Ausdehnung angewendet wird. Der moderne Lichtkult ist sicher für unser Klima vernünftig und gut. Aber wie alle wirksamen Heilmittel ist das Licht eine zweischneidige Waffe des Arztes.

Elektrischer Unfall und Blitzschlag.

Die Zahl der elektrischen Unfälle nimmt zu. Die Gefahr wird von Tag zu Tag größer durch die Zunahme der elektrischen Stromanlagen. Es zeigt sich, daß die Gefährdung durch elektrischen Strom sich nicht einfach und klar physikalisch bestimmen läßt. Nicht die Elektrodengröße, nicht die Größe der elektrischen Spannung, nicht die Ampèrezahl gibt den Ausschlag. Bei Niederspannungen (unter 300 Volt) selbst bei 110, ja bei 60 Volt, sind Todesfälle vorgekommen, während Stromdurchgänge von 5000 Voltspannung ohne schwere Allgemeinschädigung ertragen wurden. Nach JELLINEK sind schon Spannungen von 50 Volt mit Vorsicht zu behandeln. Bei einem Stromdurchgang von $1/100$ Ampere sind Todesfälle vorgekommen, während Menschen von weit mehr als 1 Ampere getroffen, nicht einmal bewußtlos wurden. Auch vom Blitz Getroffene werden nicht immer getötet, nicht immer bewußtlos. Ein biologisches X, das noch unklar ist, bewirkt, daß derselbe Strom unzählige Male von menschlichen Körpern ohne Schäden ertragen wird, in anderen Fällen einen schweren Unfall oder den Tod herbeiführt. Die Zahl der Verletzungen durch Niederspannungseinrichtungen ist größer als die Unfälle durch Hochspannungsleitung. Die Möglichkeit, in eine Hochspannungsleitung zu geraten, ist selbstverständlich viel seltener vorhanden. Durch induzierte Ströme in abgeschalteten Leitungen sind Todesfälle vorgekommen. Und vagabundierende Ströme können, wenn die Isolierung schadhaft wurde, aus elektrischen Anlagen ausbrechend, in Wasser- und anderen Rohrleitungen, an Metallgegenständen getroffen werden. Ungünstige Umstände machen, daß durch den Menschen, der diese Gegenstände berührt, ein *Erdungsstrom* geht (unipolare Elektrisierung). Mit Rücksicht auf die Erdungsgefahr unterscheidet JELLINEK als stromgefährliche Räume solche, die mit Steinplatten oder Zement belegt sind (besonders, wenn der Zement feucht wird), auch Kellerräume und Ställe. Relativ stromsicher sind Zimmer mit Holz-, Stoff- oder Teppichbelag oder Linoleum. Durch Radioanlagen wird die Erdungsgefahr vermehrt. So kann ein Mensch, der einen Kopfhörer benutzt und mit der Hand eine schadhafte elektrische Stehlampe berührt, einen Unfall oder den Tod erleiden. In sehr vielen Fällen wird freilich derselbe Stromdurchgang für die Gesundheit belanglos sein. Man hat Erklärungen dafür zu geben gesucht, warum in einem Fall ein Stromdurchgang tötet, im anderen nicht. Nach JELLINEK sind alle diese Erklärungen, an den praktisch beobachteten Unfällen geprüft, nicht stichhaltig. Auch nicht die Strombahn ist des Rätsels Lösung (die man anschuldigte, indem man annahm, Gefahr entstehe dann, wenn das Herz in der Verbindungslinie der Elektrisierungsstellen liegt). Es sind Beobachtungen dafür beigebracht, daß psychische Momente mit entscheiden, ob ein Stromdurchgang zum Unfall wird oder nicht. „*Strombereitschaft*", die Erwartung eines elektrischen Schlages vermindert die Gefahr, während Überraschung und anderseits Angst sie vermehrt. Dieses eigenartige Verhalten wird weniger rätselhaft, wenn man berücksichtigt, daß der Gleichstromwiderstand der menschlichen Haut unter dem Einfluß psychischer Erregung (VERAGUTHscher Reflex) und unter dem Einfluß örtlicher Reizung (REIN) plötzlich geringer wird. Die „Ruhekurve" bei Gleichstromdurchströmung wird durch solche Einwirkungen für Stunden und sogar für Tage beeinflußt (BRAUCH). Metallene Gegenstände in der Kleidung vermehren die Gefahr.

Pathogenese. Tod und Scheintod durch elektrischen Strom werden meist auf Herzkammerflimmern zurückgeführt. In Versuchen an Hunden erzeugt in der Tat der elektrische Strom, besonders der Wechselstrom, Flimmern der Herzkammern und Sekundenrztod. Es scheint indessen, daß diese Versuche nicht auf alle Warmblüter übertragen werden dürfen. Und JELLINEK bestreitet, daß der elektrische Unfallstod stets durch Kammerflimmern hervorgerufen sei. Wichtig ist, daß die Lehre sich als Irrtum erwiesen hat: Ein vom Strom Getroffener, der bewußtlos, ohne Atmung und Puls daliegt, sei durch Kammerflimmern endgültig tot.

Erscheinungen. An den Stellen des Stromeintritts in den Körper kommt es zu eigentümlichen Strommarken; ferner zu eigentümlichen Gewebszerstörungen, die oft auffallend gut spontan heilen und die nicht Verbrennungen sind, obwohl bei elektrischem Unfall *auch* Hitzeentwicklung und Verbrennung vorkommen können. Es kommt zu eigenartig prallen Ödemen. Sie gehen oft auffallend gut zurück. Außer den schon erwähnten vielfach schweren und tödlichen Störungen der Herztätigkeit (Vorhofsflimmern, Kammerflimmern) gibt es Nierenstörungen (Albuminurie, Hämaturie), Diarrhöe und Erbrechen; Verletzungen der Augen, des Labyrinths, cerebrale Herderscheinungen (z. B. isolierte Athetose). Labyrinthstörungen nach Blitzschlag (Schwindel, Nystagmus) beruhen vermutlich auf Luftdruckwirkungen.

Am wichtigsten ist der elektrische Scheintod. Es ist unsicher, ob er durch Herzkammerflimmern oder durch Lähmung wichtiger Hirnzentren hervorgerufen wird. *Praktisch von der größten Wichtigkeit ist es, zu wissen, daß Stromverletzte, bei denen Atem, Puls und Herztöne aussetzen, sehr oft durch künstliche Atmung noch zum Leben zurückerweckt werden können.* Beim elektrischen Unfall gibt es keine sicheren Unterscheidungsmittel für Tod und Scheintod.

Bisweilen geht ein schweres Koma ohne ärztliche Hilfe von selbst vorüber. Kopfschmerzen und Müdigkeit können zurückbleiben. Aber auch Erregungs- und Verwirrtheitszustände und epileptische Krämpfe, auch Depressions- oder Hemmungszustände. Eine verhängnisvolle Erscheinung bei starken Stromdurchgängen ist oft die tetanische Erregung der gesamten Körpermuskulatur. Sie führt dazu, daß die Opfer eines Unfalls verkrampft an der Stromleitung haften bleiben und sich mit eigener Kraft nicht davon losmachen können. Helfer, die den Verkrampften berühren, werden oft selbst vom Unfall betroffen. Abschaltung des Stromes ist gut, jedoch nur, wenn Vorsorge getroffen ist, daß nicht nach der plötzlichen Lösung des Krampfes der Verunglückte irgendwie abstürzt und sekundären Schaden erleidet, der mit Elektrizität nichts zu tun hat.

Prophylaxe. Elektrischen Unfällen vorzubeugen, ist eine wachsende schwierige Aufgabe für technische Betriebe. Der Arzt, der nicht alle Einzelheiten beherrschen kann, wird immerhin vor leichtsinnigem Berühren elektrischer Leitungen warnen und auf die Gefahren aufmerksam machen, die durch schadhafte Isolierungen, zerbrochene Stecker usw. hervorgerufen werden. Hat ein Arzt Starkstromanlagen im eigenen Betrieb, so soll er sich vom Errichter der Anlage schriftlich bescheinigen lassen, daß sie nach den Unfallverhütungsvorschriften für elektrische Anlagen ausgeführt ist. Angestellte sind gegen Unfall zu versichern.

Diagnose. Wenn nicht aus den Umständen oder durch Zeugenaussagen sich der Tatbestand eines elektrischen Unfalles ergibt, so können Strommarken (die manchmal sehr klein sein können, grauweiß, rundlich, derb, mit zentraler Einnabelung, ohne Reaktion der Umgebung) zur Diagnose führen. Oder Blitzfiguren — dendritische Dermographien. Auch Spuren im Schuhwerk und in den Kleidungsstücken, Schmelzungen an Schuhnägeln, Knöpfen, Schnallen, Uhrketten. Bisweilen sind solche Veränderungen nur mit der Lupe erkennbar.

Behandlung. Hauptaufgabe und wichtige Pflicht sind, beim elektrischen Scheintod so schnell wie möglich sachgemäße *künstliche Atmung* einzuleiten und diese bis zu 3 Stunden mit Beständigkeit durchzuführen. Noch nach 3 Stunden sind Wiederbelebungen geglückt. Erst das Auftreten von Totenflecken entbindet von der Fortführung der Wiederbelebungsversuche. Ein Versuch mit intrakardialer Adrenalininjektion kann in Betracht kommen. Bei Hirndruckerscheinungen: Lumbalpunktion. Vom Blitz Getroffene sind wärmebedürftig und gehören für 3 Tage ins Bett. Symptomatisch braucht man bald Beruhigungsmittel (Brom), bald Anregungsmittel für den Kreislauf und muß die Schmerzen lindern. Die Erholung kann wochenlang dauern, auch wenn sichtbare Verletzungen fehlen.

Luftfahrtmedizin.

Die physikalischen Beanspruchungen und Gefährdungen der Flieger sind bei der Leistungsfähigkeit der heutigen Flugzeuge vielseitig und erheblich. Besonders beim „Hochleistungsflug" wird der fliegende Mensch großen Beanspruchungen ausgesetzt. Andererseits sind durch die Bedeutung und den Umfang der heutigen Militär- und Sportfliegerei diese Hochleistungsflüge keine Seltenheit mehr. So ist in der „Luftfahrtmedizin" ein neues wichtiges Aufgabengebiet für den Arzt entstanden. Es umfaßt die Überwachung an und für sich gesunder, leistungsfähiger Menschen in bezug auf die Gefahren des Höhenfluges. Neben starken physikalischen Beanspruchungen kommen für den Flieger noch andere Gefährdungen in Betracht, z. B. durch Abgase des Motors, sowie durch Unfallmöglichkeiten. Auch mit diesen befaßt sich die Luftfahrtmedizin.

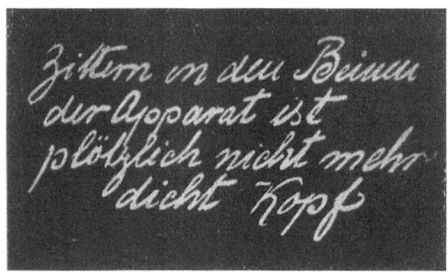

Normalschrift.

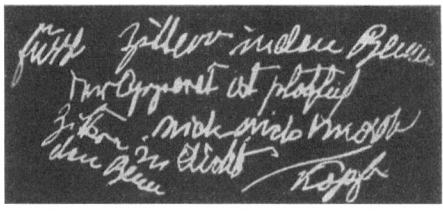

Abb. 1. Koordinationsstörungen in der Höhe.

Die physikalischen, gefahrreichen Einwirkungen, denen der Flieger ausgesetzt ist, sind vorstehend bereits in verschiedenen Abschnitten erwähnt. Es sind folgende:

1. Die Einwirkung des Aufenthalts in großer Höhe — Höhenkrankheit.

2. Die große Geschwindigkeit, mit der große Höhen erreicht werden — Krankheiten durch Luftdruckveränderung.

3. Einwirkung schlingernder Bewegungen — Luftkrankheit.

4. Zentrifugalwirkungen beim Kurvenflug unter hoher Fluggeschwindigkeit.

5. Starke Kälteeinwirkung mit Erfrierungsgefahr.

Vorbeugungsmöglichkeiten ergeben sich aus den vorstehenden Kapiteln über Krankheiten aus äußeren physikalischen Ursachen. Ergänzend seien noch folgende Bemerkungen angefügt: Die gesteigerte Motorleistungsfähigkeit ergibt enorme *Steiggeschwindigkeiten*. In modernen Kampfmaschinen werden z. B. Höhen von 6000—7000 m in weniger als 10 Minuten erreicht. In dieser kurzen Zeit wird der Mensch in einen Bereich der Atmosphäre „ausgeschleust", in der nur noch $1/2$ Atmosphärendruck besteht. Die *Gipfelhöhen*, die in modernen serienmäßig hergestellten Maschinen erflogen werden können, betragen 8 bis 10 000 m Höhe (entspricht einem Atmosphärendruck von etwa 266—198 mm Hg). In besonders konstruierten Höhenmaschinen wurden Höhenrekorde in offener Maschine unter dem Schutze eines Überdruckanzuges über 16 000 m erreicht (Oberleutnant Pezzi, Italien 1937). Weitere Beanspruchungen der fliegenden Besatzung resultieren aus der *Steigerung der Fluggeschwindigkeiten* (Rekorde über 700 km/st Geschwindigkeiten in serienmäßig hergestellten Maschinen 350—500 km/st). Wird beispielsweise mit 300 km Stundengeschwindigkeit eine Kurve mit einem Radius von 150 m geflogen, so treten Zentrifugalkräfte auf, die bei richtig geflogener Kurve das 4,3fache der Erdbeschleunigung betragen. Unter der Einwirkung solcher Beschleunigungen kann vorübergehendes

Flimmern oder Dunkelwerden vor den Augen infolge mangelhafter Netzhautdurchblutung auftreten („blacking out").

Es ergeben sich zwei *Hauptgebiete luftfahrtmedizinischer Forschung und Betätigung:* Die *Höheneinwirkungen* und die *Beschleunigungseinwirkungen* auf den menschlichen Organismus müssen sorgfältig studiert werden. Ertragbarkeitsgrenzen müssen festgestellt werden, um so die Flugzeugbesatzung vor vermeidbaren Unfällen zu bewahren.

Für das Studium der *Höhenkrankheit* (vgl. oben Seite 760) sind Beobachtungen in der Unterdruckkammer (= auf beliebigen Unterdruck auspumpbare Räume, in denen die zu Untersuchenden beobachtet werden können) wertvoll geworden. Die ersten Anfänge der Höhenkrankheit können z. B. an Unsicherheit der Handschrift („Schreibtest") erkannt werden. Höhenempfindliche Fliegeranwärter, die frühzeitig zu Kreislaufkollaps in Höhe neigen (Kollapstyp), können so ermittelt werden. Bei der *Ausarbeitung und Erprobung von Höhenatmungsgeräten*, die der fliegenden Besatzung in Höhen über 4000 m ausreichende Sauerstoffversorgung und damit Erhaltung voller Leistungsfähigkeit sichern, ist zur Erreichung bester Modelle Mitarbeit des Physiologen und des Luftfahrtmediziners erforderlich.

Einatmung von Motorabgasen (CO-Gehalt!) beeinträchtigt die Höhenfestigkeit. Luftfahrtmedizinische Überwachung konstruktiver Einzelheiten der Abgasführung am Flugzeug ist daher erforderlich.

Mit Hilfe großer Zentrifugen, auf denen Menschen beliebigen Beschleunigungen ausgesetzt werden können, bei gleichzeitiger Registrierung von Atmung und Herztätigkeit, wurden in letzten Jahren wichtige Erfahrungen über die Belastungsfähigkeit des Menschen in dieser Richtung, durch teils aufopfernde Selbstversuche gewonnen. Kontrollbeobachtungen mit Hilfe kinematographischer Aufnahmen im Flugzeug brachten wichtige ergänzende Feststellungen.

Aufgabe des Fliegerarztes ist weiterhin die Ermittlung der *Fliegertauglichkeit* eines Menschen mit Hilfe geeigneter Methoden. Neben der körperlichen Untersuchung und der Prüfung der Leistungsfähigkeit ist die Beurteilung der Gesamtpersönlichkeit hinsichtlich Einsatzbereitschaft, Willensstärke und Durchhaltefähigkeit wesentlich. Genaue Prüfung der Funktion der Sinnesorgane (Ermittlung von Farbenschwachen, Prüfung der Vestibularorgane usw.) ist erforderlich, um Ungeeignete von vornherein von der fliegerischen Laufbahn auszuschalten.

Das *Studium typischer Flugzeugunfälle* ergibt wichtige Hinweise für zweckmäßige Anbringung der Anschnallgurte, Vermeidung kantiger Vorsprünge etwa am Instrumentenbrett, an die bei plötzlicher Bremsung (Bruchlandung, Absturz) der Kopf herangeschleudert werden kann. (Anteil der Kopfverletzungen an der Gesamtzahl der tödlichen Verletzungen beträgt 70—80%!)

Weitgehende hygienische Überwachung der fliegenden Besatzung zur Erhaltung der Leistungsfähigkeit sind weitere wichtige Aufgaben des Fliegerarztes. (Allgemeine Hygiene, Schutz vor Vergiftung etwa mit Benzin, das als „Antiklopfmittel" Zusätze von Bleitetraäthyl enthält, Schutz vor Erfrierung bei Höhenflügen durch zweckmäßige, teils elektrisch beheizbare Kleidung, sportliches Training zur Steigerung der Leistungsfähigkeit usw.). Diese kurzen Hinweise mögen genügen, um die Vielseitigkeit und Dringlichkeit der Aufgaben der Luftfahrtmedizin zu zeigen, deren wichtigstes Ziel ist: Verhütung vermeidbarer Flugunfälle, Leistungssteigerung der fliegenden Besatzung unter den Bedingungen des Hochleistungsfluges.

Literaturstellen, die über Einzelheiten näher informieren: W. SCHNELL: Luftfahrtmedizin. Volkmann Verlag 1935. — Luftfahrtmedizinische Abhandlungen. Leipzig: Georg Thieme. — Zeitschrift Luftfahrtmedizin.

Literatur.

BARCROFT, J. u. W. FELDBERG: Die Atmungsfunktion des Blutes, I. (Monographien a. d. Gesamtgeb. d. Physiologie d. Pflanzen u. d. Tiere. Bd. 13.) Berlin: Julius Springer 1927.

Errichtungsvorschriften für Starkstromanlagen. Herausgegeben vom Verband Deutscher Elektrotechniker 1932.

Handbuch der gesamten Strahlenheilkunde. Herausg. von P. LAZARUS. München: J. F. Bergmann 1928.

BRAUCH: Elektrische Leitfähigkeit der menschlichen Haut. Z. klin. Med. **130**, 338 (1936).

JELLINEK: Elektrische Verletzungen. Leipzig: Joh. Ambr. Barth 1932.

KEYS: Die Wirkung des Höhenklimas. Erg. inn. Med. **54**, 585 (1938). Berlin: Julius Springer. — KROETZ: Erg. med. Strahlenforsch. **2**, 351 (1926) und Strahlenther. **28**, 92 (1928).

LOEWY: Physiologie des Höhenklimas. Berlin: Julius Springer 1932.

MONGE, C.: La maladie des Andes. Rev. sud-amér. Méd. (Paris) **1**, 825—831 (1930). MELLINGHOFF: Hauterscheinungen bei Caissonkrankheit. Z. klin. Med. **127**, 457 (1934).

SCHNELL: Luftfahrtmedizin. Berlin: C. J. E. Volckmann 1935. — STAEHELIN: Erkrankungen aus äußeren physikalischen Ursachen. (Handbuch der inneren Medizin. 2. Aufl. Herausg. von G. v. BERGMANN und R. STAEHELIN, Bd. IV/2. 1927.) — STEINHAUSEN: Nervensystem und Insolation. Berlin: August Hirschwald 1910. — SONNENBURG u. TSCHMARKE: Die Verbrennungen und die Erfrierungen. Stuttgart: Ferdinand Enke 1915.

Unfallverhütungsvorschriften der Berufsgenossenschaft für Gesundheitsdienst und Wohlfahrtspflege 1932.

Schädigungen durch radioaktive Strahlen, ihre Beurteilung und Behandlung.

Von

ALFRED SCHITTENHELM-München.

I. Pathologische Physiologie der radioaktiven Strahlen.

Unter „*radioaktiven Strahlen*" versteht man die Röntgenstrahlen und die nur physikalisch sich unterscheidenden Gammastrahlen des Radiums.

Die radioaktiven Strahlen sind *wesensgleich mit den übrigen Strahlungen des elektromagnetischen Spektrums*, das, der abnehmenden Größe ihrer Wellenlängen nach geordnet, sich folgendermaßen zusammensetzt: Elektrische Wellen, Ultrarot-Wärmewellen, sichtbares Licht, Ultraviolett, Röntgenstrahlen, Gammastrahlen. Den Röntgen- und Gammastrahlen gibt ihre Kurzwelligkeit neben der Energie des einzelnen Strahlungsquants einen besonderen Charakter; sie ermöglicht Energie in Strahlenform tief in den menschlichen Körper bis ins Innerste der Zellen, Moleküle und Atome hineinzubringen. Die Durchdringungsfähigkeit nimmt mit der Größenzunahme der Wellenlänge ab. Für die Ultrarot- d. h. Wärmestrahlen gelten andere Gesetze. Sie erleiden bei ihrer Durchdringung außerdem eine proportional mit der zu durchdringenden Tiefe zunehmende Schwächung, die einerseits auf *Absorption,* andererseits auf Umwandlung in sog. *Streustrahlen* beruht.

Die radioaktiven Strahlen sind ein *Heilmittel*, das, in zu großer Menge gegeben, schwere irreparable Allgemeinschädigungen hervorrufen kann, also *für den lebenden Organismus giftig* ist. Tote organische Gewebe werden nicht merklich beeinflußt. Offenbar spielt also der Lebensvorgang selbst bei der Auslösung der Strahlenwirkungen eine hervorragende Rolle. Diese machen erst nach längerer Zeit sich bemerkbar, sind also wohl *sekundär bedingt* durch Vorgänge, welche durch die Strahlen nur angeregt werden.

Der *Angriffspunkt der radioaktiven Strahlen* ist *die Zelle* und in dieser vor allem der *Zellkern* bzw. sein Chromatin. Aber auch das Protoplasma und die Zellmembran werden sicherlich beeinflußt. Die dadurch bedingten biologischen Effekte bestehen in einer Herabsetzung der Lebensfunktion der Zelle, die, wenn die Dosis genügend groß ist, bis zum Zelltode führen kann. Eine direkte Steigerung der Lebensfunktion ist für die radioaktive Strahlung nicht sicher nachgewiesen, höchstens eine indirekte, die sich aber schwer von der reinen Regeneration des geschädigten Gewebes, deren Art und Intensität von dem Ausmaß der Schädigung mitbestimmt wird, abgrenzen läßt.

Ob ihre Wirkung eine lebensfunktionshemmende oder eine lebensvernichtende ist, also ihre *Wirkungsintensität*, hängt einerseits *von der Dosis* ab, andererseits aber in sehr weitgehendem Maße *von der Empfindlichkeit der einzelnen Zellarten* radioaktiven Strahlen gegenüber, von ihrer „*Radiosensibilität*". Die verschiedenen Zellarten, die den menschlichen Organismus zusammensetzen, weisen gewaltige Unterschiede in ihrer Radiosensibilität auf. Eine bestimmte Dosis, die eine Zellart abtötet, wirkt auf eine andere Zellart höchstens funktionshemmend. Einem Zellverbande gegenüber wird daher die Wirkung eine *elektive* sein, vorausgesetzt, daß die Dosis nicht so hoch ist, daß sie alles abtötet.

Als *Ursache* der verschiedenen Empfindlichkeit werden der *verschiedene Reifegrad* bzw. die verschiedene Wachstums- und Differenzierungspotenz der einzelnen Zellarten angesehen, da man gefunden hat, daß Gewebe mit *jungen* und *unreifen Zellarten* weit radiosensibler sind, als reife, stark differenzierte Gewebe, die einen mehr oder weniger vollkommenen Verlust der Wachstumstendenz zeigen. Am radiosensibelsten ist jede Zelle zur Zeit ihrer Teilung. Die Strahlenempfindlichkeit der einzelnen Gewebe ist auch von der jeweiligen *geweblichen Konstitution* abhängig, die mannigfachen Schwankungen in Gesundheit und Krankheit unterworfen ist.

Die folgende Tabelle gibt die *abnehmende Strahlenempfindlichkeit der normalen Gewebe* in grober Annäherung wieder:

1. Blutbildendes Gewebe (lymphatisches Gewebe und Knochenmark).
2. Thymus.
3. Ovarien.
4. Hoden.
5. Speicheldrüsen.
6. Haarpapille.
7. Schleimdrüsen, Schleimhäute.
8. Schweiß- und Talgdrüsen.
9. Epidermis.
10. Seröse Häute.
11. Lunge.
12. Niere und Nebenniere.
13. Eingeweidedrüsen (Leber, Pankreas).
14. Schilddrüse.
15. Skelet- und Herzmuskel.
16. Bindegewebe und Gefäße.
17. Knorpel- und Knochengewebe.
18. Ganglienzellen und Nervengewebe.

Die Radiosensibilität eines Gewebes kann nach *drei verschiedenen Dosengruppen* eingeteilt werden (WINTZ und WITTENBECK):

1. *Dosis letalis:* sie zerstört das Gewebe = endgültiger Zelltod.

2. *Dosis vulnerans:* sie schädigt das Gewebe nur so, daß eine Regeneration oder eine Restitutio ad integrum möglich ist. Der Grad der Wiederherstellung ist von der Entwicklungspotenz des Gewebes abhängig.

3. *Dosis tolerabile:* sie setzt im Gewebe Veränderungen im Sinne eines Locus minoris resistentiae, aber sie ist insoweit noch tragbar, als keine klinisch feststellbaren Schädigungen entstehen. Die Toleranzdosis darf im gesunden Gewebe nicht überschritten werden. Eine weitere, nach der Bestrahlung auftretende Noxe könnte die bei der nächst höheren Dosis normalerweise noch vor sich gehende Restitutio ad integrum vereiteln und so eine dauernde Schädigung machen. Der biologische Effekt eines radioaktiven Insultes zeigt sich meist nicht schlagartig, sondern in einer über Stunden und Tage, ja Wochen sich hinziehenden Auswirkung. Diese Kenntnis von der Wirkung der radioaktiven Strahlen auf den lebenden Organismus hat zwingend zur Schaffung einer *Dosisgrenze* geführt.

Das von SEITZ und WINTZ geschaffene *biologische Maßsystem ermöglicht* die *Bestimmung der Größen der Radiosensibilität*. Es geht von der Strahlenempfindlichkeit der menschlichen Haut aus, die eine relativ geringe Variationsbreite hat, deren Schwankungen nach oben und unten nur bis 10—15% betragen. Die *Hauteinheitsdosis* (HED) ist *die Röntgenstrahlenmenge,* die bei einer „praktisch homogenen" harten Strahlung bei 23 cm Focus-Hautabstand und 6×8 cm Bestrahlungsfeldgröße *an der normalen menschlichen Haut nach 8—10 Tagen eine erythematische Rötung, nach 3—4 Wochen eine leichte Bräunung und nach 6 Wochen eine deutliche Bräunung der bestrahlten Stellen hervorruft.* Die entsprechende Strahlenqualität erhält man bei etwa 180—200 KV Spannung und 0,5—0,8 mm Zn- oder Cu-Filter. Die Strahlung hat dann eine mittlere Wellenlänge von etwa 0,16 ÅE (1 ÅE = 1 Ångström-Einheit = 0,0000001 mm). In der Berechnung und zum Vergleich der verschiedenen biologischen Dosen wird die HED = 100% gesetzt. Die HED wird in dem heute üblichen internationalen Maß in *r-Einheiten* (Röntgen-Einheiten) frei in Luft, bei großem Strahlenkegel gemessen; eine HED entspricht 600 r.

Die *Hauteinheitsdosis* ist die *Höchstdosis*, die der Haut auf einmal zugemutet werden darf. Sie gilt aber *nur* für den Zellverband der Haut, für andere empfindlichere Zellverbände des menschlichen Organismus ist sie bereits ein Vielfaches der tödlichen Dosis, während sie für hoch differenzierte Zellverbände wiederum höchstens funktionshemmend wirkt. Andererseits ist sie für die Haut nur dann die Grenzdosis, wenn sie *auf einmal* gegeben wird. Wird sie in kleinere Dosen unterteilt, also *fraktioniert* gegeben, dann *darf sie beträchtlich überschritten* werden. Das hat die *Bestrahlungsmethode,* wie sie von COUTARD und SCHINZ und in Deutschland von HOLTHUSEN eingeführt wurde, überraschend bewiesen. Danach kann durch täglich wiederholte kleine Dosen in Höhe von 150—200 r das einzelne Hautfeld mit einer Gesamtdosis bestrahlt werden, die das Vielfache der bei einmaliger Bestrahlung als Höchstdosis zulässigen Strahlenmenge (HED) ausmacht, so daß das einzelne Feld mit einer Gesamtdosis von 4000 r und unter gewissen Voraussetzungen bis zu 6000 r und mehr belastet werden kann, ohne daß ernsthaftere Schädigungen verursacht werden. Auch hier sind Grenzen gesetzt. Es ist Sache der Erfahrung und der ärztlichen Kunst, diese Grenzen, deren Überschreitung Schaden bringt, in jedem Einzelfall zu kennen und zu beachten.

II. Klinik und pathologische Anatomie.

Die Eigenschaft der radioaktiven Strahlen, nicht nur in der Körperoberfläche zu wirken, sondern auch die tieferen Partien zu durchdringen, führt zur *lokalen, raumförmigen Strahlenwirkung* im Körper; da der bestrahlte Raum ständig von dem Blute mit seinen Zellen und den Gewebssäften durchströmt wird, welche die Zerfalls- und Umsetzungsprodukte des bestrahlten Gewebes aufnehmen und weiterleiten, kommt es zu einer *Allgemeinwirkung* im Organismus. Im Falle einer *Überdosierung* kann es also einerseits zu *lokalen*, die Oberfläche und die tieferen Schichten umfassenden Schädigungen kommen, die *entweder akut auftreten* (= Verbrennungen) oder *langsam* einsetzen und *chronisch* verlaufen oder durch *Kombinationswirkung* entstehen, wobei die Strahlenwirkung nur den Boden ebnet, der Schaden selbst aber durch weitere an sich vielleicht harmlose Noxen ausgelöst wird. Andererseits können *Allgemeinschädigungen* folgen, die als Röntgenkater, Strahlenintoxikation und Blutbildschädigungen in Erscheinung treten. Hierher gehören auch Nachkommenschaftsschädigungen durch Strahlenwirkungen. Immer kann der Intensitätsgrad zwischen der leichtesten harmlosen spontan ausheilenden und den schwersten Schädigungen liegen, an denen das Individuum zugrunde geht.

A. Lokale Strahlenschädigungen der Körperoberfläche.

Die *Körperoberfläche* ist zwangsläufig die Strahleneintrittspforte und bekommt daher bei *einem* Bestrahlungsfeld infolge Absorption und Streuung eine höhere Dosis als die tiefer gelegenen Schichten. Daher kommen am *häufigsten* die sog. *Oberflächenschäden* vor.

Akute Schädigungen: Die Reizschwelle für *normale* Haut und Schleimhäute liegt zwischen 60—70% der HED. Nach *einer* HED zeigt sie eine *wellenförmige Reaktion*. Wenige Stunden nach deren Verabreichung sieht man am Bestrahlungsfeld eine zarte Rötung (*Früherythem*, KIENBÖCK und KÖHLER; *Vorreaktion*, HOLZKNECHT), die nach 2—3mal 24 Stunden abklingt. Es folgt die symptomlose *Latenzzeit*. Nach etwa 10 Tagen setzt die *Hauptreaktion* ein als zarte rosa Verfärbung, die sich in 8 Tagen zu einem intensiven Rot entwickelt (Erythemstadium mit Hyperämie, Schwellung, Infiltration, zuweilen mit Hitze- und Spannungsgefühl), dann in Rotbraun und zuletzt bis ungefähr zur 6. Woche in reines Braun, das *Pigmentstadium*, übergeht, das monatelang bleiben kann. Die Haut hat sich also erst 6—8 Wochen nach der einmaligen Röntgenbestrahlung erholt, vorausgesetzt, daß weitere Schädigungen ferngehalten wurden.

Die *ekzematöse* und *entzündete* Haut ist *strahlenempfindlicher*, sie darf nicht mit 100% der HED belastet werden, ebensowenig eine mit Hg- oder einer anderen Schwermetallsalbe wie Wismut, Jod, Arsen usw. (auch als Injektion) behandelte Haut (Entstehung von Sekundärstrahlen). Eine gesteigerte Hautempfindlichkeit kann auch *außerhalb der Haut* ihre Ursache haben, z. B. bei chronischer Nephritis besonders mit Ödemen, bei exsudativer Diathese und lymphatischer Konstitution, bei BASEDOWscher Krankheit, Diabetes, Morbus Addisoni. Daher bleibt man *bei Menschen mit konstitutionellen Krankheiten und innersekretorischen Störungen* womöglich etwas unter der Hautdosis. Eine *Strahlenidiosynkrasie der Haut* wird *abgelehnt*. Nennenswerte Unterschiede der Haut verschiedener Rassen existieren nicht. Die relativ schlecht durchblutete Haut *alter* Leute hat eine *herabgesetzte* Empfindlichkeit (20—30%). *Im übrigen hängt der Ablauf der Hautreaktion nicht nur von der Quantität, sondern auch von der Qualität der Strahlen ab,* insofern die Durchdringungsfähigkeit mit Zunahme der Wellenlänge zunimmt.

Histologisch findet sich das Bild einer Entzündung (ROST), im *Früherythem* vielleicht mit Lähmung der Hautgefäßnerven, das *Haupterythem*, ist mit perivasculärer Infiltration und leichtem Ödem verbunden, das Pigmentstadium mit vermehrter Bildung des Hautfarbstoffes in den Basalzellen der Epidermis und in den Chromatophoren des Stratum papillare.

Die Ursache des Erythems ist in der zellschädigenden Wirkung der Strahlen zu sehen, wodurch *Eiweißbausteine*, evtl. nach Loslösung aus den Bindungen (Zell- bzw. Eiweißzerfall) *Umwandlungen in hochaktive Stoffe* eingehen. Das *Histidin* spielt dabei eine wichtige Rolle, von dem sich besonders viel in der oberflächlichen Hornschicht findet. In der normalen Haut ist ein *histamin*artiger Stoff vorhanden, der aus dem Histidin unter Strahlenwirkung in erhöhtem Maße gebildet wird.

Neben Histamin entsteht nach KROGH bei stärkerer Schädigung mindestens noch *eine kolloidale H-Substanz*. Während das Histamin die sensiblen Nervenendigungen reizt, damit zu Gefäßerweiterung (Hyperämie, Erythem) und vermehrter Gefäßdurchlässigkeit für Plasma (Ödem) führt, soll die kolloidale H-Substanz keinen roten Hof hervorrufen. Auf der Wirksamkeit von H-Kolloiden soll dagegen Leukocytenauswanderung, Nekrose und Blasenbildung beruhen. Ein Teil der Bedingungen für das Zustandekommen des *Früh-* und *Haupt*erythems ist wohl in dem Auftreten derartiger chemischer Substanzen zu sehen. Die Strahlen greifen wie andere Reize außer an Gewebszellen auch an Nerven und Capillaren oder an allen dreien an (KROGH). Die *Capillarmikroskopie* zeigt typische Veränderungen.

Die Ursache der Pigmentierung beruht auf der Fähigkeit der basalen Epidermiszellen, Pigment, d. h. Melaninkörper zu bilden. Die Stärke der Pigmentbildung, die mit der Dosis parallel geht und dem Haupterythem zwangsläufig folgt, weist nach Bestrahlung erhebliche individuelle Schwankungen auf.

Wird die HED um etwa 30% überschritten, so verläuft die wellenförmige Reaktion schneller; nach einwöchiger Latenz entsteht ein blaurotes Erythem mit Follikelschwellung und allmählicher Blasenbildung, begleitet von starkem Juckreiz und Schmerzen, das *Erythema bullosum,* das nur langsam, nach 6—12 Wochen unter Eintrocknen der Blasen und Abstoßung der oberflächlichen Hautschichten, wobei die Papillen zerstört, die Schweiß- und Talgdrüsen geschädigt werden, in Ausheilung mit tiefbraunem Pigment übergeht. Nicht selten kommt es zu *Teleangiektasien* und *farblosen Hautstellen mit Pigmenträndern* (Hautatrophien), immer zu einer Herabsetzung der Widerstandsfähigkeit der Haut (FLASKAMP). *Histologisch* findet man eine hochgradige Entzündung mit degenerativen Erscheinungen und starker Ödembildung.

Wird die HED noch höher (80 und mehr Prozent) überschritten, so geht das Früherythem fast direkt in ein blaurotes Hauterythem mit Blasenbildung über; es entwickelt sich spätestens 6—8 Wochen nach der Bestrahlung unter Spannungsgefühl und intensiven Schmerzen eine *tiefgreifende Gewebsnekrose,* das sog. *Röntgenulcus,* das sich sehr langsam abgrenzt und schlechte Heiltendenz zeigt, Überhäutungen brechen immer wieder durch, es kommt leicht zur sekundären Infektion, häufig ist eine spontane Ausheilung unmöglich. Kommt sie zustande, dann dauert sie Monate und Jahre; es entsteht eine strahlenförmig eingezogene pigmentlose *Narbe* mit Teleangiektasien. Die Gefahr eines erneuten geschwürigen Zerfalles, namentlich in Verbindung mit

Traumen, besteht immer. *Haarausfall der bestrahlen Partie ist eine Begleiterscheinung aller Grade der Strahlenwirkungen.*

Histologisch sieht man schwerste Degeneration aller Hautzellen, der Capillaren und tiefer gelegenen Gefäße mit Ausnahme der sensiblen Nervenendigungen, woraus die intensiven Schmerzen zu erklären sind.

Bei **Coutardbestrahlungen** sind die Reaktionserscheinungen der Haut andere. Infolge der relativ kleineren Einzeldosis (150—200 r) kommt es zu *keiner* sichtbaren Frühreaktion, sondern *erst von der 3. Woche* der Bestrahlung ab zu einer langsam *zunehmenden Rötung* des Feldes, zu der eine *Epilation* und wenige Tage später bereits eine *Pigmentation* tritt. Nach Höhe der Dosis, bzw. der subjektiven Radiosensibilität wird eine *trockene Reaktion*, bei der sich die Epidermis lamellär oder in großen Fetzen abschilfert, oder eine *nässende* unterschieden, wobei diese letztere allgemein als äußerste Grenze der Belastbarkeit gewertet wird. *Beide Reaktionsformen sollen nach 8—10 Tagen abgeheilt sein;* wenn die nässende Form nicht spätestens nach 5 Wochen vollständig zurückgegangen ist, so muß mit einer Schädigung der Haut gerechnet werden.

Bei *Schleimhäuten* pflegt die Reaktion schon *nach 14 Tagen* in Form von *fibrinösen Belägen* aufzutreten und wenige Tage später unter starker *ödematöser Schwellung* ihren Höhepunkt zu erreichen (Grenze der Belastbarkeit).

Trotz bedeutend höherer Gesamtdosis scheint bei streng individuell angepaßter Dosierung *keine* nachweisbare Veränderung am Gefäß- und Bindegewebsapparat aufzutreten, wodurch die Hauptursache für die lokale, akute und chronische Schädigung fortfällt. Erst wenn die Grenze der Belastbarkeit überschritten, d. h. im Stadium der voll ausgebildeten Haut- bzw. Schleimhautreaktion weiterbestrahlt wird, kommt es zu dauernden Schädigungen der Haut. Dabei ist streng zu berücksichtigen, daß die *Toleranzgrenze der Haut nicht an allen Körperstellen gleich* ist, vor allem geringere Verträglichkeit der Halspartien. Die nässende Dermatitis, die häufig mit einer totalen Abstoßung der Epidermis einhergeht, muß bis zur einwandfreien Abheilung in stationärer Behandlung bleiben, damit eine (evtl. durch Verwendung ungeeigneter Salben entstehende) Dauerschädigung vermieden werden.

Chronische Schädigungen. Während die beschriebenen Hautreaktionen und -schädigungen durch *einmalige* Einwirkung einer größeren oder zu großen Röntgenstrahlendosis oder dadurch, daß durch kleine Teildosen infolge *zu rasch aufeinanderfolgender Bestrahlungen* die Toleranzmenge der Haut überschritten wurde, hervorgerufen werden, entstehen die *chronischen* Hautschädigungen, wenn *ganz geringe Strahlenmengen monate- und jahrelang auf die gleiche Hautstelle* einwirken, wozu meist andere schädigende Einflüsse sich summieren. Sie sind nicht eine *Krankheit* der Patienten, sondern der *Ärzte, Physiker* und *Techniker,* die mit Röntgenstrahlen arbeiten. Sie haben weder in ihrem klinischen Verlauf, noch in ihrem histologischen Bild irgendwelche Ähnlichkeit mit den akuten Schädigungen. Am meisten betroffen werden die *ungeschützten Körperstellen*, Gesicht und Hände. Die Haut wird schlaff und unelastisch. Die Epidermis verdickt sich, der Haarwuchs hört auf, die Fingernägel werden rissig und brüchig, es besteht eine starke Überempfindlichkeit der Haut gegen jeglichen Reiz, das ist das Bild der sog. „*Röntgenhand*". Allmählich treten *Teleangiektasien,* namentlich im Gesicht auf, die *Haut wird* infolge Funktionsunfähigkeit der Talg- und Schweißdrüsen *trocken* und *glanzlos* und zuletzt entstehen *Hyperkeratosen* in Form von Schwielen, Hörnern und Warzen, die, wenn sie entfernt oder durch Trauma verletzt werden, in schlecht heilende *Ulcerationen* übergehen. Daneben findet sich eine starke Schmerzhaftigkeit der so veränderten Haut.

Nach HOLZKNECHT sind diese hyperkeratotischen Bildungen bereits präcanceröser Natur, aus denen häufig das so sehr gefürchtete **Röntgencarcinom** hervorgeht. Der Röntgenkrebs entwickelt sich langsam über Jahre (durchschnittlich $4^1/_2$ Jahre, HESSE) und nur auf dem Boden einer chronischen Röntgendermatitis, aber *nie* nach therapeutischen Bestrahlungen (FLASKAMP), meist auf dem Rücken der Hand und der Finger; seine Ausbreitung geschieht wahrscheinlich nur auf lymphogenem Wege (FLASKAMP), er metastasiert in die Cubital- und später in die Axillardrüsen, wobei letzteres als prognostisch ungünstig angesehen werden muß. Im Vergleich mit anderen Carcinomen soll er jedoch eine etwas geringere Neigung zur Metastasierung zeigen, nach HESSE in 30%. Auch **Röntgensarkom**e sollen vereinzelt nach Bestrahlungen entstehen.

Histologisch fehlt bei den *chronischen Hautschädigungen* die schwere Läsion der Blutgefäße (UNNA), charakteristisch sind dagegen die Epidermishypertrophien und die Verbreiterung der Horn-, Körner- und Stachelzellenschicht (FLASKAMP); daneben besteht ein interstitielles Ödem mit Exsudatbildung, aber ohne jede leukocytäre Infiltration. In der Cutis sieht man einen starken Schwund der elastischen und kollagenen Elemente mit interstitiellem Ödem, weiten Blut- und Lymphcapillaren und stark verbreiterten Lymphspalten. Das *Röntgencarcinom* ist ein *Plattenepithelkrebs* mit infiltrativem Wachstum und Bildung von Hornperlen im Stratum corneum (HESSE).

Spät- und Kombinationsschäden. Außer den *allein* durch Röntgenstrahlen verursachten Schädigungen der Haut kennen wir die sog. *Spätschäden. Das sind ulceröse Hautveränderungen*, die scheinbar ohne ersichtliche Ursache, in Bezirken auftreten, die vor Jahren meist sehr ausgiebig mit Röntgenstrahlen behandelt wurden. Ihre Entstehung verdanken sie einem durch Bestrahlung erzeugten Locus minoris resistentiae in Verbindung mit frischen exogenen und endogenen Traumen (reizende Salben, Druck von Tragriemen, Mieder u. a., Kratzen und Scheuern mit Verunreinigungen usw.).

B. Tiefenschäden.

Nachweisbare Veränderungen der bestrahlten Gewebe äußern sich *in degenerativen Zellerscheinungen*, die nicht spezifischer Natur sind, sondern überall in gesundem und krankem Gewebe denselben Gesetzen unterliegen. Die *therapeutische Beeinflußbarkeit kranker Gewebe* beruht auf der Tatsache ihrer *vermehrten Strahlenempfindlichkeit*, so daß die wirksame Strahlenmenge das kranke Gewebe stark und günstig beeinflußt, ohne daß das umgebende gesunde Gewebe eine wesentliche Schädigung erfährt. Ganz allgemein durchlaufen die Gewebsveränderungen von den Formen leichter Schädigung alle Stadien der Zellkern- und Plasmaveränderungen bis zur Zellabtötung *(Strahlennekrose)*. Im tiefer liegenden Gewebe werden diese Vorgänge ohne gleichzeitige Schädigung der Haut ausgelöst, wobei es zu einem Durchbrechen der Nekrose und zur Geschwürsbildung kommen kann. Am deutlichsten sind die Einwirkungen am Tumorgewebe zu verfolgen. Die Krebszellen erliegen den Strahlen unter rasch auftretenden Veränderungen, die sich in starker Kernpyknose, rascher Hyalinisierung und bläschenförmiger Entartung des Protoplasmas äußern; die Zellteilungsvorgänge sind mit einem Schlag unterbrochen, alle übrigen Zellfunktionen kommen durch die fortgesetzte Bestrahlung zum Stillstand, ohne weitere reaktive Zellprozesse wird der Zelltod herbeigeführt. Es ist bemerkenswert, daß die Krebszellstränge isoliert, zerstört und vollkommen verschwunden sind, während das gesunde gefäßführende Bindegewebe in seiner normalen Anordnung gut erhalten und kaum geschädigt ist. Die „*Elektivität der Strahlenwirkung*" tritt bei zweckmäßiger Bestrahlung klar zutage (ENGLMANN). Diese darf aber nicht überschätzt werden. Die Gesamtdosis ist so zu wählen, daß die Toleranz des

Bindegewebes und der Gefäße nicht überschritten wird; sonst werden die Abwehrkräfte und deren Bedeutung für Überwindung der Schädlichkeit (Tumor) ausgeschaltet. Aus einem nekrotischen Gewebe wuchern lebenskräftig gebliebene Krebskeime besonders rasch in die geschwächte Umgebung.

Bei *unzweckmäßiger Bestrahlung* entstehen *Schäden,* die im folgenden kurz beschrieben werden sollen. Je nach der verschiedenen Toleranz des getroffenen Gewebes gestaltet sich die klinische Auswirkung bei *Erwachsenen* verschieden. Bei *Bestrahlung von Kindern und Jugendlichen* muß bedacht werden, daß *die im Wachstum befindlichen Zellen* bzw. Zellverbände *radiosensibler* sein können; man muß daher mit besonderer Sorgfalt die Dosierung bestimmen und eine geringere Strahlenmenge geben, damit nicht im späteren Leben Verstümmelungen, namentlich in Form unvollständiger Ausbildung einzelner Körperteile (Extremitäten, Mamma!) manifest werden.

1. Unterhaut, Fett und Muskulatur. *In erster Linie kommt eine Schädigung der Endothelzellen tiefer Gefäß- und Lymphbahnen* zustande, sie werden durchlässiger, es folgen Zirkulations- und Ernährungsstörungen, dadurch *Gewebszerfall,* der sich in einzelnen Fällen bindegewebig reparieren kann. So entsteht die *Röntgenschwiele* (SEITZ und WINTZ) oder das *chronisch indurierte Hautödem* (JÜNGLING), d. h. eine nach harter Strahlung und meist nach zu schneller Wiederholung von hohen Dosen sich bildende *Induration des Unterhautgewebes;* ohne oberflächliche Veränderung ist die Hautstelle etwas erhaben; schmerzlos, fühlt sich infiltriert an, läßt sich nicht in Falten abheben. Fingerdruck macht keine Eindellung. Prädilektionsstellen sind Körperregionen mit Fett- und Gefäßreichtum und solche mit erschwerten Zirkulationsverhältnissen.

Die Radiosensibilität des *Bindegewebes* zeigt sich in Schwielenbildung nach homogener **Kniegelenk**bestrahlung mit 100%, mit folgender ringförmiger Einschnürung des Gelenks und Unbeweglichkeit.

Eine *Muskelschädigung* entsteht erst nach Dosen über 180% der HED (SEITZ und WINTZ). Der strahlengeschädigte Muskel ist schmerzhaft und zeigt bei Operationen makroskopisch ein glasig-ödematöses Aussehen.

Histologisch handelt es sich um regressive und hyalin degenerative Veränderungen mit Bindegewebsneubildung (HÄNDLY, SCHWEIZER).

2. Knorpel und Knochen. Das *Knorpel-* und *Knochengewebe* ist *in der Zeit des Wachstums äußerst strahlenempfindlich.* Schädigung bei Durchleuchtung und Photographie ist nicht zu befürchten. Nur bei Anwendung stärkerer Strahlentherapie (Extremitätensarkom, Tuberkulose) ist eine Schädigung möglich.

Am *ausgereiften Knochen* wurden nach sehr hohen Dosen, sowohl mit Röntgenstrahlen (PERTHES) als namentlich nach Radiumapplikationen Knochennekrosen beschrieben. Bei Röntgentherapie ist die Gefahr nicht groß, beim Radium aber, das durch die Art der Applikation sehr nahe, evtl. unter Umgehung der Haut, an den Ort seiner Wirkung gebracht wird, ist größte Vorsicht geboten. Bei Überdosierungen können *Zahnschädigungen* auftreten.

Histologisch sind beim jugendlichen Knochen Atrophie und Hemmung der Osteogenese und beim Knorpel Wachstumshemmung festgestellt worden, beim ausgereiften Knochen handelt es sich auch evtl. um Atrophie, vor allem aber um Zerstörungen des Knochenmarkes und der Ernährungswege.

3. Kehlkopf. Bei Bestrahlungen der Halsgegend (Basedowstruma, Schilddrüsencarcinom, Drüsentuberkulose usw.) muß der Kehlkopf vor Überdosierung geschützt werden. Er verträgt eine Höchstdosis von 120% der HED, wenn die Schleimhaut gesund und nicht durch bereits vorhandene Entzündung radiosensibler ist, wobei schon 95—100% der HED stärkere Reizerscheinungen machen. Das reparable Erythem der Schleimhaut äußert sich in Rauhigkeit des Rachens, Heiserkeit mit Trockenheit oder bei verstärkter Sekretion mit Hustenreiz und Schleimabsonderung. Leichtere Erscheinungen klingen nach 14 Tagen ab. Bei Bestrahlung eines Kehlkopfcarcinoms mit 110—115% der HED halten sie etwa 4 Wochen an. Bei Dosen von 120 bis 140% oder bei rascher Wiederholung höherer Dosen treten die gleichen Veränderungen wie bei der Haut auf: schwere Gefäßalterationen, Ödembildung, regionäre Lymphdrüsenschwellung und zuletzt ulceröser und nekrotischer Zerfall nicht bloß der Weichteile, sondern auch des Knorpels selbst. Der Patient stirbt entweder bereits im Frühstadium an Glottisödem oder später an sekundärer Infektion.

4. Pleura und Lunge. In der *Pleura* entstehen nach Dosierungen, wie sie bei intra- und extrathorakel gelegenen Tumoren gegeben werden, *Schwielen*, in der *Lunge Indurationen* (WINTZ), die sich einige Wochen nach der Bestrahlung in stechenden Schmerzen, verbunden mit Kurzatmigkeit und Hustenreiz, äußern. Röntgenologisch sieht man in schweren Fällen fleckige Herdbildungen, die *infiltrativen* Prozessen entsprechen. Perkussorisch läßt sich Schallverkürzung und auskultatorisch rauhes Atmen, evtl. mit verschiedenartigen Nebengeräuschen feststellen, ähnlich einer zentralen Pneumonie, aber ohne Fieber. Später kommt es zu schwieliger Veränderung und Schrumpfung mit quälendem Husten und stärkerer Dyspnoe. Im Röntgenbild finden sich intensive, diffuse Verschattung, Verziehung von Herz und Mediastinum nach der geschrumpften Seite.

Pathologisch-anatomisch zeigt sich das Bild der Anschoppung, in späteren Stadien der Fibrose (Röntgen-pleuro-pneumonitis).

5. Herz. Die Toleranzdosis des Herzmuskels liegt wie beim quergestreiften Muskel bei 180% der HED (WINTZ). Eine Schädigung wird nur eintreten, wenn das Herz bei wiederholten Bestrahlungen in seinen wandständigen Partien (z. B. bei lokalen Rezidiven eines Mammacarcinoms) mehrfach von der vollen Einfallsdosis oder ein wiederholt bestrahlter Herzmuskel von einer weiteren Schädigung (Infektion usw.) getroffen wird (Kombinationsschaden). Klinisch findet man Dyspnoe und Pulsabilität besonders bei geringen Anstrengungen.

6. Verdauungstrakt und Harnblase. Der *Verdauungstrakt* ist wenig radiosensibel, nach relativ kleinen Dosen konnte MIESCHER Veränderungen der Salzsäuresekretion feststellen. Die größten Dosen scheint der *Dickdarm* vertragen zu können; doch sind an ihm, namentlich im Gebiete des Rectums und vorwiegend nach gynäkologischer Applikation von Radium- und Röntgenstrahlen, schwere Schädigungen beobachtet worden, die sich klinisch in Tenesmen, Durchfällen und blutigen Stühlen äußern, sich aber weitgehend zurückbilden.

Schäden der *Harnblase* entstehen vornehmlich unter den gleichen Umständen, also nach gynäkologischer Strahlenapplikation, außerdem bei *Rectum-* und *Prostatacarcinomen* meist an der Blasenhinterwand; sie machen klinisch die Symptome der Blasenentzündung und können bis zu Fistelbildungen führen.

Pathologisch-anatomisch findet sich beim strahlengeschädigten Verdauungstrakt Verdickung und Erstarrung des Darmrohres mit Geschwürs- und evtl. Stenosenbildungen, deren histologische Grundlage schwere Gefäßschädigung und infiltrativ entzündliche Prozesse sind.

7. In- und exkretorische Drüsen. Die Strahlenschäden *drüsiger Organe* können echte Verbrennungen und Indurationen sein. Größtenteils sind es zeitweise oder dauernde *Funktionsschäden* durch Schädigung der radiosensiblen sezernierenden Zellen.

Bei den **Speicheldrüsen** führen relativ kleine Dosen, die sie teils direkt, teils zwangsläufig durch Bestrahlung der Nachbarschaft erhalten, zu vorübergehender verminderter Sekretion und so zu Trockenheit des Mundes und Schluckbeschwerden. Nach sehr hohen Dosen kann es zu vollständiger Verödung kommen.

Therapeutische Bestrahlung der **Schilddrüse** bei Thyreotoxikosen kann infolge relativ zu hoher Dosis bei empfindlichen Patienten wie bei der Operation zur vorübergehenden Steigerung der Beschwerden führen. Zu häufige Gabe kleiner, an sich heilender Dosen kann eine zu starke Verödung der sezernierenden Zellen und so das Bild des Myxödems erzeugen.

Die **Thymus** der Wachstumsperiode ist infolge der Radiosensibilität ihrer lymphocytären Elemente äußerst strahlenempfindlich. Die Zerstörungsdosis ist schon 10% der HED (JÜNGLING). Es können indirekt schwere Schädigungen des Skelettwachstums verursacht werden. Bei Erwachsenen kommt eine Thymusbestrahlung in Verbindung mit der Schilddrüsenbestrahlung ohne nachteilige Schädigungen in Anwendung.

Bei Bestrahlung der **Mamma** erzeugen bereits 40% der HED Stillstand der Lactation (FLASKAMP) und bei jungen Mädchen einseitigen Wachstumsstillstand der bestrahlten Mamma. Man wird die Mamma möglichst zu umgehen suchen und sie nur bei malignen Prozessen bestrahlen.

Die **Hypophyse** wird bei verschiedenen Störungen mit Erfolg bestrahlt. Bei malignen Tumoren können größere Dosen verwandt werden (bis 125% der HED und mehr).

Auch die **Nebenniere** wird heute vielfach therapeutisch bestrahlt; bei Überdosierungen können Schädigungen zustande kommen.

Die **Niere** und die **Prostata** scheinen wenig strahlenempfindlich zu sein, ebenso das **Pankreas** und die **Leber**, wenigstens soweit ihre exkretorischen Bestandteile in Betracht kommen.

8. Keimdrüsen, Fruchtschäden. Für den **Hoden** ist sicher, daß es schon nach relativ kleinen therapeutischen Dosen, namentlich nach chronischer Bestrahlung der beruflich mit radioaktiven Strahlen beschäftigten männlichen Personen zu *Oligonekrospermie* und schließlich zu *Azoospermie* kommt, bei erhaltener normaler innersekretorischer Tätigkeit und Weiterbestehen der Potestas coeundi. Bei Wegfall weiterer Strahlenwirkung stellt sich häufig Regeneration und erneute Spermiogenese ein. Sehr hohe Dosen und lange Jahre hindurch gehäufte kleinste Dosen (Beruf) können zu dauernder Sterilität führen, doch ist auch hier Regeneration beobachtet worden.

Histologisch zeigt sich vollständiger Schwund der Samenzellen. Bei kleinen Dosen bleiben die SERTOLI-Zellen erhalten, während die Zwischenzellen scheinbar hypertrophieren.

Im **Eierstock** sind die Follikel äußerst strahlenempfindlich. Da sie bei der Geburt des Individuums bereits alle vorgebildet sind, ist eine Reparation unmöglich. So führen Dosen von 45% der HED zur Vernichtung sämtlicher, also auch der innersekretorisch wirkenden Ovarialbestandteile, kleinere Dosen erzeugen die sog. temporäre Sterilität, d. h. Vernichtung der Follikel bei Weiterbestehen der innersekretorischen Funktion (FLASKAMP).

Betreffs der **Fruchtschäden** ist zu betonen, daß *eine* **gravide Frau** *therapeutisch überhaupt nicht bestrahlt werden soll*, auch nicht an anderen Körperstellen (direkte und indirekte Fruchtschäden). Eine nicht Gravide darf nach einer Ovarialbestrahlung (Kastrationsbestrahlung) nicht konzipieren. Hier sind schwere Fruchtschädigungen, Aborte, Frühgeburten und entsetzliche Entwicklungsschäden der Neugeborenen als Folgen einer *Schädigung der Erbmasse* durch Bestrahlung der Geschlechtsorgane beobachtet worden. Beim Eintreten einer Schwangerschaft ist in solchen Fällen eine Unterbrechung angezeigt

(Naujoks). Bei den **Erbschädigungen** handelt es sich darum, daß die während einer Ovarialbestrahlung getroffenen unreifen Eier, die erst nach der Wiederherstellung reifen und befruchtet werden, so beeinflußt werden, daß in den nachfolgenden Generationen Schäden auftreten (Genmutationen).

Bei durch Strahlenwirkung zeitweise sterilen **Männern**, die wieder Spermatozoen erzeugen und befruchtet haben, ist über eine größere Anzahl vollständig gesunder Kinder berichtet worden und bei den wenigen, sog. geschädigten Kindern ist die Strahlenwirkung als Ursache nicht bewiesen. Gerade hier haben jedoch die Erbforscher Zweifel geltend gemacht und befürchten Deszendenzschädigungen, da die Mutationsfähigkeit der Gene in reifen Spermatozoen, Spermatocyten und Spermatogonien ebenso wie in Oocyten und Oogonien experimentell bewiesen ist. Da diese Fragen erst in Jahrzehnten entschieden werden können, ist eine Stellungnahme nicht möglich.

9. Nervengewebe und Auge. Das gesunde Nervengewebe ist wenig radiosensibel. Sichere Schädigungen sind nicht bekannt. Bei pathologischen Veränderungen, z. B. bei Syringomyelie scheint die Radiosensibilität erhöht zu sein (Zimmer und Chavany). *Gehirnschädigungen* können indirekt vorkommen, wenn wegen zu hohen Hirndrucks bestrahlt wird, um die sezernierenden Teile der Hirnhaut absichtlich zu schädigen. Bei zu hohen Einzeldosen tritt dabei eine starke frühreaktive Schwellung ein, die durch weitere Raumverdrängung zum Tode führen kann, wenn nicht schnell eine Entlastung geschaffen wird. Bestrahlung des vielleicht eine eigene Hormonproduktion und -sekretion besitzenden *vegetativen*, besonders *sympathischen Nervensystems* (Adrenalin Sympathin) scheint in besonderer Weise zu reagieren (Einschränkung der Funktion).

Die Radiosensibilität des Auges ist eine relativ geringe; Überdosierungen führen zu Schädigungen der Augenlider (Conjunctivitis, Blepharitis und Verlust der Cilien) und am Auge selbst zu degenerativen Erscheinungen der Hornhaut, Keratitis, Iritis, Katarakt, ja sogar zu Glaukom (Birch-Hirschfeld u. a.). Wenn nicht unbedingt nötig, werden die Augen nicht mitbestrahlt oder durch Abdeckung geschützt.

III. Allgemeinschäden.
1. Blut und blutbildende Gewebe.

Die Einwirkung von radioaktiven Strahlen auf die stark radiosensiblen *blutbildenden Gewebe* (Knochenmark, Lymphdrüsen, Milz) führt zu schneller, mehr oder weniger intensiver und lange anhaltender Verminderung ihres Zellgehaltes und ihrer Zellbildung vorübergehend oder dauernd.

Die ersten systematischen Untersuchungen wurden von Heineke angestellt, der bei lang dauernder intensiver Bestrahlung die *Vernichtung* des lymphoiden Gewebes und den Untergang der Zellen von Milzpulpa und Knochenmark feststellte. An diese schließen sich bei geringerer Strahlenwirkung *Reparationsvorgänge* an, die entweder zu einer Wiederherstellung des zellbildenden Gewebes oder einer bindegewebigen Vernarbung führen. Die proliferative Regeneration kann vorübergehend sich zu einer *Überproduktion* von lymphoidem Gewebe (z. B. Hyperplasie der Milz, Auftreten von sog. Milzherden in der Leber usw.) steigern (Krause und Ziegler u. a.). Grad und Dauer der Schädigung hängen vor allem von der Strahlendosis, auch von der geweblichen Konstitution ab, welch letztere starke individuelle und bei ein und demselben Individuum auch zeitliche Verschiedenheiten zeigt.

Die gewebliche Reaktionsfähigkeit ist schon physiologischerweise durch die verschiedensten Faktoren beeinflußt, wie Ernährungsart und Ernährungszustand, Funktions- und Reaktionslage des endokrinen Systems, ererbte Eigentümlichkeiten usw. In Zeiten von Krankheit summieren sich pathologische Einflüsse, z. B. veränderte Durchblutung, abgeänderter Stoffwechsel, Einwirkung der Produkte von Bakterien oder der Zerfallsstoffe körpereigenen Gewebes, wie sie unter dem Einfluß der Bakterien und ihrer Toxine oder beim Zerfall von Geschwülsten und pathologischer Mengen von Blutkörperchen usw. entstehen. Bei der Röntgenbestrahlung kommen noch die durch deren zellschädigende

Wirkung entstehenden Produkte dazu, deren Quantität sich nach der Strahlenmenge, der geweblichen Beschaffenheit, bzw. der jeweiligen Reaktionslage u. a. m. richten. So ist es von vornherein klar, daß es *weder beim Gesunden noch beim Kranken ein allgemein gültiges Schema* gibt, vielmehr erhebliche individuelle Schwankungen und Verschiedenheiten zu erwarten sind. Die vorliegenden Erfahrungen zeigen eine so geringe Einheitlichkeit, daß es sich als nötig erwiesen hat, bei jedem einzelnen Kranken, der mit Strahlen behandelt wird, den jeweiligen Zustand des blutbildenden Gewebes durch *laufende Untersuchungen des Blutes* dauernd zu beobachten.

Die *Formelemente des Blutes* sind gegen radioaktive Strahlen empfindlich. Die Veränderungen des Blutbildes sind nicht allein von der Strahlenmenge abhängig, sondern das Resultat komplizierter Vorgänge, die durch die Strahlen ausgelöst werden (direkte und indirekte Schädigung der Blutbildungsgewebe u. a.).

Die *Erythrocyten* und das Hämoglobin können zunächst eine *Vermehrung* zeigen (Bluteindickung durch vermehrte Wasserabgabe). Viel häufiger entsteht eine *hypochrome Anämie*, wobei eine direkte Zerstörung der roten Zellen im strömenden Blut *nicht* stattfindet. Stets finden sich *gleichzeitig Veränderungen des weißen Blutbildes*.

Die *Leukocytenzahl* geht nach Bestrahlung zurück; ihr *Tiefstand* ist 1—4 Tage nach Beendigung der Bestrahlungsserie erreicht. Erst nach einem Vierteljahr ist die Leukocytenzahl auf ihre alte Höhe zurückgekehrt. Der Leukocytensturz kommt vor allem auf Kosten der radiosensibleren Lymphocyten zustande, während die polynukleären Leukocyten sich wesentlich weniger vermindern. Zu Beginn der Bestrahlung wurde eine Hyperleukocytose beobachtet. Die polynukleären Leukocyten scheinen strahlenresistenter zu sein. Immer findet sich eine *Linksverschiebung,* häufig erkennt man *toxische Granulationen* der Leukocyten. Auftreten von *Myelocyten* ist ein prognostisch schlechtes Zeichen (BOCK).

Die *Lymphocytenzahl* (absoluter Wert pro Kubikmillimeter) *vermindert* sich im Laufe der Bestrahlungsserie stetig; nach deren Beendigung kommt es *früher* wie bei den neutrophilen Zellen zu einem Stillstand des Absinkens. Bei geringerer Strahlenintensität steigt die absolute Lymphocytenzahl schon nach 5—8 Tagen, bei Carcinomintensivbestrahlung erst etwa nach 20 Tagen, um 50—60 Tage nach der Bestrahlung den Ausgangswert wieder zu erreichen, der weiterhin zu einer absoluten Lymphocytose ansteigt. Die übrigen Leukocyten bedürfen zu ihrer völligen Regeneration einer längeren Zeit (BOCK). Ein solches Verhalten der Lymphocyten findet sich *nur bei* günstigen Fällen von Carcinomen (z. B. Bestrahlung von Uteruscarcinomen), bei prognostisch ungünstigen bleibt der Anstieg aus.

Die *Monocyten* zeigen einen Anstieg. Die *eosinophilen* Zellen nehmen rasch ab, steigen wenige Tage nach der Bestrahlung langsam an, um von der ersten Woche ab sogar vermehrt aufzutreten. Die *Mastzellen* verhalten sich entgegengesetzt.

Die *Blutplättchen* nehmen an Zahl ab, ohne daß bei relativ normalem Blutbild die Gefahr einer thrombopenischen Purpura besteht. Bei myeloischer Leukämie ist dagegen nach Bestrahlungen deren Auftreten beobachtet.

Bei der *protrahiert fraktionierten* Bestrahlungsmethode nach COUTARD, wobei 2 bis 3 Wochen 1—2mal täglich 30% der HED (= 180 r) verabreicht werden, ergibt sich nach GLOOR und ZUPPINGER ein ähnliches Bild. Einer flüchtigen *initialen Leukocytose* folgt ein langsames Absinken, einerlei auf welchen Teil des Körpers die Strahlen verabreicht werden. Es handelt sich *nicht* um eine direkte Zerstörung der zirkulierenden Blutkörperchen, auch nicht um eine direkte Schädigung der Blutbildungsstätten, soweit sie nicht in den Strahlenkegel fallen, sondern um eine *indirekte toxische Schädigung der Blutgewebe,* wobei die toxischen Substanzen aus den unter der Strahlenwirkung zerfallenden Zellen entstehen. Die oft angetroffene toxische Granulation der Leukocyten entspricht der Resorption solcher Zerfallsprodukte durch diese (*Resorptionsgranulation* GLOORs). Die *Lymphocyten* sinken allmählich auf das am Ende der Bestrahlungsserie erreichte Minimum ab, dann steigt ihre Zahl langsam wieder an. Bei prognostisch ungünstigen Fällen bleiben sie — wie bei der alten Methode der Carcinombestrahlung — tief. Monocyten, Eosinophile und Plasmazellen schwanken nur wenig. Die Blutwerte sind günstigenfalls nach 2—4 Monaten wieder normal.

Abgesehen von der individuellen Verschiedenheit der Reaktion, die sich in Intensität und Qualität der zelligen Veränderungen, sowie in ihrem zeitlichen Verlauf und ihrer Dauer ausdrückt, führt die *Strahlenwirkung* zu einer bewußt herbeigeführten *Zellschädigung*, welche Zerfalls- und Umsetzungsprodukte entstehen läßt, die ihre Wirkung, den individuellen Verhältnissen entsprechend, mehr oder weniger intensiv an den blutbildenden Geweben und dem Gefäßapparat entfalten, wobei zu berücksichtigen ist, daß *die entstehende Auswirkung auf den Organismus bei großen Dosen eine andere ist als bei kleinen.*

Da die wachsenden, also lebhafte Zellteilung und Zellproduktion besitzenden Zellverbände am strahlenempfindlichsten sind, ist es nicht auffallend, daß die Strahlenwirkung besonders an den blutbildenden Geweben, die ja gewisse embryonale, bzw. jugendliche Eigenschaften bewahrt haben und dauernd eine lebhafte Zellproduktion durchführen, sich äußert. Die ins Blut abgegebenen Zellen sind nicht mehr vermehrungsfähig. Die Einbuße an Vermehrungsfähigkeit nimmt ihnen die wichtigste embryonale Potenz und damit verringert sich ihre Strahlenempfindlichkeit. Sie üben ihre Funktion den unter der Strahlenwirkung entstehenden Zerfalls- usw. Produkten gegenüber aus (Phagocytose, Verdauung, Transport usw.), was zwangsläufig zu einer vermehrten Abnutzung und einem vermehrten Untergang führt, wobei die Lymphocytenzahl deshalb zuerst herabsinkt, weil diese Zellen sich rasch weiterentwickeln, ohne daß zunächst Nachschub erfolgt. Das lymphoide, entwicklungspotente Zellgewebe erfährt zuerst eine starke Hemmung, die entweder gar nicht oder erst allmählich wieder durch Auftreten einer lebhaften Regeneration überwunden wird. Damit stimmt der Ablauf der cellulären Reaktion im Blutstatus gut überein.

Das *rote Blutbild* reagiert im allgemeinen nur wenig. Bei jahrelang anhaltender Strahlenwirkung, z. B. bei dem Personal der Röntgeninstitute, wurde früher gelegentlich eine *aplastische Anämie* beobachtet, was heute nicht mehr vorkommen sollte, da die Dauerkontrolle bereits die Anfänge der Anämie aufdeckt und der Behandlung zuführt. Bei kranken Personen sollte als Folge der Strahlentherapie eine derartige hochgradige Schädigung nicht eintreten. Dagegen begegnet man zuweilen bei *intensiver Röntgentherapie der Polyglobulie* einem *Übergang in Anämie* oder selten *in Leukämie*, ein Vorgang, dessen Ursache und Ablauf noch nicht klar übersehen werden kann.

Allgemein und in Hinsicht auf die Tatsache, daß bei einer großen Anzahl zur Bestrahlung kommender Fälle die blutbildenden Gewebe und damit das Blut durch die Krankheit primär mehr oder weniger stark in Mitleidenschaft gezogen ist, können wir die Folgerung ziehen, daß *der Blutstatus ein unbedingt zu beachtender Faktor* ist, der *vor*, *während* und *nach jeder größeren Bestrahlung* genauestens kontrolliert werden muß, daß ferner von der Bestrahlung ein Nutzen nur dann erwartet werden kann, wenn die blutbildenden Gewebe sich noch in einem reparablen Zustand ihrer Schädigung befinden, was der Blutstatus erkennen läßt.

2. Röntgenkater.

Die Bestrahlungen werden heute besser vertragen als bei den früheren Methoden. Aber trotz Verwendung hochspannungs- und strahlensicherer Bestrahlungsgeräte, Einschränkung des bestrahlten Raumes, stärkerer Unterteilung der Dosis und erheblich abgekürzter Bestrahlungszeiten treten im Anschluß an Bestrahlungen in der Regel allerhand *subjektive Beschwerden auf*, wie starkes Durstgefühl, Geschmacksstörungen, (metallischer Geschmack, erhöhtes Schlafbedürfnis, dann allmählich zunehmende Appetitlosigkeit, Geruchsüberempfindlichkeit, nervöse Reizbarkeit, Kopfschmerzen und Schwindel, Brechreiz und Erbrechen, Durchfälle, Temperatursteigerungen. Diese Erscheinungen, soweit sie unabhängig von der eigentlichen Erkrankung auftreten, klingen nach einigen Stunden, spätestens nach wenigen Tagen wieder ab und werden unter der Bezeichnung *„Röntgenkater"* zusammengefaßt. Die Stärke desselben ist in weitem Maße von dem körperlichen Zustand und der Empfindlichkeit des Kranken, aber auch von der Intensität der Strahlenwirkung und Reaktion des bestrahlten Gewebes abhängig.

Der *Röntgenkater* ist *Folge einer Allgemeinschädigung des Organismus*, Ausdruck einer *Intoxikation*, die während der Bestrahlung durch raschen Gewebszerfall hervorgerufen wird. Dabei spielt im einzelnen Falle der durch die Krankheit bedingte Zustand und die Fähigkeit des Patienten, diese Allgemeinschädigung zu kompensieren, eine wichtige Rolle. Die bei der Bestrahlung der fixen und beweglichen Elemente des Organismus vornehmlich aus dem Zelleiweiß (HOLTHUSEN, MEYER u. a.) entstehenden Abbauprodukte bewirken die *Vergiftung des Organismus,* die sich namentlich in einer Veränderung des Chlorstoffwechsels in Form von *Kochsalzarmut,* in einer *Verschiebung des Cholesterinspiegels* in Form von Absinken des Cholesteringehaltes im Blut und einem Ansteigen in Milz und Leber und in *Veränderungen* des *Blutcalcium-,* bzw. des *Blutkalium-* und *Natriumspiegels* nachweisen läßt. Nach den experimentellen Untersuchungen von ADLER soll es sich um eine *echte Azidose* handeln. Der *Reststickstoff* im Blut wird nur dann vermehrt gefunden, wenn es, wie bei chronischer Leukämie und bei malignen Tumoren, zu starker Gewebseinschmelzung kommt. Wahrscheinlich spielt auch die Fähigkeit der Leber insofern eine Rolle, als sie bis zu einem gewissen Grade diese Veränderungen kompensieren kann; besteht aber infolge Erkrankung der Leber eine wirkliche oder infolge Überlastung eine relative Insuffizienz, so lösen diese Abbauprodukte im Organismus die Erscheinungen aus, die wir als Röntgenkater bezeichnen und die bei vielen intensiven Bestrahlungen eine sehr unerwünschte Nebenwirkung erzeugen.

IV. Ursachen und Beurteilung der Strahlenschädigungen.

Abgesehen von einer gewissen individuell verschiedenen Empfindlichkeit des einzelnen Menschen, ist die *Wirkung der radioaktiven Strahlung* in erster Linie *abhängig von der Dosis* und *ihrer Qualität.* Diese beiden Faktoren sind in technisch-physikalischer Hinsicht abhängig von der *Stromspannung* (KV), der *Zeitdauer* der Bestrahlung, der *Filterung* und dem *Abstand* der Röhre von der Haut des Patienten.

Vorausgesetzt, daß die Dosis mit Hilfe eines neuzeitlichen Dosimeters gemessen und ihre Halbwertschicht (HWSch) als Ausdruck ihrer Qualität bestimmt ist, können **Überdosierungen** zustande kommen, wenn durch starke Netzschwankungen oder Schäden von Apparatur und Röhre starke sekundäre Spannungsänderungen entstehen, durch Versagen des Milliamperemeters in der Zeiteinheit mehr Röntgenstrahlen erzeugt werden, oder bei erhaltenem Milliamperemeter die Uhr oder ein sonstiger Dosismesser beschädigt und dadurch die Bestrahlung verlängert wird. Eine äußerst wichtige Rolle spielt weiterhin das **Filter.**

Die in der Medizin verwandten Röntgenröhren erzeugen ein *Strahlengemisch* oder *Strahlenspektrum,* das *Strahlen von verschiedenen Wellenlängen* enthält. Beginnend mit Strahlen von sehr langen Wellen steigt die Intensität nach kürzeren Wellen hin an, es können aber keine Strahlen entstehen, die kürzere Wellenlängen haben, als dem Maximum der Spannung entspricht, einerlei ob pulsierende Spannung oder kontinuierliche Gleichspannung verwendet wird. Wenn Röntgenstrahlen auf *Materie* auftreffen, geht *ein Teil unverändert hindurch (kurzwelliger Teil),* ein Teil wird absorbiert, ein Teil gestreut. Die Durchdringungsfähigkeit nimmt mit Abnahme der Strahlenmenge zu. Die **langwelligen** Strahlen mit geringerer Durchdringungsfähigkeit *sind die* **weichen** Strahlen, sie werden schon in den oberen Schichten absorbiert und stellen bei *Tiefenbestrahlungen,* bei denen die **harten, kurzwelligen** *Strahlen* die wichtigste Rolle spielen, eine Belastung und Gefahr für die Haut dar. Die Elimination dieser weichen Strahlen geschieht in der Diagnostik und in noch stärkerem Maße in der Therapie durch *absorbierende Filter* von verschiedener Dicke und Qualität und verursacht, im Falle einer starken Filterung des Strahlengemisches, für die dann noch zur Wirkung kommende Strahlung zur Erreichung derselben Dosis eine bedeutende Verlängerung an Zeit. Bei der diagnostischen Verwendung von filterlosen Strahlen wird die Haut in einer relativ kurzen Zeit bereits überbelastet sein, in der Therapie wird durch Vergessen oder Verwechseln eines Filters nicht die vorher bestimmte Dosis, sondern eine weit höhere verabreicht werden. Endlich spielt der **Abstand** eine nicht unwesentliche Rolle insofern, als nach dem Quadratgesetz bei größerem, bzw. kleinerem Abstand als dem gewollten, wiederum die Dosis vermindert bzw. beträchtlich erhöht wird.

Die meisten auf diese Weise erzeugten Schäden *lassen sich bei Beachtung folgender Punkte vermeiden.*

1. Häufige physikalische Kontrolle der Dosis, mindestens einmal wöchentlich.
2. Genaueste Beobachtung der primären und namentlich der sekundären Spannung.
3. Genaueste Beobachtung der erzeugten Strahlenmenge während der Bestrahlung an Hand von möglichst zwei Milliamperemetern an einem Apparat und Anbringung einer laut weckenden Uhr.
4. Vermeidung einer filterlosen Strahlung in der Diagnostik und Anbringung einer der zahlreich vorhandenen Filterschutzvorrichtungen in der Therapie, durch die das Vergessen oder das Verwechseln von Filtern bis zu einem gewissen Grade unmöglich gemacht wird.
5. Genaueste Messung der in Betracht kommenden Abstände oder Fixierung derselben durch Verwendung von Tuben.

Außer diesen nur auf technisch-physikalischen Ursachen beruhenden Überdosierungen kommen noch solche in Frage, die auf der *Eigenart des Verhaltens radioaktiver Strahlen festen Körpern gegenüber* beruhen.

Wir haben die Wirkung auf die einzelnen Zellarten und auf den Zellverband kennengelernt. Trotz Berücksichtigung dieser Erkenntnisse und der angegebenen Grenzen ist eine Überdosierung möglich. Die Eigenschaft der Strahlen, in fester Substanz eine zweite Strahlung, die **Streustrahlung,** zu erzeugen, bewirkt sowohl auf der Oberfläche als auch in der Tiefe eine Vermehrung der physikalisch bestimmten Dosis.

Bei kleinen Feldern unter 3 qcm kann dieser Dosiszusatz praktisch vernachlässigt werden. Er nimmt aber proportional mit der Feldgröße zu und bedeutet bei Feldern von 20 qcm bereits einen Zusatz von 30 und mehr Prozent. Die lokale Wirkung ist eine scharf begrenzte und äußert sich nur im Bereich des Strahlenkegels. Werden aber bei Mehrfelderbestrahlung die Felder nicht scharf gegeneinander abgedeckt, so erhalten die *Randpartien* dieser Felder infolge Überkreuzung annähernd das Doppelte der gewollten Dosis, also unter Umständen eine beträchtliche Überdosierung.

Solche Schäden können weitgehend *vermieden* werden durch *Aufstellung eines genauen Bestrahlungsplanes* mit Berechnung der an den einzelnen Stellen in der Oberfläche und in der Tiefe wirkenden Dosis (Dosistabelle, Felderwähler nach HOLFELDER) und durch genaue Bezeichnung der Hautfelder am Patienten selbst mittels einer gut haftenden Farbe, durch Verwendung von Tuben oder von kleinen Bleiplatten zum Abgrenzen des Feldes und endlich durch die exakte Führung eines Bestrahlungsprotokolles.

Schließlich gibt es noch eine Reihe von Schädigungsfaktoren, die auf dem *momentanen Zustand des zu bestrahlenden Körperteiles* beruhen. Es sind hier vor allem die *Gefahren einer kombinierten Behandlung mit anderen Heilmitteln* zu erwähnen, worauf bereits hingewiesen wurde. Derartige Kombinationsschäden lassen sich durch Berücksichtigung oder Vermeidung ihrer Ursachen leicht umgehen.

Die Ursachen der *Allgemeinschädigung* beruhen hauptsächlich auf der schädigenden Wirkung der bei jeder Bestrahlung entstehenden toxischen Produkte des Zellzerfalls. Eine vollständige Vermeidung dieser Nebenwirkungen ist nicht zu erreichen, doch kann man sie durch genaue Kontrolle des Blutstatus, durch Vermeidung allzu großer einmaliger Raumdosis, durch Anwendung fraktionierter Bestrahlung kleinerer Felder und wenn möglich durch Umgehung innerer Organe wie Magen und Leber weitgehend eindämmen.

Nicht vermeiden läßt sich häufig eine meist *lokale Schädigung,* wenigstens im Sinne eines Locus minoris resistentiae, bei fast allen therapeutischen Bestrahlungen maligner Tumoren, bei denen bewußt eine Überdosierung vorgenommen werden muß. Hier bleibt die Streitfrage offen, ob bei Beseitigung eines größeren Übels das kleinere nicht mit in Kauf genommen werden darf.

Zur *Beurteilung von Strahlenschäden* wurde folgende Einteilung vorgeschlagen (HOHLFELDER):

1. Pigmentverschiebungen der Haut.

2. Erweiterung der Hautcapillaren (Teleangiektasien).

3. Atrophie der Lederhaut bis zu pigmentartiger Veränderung derselben *ohne* Schwund des Unterhautzellgewebes.

4. Atrophie der Lederhaut *mit* Schwund des Unterhautzellgewebes.

5. Atrophie der Schleimhäute (dabei muß der Nachweis von Teleangiektasien in den Schleimhäuten für den ursächlichen Zusammenhang mit der Strahlenwirkung unbedingt gefordert werden).

6. Geschwürsbildungen in der Haut und Schleimhaut mit Neigung zu dauernder oder vorübergehender Heilung.

7. Geschwürsbildungen in der Haut ohne Heilungsneigung mit mehr oder weniger tiefgreifender Gewebszerstörung.

8. Hornbildungen auf atrophischer, geschädigter Haut (Hyperkeratosen).

9. Krebsbildung auf atrophischer geschädigter Haut.

Die *akuten* Röntgenschäden, also Erythem, Blasenbildung, akute Gewebsschwellung, Epidermitis desquamativa und Epithelitis werden von der Röntgentherapie oft bewußt herbeigeführt und interessieren nicht. Die Einteilung beschränkt sich daher auf die chronischen Endzustände der Strahlenschäden.

Die *diagnostische* Anwendung der Röntgenstrahlen ist so weit standardisiert und mit so viel Sicherungsvorrichtungen versehen, daß jede Art der von 1—9 genannten Schäden völlig vermeidbar sind, nur in Ausnahmefällen wird es nötig, die diagnostische Dosis so zu steigern, daß leichte biologische Wirkungen wie 1 und 2 nicht völlig ausgeschlossen sind. Schäden der unter 3—9 genannten Grade im Anschluß an eine oder mehrere Röntgenuntersuchungen weisen zwangsläufig auf Fehler bei Anwendung der Röntgenstrahlen hin.

Die *Röntgen- und Radiumtherapie* verwendet stets Strahlenmenge, die eine biologische Wirkung hervorbringen sollen, weshalb die Möglichkeit von Strahlenschäden ohne Verschulden gegeben ist. Sie wird um so größer, je höher die benötigte therapeutische Strahlendosis ist. Bei der *Strahlenbehandlung bösartiger Tumoren* (Carcinom, Sarkom, Hypernephrom u. a.), auch anderer bösartiger Leiden (Lymphogranulom, Aktinomykose u. a.) lassen sich tiefgreifende Schäden selbst bis zur Gruppe 6 und 7 nicht immer vermeiden, da die Strahlendosis bis hart an die Grenze der Toleranz des gesunden Gewebes herangehen muß. Bei *Strahlenbehandlung gutartiger Leiden* (BASEDOWsche Krankheit, Tuberkulose, Neuralgien, Hautaffektionen, Uterusmyome u. a.) können in Einzelfällen leichtere Schäden der Gruppe 1, 2, 3 und 5 selten auch 4 bei korrekter Ausführung eintreten; bei Schäden der Gruppe 6 und 7 liegt der Verdacht eines Fehlers nahe.

Diese international anerkannten Richtlinien geben die Grundlage für die gutachtliche Beurteilung von Strahlenschäden betreffs etwaiger Haftpflichtansprüche (HOHLFELDER).

V. Die Therapie der durch radioaktive Strahlen entstandenen Schädigungen.

Jeder Kranke ist *vor* Bestrahlung über die Veränderungen der Haut oder Schleimhäute aufzuklären, damit er sie richtig beurteilt; er muß ferner auf genaueste Beachtung gewisser Behandlungsvorschriften hingewiesen werden, damit die erwartete, notwendige Reaktion weitgehend gemildert wird. Von bestrahlter Haut soll Hitze (heiße Umschläge aller Arten, elektrische Heizkissen, Lichtanwendung jeder Art, Sonnenbestrahlung, heiße Bäder usw.) und Kälte (Eisbeutel usw.) ferngehalten werden, Anwendung von Diathermie, Kurzwellen usw. ist äußerst vorsichtig zu machen oder zu unterlassen. Stark bestrahlte Hautstellen werden vor einem Bad eingefettet, nach dem Bad nicht abgerieben, sondern abgetupft und eingesalbt. Säuberung von Salben geschieht am besten mit Olivenöl; Pflaster, Jod, Benzin sind zu vermeiden, ebenso alle entzündungsfördernden Salben, Pulver, Pflaster und Flüssigkeiten (Senfpflaster, Perubalsam, Teerpräparate, Kölnisch Wasser, Jodoform, Dermatol u. a.). Dasselbe gilt von beruflich gebrauchten Stoffen (Kunstdünger, Kupferlösung, Schmieröle usw.).

Für entzündete *Haut* werden nur die mildesten *Salben* verwandt: reines Schweineschmalz, weiße (nicht gelbe) Vaseline. Einfetten der Haut am Tage und Auflegen von Salbenlappen nachts setzen die Hautreaktionen herab. Wo die genannten Salben nicht vertragen werden, sind Hamamelissalbe, NEISSERs Zink-Wismutsalbe, Kamillosansalbe, Niveacreme und ähnliche reizlose Salben zu gebrauchen (REISNER). *Bei sehr starker Reizung* leistet die lebertranhaltige *Desitinröntgensalbe* und die *Radermasalbe* (WINTZ) gute Dienste. Besonders gut wirkt bei Entzündungen und Erosionen eine *Euzerinkalkwassersalbe* (Eucerin. anhydr. Aq. calc. āā). Die Salben sind vorsichtig auf die Haut oder auf einem Leinen- oder Gazefleck aufzustreichen. Jedes mechanische Reiben ist zu unterlassen (auch Gefahr scheuernder Hosenträger, Leibgürtel, Bruchbänder, Strumpf- und Büstenhalter usw.).

Bei *Schleimhaut*reizung der Mundhöhle ist Sauberhaltung durch Spülungen mit Kamillen und Salbei, $1/_2\%$ H_2O_2 nach jeder Mahlzeit wichtig. Keine Zahnbürstenbehandlung! Bei üblem Geruch wird Spülung mit übermangansaurer Kaliumlösung empfohlen. Ödematöse Schwellungen bekämpft man gut mit Ephetoninschnupfensalbe, Kalkinhalationen und Kalkeinspritzungen. Schmerzhafte Reaktionen der Schleimhäute, z.B. bei Oesophaguscarcinomen, werden durch kleine Gaben von 1—2% Larocoinlösung behoben (WEIZSWANGE). Bei Verminderung der Speichelsekretion leisten Mucidantabletten Gutes. Tenesmen von Blase und Darm behandelt man mit Octinum, das Spasmen löst.

Teleangiektasien werden chirurgisch angegangen (Kaltkaustik), ebenso *Geschwüre*, die auf Salben- und Strahlenbehandlung (Rotlicht, Ultrakurzwellen) nicht heilen wollen; hier sind in der Tiefe des geschwürigen Unterhautzellgewebes lederfeste, derbe und gefäßarme Gewebsschwielen gebildet, welche die Blutversorgung des Geschwürsgrundes und der Ränder abriegeln. Die einzige erfolgreiche Behandlung ist die radikale Excision der ganzen Gewebsschwiele (HOHLFELDER).

Bei *Schädigung innerer Organe* kommt eine lokale Therapie meist nicht in Frage. Die Lungeninfiltrate werden häufig, wenigstens im Anfangsstadium mit Chininpräparaten und Transpulmin erfolgreich behandelt; bei Abklingen der akuten Erscheinungen wirken Liegekuren in trockener warmer Luft günstig. Bei Schädigung des Magen-Darmtraktes wird man durch reizlose Kost und anderes die Entzündungsvorgänge zu dämpfen versuchen. Die Tenesmen von Darm und Blase behandelt man mit Octinum und anderen Narkotica evtl. unter Verwendung von Atropin. Vorübergehendes Aussetzen der Bestrahlung kann nötig werden.

Die *Blutschäden* können durch Höhenklima, Ceferro- und Leberextraktinjektionen, evtl. Bluttransfusionen bekämpft werden. Bei hämorrhagischer Diathese ist ein Versuch mit C-Vitamin und blutstillenden Mitteln zu machen.

Die im *Röntgenkater* auftretenden Beschwerden (Appetitlosigkeit, Übelkeit, Erbrechen, Schwäche usw.) versucht man mit *Infusion* von hypertonischen Traubenzucker-, bzw. Kochsalzlösungen zu bekämpfen; wir haben ferner von *Sympatol* (intramuskulär), Valeriana (30—50 Tropfen der Tinktur) und wegen des Absinkens des Blut-Cholesterinspiegels von Cholesterinpräparaten (Colsil) eine gute Wirkung gesehen. Man verabreicht Acidol-Pepsin (stark) zu jeder Mahlzeit. Von *Colsil* werden 1 Stunde vor der Bestrahlung zwei und nach der Bestrahlung 6 Stunden lang stündlich eine Tablette gegeben. Bei Brechneigung kann es in Form von Suppositorien Anwendung finden. Auch Nautisan, Vasano und Peremesin sind zu empfehlen. Den Traubenzucker gibt man intravenös (20—40 ccm einer 20—30% Lösung), von der Kochsalzlösung (10%) werden 10 ccm injiziert; auch 10—20 ccm einer 10% Calciumlösung und Calciumgluconat-Sandoz werden verwandt. Die Injektionen werden nach Bedarf wiederholt und auch kombiniert verabreicht. Bei Besserung wird vorsichtig mit Nahrungszufuhr begonnen (Obstsäfte u. a.). Evtl. können 1—2 Stunden vor der Bestrahlung kleine Insulindosen (5—10 E.) mit anschließender Traubenzuckerverabreichung (Dextropur) zur Verhütung der Katererscheinungen gegeben werden.

Stürmische Allgemeinschäden verlangen, wenn der Kranke dabei stark herunterkommt, eine vorübergehende Unterbrechung der Bestrahlung; nach abgeschlossener Behandlung soll eine klimatische Kur, womöglich in Höhenlage angeschlossen werden.

Literatur.

FLASKAMP, W.: Über Röntgenschäden und Schäden durch radioaktive Substanzen. Strahlenther. 12, Sonder-Bd. Berlin: Urban & Schwarzenberg 1930.

HOHLFELDER, H.: Die Röntgentherapie. Leipzig: Georg Thieme 1938.

DU MESNIL DE ROCHEMONT, R.: Einführung in die Strahlenheilkunde. Berlin u. Wien: Urban & Schwarzenberg 1937.

WINTZ, H. u. F. WITTENBECK: Klinik der gynäkologischen Röntgentherapie. II. Teil. Die Behandlung der bösartigen Geschwülste. Handbuch der Gynäkologie, Bd. 4, 2. Hälfte, 2. Teil: Röntgenschäden, S. 812. Die Veränderungen des Blutbildes nach Röntgenstrahleneinwirkung, S. 881. München: J. F. Bergmann 1935. — Nachkommenschaftsschädigung. Handbuch der Gynäkologie, Bd. 4, 2. 1. Hälfte.

Allgemeine Therapie.

Von

H. BOHNENKAMP-Freiburg i. Br.

Mit 10 Abbildungen.

A. Therapie als Krönung ärztlichen Tuns.
Notwendigkeit der Ursachenforschung und der Diagnose, die Therapie als wichtigstes Bedürfnis des Kranken.

Der Kranke kommt zum Arzt, damit er ihm helfe. Der Arzt erfüllt Sinn und Zweck seiner Aufgabe für den Kranken erst durch die Behandlung, den Heilversuch. Die Therapie ist vom Kranken wie auch vom Arzt aus gesehen die Krönung allen ärztlichen Wirkens. Sie steht zudem oft im Anfang und nicht am Ende unserer Bemühung um den Kranken, weil seine Not, seine Bedrohung, sein Schmerz sofortiges Handeln, ja blitzhaftes Überlegen und unmittelbar vernünftiges Zugreifen in verzweifelter Lage verlangt. — Droht ein Kranker zu verbluten, zeigt der Bedrohte, zu dem wir etwa gerufen sind, im Kollapszustand nur schwache Zeichen noch eines schon fliehenden Lebens, so wird eindrücklich klar, wie sehr schon im Anfang jeden ärztlichen Wirkens die Therapie steht.

Soll diese gut sein, so muß das Handeln des Arztes den krankhaften Geschehnissen angepaßt und so vernünftig und günstig wie möglich ausgerichtet sein. Dies heißt aber, daß er möglichst vollkommene Kenntnisse vom krankhaften Zustand, möglichst tiefe Einsicht in seine Verursachung und Entstehung hat. Es ist entgegen manchen Bestrebungen darum nachdrücklich in bester Begründung die Forderung festzuhalten, daß der Arzt eine möglichst sorgfältige, begründete Diagnose hat, möglichst gediegen sich Rechenschaft ablegt von der Verfassung des Kranken, seinen Abwehrkräften, seiner Ansprechbarkeit und der Art der Entstehung des Krankheitsbildes, das er durch heilenden Einfluß wieder umzuformen unternimmt. In nicht unmittelbar bedrohenden Lebenslagen wird darum, wie das auch die Darstellung in den Lehrbüchern folgerichtig zeigt, auch in der Praxis die ärztliche Einflußnahme als Nutzanwendung für den Kranken am Ende aller Beobachtungen, Untersuchungen, Prüfungen und Überlegungen stehen. Erwerben wir uns eine genaue Kenntnis vom krankhaften Geschehen, gelingt uns die Beibringung einer zutreffenden Diagnose, so ist erst folgerichtig ein vernünftiger Plan für die Heilung der Schäden möglich. Wer glaubt, mit immer gleichen Mitteln den Kranken zur Gesundheit zurückführen zu können, ein auftretendes Symptom, einen Schmerz, eine Beschwerde, eine Funktionsstörung ohne weitere, genauere Erforschung der besonderen Verhältnisse und Ursachen derselben bekämpfen zu können, wie das zu allen Zeiten von uneinsichtigen Therapeuten versucht und verkündigt wurde, handelt unvernünftig. Bei Störungen in der Explosionsfolge eines Kraftwagenmotors geht der Kluge zur Beseitigung des Schadens in eine Werkstätte, in der ausfindig gemacht wird, ob der Schaden an der Zündung, an der Zuleitung, im Gasgemisch, im Zylinder, an den Ventilen oder noch an anderen Umständen liegt!

Auch der Kranke empfindet oft nur *ein* Symptom, das sehr vieldeutig ist. Der Kopfschmerz kann herrühren von einem Hirntumor, er kann Ausdruck sein eines Vergiftungszustandes etwa nach einem Rausch, dahinter verbirgt sich eine syphilitische Meningitis, vielleicht aber auch eine cerebrale Sklerose, eine Anämie oder — viel schlimmer — eine schwere seelische Not. Hinter einer Atemnot kann eine Unwegsamkeit der Luftwege, eine Austauschstörung in den respiratorischen Flächen, etwa bei der Pneumonie mit ihren erhöhten Verbrennungen und erhöhtem Sauerstoffbedürfnis stehen. An dem Lufthunger kann eine Pneumonose bei Stauungszuständen der Lunge mit schon arteriellem Sauerstoffdefizit, kann eine Störung in der Verfrachtung des Blutes durch Kreislauferkrankung, ein Mangel an Transportwagen — roten Blutkörperchen und Hämoglobin — für den Sauerstoff bei Anämie oder Kohlenoxydvergiftung, kann eine Störung der inneren Atmung etwa bei der Cyanvergiftung, kann aber auch eine zentrale Regulationsstörung der Atmung im Gehirn schuldhaft sein. Wie bei diesen Beispielen finden sich in allen Organsystemen und bei allen Funktionsabläufen ein oder mehrere bestimmte, zuweilen auch führende Symptome, die aus ganz verschiedenen Ursachen entstanden und ganz verschiedenen Krankheitsbildern und Entwicklungen zugehörig sind. Ja es zeigt sich darüber hinaus, daß diese Symptome nur zu einem Teil einen organischen Ursprung mit anatomischen, wenn auch nur mikroskopischen Strukturveränderungen erkennen lassen. Viele und oft die viel schwerer zu heilenden Symptome beruhen auf krankhaften Funktionsabläufen und manche auf seelischen Störungen. Es liegt eine *Ausdrucksgemeinschaft* der Symptome, der Beschwerden, der Schmerzen des Kranken vor, und weil diese besteht, bedarf es für ein zielgerechtes, vernünftiges Handeln eben der sorgfältigen, wenn auch mühevollen Klärung der krankhaften Vorgänge.

Wesentlich ist nur, daß dabei der verantwortliche Arzt nicht vergißt, daß für den Kranken selbst dies alles unwichtig ist. Ihn beschäftigt nicht die Erklärung seiner Krankheit und ihrer gesetzmäßigen Abläufe, er will wissen, ob er wieder gesund oder wieder leistungsfähig wird. Die *Prognose* ist *ihm* das *Wichtigste*. Dabei ist es beachtlich, daß der Hilfesuchende auch da, wo Heilung, wo Rettung oder Besserung unwahrscheinlich wird, entgegen aller Wahrscheinlichkeit und allem statistischen Zahlengut sich an die *Ausnahme* klammert, auf den Zufall seine Hoffnung setzt, an das Ungewöhnliche Glauben hat. Wer sich dies Gefühl und Bestreben des Kranken als Arzt vor Augen hält, wird schon daraus in seiner natürlichen inneren Haltung, in seiner Hilfsbereitschaft gestärkt, keinen vernünftigen, wenn auch gewagten Versuch unterlassen und den besten und schonendsten Weg zur Heilung wählen.

B. Wesen und Bedingung einer allgemeinen Therapie.

1. Vertrauensverhältnis. Freie Arztwahl, Hausarzt.

Wer das kostbare Gut der Gesundheit, ja sein Leben einem anderen in die Hand gibt, damit er ihm helfe, setzt ein höchstes Maß von *Vertrauen* in diesen. Wenn sich dies jeder Arzt immer wieder zum Bewußtsein bringt, wird er unablässig auf das Wohl seines Schützlings bedacht sein, sich um ihn sorgen, Gefahren abwenden, manche Fehlmaßnahme vermeiden. Es wird auch manche Verordnung unnötig, dafür der Heilerfolg besser sein. Wegen dieses ungewöhnlichen, ja dieses Höchstmaßes eines Vertrauens von Mensch zu Mensch ist mit

Recht, soweit das in den einzelnen Gemeinschaften möglich ist, die *freie Arztwahl* eingeführt. Der Mangel einer solchen freien Wahl zerstört grundsätzlich das natürlichste Verhältnis ärztlicher Beziehungen zum Kranken. Es ist so verständlich, daß am besten ein Vertrauensverhältnis sich herstellt zwischen Arzt und Krankem gleicher Rasse und gleicher Weltanschauung.

Es ist aus dem gleichen Grunde auch der von Natur berufene Arzt des Kranken in erster Linie der *Hausarzt*, der schon in vergangenen Nöten Familienmitglieder und den Kranken selbst beraten hat, als Helfer und Freund sich bewährt hat, zu dem man in allen Nöten eilte, der Ansehen und Vertrauen genießt. Daß die Stellung des Hausarztes, dessen wir vor allem bedürfen, so erschüttert wurde, liegt nur zum Teil in den sozialen Entwicklungen einer in unserem Lande überwundenen Zeit mit ihrer Einstufung der Menschen in Klassen und Kassen, mit ihrer Unterjochung des freien Arztes in eine Knechtschaft der Kassen und anderer sozialer, zuweilen und in beträchtlichem Umfange auch scheinsozialer Einrichtungen. Zum guten Teil liegt das an den Ärzten selbst. In Überschätzung eigener Kraft will der Praktiker alles selbst zu Ende behandeln, was bei der ungeheuren Ausdehnung der verschiedenen Wissensgebiete und Arten von Heilmaßnahmen unmöglich ist. Der Kranke entzieht sich aber bei der Kenntnis über die *Fach*ärzte und die vielen Sondereinrichtungen, die Röntgenbetriebe, die inneren, chirurgischen und anderen fachärztlichen Kliniken, auch infolge der Aufklärung durch die pharmazeutische Industrie und eine nicht immer günstige Aufklärung durch die Presse den manchmal nicht genügend fachgemäßen Vorschriften des Hausarztes und eilt zum Spezialisten. Hier sollte der Hausarzt selbst seine Grenzen kennen und rechtzeitig den Kranken bei Bedarf der fachärztlichen Behandlung zuführen. Können wird von ihm verlangt, nicht minder wichtig ist es, daß wo sein *Können* aufhört, sein *Kennen* anderer Möglichkeiten nach Heilung einsetzt. Er wird dann den Kranken an die richtige Stelle weisen. Es ist bezeichnend, daß unter den Hausärzten die erfahrensten und tüchtigsten am meisten den Facharzt hinzuziehen zum Wohle ihrer Schutzbefohlenen! Der oberste Satz soll jederzeit lauten bei der Versorgung eines Kranken: Salus *aegroti* prima lex.

2. Aufgabe der speziellen als Ergänzung der allgemeinen Therapie.

Jeder körperliche Mangel und jeder Leidenszustand nimmt seinen Ursprung in einer krankhaften Abweichung von biologisch geordneten Abläufen und ist in dieser Richtung nach dem Vorbild der *Naturwissenschaften* mit ihren Mitteln, mit Hilfe von Physik und Chemie zu erforschen und auch so *wieder durch Behandlung in geordnete Bahnen zurückzuführen* und zu sichern.

Bei der Mannigfaltigkeit solcher Störungen, der Vielfalt von Krankheiten wird ein auf Beseitigung der störenden *Ursachen* ausgehender Arzt je nach der Besonderheit des Kranken eine nur für diese Erkrankung passende, nur ihr eigentümliche bald mehr, bald weniger ausholende Behandlung durchführen. Das ist die Aufgabe einer *speziellen Therapie*. Diese erstrebt also auf Grund unserer naturwissenschaftlichen Einsicht, d. h. unserer anatomischen, physiologischen und biologischen Kenntnisse in erster Linie und vorzugsweise die gesundheitsfeindlichen Ursachen nach begründetem Heilplan zu beseitigen, die fehlerhaften Entwicklungen richtig zu lenken, die nach Erkrankungsart und Persönlichkeit des Erkrankten immer einzigartigen Mängel abzustellen. Die spezielle Therapie wird hierbei von allen Einwirkungsmöglichkeiten auf die körperlichen Erscheinungen und Funktionen Gebrauch machen. Sie wird sich des Lichtes, der Wärme, der mechanischen Einwirkung, ja aller physikalischen Kräfte, elektrischer und magnetischer Energie usw. bedienen. Sie wird durch besondere Diät und oft in bestimmterer Weise durch Arzneimittel chemische Umstellungen erreichen, chemische Energien einwirken lassen, dabei auch vor der Anwendung von Giften im freilich zu begründenden Einzelfall nicht zurückschrecken. Die spezielle Therapie erfordert vom klugen Arzt bei jeder Erkrankung immer ein besonderes Rüstzeug, *ausgewählte Kampf- und Abwehrmittel*, fordert eine Vielfalt von Kenntnissen über Heilweisen. Zuweilen wird eine operative Maßnahme notwendig sein, ein anderes Mal eine Röntgenbestrahlung, in vielen Fällen eine Diätbehandlung, eine Hungerkur, auch nur das Verbot schlechter Gewohnheiten oder der Zufuhr unverträglicher Speisen, schädigender Genußgifte, unzweckmäßiger Lebensweise. Oft wird unter ständiger ärztlicher Aufsicht eine ernste Kur verlangt unter Zuhilfenahme wirksamer, erprobter und richtig dosierter Arzneimittel.

3. Die seelische Behandlung als gleichbedeutungsvolle biologische Grundlage der allgemeinen Therapie wie die rein naturwissenschaftlichen Verfahren.

Der Mensch — und besonders der Kranke — wie alle lebendige Substanz kann nicht nur quantitativ und analytisch erfaßt werden, darf nicht nur in naturwissenschaftlich strenger Weise nach dem Ursachengesetz über die waltenden physikalischen *Kräfte* und *stofflichen* Größen begriffen werden. Die umfassende ärztliche Betrachtung und *Bewertung* behält die wesentlichen Quellen des Menschentums im Auge, nämlich die *meta*physischen, die nicht durch die mechanische und kausalanalytische Anschauungsform zugänglich und auf einer ganz anderen Ebene ausgebreitet sind.

Die *wissenschaftliche* Betrachtung der einzelnen Erkrankungen wird in gleicher Weise und mit gleichem Recht wie auf den Wegen der exakten Naturwissenschaft und Biologie bei Hinwendung auf das Ich des Kranken selbst, auf seine seelischgeistige Welt auch die *Erfahrungen der Seelenkunde* nutzen. Je nach der Störung im seelischen Gebiet des Kranken mit und ohne körperliche Symptome wird der psychologisch geschulte Arzt in verschiedener Weise auf den Kranken einzuwirken haben. Es ist dabei nicht von grundsätzlicher Bedeutung, ob die körperlichen Störungen Ursachen der seelischen sind oder nur Begleiterscheinungen, ja nur Ausdruckssymptome und Folgen seelischer und geistiger Wirrungen sind.

Auch hier liegen für die spezielle Therapie eine große Anzahl von wohlbegründeten Verfahren bereit. Zuweilen genügt die Befreiung aus einer Not, aus einer Spannung durch die Mitteilung des Konfliktes, oft die Beichte. In anderen Fällen wird ein ruhiger, sicherer Zuspruch, ein guter Rat erfolgreich sein. Darüber hinaus sind überzeugende Darlegungen bis zur Überredungskunst notwendig. Und dann setzen auch Sonderverfahren der Hypnose, der Psychoanalyse mit Aufdeckung in der Tiefe ruhender alter oder neuer, ungeklärter und der Bewußtseinshelle ferngehaltener Konflikte ein. Die verschiedenen Richtungen psychotherapeutischer Einwirkung, der Seelenführung, sind für die spezielle Therapie nicht minder bedeutsam als die physikalischen und chemischen Methoden bei der Bekämpfung körperlicher Schäden. — Da in Wirklichkeit die Krankheit in einem kranken *Menschen* sich abspielt, werden *immer* aus beiden Rüstkammern der Therapie, *aus dem rein naturwissenschaftlichen und aus dem psychologischen Erfahrungsgut* zugleich Waffen entnommen werden müssen. Was für die Betrachtung auseinandergelegt wurde, ist in Wirklichkeit zusammen wirksam zu denken und zu gebrauchen wegen der Einheit der Person mit ihrer als Leib und Seele sich gleich sicher offenbarenden Wirklichkeit.

4. Behandlung des gesamten Menschen. Gefahr der Fehl- und Überbehandlung des kranken Menschen.

Leicht mag es da geschehen, daß zu viele Maßnahmen gleichzeitig und aufeinanderfolgend einen unnötigen Aufwand und damit eine Belastung für den Kranken, zuweilen auch eine wirtschaftliche, bedeuten. Ja es wird dann statt Nutzen Schaden gestiftet und vielleicht sogar ein neues, ärztlich verursachtes Krankheitsbild hervorgerufen. Dies wird um so leichter geschehen, je gefährlicher die Waffe zur Krankheitsbekämpfung in der Hand des Arztes ist. Eine unzeitgemäße Einspritzung sonst heilsamer Stoffe, ein unangezeigtes Operieren kann eine neue Erkrankung, kann den Tod hervorrufen. Schuld trägt hier der Arzt. Im Bewußtsein jedes Arztes sollten die Worte stets wach und wirksam bleiben: Nil nocere! — Die Achtung vor der menschlichen Person, die Ehrfurcht vor der einmaligen Schöpfung, die uns Ärzten anvertraut wird, muß immer in uns wach bleiben, auch da, wo wir bei schwerer Erkrankung, bei körperlicher Auflösung und seelischem Zerfall kaum Menschen noch als vielmehr Menschenhülsen behandeln. Doch werden uns gerade auch die große Verantwortung und das entgegengebrachte hoffnungsvolle Vertrauen antreiben im Einzelfall, wenn ein anderer Weg nicht bleibt, zu großem Wagnis, zu einem letzten Wurf für die Rettung! Es gibt häufig genug im Leben eines tätigen Arztes Grenzfälle, wo er allein in letzter Verantwortung vor Gott und vor sich selbst Werk und Wagnis vollbringen muß.

5. Der Arzt im Auftrag der Wissenschaft und des Staates.

Der Arzt behandelt den Kranken auf seinen Wunsch oder jedenfalls mit dem Ziele bestmöglichen Wohlbefindens des Kranken. Aber er behandelt ihn auf Grund *wissenschaftlicher* Ausbildung und Kenntnisse kraft seiner *staatlichen* Anerkennung. Diese Bedingungen ärztlichen Wirkens im Namen der Wissenschaft und des Staates, der Volksgemeinschaft, müssen und werden in Grenzfällen zu Spannungen führen, um so mehr, als der Machtbereich staatlicher Forderungen auch auf dem Gebiete der Krankenversorgung unverkennbar wächst. Die ungeheure Ausweitung und der Umfang der Krankenversicherung, der freiwilligen und der Zwangsversicherung, der Invaliden- und Alters-, der Unfall- und Lebensversicherungen zeigt dies schon zur Genüge. Neue Meilensteine des staatlichen Geltungsanspruchs sind errichtet durch die behördliche Seuchenbekämpfung, die Meldepflicht der Ärzte, den Impfzwang, die gesetzgeberischen Maßnahmen zur Verminderung ungünstigen Erbgutes, die Gesundheitszeugnisse, das Bestreben nach Rassenerhaltung und -ertüchtung. Es wird dabei nicht ausbleiben können, daß der Arzt in den Konflikt zwischen den ichsüchtigen Ansprüchen des Kranken mit den Forderungen des Staates gerät. — Durch seine Bestallung wurde der Arzt zugleich Amtswalter seines Volkes und Staates. Dient er dem Eigenwohle des Kranken, so kann dies immer nur geschehen in Übereinstimmung mit dem Gesetz, den Rechtsforderungen und -ordnungen seiner Volksgemeinschaft.

6. Die ärztliche Aufgabe in der sozialen Therapie.

Dem Kundigen ist offenbar, daß eine große und ständig wachsende Gruppe von Erkrankungen allein schon entsteht aus der *sozialen Not*. Die Sozialpolitik des Staates, der über Krankenkassen, Landesversicherungsanstalten und Berufsgenossenschaften, über große Fürsorgeeinrichtungen für Krüppel, Sieche, Geschlechts- und Geisteskranke, Tuberkulöse und der über eine Gesundheitspolizei verfügt, der die allgemeine Hygiene überwacht, Gewerbeaufsicht ausübt, rief doch trotz mancher großen Erfolge eben durch die Art der Betreuung geschädigter und gefährdeter Volksgenossen Störungen hervor, die sich in *Neurosen*, übersteigerten Rechtsansprüchen mit krankhaften Begleiterscheinungen, in Rentenbegehrlichkeit und Simulation, ja in Selbstbeschädigungen und Versicherungsbetrug zeigten. Diese Kranken einer sozialen, offenbar besserungsbedürftigen Ordnung, im Kampfe stehend mit unpersönlichen Gegnern, mit sog. Versicherungsträgern stellen ein Heer dar und bedeuten eine ungeheure und fast alltäglich neue Verantwortung für den Arzt in unserem Lande. Er soll bei irgendwie Geschädigten, bei Leistungsgeminderten den Grad ihrer Behinderung erkennen, die Besserungsfähigkeit bestimmen, die Erwerbsfähigkeit oder wenigstens ihre erreichbare Höhe beurteilen. In Wirklichkeit wird in Deutschland durch den Arzt dabei ein ungeheurer wirtschaftspolitischer Einfluß ausgeübt, ein gewaltiger Geldbetrag für die Linderung von Not gelenkt. Aber der Arzt, der doch allen Kranken helfen soll und will, wird dabei zu einem Teile seiner wahren Aufgabe ferngehalten gerade auch bei den Kranken der sozialen Versicherungen. Die Aufgabe der *allgemeinen Therapie* des Arztes hierbei ist *mehr* als die Lenkung von Geldbeträgen für körperliche und seelische Schäden, etwa durch seine Arbeit als „sachverständiger" Beurteiler, sie ist, dem Kranken zu helfen durch Abbau seiner vielfach krankhaften, gemeinschaftsfeindlichen Einstellung, durch praktische Hinweise und Hilfe etwa durch andere Möglichkeiten, z. B. bei Arbeitswechsel ihn zu führen zu erreichbarem Lebensglück. Hier wird er sich bemühen müssen um Einstufung der Hilfesuchenden, der Begutachteten, insbesondere auch der zahlreichen Neurotiker durch richtige Wegweisung in geeignete Arbeits- und Wohnstellen mit Hilfe von Arbeitsämtern und Fürsorgestellen. Hier offenbart sich die soziale Kraft und das Gewissen des Arztes im Dienst seines Volkes und zugleich im Dienste dieser Kranken. Ein gutes Stück allgemeiner Therapie wird und muß *soziale Therapie* sein. Wir werden danach trachten müssen, daß Krankheit nicht einfach als Sachgut durch Geldzahlung ausgeglichen wird, sondern daß besser und heilsamer der Kranke wieder eingefügt wird nach Maßgabe restlicher Fähigkeiten in das Gemeinschaftsleben des Volkes und in die Arbeitsvorgänge, sei es auch durch Berufswechsel und durch Umschulung. Das bedeutet insbesondere für die neurotisch Erkrankten mit ihren asozialen Neigungen die Zurückführung in die seelische Gemeinschaft ihrer Volksgenossen.

7. Allgemeine Therapie ist individuelle Therapie. Die spezielle Therapie als unpersönliches Heilverfahren.

Eines wird für die allgemeine Therapie gerade auch, wo sie in der Form der *sozialen Therapie* sich offenbart, deutlich, daß sie nämlich in Wirklichkeit nur eine *individuelle Therapie* sein kann. Anders ist sie gar nicht zu denken. Entsteht die soziale Krankheit durch den Rechtsanspruch der Menschen auf Arbeit und auf Sicherung und durch die Fürsorgeeinrichtungen des Staates im Rahmen seiner Sozialpolitik und soll nach dem Sinne wahrhafter sozialer Therapie der Geschädigte und der Kranke wieder eingefügt werden in die Gemeinschaft, in den Arbeitsvorgang, soll der rechtheischende Neurotiker wieder zur Aussöhnung und sozialen Einfügung gebracht werden, so kann dies nur durch Einwirkung auf die Einzelpersönlichkeit des Kranken geschehen. Es wird am Anfang und am Ende jeder allgemeinen Therapie und in einem gewissen Gegensatz zur speziellen Therapie die auf die Behandlung der Einzelpersönlichkeit als psychophysisches einheitliches Wesen ausgerichtete Tätigkeit des Arztes stehen. Während die speziellen therapeutischen Bemühungen nach Entstehungsweise, Art und Stärke der Erkrankung physikalische und chemische oder psychotherapeutische Kampfmittel aus dem Schatz des Erfahrungsgutes und der gewonnenen Kenntnisse entnehmen und dies bei verschiedenen Kranken in grundsätzlich gleichartiger Weise tun, wird die *allgemeine Therapie zunächst die einzigartige Eigenart der Persönlichkeit berücksichtigen*. Der Arzt, und aus begreiflichen Gründen am besten zunächst der Hausarzt, wird das besondere Erbgut, das der Kranke in sich trägt, die Lebensumstände, auch die wirtschaftliche Lage, die Lebenserwartung bedenken.

Eine spezielle Therapie kann zuweilen von solchen persönlichen Beziehungen völlig absehen. Ein operativer Eingriff kann und wird oft vorgenommen, wenigstens in dringenden Fällen, ohne voraufgehende Fühlungnahme. Bestrahlungen können in Instituten für physikalische Therapie, in Röntgenabteilungen von beauftragten Personen nach entsprechenden Anordnungen vorgenommen werden. Gerade durch das Anwachsen des Umfangs technischer Apparaturen, des Arzneimittelschatzes, physikalisch-therapeutischer Anstalten wurde die Heilkunde entseelt, haftet ihr der Ruf des Handwerksmäßigen an. Diese Beziehungslosigkeit, die Gefühlsleere, ja Gefühlskälte, die hierdurch im Verhältnis vom Arzt zum Kranken entstand, die nicht mehr zusammen als Mensch zum Menschen in natürlichster Verbindung sprachen und empfanden, hat zu Zeiten die besten Kräfte ärztlicher Heilkunde brach gelegt und unsere Leistung verkümmert.

Der Mangel einer allgemein therapeutischen Grundhaltung ließ den gerissenen Routinier und den Kassenlöwen als abschreckendes Beispiel in unserem Berufe entstehen. In mancher Klinik konnte zuweilen an Stelle von ernster Fühlungnahme und sorgfältiger Beachtung der geschichtlichen Abläufe im Leben und in der Erkrankung sich eine Art von Werkstättenbetrieb auf der Station breit machen, eine Entwicklung, die auf einer Überbewertung der chemischen und physikalischen Kenntnisse durch die Laboratoriumsforschung und den Experimentalversuch beruht und die einzelnen Kliniken den Vorwurf nicht mit Unrecht eintrug, daß sie den kranken Menschen mit einem Versuchskaninchen verwechselten. Kein Wunder, daß manche Kranken vom wissenschaftlichen Arzt abwanderten zum Laienbehandler und dabei sehr oft einem Schwindler zum Opfer fielen.

8. Vertrauen als erste Voraussetzung allgemeiner Therapie. Psychotherapie — auch als Therapie der Sprechstunde — immer notwendig.

Soll nun überhaupt eine wirksame Behandlung einsetzen, so ist das erste Erfordernis einer solchen allgemeinen, ja immer individuellen Therapie, daß der Arzt in wirklich ärztliche Beziehung zu seinem Kranken tritt. Dies innere Verhältnis ist die Bedingung wirksamer allgemeiner Therapie. Um solche feste und dauerfähige Beziehungen zu erlangen, ist vor allem Vertrauen notwendig. Vertrauen kann vom Arzt her nur gewonnen werden, wenn dieser unvoreingenommen voll Hilfsbereitschaft dem Hilfesuchenden entgegentritt, ihn in allem ernst nimmt. Er wird den Kranken seine Beschwerden vorbringen lassen, er wird ihn genau untersuchen und so durch Ernst, Gründlichkeit und Sorgfalt schon Wesentliches gewinnen.

Diese natürlichste Form der Therapie der Sprechstunde oder der ersten Berührung von Arzt und Kranken ist meist von entscheidender Bedeutung. In aufgeschlossener Bereitschaft, mit warmem Herzen und offenem Sinn tritt der Arzt dem Leidenden gegenüber. Mit Natürlichkeit und in unbefangener Weise erfährt er je nach der Art der Krankheitsgeschichte, die mitgeteilt wird, sodann durch Forschen bei fragwürdigen Punkten der Lebensbeschreibung mehr und wegen der Neigung zum Verschweigen mißlicher Wendepunkte im Schicksal gerade hier maßgebliche Auskunft. Das Fragen wird dabei ohne Verletzung des Schamgefühls geschehen, um so mehr, als gerade die triebhaften Kräfte, besonders häufig auf dem erotisch-sexuellen Gebiete, Konflikte und Störungen hervorrufen. Wir müssen uns immer bewußt bleiben, daß die Kurve unseres Lebens viel mehr als durch rationale Erwägungen durch unser Triebleben, durch ganz andere urtümliche Kräfte unseres Wesens irrationaler Art bewegt und gestört wird. Ja, so gut wie alle wichtigen Entscheidungen und Gipfel unserer Lebenskurve sind bewirkt und hervorgerufen durch diese seelischen Mächte, die schon über unsere Zeugung, die Wahl des Lebensgefährten, über das Opfer — im Grenzfall auch das des Lebens — regieren. So steht auch in der Krisenzeit unseres Daseins, die durch eine Krankheit bezeichnet ist, sehr oft in ursächlicher Verbindung auch mit dem organisch krankhaften Geschehen ein Konflikt, ein ungelöster, zur Entspannung drängender Zwist. Ist dieser durch die Fühlungnahme des Arztes, durch den von ihm ausgehenden Zwang auf den Kranken, sein Geheimnis, seinen Konflikt zu enthüllen, dem Kranken selbst gegenständlich geworden, so ist schon viel gewonnen. In den besonderen Fällen etwa von Neurosenbehandlung ist freilich hier nur eine Stufe erklommen und nach Art, Können und Veranlagung des Arztes werden noch andere Formen seelisch-nervöser Einwirkung nach dem Vorbild der speziellen psychotherapeutischen Verfahren in Anwendung kommen müssen.

In Wirklichkeit steht bei der Behandlung innerlich Kranker und besonders dabei der Nervenkranken diese oder irgend eine Form der *seelischen Beeinflussung* im Anfang aller Therapie. Immer muß der Arzt den Kranken verstehen, ihn wenigstens zu verstehen suchen, seine Not, sie mag eine wirkliche oder vermeintliche, eine körperliche oder seelische sein, ernst nehmen, gleichsam sie mit zu empfinden trachten, sie jedenfalls anerkennen. Wird er ärgerlich, lehnt er den Kranken mit seinen Beschwerden innerlich ab und wird kühl gegen ihn, möchte er ihn auslachen, glaubt er also gar nicht in Wirklichkeit an das *Leiden,* so ist er vor seinem Gewissen verpflichtet, die Behandlung abzulehnen, ihm fehlt die innere Voraussetzung, damit die Bereitschaft und die Lust zum Helfen. So hat er auch keine Kräfte und Mittel zum Heilerfolg.

Eine Krankheit, ein körperlicher oder seelischer Notstand, eine Störung, eine Klage, Sorge oder Befürchtung anerkennen, bedeutet aber für den redlichen Arzt einen Ansporn zur Beseitigung. Er darf nicht selbst die Führung in der Wechselbeziehung zum Kranken verlieren und wahrhaft in Abhängigkeit von diesem den Kranken seinen fehlerhaften Weg weitergehen lassen, dem Neurotiker z. B. nicht ein unberechtigtes Krankheitsbewußtsein durch unzweckmäßige Behandlung unterstützen oder gar durch ein Gefälligkeitszeugnis verankern und ausbauen helfen.

C. Formen allgemeiner Therapie. Der Heilplan.
1. Ursachenbehandlung.

Der Wechsel der Anschauungen über Erfolg und Mißerfolg in Anwendung gebrachter Heilverfahren hat zum großen Teil seinen Grund in der Schwierigkeit der Prüfungen über den Wert verschiedener Heilmaßnahmen, in dem Mangel einer Wiederholbarkeit einer Beobachtung über den Heilwert einer Verordnung am gleichen Kranken unter gleichen Bedingungen, und es ist nicht verwunderlich, daß therapeutische Anschauungen sich rasch änderten und veralteten. Doch traten immer wieder bestimmte Gesichtspunkte in neuer Form in den verschiedenen Zeiten und bei verschiedenen Völkern hervor und erwiesen sich für die ärztliche Heilaufgabe wirksam.

Niemals soll der geschulte Arzt sich bei seinen Heilmaßnahmen durch irgendein gerade sehr beklagtes Symptom ablenken lassen von einer vernünftigen Überlegung über die zugrunde liegende *Ursache* und Bedingung der Krankheitszeichen. Mag der Kranke über Schmerzen, über Juckreiz oder Schlaflosigkeit, über Schwäche oder abnormes Aussehen klagen, immer ist es notwendig, nicht nur nach dem gerade auffallenden Symptom sich zu richten und irgendeine Maßnahme dagegen zu treffen. Viel wichtiger und grundsätzlich zu fordern ist für jede Behandlung auch in jeder Sprechstundenberatung, daß ein *Heilplan* aufgestellt wird, der zielsicher und ohne unnötige Belastung und Vielgeschäftigkeit oder gar Scheinbehandlung die fehlerhafte Entwicklung und die entsprechenden Schäden zu unterbrechen und zu beseitigen strebt. Es sollte darum grundsätzlich die *erste Erwägung* bei jeder rationalen Behandlung des Kranken auf die *Beseitigung der krankmachenden Ursachen* ausgerichtet sein.

Nun sind die Schwierigkeiten für eine kausale Behandlung grundsätzlich sehr groß, weil es in den meisten Fällen zweifelhaft bleibt, was alles als Ursache für die beobachtete Störung herangezogen werden muß. Wird ein Magengeschwür operativ bekämpft, so ist eine Ursache für angegebene und festgestellte Beschwerden beseitigt, freilich unter Opferung eines wichtigen Magenteiles, die Ursache aber für die Entstehung des Geschwürs selbst, die vielen zusammenwirkenden Teilursachen und Ursachenketten, die eine Geschwürskrankheit entstehen lassen, sind dabei vernachlässigt. Grundsätzlich die gleiche Betrachtung ist für alle Erkrankungen hinsichtlich der Ursachenforschung anzuwenden. Am wenigsten tritt sie in Erscheinung bei groben physikalischen oder chemischen Einwirkungen wie beim Unfall mit Zerschmetterung oder akuten schweren Vergiftungen, z. B. mit Kohlenoxydgas. — Die Verfolgung dieses Gedankenganges für die Aufstellung eines auf die Ursachenbekämpfung ausgerichteten Heilplanes zeigt, daß alle neben- und nacheinander wirkenden Bedingungen in ihrer Vielfalt je nach der Blickrichtung des Behandlers ursächlich bedeutungsvoll sind. Es bleibt nichts übrig, als hier den *Wert* jeder Einzelursache für die Behandlung zu betrachten, die Bedeutung jedes Krankheitszeichens, jeder auch vergangenen Beobachtung im zeitlichen Ablauf während der Krankheitsgeschichte für den Funktionsablauf und die Wiederherstellung der Störung zu untersuchen und damit zu einer Rangordnung in der Ursachenbekämpfung zu gelangen. Wenn wir auch wissen, daß für die Krankheitsentstehung auch nicht sich gleich offenbarende Bedingungen, wie sie z. B. im Erbgut oder in der Erziehung in früher Kindheit, in familiärer und sozialer Stellung verankert sind, immer mitwirksam und für die Entstehung gar nicht wegzudenken sind, so scheint es uns doch zweckmäßig, diese als ständige und allgemeine Voraussetzungen aus diesem Abschnitt über die Ursachenbehandlung herauszunehmen, obwohl ihre Bedeutung nicht verkannt werden darf. Es gehört dies zum Teil auch in das Gebiet der staatlichen Gesundheitsführung, der vorbeugenden Behandlung, der Bekämpfung der Frühschäden, der unzweckmäßigen Lebensweisen, in das Gebiet gewerbeärztlicher Tätigkeit, der Rassenhygiene, ja alles mündet auf eine allgemeine Hygiene hinaus.

Aber es ist in der Tat gut möglich, bei einer großen Zahl von Erkrankungen die ursächlichen Schäden auszumerzen und so auf Grund der einwandfreien Diagnose über die Ursachen der Erkrankung Heilung zu erzielen. Wer als Ursache einer Schwäche, einer Gewichtsabnahme, einer Anämie, dyspeptischer Beschwerden eine Besiedelung des Darms mit Würmern erkennt und diese durch eine entsprechende Wurmkur beseitigt, treibt im besten Sinne eine solche *kausale Therapie*. Er wird meist weiterer Maßnahmen zur völligen Wiederherstellung und zum Erwerb früherer Leistungsfrische bei seinen Kranken gar nicht mehr benötigen. Er braucht also mit seinen Behandlungsmaßnahmen nicht auf die einzelnen Symptome, gesondert etwa auf Verstopfung, Durchfall, Aufstoßen oder Sodbrennen, kolikartige Schmerzen, Blässe und Anämie, auf den Gewichtsverlust abzuzielen. Für jedes dieser Symptome gibt es in der speziellen Therapie eine Vielheit von Einwirkungsmöglichkeiten, die eben nur das einzelne Symptom bekämpfen und allenfalls unterdrücken, aber nicht zu einer wahren Heilung führen können, ja in Wirklichkeit zusätzlich den Kranken sehr häufig noch schädigen. Der krankhafte Zustand wird aber dabei in Wirklichkeit fortunterhalten und gar nicht ernsthaft bekämpft, der Leidende zusätzlich in seiner Gesundheit oder wirtschaftlich belastet.

In vielen Fällen ist freilich die Ursache der Erkrankung nicht erkennbar oder noch unbekannt und also eine auf Beseitigung der krankmachenden Ursachen ausgehende Behandlung nicht möglich. Auch kann eine wesentliche äußere Ursache wie eine von den Tonsillen ausgehende Infektion der Herzklappen längst abgeklungen und zeitlich einem Zugriff nicht mehr zugängig sein. Doch sollte auch in solchen Fällen, wo infolge mangelnder Kenntnis oder Möglichkeit eine solche *ätiotrope Therapie* nicht anwendbar ist, doch in gleicher Richtung eine Einwirkung versucht werden nach Maßgabe der erreichten Einsicht in die krankhaften Funktionsabläufe, die an möglichst wesentlicher Stelle aus ihrer fehlerhaften Richtung umgesteuert oder unterbrochen werden müssen. Es kann nach einer unbekannten Infektion oder einer nicht mehr beeinflußbaren, abgeklungenen, etwa diphtherischen Infektion als eine Art verselbständigte krankhafte Sonderentwicklung infolge eines durch jenen Infekt hervorgerufenen Kreislaufschadens, einer Herzmuskelentzündung, zu Durchblutungsstörungen, Stauungen und Ödemen kommen; dann wird bei der Unmöglichkeit, den Infektionserreger oder sein Gift noch zu fassen, zu neutralisieren oder zu vernichten und zu beseitigen, doch nun wieder die abnorme Kreislauffunktion als ein gleichsam verselbständigtes Krankheitsbild ursächlich zu behandeln sein. Der Herzmuskel wird entlastet durch strenge Ruheverordnung, durch Flüssigkeitsbeschränkung, Diätmaßnahmen, durch physikalische und übende Verfahren, durch Heilmittel.

In der kausalen Therapie spielt auch das chemische Heilmittel eine wichtige Rolle. Solange wir die letzten Ursachen etwa in der Stoffwechselkrankheit des Diabetes mellitus nicht völlig in einer lückenlosen, theoretischen Erkenntnis zu erfassen vermögen, muß die Wiederherstellung der regelrechten Brennvorgänge und Speicherungsvorgänge im Stoffwechsel durch eine Insulineinspritzung, die den körperlichen Mangel in der Insulinbildung und -ausschüttung im Organismus ersetzt, als eine im besten Sinne kausale Therapie aufgefaßt und bezeichnet werden. Der Arzt ahmt hier die Natur in guter Weise nach.

Diese Gruppe der *Substitutionsmittel* ist groß und hat eine große Zukunft für die ärztliche Heilweise. Hat z. B. der Magen endgültig durch akute oder chronische Schädigungen und Zerstörungen die Fähigkeit verloren, Salzsäure zu bilden und abzugeben für die Verdauungsarbeit, so erscheint es vernünftig und natürlich für die Regelung der motorischen und sekretorischen Funktionen Salzsäure entsprechender Konzentration zu geben. Wenn auch das Leiden der Anacidität oder der Achylie des Magens nicht mehr im letzten Sinne ursächlich behandelt werden kann, so ist doch die krankhafte Funktionsstörung an einer wesentlichen Stelle aufgehalten und nunmehr ursächlich beeinflußt durch jene Ersatzstoffe, also durch Gaben von Salzsäure und künstliche Darreichung der fehlenden peptischen oder für die Darmtätigkeit auch tryptischen Fermente. — Wieder anders liegen die Verhältnisse, wenn etwa der Schaden erkannt ist, aber doch ursächlich nicht bekämpft werden kann. Der Arzt wird bei einer erkannten chronischen Bleivergiftung sogleich weitere Berührung mit dem gewerblichen Gifte verhüten. Aber er muß trachten, den vergiftenden Bleistrom im Körper, der zu mannigfaltigen Symptomen im Verdauungskanal, im Blut, im Nervensystem führt, zunächst unschädlich zu machen. So wird er z. B. versuchen, das Gift etwa durch geeignete Diät oder medikamentöse Beeinflussung in einer mehr unschädlichen Form im Knochen zu verankern, um es nach seinem Willen zu gewünschter Zeit allmählich aus dem Körper zu schaffen.

Auch gezielte Schonmaßnahmen vermögen in diesem Sinne Ausdruck einer kausalen Therapie zu sein. Wenn ich einem Menschen mit diffus geschädigter Leber Eiweiß nur spärlich gebe und der Leber Aminosäuren nur knapp zur Verfügung stelle, ja unter Umständen sie zeitweise völlig zu schonen trachte, so ist diese Maßnahme nicht als eine Symptombekämpfung, sondern als eine kausale und vernünftige Behandlung einer gestörten Funktion zu betrachten. Hat durch unvernünftige Lebensweise ein Mensch seinen Magen und Darm mit Speise und Trank überlastet, ist es zu einer akuten oder auch chronischen Magen-Darmentzündung gekommen und zeigt schon die natürliche Reaktion des Kranken, Erbrechen und Durchfall, hinweisend den Weg zur Entlastung, Entgiftung und Befreiung vom Schädlichen, so wird zweckmäßig hier jeder Heilplan in Erkenntnis der Notwendigkeit einer Ursachenbekämpfung nur die Pfade der Natur nachwandeln und völlige Schonung zunächst einmal für die erkrankten Organe erstreben. Auch eine Hungerkur ist da zweckmäßig und stellt dann eine Form ätiotroper Behandlung dar.

Ein solcher *Heilplan* mit einer vorzugsweisen Ausrichtung auf ursächliche Behandlung der krankhaften Abläufe und Erscheinungen wird vielfach weit ausgreifen müssen. Es wird dabei ein zielgerechtes Handeln vom Arzt, auch die Beachtung und Verwertung der Prognose, soweit sie eben zu stellen ist, mitverlangt und, da es sich im Angesicht von Leben und Tod für die Zukunft um höchst verantwortliche Entscheidungen handelt, wird er für richtige Maßnahmen guter Kenntnisse und Abschätzungen des Kranken und seiner Lage bedürfen. Es ist ratsam, daß bei der Fülle von Einwirkungsmöglichkeiten der ärztliche Behandler sorgsame Auswahl trifft und am besten in der Weise vorgeht, daß er, wenn nicht akute Bedrohungen zu raschem Zugriffe und unmittelbar dringlichen Entscheidungen zwingen, die kausaltherapeutischen Maßnahmen an die Spitze seines Planes stellt und dabei die differenten, gefährlicheren, etwa medikamentösen Maßnahmen mehr am Ende oder zuletzt in Berücksichtigung zieht.

Kommt etwa ein Kranker mit einer *chronischen Nephritis* zur Behandlung, befindet er sich in langsamer Entwicklung zur sekundären Schrumpfniere hin, zeigen sich die Beschwerden des fixierten Hochdrucks und der Durchblutungsstörungen sowie der sekundären Anämie dieser Kranken, findet sich in Übereinstimmung mit dem Prüfungsergebnis der Nieren zuweilen mehr oder weniger deutliche Schlackenstauung im Blut als Zeichen beginnender Niereninsuffizienz, so muß, um eine ziellose Behandelei einzelner Symptome zu vermeiden, ein fester Weg für den Kranken aufgezeigt werden. Ein solcher *Plan* wird bei der Unmöglichkeit, die Ursache der Erkrankung selbst noch erfolgreich anzugehen, nach Maßgabe der anatomischen Beschaffenheit der Nieren und der Funktionseinschränkung derselben, die wir eben als Maßstab für unser Tun benützen, entscheidend den krankhaften Prozeß aufzuhalten suchen. Die leistungsschwache Niere muß geschont werden. Das geschieht durch Ernährung mit möglichst schlackenarmer Kost, gegebenenfalls durch Hungertage und knappe, sorgfältig abgestimmte Flüssigkeitszufuhr. Die Verbrennungen werden herabgesetzt durch körperliche Schonung, zeitweilig durch Bettruhe. Das Angebot harnpflichtiger Stoffe an die Niere und die Entgiftung des Blutes und der Gewebe kann noch weiter gefördert werden nach Maßgabe des Indicanbefundes im Blut bei Schlackenstauung als Folge mangelnder Entgiftung der im Darm entstehenden Phenolverbindungen durch sorgfältige Darmentleerung, durch Darreichung von adsorbierenden Stoffen wie Tierkohle. Man wird den funktionsfähigen Nierenrest unter möglichst günstige Bedingungen setzen durch Fürsorge für gute Durchblutung mit Hilfe von Wärmemaßnahmen, am besten durch Kurzwellendiathermie, falls dies bei Schlackenanhäufung im Blut notwendig erscheint. Es wird versucht, durch sorgfältige Hautpflege, durch Verbringen des Kranken in warme trockene Luft die angefallenen Schlacken mit zu beseitigen durch Belastung der dritten Niere des Menschen, der Gesamtheit seiner Schweißdrüsen. Bei dem chronischen Verlauf der Erkrankung wird unter Beachtung wirtschaftlicher Leistungsfähigkeit und beruflicher Verhältnisse der Kranke in ein geeignetes Klima verbracht, mit Vorteil z. B. nach Ägypten, mit seiner gleichmäßig warmen Luft und Besonnung und der geringen relativen Feuchtigkeit der Luft. Gleichzeitig wird in vorsichtiger, aber systematischer Weise nach einer Abhärtung des Kranken durch Pflege und Übung der Hautfunktionen getrachtet, um so häufigen Erkältungsinfektionen mit ihrer neuen Belastung der Niere vorzubeugen. In gleicher Richtung wirkt zur Ausmerzung schädlicher infektiöser Herde die Behandlung eines Wurzelgranuloms, die Beseitigung einer chronischen Tonsillitis, sei es im Grenzfall auch durch Tonsillektomie. Im Hinblick auf die ungünstige Prognose muß dem Kranken — oder bei Jugendlichen den Eltern — nahegelegt werden, den Beruf aufzugeben, oder es sind unnötige wirtschaftliche Ausgaben bei der Ausbildung in verständnisvoller Weise zu verhindern. Es werden sich dann anschließen Einzelverordnungen über das Ausmaß und die Form von Bewegung oder Bewegungsübungen, über die Stützung des Kreislaufes. Bei Dringlichkeit wird trotz der meist bestehenden Anämie ein Aderlaß vorgenommen, der zugleich entgiftend wie auch blutdruckherabsetzend und flüssigkeitsmobilisierend wirkt.

Das Beispiel zeigt, daß es sorgsamer Anordnungen über Schonung und Übung, über Hungern und Dursten, über schlackenarme, den Darm nicht belastende und den Stuhl regelnde Diät bedarf, daß Anordnungen getroffen werden müssen zur Durchblutung der Niere und Übung des funktionstüchtigen Restes wie auch der Haut mit ihren Schweißdrüsen, daß nicht vor großen Entscheidungen über Berufsaufgabe und -änderung, vor einer Reise in ein anderes Klima zurückgeschreckt werden darf. Dazu und daneben sind je nach Befund und Bedarf Einzelverordnungen auch medikamentöser Art für Kreislauf, Anämie und für die mannigfachen Symptome, die noch auftreten können bei der Urämie, von seiten des Nervensystems, der Schleimhäute, des Magen-Darmkanals, des Auges, zu treffen. Wer so überschauend seinen Kranken berät, wird ganz von selbst unnötige Maßnahmen und falsche Geschäftigkeit vermeiden, das Wichtige und Vernünftige aber nicht unterlassen und so seinem Kranken wahrhaft nützen.

2. Vorbeugende Behandlung.

Erzieherische Maßnahmen. Meldepflicht. Impfung. Arzt als Vorbild.

Schon dieses Beispiel lehrte die enge Verbindung einer allgemeinen ursächlichen Behandlung überhaupt. Derjenige Hausarzt dürfte der beste sein, der seine Schutzbefohlenen durch geeignete Maßnahmen gar nicht erst krank werden läßt. So ist der Brauch einzelner Völker, ihren Arzt für ihre gesunden Tage zu bezahlen, dies ihm aber bei Erkrankung zu verweigern, verständlich.

Ist auch die *Prophylaxe* nur zum Teil eine Behandlung eines Kranken zum Schutz gegen Verschlimmerung oder Wiedererkrankung, zum größten Teil eine hygienische Vorschrift zum Gesunderhalten, so ist sie doch von ungeheurer Bedeutung für den ärztlichen Erfolg. Die Summe von Freude und Glück wäre höher als die des Leides, wenn diesen Forderungen der prophylaktischen Hygiene mehr gefolgt würde. Hier muß der Arzt, der *staatlich* (!) beglaubigte Arzt, noch stärker als bisher seine Verpflichtung fühlen zur Erhöhung der Volksgesundheit. Jeder muß sich mitverantwortlich fühlen für dieses kostbare Gut seiner Volksgenossen und nicht diese Fürsorge allein den staatlichen Gesundheitsbeamten überlassen, diese vielmehr allenthalben unterstützen. Hier wird für die beste Aufgabe des Arztes, nämlich die der Gesunderhaltung, der größte Einsatz gefordert, mit Recht das höchste Ziel gesehen. Hier ist noch wesentliche Forschung zu leisten wegen der mangelnden Einsichten in die ersten Abweichungen, in die Frühschäden des Organismus, die sich eben meist nur in nicht oder wenig beachteten Störungen der Regulation verraten oder überhaupt sich verbergen.

Bei infektiösen Krankheiten in der Umgebung des Schutzbefohlenen kommt seine Absonderung und vorbeugende sorgfältige Beobachtung in Frage. Man wird den Kranken durch eine vernünftige, der Jahreszeit, dem Tätigkeitsgrade und den wirtschaftlichen Möglichkeiten angepaßte Ernährung in einem guten Zustand mit regelrecht ablaufenden Verdauungsfunktionen halten, man wird den Stubenhocker an die Luft gewöhnen und ihm Spaziergänge, Bewegungsübungen, Arbeiten im Freien, Graben im Garten, Holzzerkleinern anraten, den

Verweichlichten abhärten durch sorgsame Pflege der Haut, Abwaschungen, Abbürstungen derselben, durch Duschen und durch allmähliche, immer längere Entblößungen der Haut an Luft, Licht und Sonne gewöhnen. Der körperlich stark Beanspruchte, der sportlich Überanstrengte wird zur Ruhe gewiesen, er wird einen vorbeugenden Kuraufenthalt nehmen, einen Badeort aufsuchen, einen Erholungsurlaub benötigen. Der Unselbständige wird zur Sicherheit ermahnt und erzogen, der Faule zur Tätigkeit, der neurotische Grübler in einen Pflichtenkreis eingefügt, die Eltern des verwöhnten Kindes werden auf die Gefahren der fehlerhaften Erziehung für die Zukunft hingewiesen. Zu Zeiten sind Gefährdete über die Schäden des Alkohols und die Gefahren der Geschlechtskrankheiten aufzuklären und zu schützen.

Bei seuchenhaften Erkrankungen besteht zum Schutz des Einzelnen und mehr noch zum Schutze der Gesamtheit die *Meldepflicht*.

Sie verhindert durch die hierdurch ermöglichte Anwendung zweckvoller organisatorischer Schutzmaßnahmen Massenerkrankungen. Die Krankheitsherde werden beschränkt. Für den Gefährdeten, vielleicht auch schon Infizierten, jedoch noch nicht sicher Erkrankten wird in unmittelbarer Bekämpfung der Krankheitsursachen danach gestrebt werden, den bacillären eingedrungenen Feind und sein Gift zu vernichten. Es werden prophylaktische *Impfungen* durchgeführt. Ja auch ohne diese unmittelbare Gefährdung bestehen zur Abwehr großer Volksseuchen wie bei den Pocken staatliche Vorschriften für die Immunisierung der Volksgenossen in bestimmten Zeitabständen gegen diese in früheren Zeiten so verheerenden Seuchen. Bei besonderen örtlichen Verhältnissen und Bedingungen, wie sie durch die Zusammenballung größerer Menschenmassen und besonders in Kriegszeiten gegeben sind, wird auch gegen sonst nicht unmittelbare Krankheitsgefahr wie Typhus und Ruhr prophylaktisch eine Immunisierung durchgeführt.

Es ist gut, sich klar zu machen, daß hier eine *kausale Behandlung* für eine *Krankheitsmöglichkeit* versucht wird, indem Gegenstoffe direkt oder im Körper erzeugte dem Organismus für seinen Abwehrkampf bei der Infektion zur Verfügung gestellt werden. Gegen die *Ursachen* gerichtet ist in der Prophylaxe auch der Kampf, wenn Menschen in malariaverseuchter Landschaft etwa Chinin zum Schutz einnehmen, um durch diese chemische Substanz sogleich die Malariaplasmodien unschädlich zu machen. Für die Gesamtheit bedeutet es eine noch bessere ätiotrope, also kausale Therapie, wenn der hygienisch geschulte Arzt dafür Sorge trägt, daß die Überträger der Malaria, die Anophelesmücken, ausgerottet, ihre Brutplätze aufgesucht und vernichtet werden. — Die beste Abwehr gegen die unheimliche Fleckfieberkrankheit im Kriege war die Verhinderung der Infektionsmöglichkeit durch Isolierung und durch streng durchgeführte Entlausungen der gefährdeten Menschengruppen, weil durch die Kleiderlaus die Übertragung erfolgte.

Die Aufzählung eines Teiles der prophylaktischen Maßnahmen, die Beachtung der geltenden staatlichen Vorschriften in allen Einzelheiten zeigt die Spannweite dieses wichtigen Kreises allgemeiner und zum Teil auch spezieller therapeutischer kausaler Maßnahmen. Wir dürfen hier nicht zurückschrecken vor Zwangsisolierung, vor künstlicher Erkrankung durch die immunisierende Zufuhr abgeschwächten Giftes, Reaktionen erzeugender Seren. Wir greifen warnend ein in die Erziehung, versuchen Lebensgewohnheiten zu ändern, scheuen nicht vor Ratschlägen auch in den intimen Angelegenheiten des menschlichen Lebens wie im Gebiet der sexuellen Hygiene zurück. Im ganzen liegt hier ein großes Gebiet erzieherischer Aufgaben für den seinem Volk sich verantwortlich fühlenden Arzt vor. Diese Erziehung wird durch Verbot und Zuspruch auch achtgeben, auf allgemeine Belange des Gemeinschaftslebens z. B. unter Berücksichtigung der Ernährungslage, der seelischen Spannungen in Krisenzeiten eines Volkes. Der Arzt wird hier selbst durch das Beispiel vorbildlich sein und erzieherisch wirken müssen, um als treuer Freund und Berater und als wackerer aufrechter Volksgenosse in einer Person bestehen zu können.

3. Konstitutionstherapie.

Disposition. Erbpflege. Allergische Reaktionen. Organminderwertigkeit.

Zu den Schutzmaßnahmen gegen ein Weitergreifen der Störungen im Kranken und Übergreifen auf andere gehört als eine besondere Form vorbeugender Behandlung die Konstitutionstherapie. Zwei Kräftepaare erzeugen ja im Zusammentreffen in jedem Falle die Erkrankung, die Konstitution einerseits, die Exposition andererseits. Je nach dem Grad der Beteiligung, der Art der Erkrankung, ihres zeitlichen Eintritts, zuweilen auch ihrer Geschlechtsgebundenheit überwiegt bald mehr der eine Einfluß, bald mehr der andere bei der Entstehung und dem Ablauf des Krankheitsvorganges. Durch mangelnde Kenntnis der Bedeutung des einen oder anderen Teilhabers in diesem krankheiterzeugenden Kräftepaar ist zu verschiedenen Zeiten der Medizin bald der eine, bald der andere Teilhaber ganz verschieden bewertet worden. Zur Zeit der Entdeckung der Mikroben, bei der erfolgreichen Untermauerung der Krankheitslehre durch den Nachweis exogener Erreger wurde zunächst die Bedeutung des infizierten Organismus der erkrankten Person unterschätzt. Die Konstitution spielte eine fast nebensächliche Rolle. Auch neuere Außenseiter, die beherrscht von mehr oder weniger einseitigen Vorstellungen eine große Anzahl der Erkrankungen auf äußere Schäden durch „Mißernährung" und andere schlechte Gewohnheiten, Mangel an Licht und Luft, jedenfalls auf exogene Einflüsse beziehen, vernachlässigen zugunsten der exogenen Einflüsse den endogenen, der eben in der Konstitution liegt. Unter dieser Konstitution eines Menschen wird seine besondere einmalige Erscheinungsform, sein Phänotypus verstanden. Dieser entsteht aus dem Zusammenwirken des vererbten Gutes, der von den Vorfahren überkommenen, im Keim vorgebildeten und später zur Entwicklung gelangten (genotypischen) Anlagen mit den (peristatischen) Einflüssen der Umwelt. — Damit ist für die Konstitution die Lebensgeschichte innerer und äußerer Geschehnisse, Erziehung, Jugend, Alter, Lebensraum und Klima und vieles andere von Bedeutung. Nach dieser begrifflichen Festlegung ist sie durchaus auch wechselnd, wenngleich die mit einbegriffenen Erbanlagen für eine bestimmte Beharrlichkeit, für eine bestimmte Richtung für die zahllosen Reaktionsmöglichkeiten sorgen.

Die Einflußnahme auf die Erbanlage selbst, auf den Genotypus, ist dem praktisch behandelnden Arzt nicht möglich. Dieses Erbgut ist unveränderlich, enthält das Vererbte und Vererbbare, das eigentlich Endogene, für das die exakte Vererbungslehre eine bestimmte Anordnung von Chromosomen und ihren Teilen aufgewiesen hat. Durch äußere Einwirkungen kann nach der vorliegenden Erfahrung am Menschen die Erbeigenschaft nicht verändert werden. Es würde dies gleichbedeutend sein mit der noch nicht erwiesenen Auffassung von einer Vererbung erworbener Eigenschaften.

Wenn dies auch möglich ist etwa durch über Generationen sich erstreckende Schäden, wie sie durch eine Mißernährung oder durch Mangel natürlicher Lebensreize, Bewegung, Licht, Sonne, Ruhe und Entspannung oder auch durch Vitaminmangel in ganzen Generationsfolgen oder durch künstliche Röntgen- und Radiumbehandlung verursacht sein können, so ist dies doch nirgends gesichert und vorerst nur Vermutung. Dagegen wissen wir auf Grund ausgedehnter biologischer Erfahrungen der Vererbungslehre und auch der klinischen Wissenschaft, daß die DE VRIES'schen Mutationen auch beim Menschen Geltung haben und danach sprunghaft eine Krankheit auftreten oder auch aus einer Geschlechterfolge verschwinden kann. Die schädlichen Gene werden dabei meist dominant vererbt, und es ist ein Glück für die Befreiung eines Stammbaums von böser Erblast, daß plötzlich in einer Erbstufe nach dieser Mutationstheorie mit einem

Male völlige Befreiung für die Nachkommen eintreten kann. Solche Erkrankungen sind nach unseren Kenntnissen z. B. der konstitutionelle hämolytische Ikterus. In diese Betrachtung gehört auch als Beispiel die Bluterkrankheit. Eine heilende Einwirkung auf dieses Gen selbst, eine Umstimmung des Keimplasmas ist fragwürdig. Deshalb aber ist es doch notwendig, gerade auch weil wir nicht wissen, ob nicht eine Schädigung der Erbanlage erst nach Generationen in die Erscheinung tritt, daß wir auch diese zu schützen trachten. Schädigungen durch körperliche und seelische Minderung, durch Krankheit, etwa durch Syphilis oder durch Gifte, wie Alkohol und Nicotin, sind fernzuhalten.

Den wichtigsten Kampf zur Verbesserung des gesamten Erbgutes, der Veredelung des ganzen Volkes und Wertsteigerung aller seiner genotypischen Eigenschaften, hat in der Richtung der Rassenhygiene jetzt der Staat selbst in die Hand genommen durch das Gesetz vom 14. Juni 1933, das die Erzeugung von erbkrankem Nachwuchs zu unterbinden sucht. In positivem Sinne ist solche Therapie immer nur denkbar, soweit unsere Erfahrungen reichen, durch sorgfältige Erbpflege, Verhütung ungünstiger Fortpflanzung und ungünstiger Mischung von Erbanlagen in einer Bevölkerung. Bei der Konstitutionstherapie wird es auf immer schärfere Herausarbeitung bestimmter fester Erbradikale und der Konstitutionstypen ankommen, um die Mischung tüchtigen Erbgutes besonders zu fördern. Es ist einzusehen, daß hier noch vieles der Erforschung bedarf, zumal wir uns in der Einschätzung von dem, was gut und schlecht ist, in der Welt der Werte bewegen.

Vermag der Arzt auch nicht, wenigstens nicht mit Sicherheit, durch Behandlung, Verbot oder Belehrung und praktische Anweisung das Ererbte zu ändern, so kann er doch und zwar in großem und höchst verantwortlichem Umfange eben durch seine Kenntnis der Konstitution das Unglück der Erkrankung vielfach verhüten oder mindern. Der Hausarzt, der über Generationen hin bei einer Familie Kenntnis hat von ihrer Besonderheit, etwa von ihrem plethorischen, apoplektischen Konstitutionstyp, wird vorbeugend dem Ausbruch der krankhaften Erscheinungen begegnen.

Bei der Wahl des pyknischen, beleibten Hypertonikers zwischen Versagen der Herzkraft und einem Schlaganfall wird er durch knappe Ernährung, salzarme, auch eiweißarme, gemüse-, obstreiche Kost diesen zu einem vernünftigen Gewichtszustand bringen, seine Beweglichkeit und Leistungskraft steigern; es sinkt der Blutdruck, Cyanose und Atemnot schwinden.

Hier hat der Arzt insofern Konstitutionstherapie getrieben, als er den Auswirkungen einer ungünstigen erb- und umweltbedingten Veranlagung oder Krankheitsbereitschaft entgegentrat. — Die praktische Aufgabe ist immer die, dafür Sorge zu tragen, daß die ungünstige Anlage eben nicht in die Erscheinung tritt. Es ist sehr wohl möglich, daß bei guter Lebensweise und Fernbleiben seelischer und körperlicher Not z. B. die so häufigen heredo-degenerativen Erkrankungen des Zentralnervensystems, eben weil sie auf Anlagen beruhen, dann gar nicht in die Erscheinung treten. Der exogene Einfluß der Umwelt ist also auch hier für die Krankheitserscheinung und Entstehung mitbestimmend. Sog. Idiosynkrasien, also vor allem dem Kranken eigentümliche Säftemischungen, allgemeiner als allergische Reaktionen bezeichnet, beruhen nach aller Kenntnis auf besonderer Konstitution, die sie eben als leichter sensibilisierbar gegenüber den Umwelteinflüssen kennzeichnen. Für die Therapie, die der schädlichen Reaktion, dem Ekzem, dem Asthma, den vielen anderen anaphylaktischen Erscheinungen entgegenwirken will, ist es auch hier bei der Bekämpfung ungünstiger konstitutioneller Bereitschaft mit dieser einfachen Feststellung nicht getan. Es ist vielmehr sorgfältig die diagnostische Klarstellung weiter vorzutreiben, ob im Einzelfalle eine besondere *Organminderwertigkeit*, z. B. der Haut oder Lunge, den Reaktionstyp bestimmt, ob die glatte Muskulatur besonders krampfbereit, die Gefäße auffällig durchlässig, Haut und Schleimhaut vermehrt exsudationsbereit sind. Hinter diesem konstitutionellen Typ kann sich auch eine vermehrte Durchlässigkeit der Haut und Schleimhäute für den Durchtritt sensibilisierender Stoffe verbergen, und schließlich wäre zu erwägen, ob nicht diese Idiosynkrasiker, diese Allergiker mit Asthma, Ekzem, Spasmophilie, Colitis membranacea, deshalb so leicht auf die Einwirkungen der Umwelt, denen andere auch ausgesetzt sind, reagieren, weil sie Bedingungen haben, die leichter und schneller Gegenstoffe in ihrem Innern entstehen und wirken lassen. Rein körperlich ist ja die Konstitution verankert in der bestimmten anatomischen, cellulären und chemischen und besonders kolloidalen Beschaffenheit und Zusammenordnung aller Teile und Teilchen im Körper. Über die Aufrechterhaltung der besonderen cellulären Beziehungen und Säftemischungen, über die Eukolloidität, d. h. den Zustand des Zelleiweißes und der Zellipoide, der protoplasmatischen Substanzen, über das Verhältnis der Ionen, insbesondere der H- und OH-Ionen, also über die Isoionie und die Isohydrie, aber auch über die Isoosmie und Isothermie und auch über die Isoonkie wachen in enger Verbindung besondere Regulationen, von denen am meisten in Erscheinung tritt das System der Hormone und der vegetativen Nerven.

Es wird darum eine die Konstitution umstimmende Therapie gerade hier ganz vorzugsweise anzugreifen haben und Einfluß auf das Sympathicus- und Vagussystem und den Hormongehalt und -zustrom auszuüben trachten. Die Hebung der ganzen Disposition und Leistungsfähigkeit des Menschen wird darum durch wirksame Allgemeinbehandlung speziell der vegetativen Störungen mit seelischer Ermunterung und Aufrichtung, durch Aussprache und Meinungsaustausch, durch Liegekuren, Kuraufenthalt und Badekuren, durch Licht, Luft, Wärme, Massage, auch elektrische und magnetische Behandlung, durch die mannigfache Bearbeitung der Haut mit Packungen, Bürstungen, Güssen, Duschen, Bädern und Waschungen erhalten und erhöht. Vor allem von der körperlichen Bedeckung aus wird durch Bestrahlung, Wärme, Massage weitgehender Einfluß ausgeübt im Zusammenwirken mit seelischer Entspannung und Beruhigung. Eine vernünftige Ernährung vorausgesetzt, wird dadurch rasch der Gesamtzustand bei überhaupt reaktionsfähigen Menschen sich heben, wenn man ihnen nur die Gelegenheit gibt. Es entsteht dann wirklich „Kraft durch Freude".

Die Konstitutionstherapie wirkt sich praktisch also aus durch Anordnungen über eine naturgemäße, abhärtende Lebensweise, durch Verhütung von Schäden wie der Giftzufuhr, z. B. von Genußgiften wie Alkohol und Nikotin beim Kampf gegen vorzeitige Gefäßerkrankung oder von infektiösen Stoffen, z. B. dem Gift der Syphilisspirochäte, durch Herausnahme aus ungünstigen Arbeits- und Lebensverhältnissen und Einfügung in andere bessere Gemeinschafts- und Wirkungskreise. Es wird durch Beachtung der Disposition möglich sein, den Ausbruch der diabetischen krankhaften Stoffwechsellage bei vielen Menschen zu verhindern oder durch Hinausrücken der Erkrankungszeit in spätere Lebensstufen die Schwere der Erkrankung zu mindern und die Gesamtzahl der Erkrankten herabzudrücken. Vielleicht gelingt es auch, so den Ausbruch folgenschwerer Erkrankungen wie der multiplen Sklerose zu verhüten oder wenigstens in ihrer Entwicklung abzubremsen. Bewußt muß der Arzt sich nur bleiben, daß er hier wirklich eine Konstitutionstherapie zu treiben versucht, also den Phänotypus des im Leben vielfach umgeformten Menschen, dabei auch die ererbte Anlage berücksichtigt und ihr im ungünstigen Fall entgegenwirkt. Ein guter Teil der Konstitutionstherapie ist bei der Auffassung der Konstitution als einem Ergebnis von genotypischen Eigenschaften und peristatischen Umwelteinflüssen nach dem vorliegenden und gesicherten Stande der Kenntnisse Erbpflege, Rassenpflege, Verhütung ungünstigen Erbgutes.

4. Umstimmende Behandlung.

Serotherapie. Kurort. Unspezifische Umstimmung, Bluttransfusion.

Grundsätzlich, ja gleichartig wie der Versuch, auf die Konstitution über den Phänotypus des Menschen hin einzuwirken, ist die Umstimmungstherapie zu bewerten. Sie zielt darauf ab, das erkrankte Organ oder Gewebe, ja den gesamten Organismus mit seinen cellulären, humoralen und nervösen Kräften in seinem Widerstand gegen eingedrungene Schäden oder krankhafte endogene Entwicklungen zu stärken, seine ganze Reaktionslage gegenüber Infektionserregern, Giften, krankhafter Stoffwechsellage und Reizbeantwortung zu ändern. Sie möchte im engeren Sinne auch die spezielle Disposition, ohne im übrigen durchaus die gesamte Konstitution, also die Erbanlagen zu berücksichtigen, zum Angriff therapeutischer Bemühungen machen.

Zeigt eine Wunde schlaffe, mäßige Granulationen, geringes Reinigungsbestreben und schlechte Heilung, kommt es an der Bruchstelle eines Knochens nur zu mangelhafter Callusbildung, so erscheint es natürlich, allgemein und auch örtlich den Organismus zu kräftigen, Reaktionen zu erregen durch abhärtende allgemeine Maßnahmen, durch reizende, unter Umständen manchmal sehr kräftige und eben Reaktion auslösende Eingriffe, wie das die Anfrischung von Wundrändern, lokale Einspritzung und Reizung der Bruchenden von Knochen darstellt.

Umstimmungstherapie ist auch jene Form auf die Ursachen ausgehender Behandlung, die im weitesten Sinne als *Serotherapie* bezeichnet werden kann. Ein Reaktionsablauf zwischen einem besonderen Typ eines eingedrungenen Pneumokokkenstammes und seinen Giften wie auch seinen Reaktionsprodukten kann im frühen Stadium der Krankheitsentwicklung durch die Darreichung einer entsprechend kräftigen Dosis eines Pneumokokkenserums günstig beeinflußt werden eben durch Veränderung dieses bestimmten Ablaufes durch Abfangen und Unschädlichmachen des Erregers und seines Giftes.

Die Erfolge der *Impfungen* sind in dieser Hinsicht einer umstimmenden Beeinflussung der körperlichen Beschaffenheit sehr eindrucksvoll. Neben der Beteiligung allgemeiner hygienischer Maßnahmen, Erziehung zur Reinlichkeit, Hebung der Ernährungslage, Besserung der Wohn- und Arbeitsstätten und Meldepflicht sind es unzweifelhaft die ganzen Umstimmungen des Körpers, die Veränderung seiner Disposition durch die vorbeugende Pockenimpfung gewesen, die in den Ländern mit Impfzwang diese verheerende und entstellende Seuche praktisch ausgerottet haben.

Wesentlicher und grundsätzlicher ist aber die Umstimmungstherapie in der Richtung einer auf die ganze Persönlichkeit ausgehenden Behandlung. Sie wendet sich zunächst an die seelische Seite des Menschen gemäß ihrer Namensgebung als eine „Stimmungs"-Therapie und sucht die bestmögliche seelische Voraussetzung für den Abwehrkampf zu schaffen. Den Schlaffen und Verweichlichten wird sie zu straffen suchen, den Gehetzten und Unruhigen zur Entspannung und Muße bringen, den Dicken, Vielesser und Vieltrinker zur Mäßigkeit und Gewichtsverminderung erziehen, den Trägen zu Entschlußkraft und Beweglichkeit, den Faulen zum Fleiß bringen. Der Haltlosigkeit muß entgegengewirkt werden unter Beachtung der gegebenen beruflichen und wirtschaftlichen Möglichkeiten. Grundsätzlich ist für den gefährdeten Menschen unserer Tage, dem durch die berufliche Inanspruchnahme, seinen wirtschaftlichen Aufstieg, seinen weltanschaulichen Kampf so sehr die tiefe Verbundenheit des ursprünglichen Menschen mit der Natur mangelt, mindestens für die Zeit seiner Gesundung ein geruhsames Leben, Urlaub, Ausspannung zu erstreben. Er darf nicht mehr die Nacht zum Tage wandeln. Seine Ernährung soll einfach, ausreichend, leicht verdaulich sein, soll die Erträgnisse des Bodens der Umwelt, Gemüse, Kartoffeln, Früchte, Brot reichlich enthalten und Speisen längerer

Verweildauer meiden. Durch einen Aufenthalt in verordneter Weise und in steigendem Umfange in Licht- und Luftbädern, bei Besonnung und Bewindung, durch Zuhilfenahme der mannigfachen Arten der Wasseranwendung, vor allem durch Bewegung und heilgymnastische Übungen sollen Stoffwechseländerungen, Durchblutungsbesserungen erreicht werden. Nicht zuletzt bedarf es auch bei solchen Übungen der besonderen Beachtung der *Atmung* als eines wichtigen Gliedes in der Kette der Stoffwechselvorgänge. Sie soll geübt, vertieft werden für eine gute Sauerstoffversorgung und Kohlensäureabgabe der Gewebe, für eine wahre Durchlüftung derselben. Denselben Bestrebungen entspricht oft die Verordnung einer Kur in einem geeigneten *Kurort* mit Hinweisung an einen erfahrenen Kurarzt, unter dessen Leitung die Behandlung durchzuführen ist, oder auch der Aufenthalt in einer Heilstätte. Hier ist der Kranke aus allen seinen Bindungen ganz herausgelöst, er bringt in der Erwartung des bevorstehenden Urlaubes und der Heilung gute seelische Voraussetzungen für einen Behandlungserfolg mit, er kann sich geruhsam einmal eigenen Betrachtungen hingeben, er kommt zur Besinnung an Stelle seiner bisherigen Zweckbesessenheit. Stets ist eine umstimmende Therapie auf die psychophysische Gesamtpersönlichkeit des Kranken, Gefährdeten oder sich Erholenden einzustellen.

In bestimmterer Weise ist es möglich, eine Umstimmungstherapie zu treiben durch besondere und mehr einseitig gerichtete Kostformen, durch Verschiebung der ganzen Stoffwechsellage, z. B. nach der sauren Seite hin durch Kostverordnungen mit Fleisch, Eier-, Käsezulagen, nach der alkalischen durch Blattgemüse, Wurzeln, Früchte, Kartoffeln, durch lakto-vegetabilische Nahrung.

Solche gezielte Umstimmungen können wirksam unterstützt werden durch entsprechende Medikamente, z. B. durch Darreichung von Säure oder von Alkali in den genannten Beispielen. Man mag es auch als eine Umstimmungstherapie bezeichnen, wenn der Arzt im Falle der Acidose durch exogene Säureeinfuhr, etwa Salzsäurevergiftung, oder bei endogener Entstehung bei den schweren Formen des Diabetes, bei Fieber, bei Urämie, bei Muskelkrämpfen die Säure durch neutralisierendes Alkali im Körper abfängt oder die akute Acidität des Blutes und der Gewebe bei einem acidotischen Diabetiker mit Hilfe einer Insulinspritze wieder in Ordnung bringt.

Eingreifender ist gegenüber dieser mehr spezifisch gerichteten umstimmenden Beeinflussung der einzelnen Reaktionsabläufe und besonderen Stoffwechselverhältnisse die *unspezifische Umstimmungstherapie*. Ohne daß schon eine völlige theoretische Erkenntnis über die Art der Wirkungsweise vorliegt, gelingt es, durch die parenterale Einführung von Proteinkörpern das Verhalten des Organismus zu ändern. Wir sehen eigenartige und typische Verhaltungsweisen des vegetativen Nervensystems bei dieser Umstimmungsbehandlung, Änderung im Blut und Stoffwechsel, Temperaturreaktionen, Aufflackern schlummernder Krankheitsherde. Träge Reaktionsabläufe bei chronischen Gelenkerkrankungen werden gewandelt, lebhafte Umsetzungen treten ein, ältere schleichend verlaufende entzündliche Vorgänge flammen auf und werden wieder besser weiteren therapeutischen Maßnahmen zugängig. Ja selbst bei schlecht heilenden chronischen, etwa callösen Magengeschwüren haben gute Beobachter noch wieder beschleunigt Vernarbungen und Abheilungen bei dieser Art der Behandlung gesehen. Diese parenterale Eiweißzufuhr, bei manchen auch die enterale Zufuhr solcher Stoffe bedeutet eine wirkliche *Reiztherapie* und ist eng verknüpft mit den cellulären und serologischen Kolloid- und den chemischen Vorgängen des Körpers und wird darum mit Recht wenigstens zu einem guten Teil als *Protoplasmaaktivierung* aufgefaßt.

Eine besondere Form einer aktiven, unspezifischen, eine künstliche Krankheit hervorrufenden oder eine bestehende verstärkenden Behandlung ist auch gegeben durch die Setzung eines künstlichen Abscesses. Durch diesen starken lokalen Reiz mit ungefährlichen Krankheitserregern oder ihren Stoffen, am besten wohl durch die Erzeugung eines sterilen Abscesses etwa durch eine Terpentininjektion wird mit der örtlichen Entzündung der Körper zur Abwehr erweckt, die immunisatorischen Kräfte, die Leukocytenbewegung, die Durchblutung, die nervösen und hormonalen Steuerungen in Bewegung gesetzt und zur Abwehr aufgerufen, Kräfte angetrieben, die auch der ursprünglichen Erkrankung neben der Abheilung des Abscesses zugute kommen. Eine solche vorzugsweise als unspezifische Umstimmung aufzufassende Reiztherapie liegt auch vor in der *Eigenbluteinspritzung,* mit der schlummernde Abwehrvorgänge insbesondere bei anlagegemäß Schwächlichen oder durch langdauernde Krankheit heruntergekommenen Personen in ungefährlicher, zuweilen zweckmäßiger Weise beeinflußt werden können.

Eine gewaltige Umstimmung und Antreibung der körperlichen Vorgänge, insbesondere in den Blutbildungsstätten, wird erreicht durch Übertragung von Blut selbst in die Blutbahn des Kranken, sei es auf direktem Wege durch Hinüberpumpen vom Spender zum Empfänger, sei es durch vorherige sterile Entnahme des Blutes, Defibrinierung und Wiedereinspritzung in die Blutbahn des Empfängers. Hier können durch Ersatz mangelnden Blutes, durch Zufuhr von Antikörpern und anderen Abwehrkräften unmittelbar lebensrettende Umstimmungen erreicht werden. Zweifellos gelingt es heute bei sicherer Beherrschung der Technik und bei guter Kenntnis der Lage und Reaktionsweise des Kranken auch in verzweifelten Zuständen noch Kranke zu retten durch diesen entscheidenden Eingriff großer Blutübertragungen, wo früher keine Hoffnung auf Erhaltung des Lebens und Gesundung mehr bestand (s. auch unter praktischen Maßnahmen).

5. Ableitende Therapie.

Haut, Lunge, Magen, Darm, Galle, Niere, Genitalien. Blutentzug (Schröpfkopf, Blutegel, Aderlaß), Punktionen.

Sehr entscheidende und wesentliche Umstimmungen und günstige Heilbedingungen können erzielt werden und sollten in *jedem* Falle ärztlicher Behandlung herangezogen werden durch Ausnützung der natürlichen Ausscheidungsfunktionen, die eben durch den Vorgang der Abscheidung eine Befreiung des Körpers von feindlichen, überflüssigen, mitbelastenden Stoffen erstreben oder wenigstens eine Verdünnung derselben im Körper erreichen. Die Ausscheidungswege durch Haut, Lunge, Mund, Darm und Niere sind die zweckmäßigen und in erster Linie zu beachtenden Bahnen, auf denen Entwässerung, Entgasung, Entgiftung, Entsalzung, Entsäuerung erreicht werden kann. Bei allen erfahrenen Ärzten bewußt, bei vielen guten vielfach ohne besondere Hinwendung der Aufmerksamkeit mehr als selbstverständliche Voraussetzung einer guten, pflegerischen Betreuung der Kranken doch geübt, wurden die größten Erfolge in Wirklichkeit gerade durch Antreibungen dieser Funktionen des Austausches vom Binnenbestande des Körpers mit der Außenwelt erzielt.

Durch sorgfältige *Hautpflege,* Anregung ihrer Durchblutung, durch mechanische und Wärmereize, durch Licht, elektrische und kombinierte Einwirkungen bei der äußeren Wasserbehandlung werden die Wärmeabgabe angeregt, die Brennvorgänge erhöht, die Wasser- und Salzabgabe durch die Haut gebessert und die (sog. unmerkliche) Wasserdampfabgabe — Perspiratio insensibilis — begünstigt. Je nach der Reaktionsfähigkeit und nach der Notwendigkeit, stark oder weniger stark Einfluß auszuüben auf die Austauschvorgänge der Haut, wird der Arzt bald nur in milder Weise hier behandeln oder aber durch Schwitzkuren, Wickel, Packungen und Bäder, wie sie als Behandlungsverfahren jede gute Mutter schon beherrschen sollte, Erfolg erzielen. Bewußt verstärkt werden können diese Maßnahmen durch Entzündung erregende örtliche und allgemeinere Reizwirkungen auf die Haut. Wie sich der einfache und ungeschulte Mann bei schmerzhaften Vorgängen, bei rheumatischen Beschwerden, bei Neuralgien zu helfen sucht, so wird in natürlicher Steigerung dieser Abwehrmaßnahme durch verschiedene Arten von Zusätzen zu Salben, Packungen, Bädern, ja durch elektroosmotische Einführung wirksamer Substanzen in die Haut selbst, also durch chemische Reizung der Haut, örtlich begrenzt oder die ganze Bedeckung erfassend, ein großer therapeutischer Erfolg erreicht. Bei der entsprechenden Lage des Kranken und bei der Not wichtiger Entscheidung für den Heilzweck wird der verantwortungsbewußte Arzt auch nicht vor gröberen Einwirkungen an der Haut zurückschrecken, wie sie durch schmerzhafte Reize, durch Klatschungen und selbst Peitschungen gegeben sind, wie sie auch die Auftragung chemischer Stoffe, vom Senfmehl angefangen bis zum Kantharidenpflaster hin, die Histaminiontophorese durch die Haut, auch eine Ultraviolett- und Röntgenbestrahlung derselben darstellt. Es ist in diesem Zusammenhange auch belehrend, daß erfahrene Hautärzte manchen Formen von Hautausschlägen durch ableitende Behandlung gleichsam unter systematischem Weitergehen des von der Natur angezeigten Weges durch Schwitzkuren zu helfen trachten und Abhilfe schaffen.

Durch Atembewegungen, Tiefatmung, besonders Exspirationsbegünstigung wird der *Gasaustausch* gefördert. Durch willkürliche, etwa über 10 Minuten hin durchgeführte Tiefatmung kann in stärkster Weise die Stoffwechsellage des Menschen — auch des Gesunden — verschoben werden, und ein tetanischer Krampfzustand macht die allein durch Atmung erreichte alkalotische Stoffwechsellage eines Gesunden in einem solchen Versuch deutlich und eindrucksvoll. Dem beobachtenden und klinisch denkenden Arzt kann es nicht entgehen, wie bei einer Fülle körperlicher Störungen schon die mahnende und oft krankhafte Veränderung der Atmung Hinweise gibt auf die vom Organismus selbst in Gang gesetzten Heilbestrebungen. Beim Erschöpften und Ermüdeten, aber auch beim angeschwemmten Phlegmatiker und sogar schon bei seelisch bedingten Zuständen zeigen das Gähnen und auch vereinzelte oder gehäufte, zuweilen seufzende, tiefe Atemzüge auf die erstrebte Änderung im respiratorischen Stoffwechsel hin. Bei Lebervergiftung, bei der Urämie, bei anhaltendem Erbrechen, bei Krämpfen, bei Fieber und körperlicher Belastung werden sofort durch verstärkte Atmung die Austauschvorgänge in der Lunge gesteuert. Die verschiedenen Formen der Atemstörungen — BIOTsche Atmung, KUSSMAULsche, CHEYNE-STOKESsche Atmung, die Atmung bei Asthma und noch manche andere — belehren über die Notwendigkeit auf diese natürlichen Heilwege stärkstens zu achten und je nach Erkenntnisgrad hier unterstützend einzugreifen. Dem Erfahrenen ist es immer wieder erstaunlich, welche gewaltigen Erfolge allein durch systematische Atmungstherapie in den verschiedenen Gebieten nicht nur der Lungenerkrankungen, etwa bei Bronchiektasien, bei Asthma bronchiale, bei Emphysem, Lungenabsceß, sondern auch bei Kreislauf- und Stoffwechselleiden erreicht werden können.

Hier haben sich mancherlei spezielle heilgymnastische Verfahren herausgebildet, bei denen bald eine besondere Zwerchfellbewegung, bald mehr die Brustatmung, bald die Inspiration und Exspiration, zuweilen mehr die Entfaltung der oberen und unteren Brustteile, bald mehr die Verlagerung des Mediastinums, insbesondere des Herzens und der Aorta erstrebt wird.

Wie örtliche Erkrankungen des *Magens*, aber auch allgemeine Störungen bei exogenen und endogenen Vergiftungen, insbesondere auch fieberhafte Infekte, z. B. die akute fibrinöse Pneumonie im Beginn schon durch die Neigung zum Erbrechen und den Brechakt selbst anzeigen, versucht sich der Körper von einer Ansammlung und Überladung mit schädlichen Stoffen durch den Brechakt zu befreien und durch diesen Vorgang des Erbrechens wird in Wirklichkeit eine große Anzahl von Kranken mit bedrohenden Vergiftungszuständen gerettet.

Bei akuter Alkoholvergiftung kann das Erbrechen als Begrenzung für weitere Vergiftung nur als Segen betrachtet werden, und auch eine Menge anderer eingeführter Gifte wird an der tödlichen Auswirkung durch den auftretenden Brechakt verhindert. Ja auch Gifte, die nicht in den Magen eingeführt wurden, etwa subcutan, intramuskulär oder intravenös gegebene Stoffe, wie z. B. Digitalisglykoside, im Übermaß gegeben, bewirken in einer Art von Selbsthilfe des Körpers Erbrechen. Als gleichgünstig muß das Erbrechen bei echter Urämie angesehen werden, wo durch den Verlust der starken sauren Valenzen des Mageninhaltes die Entwicklung des Acidose, die Verminderung des Alkalibestandes angehalten bzw. verlangsamt wird.

Diesen starken, wegweisenden Zeichen natürlicher Heilvorgänge von seiten des Magens wird der klarblickende Arzt immer Rechnung tragen. Er sollte das Gefühl der Erleichterung, das nach dem Brechakt einsetzt, wie überhaupt solche angenehme allgemeine Empfindung ja alle unsere Entleerungsvorgänge einschließlich der in den Genitalwerkzeugen in bezeichnender Weise begleitet, recht in seiner Bedeutung einzuschätzen wissen. Tatsächlich sollte mehr, als es geschieht, von der Begünstigung der Magenentleerung durch Erbrechen Gebrauch gemacht werden. Dies mag geschehen durch einen Reiz etwa eines in den Mund gesteckten Fingers, durch den Spülschlauch im Magen, durch Brechmittel wie Brechweinstein oder die Apomorphinspritze. Viele Gifte, für die der Magen ein oder das *Ausscheidungsorgan* darstellt, können auf diese Weise entfernt werden.

Wichtiger noch, und alle Zeit vom Kranken und Arzt in erster Linie bedacht, ist die Beeinflussung des krankhaften Zustandes durch *abführende Maßnahmen*. Jede Stauung im Darm, mag sie besondere Ursache, Begleiterscheinung oder Folge einer Erkrankung sein, bewirkt nicht nur subjektiv Mißbehagen, sondern auch objektiv starke Beeinträchtigung und verhindert wesentlich den Heilvorgang. Mit Recht wird immer als Gesundheitsregel gepredigt: Den Leib halte allezeit offen! Der *Darm* ist der Hauptausfuhrweg für feste Schlacken und nicht nur solcher, die etwa im Darm selbst anfallen als Rest der eingeführten Nahrungs- und Genußmittel und vielleicht Gifte oder der bei der Verdauungsarbeit anfallenden Sekrete, Zellen und Mikroben, sondern auch einer großen, heute noch nicht völlig übersehbaren Menge von Giften, die im Körper an anderer Stelle eingeführt sind oder entstehen. Diese werden zum Teil im Magen, zu einem großen Teil im Darm, insbesondere im Dickdarm ausgeschieden. Manche treten auch in dem Darm ein auf dem Wege über die *Galle*. Es ist also ein wichtiges Erfordernis rationaler Therapie, diese Abfuhrstraße des Darmes bei jedweder Form innerer Störung zu berücksichtigen und auf ihr die mannigfachen organischen und anorganischen Gifte, unnötige Minerale, gegebenenfalls auch Wasser, und die im Darm selbst haftenden gärungs- und fäulnisfähigen Zerfallsstoffe zur Auswanderung zu bringen.

Verfahren zur Anregung der Darmtätigkeit sind außerordentlich zahlreich und beliebig abstufbar. Hier wird der Arzt sorgfältig auswählen und je nach dem Grade der Reaktionsfähigkeit, der Art und Dauer der Störung in vorsichtiger und wirksamer Weise die Darmentleerung erzielen. Das natürlichste Mittel ist die Anregung der Darmtätigkeit durch die Ernährung selbst, die durch ihre Gleitfähigkeit, Quellfähigkeit, ihren Schlackenreichtum, insbesondere ihren Cellulosegehalt die motorische Funktion des Darmes beschleunigt, durch ihren Gerbsäuregehalt und durch Schlackenarmut diese verlangsamt. Dazu wird äußere Anregung des Darmes durch Bewegungsübungen, Massage und Wasserbehandlung des Leibes mit Duschen, Güssen, Packungen treten. Genügt dies nicht, so kommt der Reinigungseinlauf als bewährtes Heilmittel aller Ärzte hinzu, wobei in verschiedener Weise noch eingewirkt werden kann durch Spülungen mit physiologischer, körperisotonischer Kochsalz- oder Ringerlösung, mit reinem Wasser, mit Wasser mit Glycerinzusatz oder mit reinem Öl, vielleicht mit Zusatz adsorbierender, desinfizierender, adstringierender Arzneistoffe. Darüber hinaus kommen in Betracht die Fülle der Arzneiabführmittel, die man ebenso wie den Einlauf wirklich nur bei Notwendigkeit anwenden darf und soll, da leicht Gewöhnung eintritt und erfahrungsgemäß viel Mißbrauch getrieben wird.

Diese Einläufe können noch abgestuft werden in ihrer Dosierung durch ihren Temperaturgrad und durch die Menge eingeführter Flüssigkeit. Bei geeigneten Kranken wird auch eine länger währende und wiederholte Waschung des Darmes, ein *subaquales Darmbad* durchzuführen sein.

Es ist beachtlich, wie bei der Erwägung über die Notwendigkeit, Austauschvorgänge zu fördern, vor allem der Magen und Darm als Ausscheidungsort in erster Linie in Betracht kommen, zumal wenn etwa die Nieren noch dazu geschädigt sind. Bei der Urämie wird man mit Nutzen, falls nicht spontan erbrochen wird, von Magenspülungen und auch zusätzlich von Auswaschungen des Darms und Zuführung von Adsorbentien in diesen Gebrauch machen. Freilich sollte auch hier die Art der Urämie, ob sie eine chronische Urämie bei Schrumpfniere oder eine akute bei Glomerulonephritis ist, die Behandlungsweise mitbeeinflussen, wie es eben die Aufgabe einer speziellen Therapie ist.

Im Rahmen dieser abführenden Heilmaßnahmen ist auch zu bedenken, die Giftausfuhr, den Stoffaustausch des Körpers durch Anregung der Galleerzeugung und -abscheidung zu begünstigen. Die Fürsorge für gute Funktion der Gallenwege geschieht durch Kräftigung der Bauchmuskulatur, Benützung der Zwerchfellbewegung durch mechanische und hydrotherapeutische Maßnahmen, durch Wärmezufuhr, insbesondere durch das Diathermie- und Kurzwellendiathermieverfahren, ferner durch gallentreibende Mittel. Solche Arzneimittel sind die salinischen Abführmittel, Glauber- und Bittersalz, welche infolge ihrer hypertonischen Beschaffenheit zugleich einen Flüssigkeitsstrom in den Darm bis zur Erreichung eines osmotischen Gleichgewichts mit der Umgebung bewirken und infolge dieses Flüssigkeitsstromes flüssigbreiige Stühle und Durchfälle verursachen. Vor allem sind es solche, die körpereigene Gallensäuren selbst enthalten, sog. Chol-eretica und Chol-agoga. In höchst zweckmäßiger Weise wird heute auch durch Duodenalspülungen mit geeigneten Lösungen, z. B. 20%iger Magnesiumsulfatlösung, der Gallefluß verstärkt und eine Entleerung der Gallenwege erzielt werden können und auf diese Weise heilsame Einwirkung auch auf ferner gelegene innere Vorgänge eintreten.

Die ableitenden Verfahren durch die *Niere* sind für den Heilerfolg bei Stauungszuständen, bei Ansammlung von Wasser, Salzen, exogenen und endogenen Giften immer Gemeingut der Ärzte gewesen. Es wird bei gesunden Nieren sowohl die Ausschwemmungs- wie auch die Konzentrierungsfähigkeit dieses Organs für den Zweck der Stoffausfuhr mit dem Harn ausgenutzt. Hierbei wird wieder in einem überlegten Heilplan die Mobilisierung und Heranschaffung der harnpflichtigen Stoffe von den Geweben und Flüssigkeiten des Körpers in die Blutbahn bis zur Niere hin eine Aufgabe sein. Sie wird gelöst durch Hochlagerung wassersüchtiger Anschwellungen, durch Druck auf ödematöse Gewebe in der Richtung des Lymph- und Blutstromes hin, durch Massage und Bewegungsübungen. Auch Packungen und Bäder, Güsse sind hier wirksam und können in mannigfaltigster Abstufung gebraucht werden. Die zweite Aufgabe der Begünstigung der Nierenfunktion selbst, um dem gesteigerten Angebot harnpflichtiger Stoffe zu entsprechen, wird bewältigt durch Erhöhung der Nierendurchblutung mit warmen Packungen in die Nierengegend, mit hyperämisierenden Verfahren, insbesondere der Kurzwellendiathermie. Dringlich werden diese Maßnahmen freilich erst, wenn die Niere selbst geschädigt ist und nur unzureichend den Anforderungen nachkommen kann. In diesen Fällen wird auch ein Versuch mit Röntgenbestrahlungen der Nieren gerechtfertigt sein.

Bei akuten und ernsten Entscheidungen im Falle eines Unvermögens der Niere, überhaupt die angebotenen Stoffe zur Ausscheidung zu bringen, also den Zuständen von Oligurie und Anurie, kommt angesichts höchster Not, etwa bei akut entzündlich verursachter Nierensperre, die operative Freilegung und Entkapselung der Niere, ja ihre Spaltung in Frage. Operative Maßnahmen können auch nötig werden bei Unwegsamkeit der abführenden Harnwege durch narbige oder Steinverschlüsse, bei Geschwulstbildung, bei Prostatahypertrophie.

Dem gleichen Zweck der Aussonderung und Ausschwemmung unerwünschter Stoffe dient auch eine große Anzahl von harntreibenden Mitteln, mögen sie als Tee getrunken oder als Arzneigabe anderer Form durch Mund oder After eingeführt werden. Am stärksten wirksam sind die neueren, bei gegebener Notwendigkeit direkt ins Blut eingeführten Diuretica, am stärksten die Quecksilberverbindungen wie Novasurol und Salyrgan. — Es ist beachtlich, daß immer wieder bei all diesen Maßnahmen einer umstimmenden, vorzugsweise entziehenden und entgiftenden Therapie bestimmte Überlegungsweisen das Handeln beherrschen, die sich zurückführen lassen auf die Aufgaben der Heranbringung der Stoffe an das ausscheidende Organ und die Stärkung der Leistungsfähigkeit desselben mit physikalischen und chemischen Mitteln.

Im Gesichtsfeld einer allgemeinen Therapie ist bei der Behandlung von Frauen noch notwendig, in den angezeigten Fällen für den regulären *Menstruationszyklus* Sorge zu tragen. Es erscheint in Anbetracht der Mannigfaltigkeit und Fülle von Beschwerden der Mädchen und Frauen mit mangelnder, geringer oder unregelmäßiger Menstruation wünschenswert, diese wieder in richtigem Ausmaße in Gang zu setzen.

Dadurch werden viele Störungen der Durchblutung, der Hormonausschüttung, der Nerventätigkeit, die zum Teil als Folge betrachtet und empfunden werden, zum Teil aber ohne Begleiterscheinung uns Ausdruck der gleichen Ursache, etwa eines Hormonmangels oder einer Konstitutionsschwäche sind, mit Erfolg beseitigt. Auch hier bei der Menstruationsbegünstigung sind es neben geordneter Lebensführung und seelischer Entspannung wieder hyperämisierende Verfahren für die betätigten Organe und ihre medikamentöse Anregung, die zu vermehrter und gewünschter Tätigkeit führen. Es werden also heiße Teilbäder, Sitzbäder, heiße Packungen verschiedener Art und Einwirkungsdauer, Diathermie der Beckenorgane heranzuziehen sein, Scheidenduschen verschiedener Temperatur und Zusammensetzung, auch heiße Darmeinläufe die gewünschte Wirkung erzielen können. Hinzu tritt das Heer der menstruationsbefördernden Mittel, die in der Mehrzahl ebenfalls die Hyperämie der Beckeneingeweide erzeugen, und in neuerer Zeit in wahrhaft physiologischer und rational zweckmäßiger, darum auch wirklich natürlicher Weise die Hormonbehandlung des gestörten Menstruationszyklus.

Eine letzte höchst wirksame Form ableitender Behandlung, die meist erst bei ungenügender Tätigkeit und Versagen der gewöhnlichen und natürlichen Aussonderungswege angewandt wird, ist in der künstlichen Entziehung der krankhaften Stoffe und Produkte gegeben. Ist das Blut nicht selbst in seiner Zusammensetzung und Menge durch die aufgezählten Maßnahmen zu ändern, können Wasser, Salze und Gifte nicht in der erwähnten bevorzugten Weise in Bewegung gebracht und abgeschieden werden, so hilft rasch und unmittelbar der *Entzug von Blut* selbst. Im bedrohlichen Zustande einer akuten Urämie wirkt ein kräftiger *Aderlaß*, sofern nicht eine bestehende Anämie hemmend die Maßnahme einschränkt, günstig und zuweilen lebensrettend. Bei den vollblütigen Menschentypen, bei den verschiedenen Formen der Polycythämie, bei echter Plethora, bei drohendem Schlaganfall kann hier Besserung und oft genug rasch eine Wendung zum Guten bei Lebensgefahr erreicht werden. So war denn der Aderlaß auch schon in früheren Zeiten der Medizin beliebt und häufig in Anwendung. Vorsichtiger und oft erfolgreich für eine mehr örtliche Behandlung zur Hemmung von Entzündungsvorgängen ist der häufig wiederholbare Blutentzug durch *Schröpfköpfe* nach vorherigem Einstich in die Haut oder durch Ansetzen von *Blutegeln*.

Zur Gruppe der ableitenden Maßnahmen künstlicher Art ist im strengeren Sinne auch die *Punktion* zu rechnen. Sind die Ausfuhrwege aus der Blase verlegt und droht unmittelbare Gefahr bei der Unmöglichkeit etwa durch einen Katheter den Harn zu entleeren, so vermag Ableitung des Harns aus der gefüllten Blase durch eine Punktion oberhalb des Schambeines den Zustand zu ändern. Besteht eine Vermehrung des Liquor cerebrospinalis im Gefolge von Verletzungen, bei Stauung durch Geschwülste, vor allem bei entzündlichen Erkrankungen des Hirns und seiner Häute oder bei allgemeinen Ödemen, so wirkt die Punktion befreiend, entgiftend. Zweifellos sollte die Überlegung über das Zustandekommen zentralnervöser Vergiftungszustände häufiger als üblich bei strenger Diagnose und Anzeigestellung die Lumbalpunktion, sei es durch den Hinterhauptstich, sei es durch den Lumbalstich veranlassen. Beherrschung der Technik ist auch hier neben besonders strenger und zu verantwortender Erwägung über den Grund dieses Vorgehens notwendig. Der überlegsame Arzt wird hier mit dem therapeutischen Vorgehen diagnostische Bemühungen verbinden (siehe praktische Verfahren).

Als ableitendes Vorgehen ist auch die Punktion der Ergüsse in den Körperhöhlen und im Bindegewebe bei ödematöser Durchtränkung derselben anzusehen. Gelingt es nicht durch Ableitung auf den Darm, Erhöhung der Harnausscheidung Ableitung auf die Haut durch Schwitzkuren, durch Flüssigkeitsbeschränkung, durch Maßnahmen zur Erhöhung der Resorption der Ergüsse diese zum Zurückgehen und Verschwinden zu bringen, so muß in den notwendigen und geeigneten Fällen punktiert werden. Man wird den Rippenfellerguß dann ablassen, den Herzbeutel durch Absaugen seines Inhalts entspannen, den Ascites entlasten. Auch hier sollten stets wieder Hand in Hand mit den allgemeinen Maßnahmen, die die Stauung beseitigen und die Entzündung bekämpfen, mit den Bemühungen um Umstimmung des Organismus zur Verhinderung der Weiterbildung der krankhaften Wasser-, Blut- oder Eiteransammlungen die natürlichen Ableitungswege durch Haut, Magen, Darm, Niere immer wieder bedacht werden, ehe der künstliche Eingriff zur Ausführung oder Wiederholung gelangt. Meist wird es möglich sein, Ödeme in Unterhautzellgewebe auf die erörterte natürliche Weise zu beseitigen, doch kann zuweilen auch hier die künstliche Durchbrechung der Hautschranke mit eingestochenen Nadeln, kleinen Kanülen erfolgreich sein und rasch entlastend wirken durch mechanische Ableitung des krankhaften Bindegewebewassers (s. praktische Anweisungen).

Wie Transsudate und Exsudate bei gegebener Notwendigkeit durch Punktionen entleert werden müssen, so gilt dies fast regelmäßig für solche mit eitriger Beschaffenheit. Gewöhnlich genügt hier, insbesondere bei den Pleuraempyemen, nicht eine einmalige Punktion, sondern man wird oft eine regelrechte Durchspülung durchführen. Hier ist besonders zu erwähnen die BÜLAUsche Heberdrainage. Vielfach ist noch weiterzukommen mit einer Drainage (Gummikatheter), durch die auch häufig keimtötende und entzündungswidrige, sterile Lösungen gespült werden. In wieder anderen Fällen wird man von einer Rippenresektion und einer breiteren Eröffnung der eitererfüllten Körperhöhle nicht zurückschrecken dürfen. — Was für die vorgebildeten Körperhöhlen bei Eiterung in denselben hervorgehoben wurde, gilt in noch größerem Umfange für Abscesse, also eitergefüllte Gewebshöhlen. Im allgemeinen wird man sich an den alten ärztlichen Satz halten können: Ubi pus, ibi evacua! Im einzelnen gelten dabei die Vorschriften einer speziellen chirurgischen Therapie.

6. Ernährungstherapie.
Diätetische Schonung, gezielte Diätbehandlung, Berechnung des Kaloriengehaltes. Künstliche Ernährung. Nährwert, Art der Nahrung. Wasser, Salze, Vitamine, Genußmittel. Kuren.

Die natürlichste Form einer Umstimmung durch Veränderung der Verhältnisse im Stoffwechsel geschieht durch die *Ernährung*. Eine vernünftige Ernährungstherapie wird sich im Hinblick auf das Ziel, das erreicht werden soll, vorher eine gewisse Kenntnis der derzeitigen Stoffwechsellage des Kranken verschaffen und nicht, wie das in einem Teil neuerer Bestrebungen durchgeführt wird, geradezu einseitig bestimmte Ernährungskuren unabhängig von der Besonderheit des Krankheitsfalles durchführen. Es erscheint nicht ratsam, durchweg als geeignete Behandlung für jedermann eine Rohkostkur durchzuführen, ebenso wenig wie Mastkuren oder Fastenkuren für jeden Kranken wahllos in Frage kommen.

Daß Schonkuren, z. B. Hungerkuren, Hunger- und Dursttage, Obsttage, Milchtage, eiweißarme Ernährung auch ohne voraufgehende Klarlegung des Stoffwechsels der zu behandelnden Person trotzdem meist und allgemein erfolgreich sind, liegt darin, daß zweifellos eine gewisse Entlastung unserer meist belasteten, am Energie- und Stoffwechsel beteiligten Organe und Säfte dabei eintritt und dadurch eine Heilwirkung durchschnittlich unverkennbar ist. Im Krankheitszustand, besonders im Fieber, aber auch bei anderen Störungen von seiten drüsiger Organe oder bei Krebs und bei chronischen Erkrankungen ist zudem der Organismus noch überschwemmt von krankhaften chemischen Substanzen und Zerfallsprodukten, die eine zusätzliche Arbeit bei den Umsetzungen, Entgiftungen und Ausscheidungen erfordern. Durch *diätetische Schonung* wird daher hier im allgemeinen nur Nutzen gestiftet.

Doch sollte der wissenschaftlich gebildete Arzt die starke Waffe der Ernährungsbehandlung in mehr geschulter und gezielter Weise gebrauchen als nur durch allgemeine, bei verschiedenen Krankheitsbildern sich wiederholende Kuren. Er wird je nach dem Stand unserer Kenntnis bewußt bei einer acidotischen Stoffwechsellage eben diese durch eine basenreiche, an Säurebildnern arme Kost bekämpfen, also z. B. eine aus etwas Milch und Vegetabilien zusammengesetzte Nahrung verordnen. Er wird hier sogar in einer feineren Kunst des diätetischen Kampfes gegen Krankheitszustände den besonderen Formen der relativen Säuerung im kranken Organismus Rechnung tragen können. So kann ein acidotisches Zustandsbild bei Urämie hervorgerufen sein durch eine vermehrte Säurebildung und ein Absinken des Alkalibestandes im Körper. Es kann aber auch vorzugsweise bedingt sein nicht durch ein Säure-Plus als vielmehr durch ein Alkali-Minus, etwa bei hypochlorämischen Zuständen nach starkem Erbrechen. Beide Formen, die verschiedenen Grade einer solchen Acidose erfordern zweckmäßig einen teilweise verschieden gerichteten und abgestuften diätetischen Aufwand.

Es erscheint auch sinngemäß und notwendig bei den besonderen Erkrankungen des *Stoffwechsels* selbst, z. B. den krankhaften Brennvorgängen bei Diabetes mellitus, den Störungen bei der Gicht, immer noch die besondere Diagnose, den bei jedem Kranken besonderen Grad der Erkrankung, ihrer Entstehungsweise und Verknüpfung mit anderen Funktionsabläufen festzustellen und zum Ausgangspunkt für eine *gezielte Diätbehandlung* zu nehmen.

Die mengenmäßige Betrachtung der Stoff- und Energiezufuhr in kalorischem Maß ist eine vordringliche Aufgabe besonders bei den *chronischen* Erkrankungszuständen. In Abhängigkeit von der Betätigung, dem Bewegungsausmaß, von der Umsatzerhöhung etwa bei Basedow-Erkrankung, vom Fieber, auch vom Temperament wird hier nach den Gesetzen der Ernährungslehre der Gesamtkalorienbedarf einzustellen sein. Dabei kann heute ohne weiteres für die Mehrzahl der tischfertigen Speisen je nach ihrer Zusammensetzung und Zubereitung aus Tabellen und nach ihrem Gewicht in einem für die Praxis ausreichendem Maße der Caloriengehalt bestimmt werden. Die fortlaufende *Bestimmung des Körpergewichts* und die Betrachtung des körperlichen Bestandes wird eindeutig Auskunft geben über die Richtigkeit der *quantitativen Ernährungsbehandlung*.

Künstliche Wege für die Ernährung.

Treten Schwierigkeiten in der natürlichen Ernährungsweise auf bei gegebener Notwendigkeit von Zufuhr von Energie, vielleicht auch nur bestimmter Nahrungsstoffe, etwa von Zucker bei hypoglykämischen Zuständen oder von Wasser und Salzen, so muß eben die unnatürliche Ernährungsweise gewählt werden. Bei dringlichen und bedrohlichen Zuständen wird 10—20%ige Traubenzuckerlösung auch in größerer Menge in die Blutbahn gespritzt. Bei Sperrung des Durchgangs in den oberen zuführenden Verdauungswegen durch entzündliche, geschwürige oder narbige Vorgänge oder bei nervöser Störung derselben, auch bei Geschwulsterkrankung und bei lang dauernden Störungen des Bewußtseins kommt die *Schlundsondenernährung* in Betracht.

Solche Schlundsonden werden bis ins Duodenum, ja in das Jejunum gegebenenfalls unter Röntgenkontrolle eingeführt. Meist gelingt es ohne Schwierigkeiten nach Eindringen der Sonde in den Magen diese durch die Peristaltik auf natürliche Weise sich selbst fortbewegen zu lassen. Etwas mitgegebene Breimahlzeit unterstützt häufig diese Maßnahme. Ferner ist es zuweilen notwendig, durch Lageveränderung, vielleicht auch mechanisch durch Druck von außen die Sondenspitze an den Magenpförtner zu bringen. Als zweckmäßig erweist sich hierbei ein etwas schwererer metallischer Knopf an der Sondenspitze. Solche Sondenernährung kann heute sogar über Wochen hinaus, etwa 3 Wochen, ohne daß Druckgeschwüre auftreten, durchgeführt werden. Einwandfreie Erfolge mit dieser Behandlung bei einzelnen Magengeschwürskranken erweisen eindeutig den Wert einer solchen örtlichen Ausschaltung und Schonung erkrankter Teile des Verdauungskanals bei ausreichender quantitativer und qualitativer Nahrungszufuhr.

Als Notbehelf ist auch die Ernährung vom Mastdarm aus zu betrachten. Der Arzt muß sich darüber klar sein, daß er nur für ganz kurze Zeit diese Art unnatürlicher Calorien- und Flüssigkeitszufuhr wählen kann. Es kommt frühzeitig zu Reizzuständen. Der Mastdarm wird seiner ursprünglichen Aufgabe nicht untreu, und es ist bald sinnlos, die Rollen des Anfangs und des Endes des Verdauungskanals miteinander zu tauschen. Diese Darmernährung ist, was die Aufnahme von Calorien, besonders die Aufsaugung von Eiweiß und Fetten betrifft, sehr gering und meist schon für wenige Tage völlig unzureichend. Wasser, Alkohol, Salze werden anfangs gut aufgenommen. — Um frühzeitige Entleerung bei größerer Zufuhr zu vermeiden, mag man je nach der Reaktionsweise des Kranken den *Dauertropfeinlauf* anwenden, am besten mit Einführung eines Tropfenzählers in den Schlauchweg vom Behälter des Klistiers bis zum Darm.

Immer soll vor einem Ernährungsklistier der Darm durch einen Einlauf gereinigt werden. Die Zusammensetzung eines solchen Einlaufs für die Ernährung vom Mastdarm aus kann verschieden gewählt werden. Es ist sinnlos, Gewürze oder besondere Geschmackszutaten für die Geschmacksnerven zuzuführen. Als Beispiel eines solchen Ernährungsklistiers wird genannt die Darreichung von 300 ccm Wasser, 100 g Dextrose, 2—3 g Kochsalz, 10 ccm Alkohol. Ein Versuch mit Zusatz dünner Fleischbrühe ist gerechtfertigt. Sonst gibt man bei Erbrechen und bedrohlicher Wasserverarmung körperwarme physiologische Kochsalz- oder Normosallösung.

Bei bedrohlichen diarrhoischen Zuständen, z. B. Cholera nostras, besonders bei der geringen Flüssigkeitsmenge des kindlichen Körpers wird man auch zu *subcutanen* Einspritzungen von verteilten größeren Mengen Normosal greifen müssen.

Nährwert. Art der Nahrung (Eiweiß, Kohlenhydrate, Fette, Fruchtsäuren, Alkohol).

Bei der Mannigfaltigkeit und Fülle dessen, was durch Speise und Trank eingeführt werden kann, ist es notwendig, daß der Arzt sich genau Rechenschaft gibt von dem, was er zur Erreichung des Heilzweckes notwendig braucht, was er in der Ernährung des Kranken ändern muß. Dabei darf er bei sonst vernünftigen Lebensgewohnheiten des Kranken nicht gewalttätig und unklug eingreifen, sondern wird meist möglichst schonend vorgehen. Wo Strenge am Platz ist, muß diese unnachsichtlich geübt werden. Zweifellos haben sich gerade in den Eßgewohnheiten schwere Fehler und Untugenden bei vielen Menschen eingeschlichen. Der verantwortungsbewußte Arzt, der zuweilen recht scharfe Werkzeuge wie die so erfolgreiche Waffe der Ernährungsbehandlung gebraucht, muß mit den Grundlagen der Ernährungswissenschaft vertraut sein. Er muß mit den auch im alltäglichen Sprachgebrauch volkstümlichen, allgemeinen Begriffen des Nährwertes einer Nahrung, ihrer Schwer- oder Leichtverdaulichkeit, ihres Geschmackswertes vertraut sein und klare Vorstellungen besitzen von der Bedeutung des Energiehaushaltes, den einzelnen Energiespendern, der Bedeutung des Wassers und der Salze und der akzessorischen Nährstoffe, der sog. Vitamine. Wer hier gute Grundlagen besitzt und dann sorgfältig prüft, wird nicht jeder Anpreisung besonderer Nahrungsmittel, besonderer Kraftnahrung, besonderer Kuren für alle möglichen Erkrankungen anheimfallen. Er wird alles Gute nach diesen rationalen Grundsätzen heranziehen. Gleich bedeutungsvoll wie die Beurteilung der Nahrung selbst nach den genannten Richtlinien ist die Beurteilung des Zustandes der Verdauungswerkzeuge, besonders in Abhängigkeit von Speise und Trank, die ganze Stoffwechsellage des Erkrankten und nicht zuletzt die Ausscheidungsfähigkeit der anfallenden Schlacken.

Der *Nährwert* unserer Speisen und Getränke ist im wesentlichen in ihrem Energiegehalt, in Calorien ausgedrückt, gegeben. Es sind aber bei jeder Ernährungsbehandlung schon hinsichtlich dieses calorischen Haushaltes mehrere übergeordnete Gesichtspunkte immer zu beachten. Vor allem ist ein Urteil über die *Größe des Energiebedarfs* notwendig.

Im Einzelfalle, wenn allgemeine Richtlinien für ein Urteil darüber nicht ausreichen, mag man eine Umsatzbestimmung, also die Messung des veratmeten Sauerstoffs im sog. Grundumsatzversuch, vielleicht auch im Arbeitsversuch zur Hilfe nehmen. Für den nicht fiebernden, ruhig im Bett liegenden Kranken ohne Grundumsatzerhöhung kann man etwa 1,2 Cal. für das Kilogramm Körpergewicht und pro Stunde als Maßstab wählen. Für eine Besserung des Gewichtszustandes und bei mäßigen Bewegungen wird die Zufuhr mindestens auf 1,5 Cal. zu erhöhen sein.

Bei der Verordnung der Energieträger ist ihrer besonderen Art und Wirkungsweise im Zusammenhang mit quantitativen Verhältnissen Rechnung zu tragen. So wird der intermediäre Stoffwechsel in *qualitativer* Hinsicht mit abhängig von quantitativen Verhältnissen. Beim Diabetiker sieht man immer wieder, wie die Minderung der Calorienzufuhr auch qualitativ die Brennvorgänge des Zuckers bessert. Im ganzen wird man bei ernsten Störungen des Ernährungs- und Energiegleichgewichts zunächst auf die quantitativen Beziehungen achten, bei bedrohenden schweren Infektionen den Kranken auswählend ernähren. Ist er abgemagert und ohne stoffliche Reserve, wird man ihn so gut wie möglich, gegebenenfalls auch entgegen seiner Abneigung gegen Nahrungsaufnahme ernähren, im Grenzfalle künstlich. In anderen Fällen bei genügendem Energievorrat wird man vorsichtig sein, um die Beseitigung der Gifte und Schlacken nicht durch zusätzliche Inanspruchnahme des Stoffwechsels zu stören. Hier zeigt sich wieder die Kunst einer sorgfältigen, für den Kranken abgestuften Behandlung.

Der Arzt muß wissen, ob er eine *Vermehrung des Gewichtszustandes* des Kranken durch eine erhöhte Calorienzufuhr wünscht, oder ob er eine *Verminderung* des Ernährungszustandes durch calorienarme Ernährung, also z. B. Hunger- und Dursttage erstrebt. Er muß sich bei seinen Anordnungen Rechenschaft geben über die Menge und Art der Nahrungszufuhr, die er dem Kranken zumuten darf und darreichen möchte. Er wird also bei *akuten,* rasch zu Entscheidungen drängenden Erkrankungen, die nicht gerade schon von einem das Leben begrenzenden Ernährungszustand ausgehen, unbedenklich sich nach dem Verhalten des Kranken richten können, der meist die Nahrungsaufnahme verweigert. Bei *chronischen* Leidenszuständen aber wird er, falls nicht der gesamte Gewichtszustand gebessert werden soll, wenigstens nach einem Ernährungs- und Energiegleichgewicht trachten. Hierbei wird er sich nicht durchweg richten dürfen nach dem instinktgemäßen, oft aber durchaus unsicheren Verhalten der Kranken in den Fragen der Speise- und Getränkezufuhr mit ihrer Abneigung gegen diese oder jene Nahrung. Auf Grund sorgfältiger Beobachtung und Erforschung des Stoffwechsels in quantitativer und qualitativer Hinsicht wird er vielmehr ernährungstherapeutisch ein klares diätetisches Heilziel sich schaffen und durch bestimmte Anordnungen über Verteilung, Häufigkeit, Art der Speisen wachen. Gewichtsbestimmungen werden den Gang der Behandlung sichern und unter ständiger Anpassung an den erreichten Erfolg und das zu erreichende Ziel die Maßnahmen dieser Art lenken.

Erscheint es notwendig, den Ernährungszustand zu heben, so sind im allgemeinen die Nahrungsmengen auf das $1^1/_2$—2fache unter Anpassung an die besonderen Verhältnisse zu erhöhen. Bei solchen Mastkuren wird die Eiweißzufuhr im allgemeinen kaum über den normalen Bedarf erhöht, um so weniger als bei der gleichzeitigen Gabe großer Mengen von stickstoffreien Energieträgern der Eiweißumsatz eingeschränkt ist. In erster Linie wird bei gleicher Zufuhr und geringen Ausgaben nach Auffüllung etwa verlorengegangener Glykogenvorräte in Leber und Muskel Fett gespeichert. Am schwersten gelingt Eiweißmast. Für die wirkliche Bildung und Entwicklung spezifischen Gewebes, etwa von Muskelsubstanz, ist bei hinreichender Ernährung auch mit Pflanzen- oder tierischem Eiweiß Beanspruchung und Übung der Organe notwendig. Wachstum und *Ansatz* in *der Muskulatur* kann nur durch *Anspannung* derselben erzielt werden. Mangelt der Appetit, so wird man von appetitanregenden Stoffen, auch von kleineren Gaben Alkohol, von Gewürzen Gebrauch machen.

Von Medikamenten erzeugen kleine Mengen von Arsen, durch den Mund gereicht oder auch als Spritze gegeben, oft deutliche Gewichtsverbesserung. Erfolgreicher und in gewissem Sinne physiologischer ist die Benützung des Insulins, 1—2mal am Tage gegeben bis zu einer Menge von 10—20 Einheiten, bei sehr empfindsamen und schwächlichen Personen vielleicht auch nur von 5 Einheiten, unter die Haut mit nachfolgender Darreichung zuckerhaltiger Stoffe (20—30 Minuten später), unter Umständen sogar von reinem Traubenzucker. Im übrigen bieten sich hier eine große Menge von sog. Stomachica als Heilmittel an, Bitterstoffe, Extrakte, die eine gewisse Zeitlang recht brauchbare und übrigens auch eine unschädliche Unterstützung sind für die Bekämpfung darniederliegenden Appetits und Hungergefühls.

Das Wichtigste ist auch hier wieder die Schmackhaftigkeit, Zubereitungsweise und die Art des Anbietens der Speisen. Man wird nicht zu reichliche Mengen auf einmal geben, nie den Blick auf vielen Resten weilen lassen. Die gefällige Anordnung der tischfertigen Speisen in schöner Garnierung muß schon das Auge erfreuen, den Appetit anlocken, safttreibend wirken. Noch mehr wird dies dann die Erregung der Geschmacksnerven selbst tun.

Entfettungskuren sind bei vielen Krankheitszuständen, nicht nur des Stoffwechsels selbst im engeren Sinne, erwünscht zur Entlastung der Ausscheidungsorgane, des Kreislaufs, der Atmungsorgane, der Bewegungsorgane. Es gibt hier eine Fülle spezieller Anweisungen, auf die verwiesen wird (s. Beitrag GRAFE,

S. 127 f.). Grundsätzlich sind die Gesichtspunkte vorherrschend, die Stoffzufuhr zu drosseln, die Energieausfuhr zu erhöhen. Günstig wirkt hierbei die Förderung der Wasserausscheidung, weil gerade das Wasser bei Fetten meist reichlich eingelagert ist. Gerade hier ist aber sorgfältige Stufung besonders hinsichtlich der zusätzlichen Energieausfuhr durch übende Behandlung, durch Verordnung von körperlicher Arbeit, von Bewegung notwendig, denn der Dicke hat meist ungünstige Kreislaufverhältnisse, die erst gestützt, gebessert oder jedenfalls geübt werden müssen. Bei der energetischen Unterernährung wird man hier eher etwas reichlich Eiweiß geben wegen des Sättigungsgefühls, das es verleiht, und wegen seiner starken spezifisch-dynamischen Wirkung. So wird auch Eiweißverlusten bei zusätzlicher körperlicher Belastung am besten vorgebeugt. Es kann hier ganz verschieden vorgegangen werden. Es können reine Hunger- und Dursttage verbunden werden mit einer auf die Hälfte herabgesetzten Calorienzufuhr an den anderen Tagen, ja in vielen Fällen wird man noch etwa auf zwei Fünftel der gesamten Nahrungsmenge einer Erhaltungsdiät heruntergehen.

Reichen diese Maßnahmen nicht aus, so mag man insbesondere bei bestimmten Formen konstitutioneller Fettsucht, bei endokrinen Störungen noch die wirksamen *Hormonpräparate* wählen.

In erster Linie kommen hier die verschiedenen Schilddrüsenpräparate in Frage, allein oder in Verbindung mit anderen endokrinen Drüsenpräparaten der Hypophyse und der Geschlechtsdrüsen (Thyreoidin, Thyroxin, Elityran, Incretan, Lipolysin u. v. a.). Erst bei mangelndem Erfolg der die Einfuhr drosselnden und die Ausfuhr erhöhenden Maßnahmen sollte der kundige Arzt diese Hormonpräparate anwenden. Sie sind ständig in ihrer Wirkung zu beaufsichtigen, da sie keineswegs harmlos sind und Schädigungen im Gefolge haben können. Auch sind sie nur als *zusätzliche* Behandlungsmittel zu benützen.

Im einzelnen sind gerade für die Entfettungsdiäten mannigfache Kuren verordnet worden. Am besten bewähren sich ähnlich wie bei Herzkranken mit Insuffizienz und ausgedehnten Stauungen starke Beschränkungen, auch der Flüssigkeitszufuhr, z. B. einzelne Milchtage oder besser Obsttage. An solchen Tagen wird der Kranke natürlich sich größere Schonung auferlegen müssen, bei strenger Verordnung Bettruhe halten müssen. Die anfänglichen stärkeren Gewichtsabnahmen bei solchen eingreifenderen Verfahren beruhen vor allem auf Wasserausscheidungen. Wegen der Neigung zur Zurückhaltung des Wassers bei Fettleibigen, auch ohne daß sie durchaus schon eine heimliche Kreislaufinsuffizienz haben, ist in vielen Fällen die Beförderung der Wasserausfuhr durch diuretische Mittel, am besten und stärksten durch Salyrgan, zweckmäßig. Die Salyrgandiurese wird dabei begünstigt durch Säuerung des Organismus. Man mag diese diätetisch durch Fleisch, Eier, Hülsenfrüchte, Brot oder durch arzneiliche Beeinflussung mit verdünnter Salzsäure oder besser mit Ammonium sulfuricum (Gelamontabletten) oder Ammoniumnitrat erzielen.

Ein weiterer vorherrschender Gesichtspunkt betrifft die *Art* der Ernährung, die man reichen will und kann. Hier ist die Verteilung der Energiezufuhr auf verschiedene Energieträger zu beachten. Bei längeren Kuren wird es in vielen Fällen notwendig sein, wenigstens ein Gleichgewicht in der Energiebilanz zu erzielen. Besonders bei Menschen, die nur ein geringes Körpergewicht haben, und bei denen etwa unter dem Einfluß chronischer Infekte oder Stoffwechselerkrankungen der Eiweißbestand gefährdet erscheint, wird die Aufgabe dringlich sein, ein Stickstoffgleichgewicht zu erreichen. Man wird hierbei im allgemeinen absehen von besonders reichlicher Eiweißzufuhr, da infolge der spezifisch-dynamischen Wirkung der stickstoffhaltigen Nahrungsmittel eine Eiweißmast schlecht zu erreichen ist. Der an sich schon behandlungsbedürftige Stoffwechsel wird durch reichliches Eiweiß, einerlei ob dieses pflanzlichen Ursprungs ist, z. B. aus Hülsenfrüchten, Getreidearten, Pilzen oder vom Tiere stammt, also durch Fleisch, Ei, Käse gedeckt wird, nur zusätzlich und unzweckmäßig belastet, die Brennvorgänge werden erhöht, der Schlackenanfall wird reichlicher, die Stickstoffausfuhr steigt. Es tritt eine sog. ,,Luxuskonsumption" ein. Im allgemeinen wird man sich, ohne von Fanatikern bestimmter Ernährungsweisen sich beeinflussen zu lassen, eben auf Grund der klaren Untersuchungsergebnisse an die Forderung halten, mindestens doch die Abnützungsquote an Eiweiß, also vorzugsweise wenigstens den endogenen Eiweißzerfall, zu decken. Hierbei würde man aber sicher dauernd an der äußersten Grenze einer quantitativ gerade nur ausreichenden Stoffzufuhr bleiben und keine verfügungsbereiten Reserven bei erhöhten Anforderungen durch körperliche Betätigung oder krankhafte Vorgänge haben. Der besonderen Rolle des Eiweißes als des einzigen stickstoffhaltigen Energieträgers unserer Nahrungsmittel wird daher nach den gegebenen Gesichtspunkten am besten Rechnung getragen, wenn die Eiweißzufuhr zwar knapp, aber doch oberhalb des Eiweißminimums bleibt. Stickstoffverluste werden dadurch für die Dauer vermieden. Der Protoplasmabestand bleibt erhalten, und doch wird gegenüber der Eiweißmast der Stoffwechsel nicht ungünstig belastet. Im allgemeinen wird die bequeme Rechnung von 1 g vollwertiges Eiweiß für 1 kg Körpergewicht zutreffend sein für eine Dauerernährung des Menschen. Zu Zeiten wird man ohne Gefahr bis zur Hälfte heruntergehen können.

Es ist dabei gut, sich nicht einseitig an bestimmte Eiweiße zu halten, sondern möglichst *eine Mischung verschiedener Eiweißarten*, die zusammen alle notwendigen Aminosäuren enthalten, darzureichen. Hier ist zu warnen vor übertriebener Einschätzung vegetarischer Behandlungsweise. Freilich kann auch durch diese, wenn eben genügend Mischung der Eiweißkörper eintritt, der Nahrungsbedarf gedeckt werden, aber wohl nicht ganz so leicht wie bei gemischter Zusammensetzung der Kost aus pflanzlichem und tierischem Eiweiß. Manche Eiweißarten, z. B. Mais, haben Mangel an bestimmten, sonst notwendigen Aminosäuren (aromatische Aminosäuren, Cystin), während wir alle Aminosäuren durch Zufuhr von Brot und Leguminosen, von Milch, Fleisch, Ei und Käse ohne weiteres erhalten.

Durch die übrigen Energiespender, also *Kohlenhydrate* und Fette, ist in quantitativer Hinsicht der größte Teil des Calorienbedarfs zu decken, wenn die erörterte Anweisung über die Eiweißzufuhr beachtet wird. Dabei ist bemerkenswert, daß die Kranken meist am leichtesten die Kohlehydrate zu verarbeiten imstande sind.

Diese werden im allgemeinen rasch aufgespalten, haben auch eine geringe Verweildauer im Magen. Sie sind leicht assimilierbar. Man wird gerade von ihnen den größten Gebrauch machen, um so mehr als in mannigfachster Form und Zubereitung weitgehend den Geschmacksverhältnissen des Kranken Rechnung getragen werden kann. Sie sind ganz vorzugsweise bei fieberhaften Prozessen und auch beim Thyreoidismus die wesentlichste Quelle der benötigten Energie. Es kommt hinzu, daß hier in besonders guter Weise, z. B. durch Kartoffel, Gemüse, auch Obst und Südfrüchte, die Tätigkeit der Verdauungswerkzeuge in Gang gehalten werden kann. Besonders durch den Cellulosegehalt wird die motorische Funktion des Magen-Darmkanals angeregt, Verstopfung verhindert. Auch größerer Energiebedarf ist durchaus mit Kohlenhydraten zu bestreiten, wie das auch die Erfahrung der Ernährungsphysiologie und der Volksernährung lehrt, wonach namentlich in heißen Gegenden auch schwere Arbeit ganz vorzugsweise durch Reis und Früchte und andere Zuckerträger ausreichend für die Dauer und ohne Schädigung bestritten wird. Besteht das Bedürfnis nach quantitativer Verringerung der Speisen bei ausreichender Energiezufuhr, so wird man vom zusätzlichen Gebrauch von Butter, Fett, Öl, Zucker oder von Mandeln und Nüssen Nutzen ziehen. Auf alle Fälle sind außer bei Spezialbehandlungen, etwa des Diabetes, Energiezufuhren, die sich in erster Linie und ausschließlich auf Eiweiß und Fette stützen, als unzweckmäßig anzusehen, wenigstens bei der durchschnittlichen Behandlung der Mehrzahl der Kranken, bei Infekten oder sonstigen allgemeinen Störungen.

Die *Fette* mit ihrem großen Energiegehalt pro Gewichts- und Raumeinheit müssen im allgemeinen als schwerverdaulich gelten. Sie haben auch durchweg eine längere Verweildauer im Magen und Darm und verursachen insbesondere bei den Kranken, in größeren Mengen gegeben, rasch Widerwillen, Völlegefühl, Erbrechen.

Im Einzelfalle ist es ratsam, sich in der Verteilung der Nahrungsmittel nach den Eßgewohnheiten und dem Geschmack des Kranken zu richten, sofern nicht begrenzende Stoffwechselstörungen dies verhindern, wie z. B. Gallemangel bei Leber- und Gallenwegserkrankung die Fettverwertung behindert, die diabetische Brennstörung die Zuckerzufuhr einschränkt. Bei der Bedeutung, die die Magenfrage für die Mehrzahl der Menschen und besonders die Kranken hat, ist es besser, diese Neigungen im Essen und Trinken, soweit sie eine vernünftige rationale Behandlung nicht durchkreuzen, zu beachten, als gleichsam nach einem starren Ernährungsschema ohne Rücksicht auf liebgewordene Sonderbedürfnisse die Speisezufuhr ärztlich dem Kranken auch gegen seinen Willen aufzuzwingen. Diese Neigungen sind in Wirklichkeit durchaus begründet und berechtigt, von Jugend auf geübt, einer vielleicht guten Volkssitte entsprechend, abhängig von Boden und Klima, auch von der Rasse des Menschen. Wenn auch nicht unumstritten, so belehrt doch mannigfache Erfahrung immer wieder darüber, daß mit dem mehr individualisierenden Verfahren der Auswahl der Energieträger gegenüber dem schematischen, wenngleich auch rationalen Verordnen mehr zu erreichen ist bei den einer besonderen Ernährungstherapie bedürftigen Kranken. Die leicht assimilierbaren Kohlehydrate wird man immer wieder zu bevorzugen trachten und wird im Einzelfalle am besten das, was gegessen werden darf und soll, zuweilen ausprobieren und genau anordnen, ja nicht selten für den Kranken oder die Pflegepersonen aufschreiben.

Als Energiespender kommen auch noch *Fruchtsäuren* und *Alkohol* in Betracht. Von den Fruchtsäuren ist reichlich Gebrauch zu machen. Sie sind erfrischend und werden gern genommen. Der Arzt muß aber wissen, daß er mit ihnen eine Behandlung treibt, bei der die Alkalibestände des Körpers mit beansprucht werden, da die organischen Säuren zur Ausscheidung von Carbonaten im Harn führen. Der Alkohol kann nur in einer bestimmten Menge für die energetische Befriedigung des Kranken herangezogen werden wegen seiner berauschenden Wirkung bei Eingabe größerer Mengen. Doch ist er gleichsam als Medikament *und* als Energieträger sehr beachtlich.

Darniederliegender Appetit wird sehr oft dadurch angeregt, schwerverdauliche Fette werden etwa durch einen kleinen Zusatz von Likör rascher und besser zur Verwertung gebracht, wohl wegen ihrer Alkohollöslichkeit. Bei chronischen hinfälligen Kranken ist die Verbesserung der Stimmungslage von großer Bedeutung. Der Nutzen eines Glases Wein jeder Form, etwa zum zweiten Frühstück bei der Pflege von Krebskranken gereicht, erscheint unverkennbar. Erheblich ist die Bedeutung einer gewissen und mäßigen Alkoholzufuhr bei dem Trinken von Bieren. Hier dürfte es wichtig sein, daß möglichst nur alkoholarmes Bier mit einem Prozentgehalt von Alkohol nicht über 1,5% gereicht wird. Immer wieder sieht man, z. B. bei chronisch abgemagerten Tuberkulösen, wie unter der Einwirkung des geringen Alkoholgehalts, der Würzstoffe und durch die Aufnahme der reichlichen Dextrine in solchen Nährbieren objektiv Gewichtszunahmen und Besserungen erreicht werden können. Immerhin kommt doch die Anwendung alkoholischer Getränke nur in *zusätzlicher* Form in geringen Konzentrationen oder nur in kleinen Mengen für die Ernährungsbehandlung in Frage. Wer als Kranker Alkohol ablehnt, sollte ihn im allgemeinen nicht aufgezwungen bekommen. Unzweckmäßig erscheint es jedoch auf der anderen Seite, bei plötzlichen Dekompensationen des Kreislaufs, bei akuten fieberhaften Vorgängen, z. B. bei der Pneumonie, alkoholgewohnten Trinkern plötzlich diese Getränke völlig zu entziehen. Gelingt es, diese meist appetitlosen Kranken mit ihrer Giftgewöhnung und Appetitlosigkeit zur Aufnahme anderer Energieträger zu bewegen, so mag man auf Alkohol verzichten, doch scheint es zweckmäßiger, die Umstellung und die Erziehung bei solchen akuten und lebensbedrohenden Zuständen besser nach Überwindung der akuten Gefahr vorzunehmen.

Wasser, Salze, Vitamine und Genußmittel.

Auch außerhalb ihrer Bedeutung als Energieträger ist den eingeführten Substanzen bei jeder Form der Ernährungsbehandlung große Beachtung zu schenken, um so mehr als ja gerade bei nicht frei gewählter, verordneter, beschränkender Ernährung gefährdende Einseitigkeiten Schaden stiften können.

Der Wasserwechsel ist durch Bestimmung der Einfuhr und Ausfuhr (Harn, Stuhl, Wasserdampfabgabe durch Haut und Lungen) gut festzustellen. Wesentlich ist dabei auch die Gewichtsbestimmung der tischfertigen Speisen, die praktisch als Wasser eingesetzt werden können. Meist ist es erforderlich, die Flüssigkeitsmengen herabzusetzen, doch sollte auch hier der Kundige sich vor Übertreibungen hüten, da bei der neuen Mode systematischer gewaltsamer Durstkuren ohne ärztliche Aufsicht bei manchen zweifellos die Konzentrierungsfunktion der Niere beträchtlich in Anspruch genommen ist und vielleicht auch die Häufung der Nierensteinleiden hiermit im Zusammenhang steht. Bei den Getränken wird man reines Wasser bevorzugen. Man mag es auch, je nach der besonderen Absicht, auch Mineralien einzuführen, als Mineralwasser reichen.

Diese Verordnung dient gleichzeitig dem *Mineralstoffwechsel*, sofern man es nötig hat, diesen zu beeinflussen. Hier kommen Mineralwasserkuren als Trinkkuren in den Badeorten selbst oder als Haustrinkkuren in Frage. Eine wirkliche Transmineralisation des Körpers zu erzielen, ist nicht leicht, zum Teil auch umstritten. Im Blut kommen beträchtliche Schwankungen zustande, und es ist zweifellos möglich, insbesondere auf entzündliche Vorgänge durch Verschiebung des Salzbestandes des Körpers beträchtlich einzuwirken. Sicherer und stärker gelingt dies in den akuten Fällen durch direkte Darreichung der entsprechenden Stoffe und Salzgemische, vielleicht unter gleichzeitiger Verminderung gegensätzlich wirkender Salze. So kann Calcium durch den Mund oder als intramuskuläre oder intravenöse Einspritzung (glykuronsaurer Kalk, Afenil usw.) gegeben werden.

Bei länger dauernden Behandlungen wird man eine entsprechende Kostverordnung nicht entbehren können. Man wird den Alkalibestand durch basenreiche Ernährung, durch Obst- und Reiskost z. B. vermehren, durch Fleisch herabsetzen. Bei reichlicher Gemüsezufuhr ist ein Salzmangel auch ohne Zusatz von Salz nicht zu befürchten. Es wird genügend Kalium und Calcium, auch Phosphorsäure immer zur Verfügung stehen. Ergibt die im Einzelfall einmal notwendige Kontrolle eine Herabsetzung einzelner Mineralien, so sind diese unschwer zuzuführen, Phosphorsäure, z. B. als Recresal. Ferner ist es auch leicht, Natrium und Kalium in verschiedener Form als Carbonat, Bicarbonat, auch als Citrat darzureichen und eine Umstimmung des Menschen in der Richtung der Alkalisierung zu erzielen. Säuerung wird bewirkt durch Salzsäure, Phosphorsäure, Calciumchlorid. Eine Alkalose und ebenso eine Azidose ist also verhältnismäßig leicht zu erzielen durch Zusammenwirken diätetischer und medikamentöser Einflüsse. Eine alkalotische Stoffwechselrichtung wird in der *Kost* vor allem durch reichliche Heranziehung von Kartoffeln, Gemüse, Obst und Milch erreicht.

In vielen Fällen erscheint es uns erstrebenswert, den Kochsalzstoffwechsel stark herabzudrücken, etwa auf die Größe von 1 g Kochsalz im Tagesharn. Eine solche kochsalzfreie Krankenkost ist nicht leicht in geschmackvoller Form herzustellen und erfordert genaue Vorschriften, die große Anforderungen an die Kochkunst stellen. Aber zweifellos können bei gegebener Anzeige, bei bestimmten Formen der Hypertonie, bei manchen Nierenerkrankungen, bei entzündlichen Zuständen der Haut und Gelenke, bei manchen allergischen Erkrankungen durch länger dauernde kochsalzfreie oder fast kochsalzfreie Ernährung wunderbare Heilwirkungen erzielt werden. Von geschmackverbessernden Mitteln, den Küchengewürzen, wie Perlzwiebel, Borasch, Kümmel, Rettich, Radieschen, Meerrettich, Dill, Estragon, Fenchel, Majoran, Tomaten,

Tomatenmark, Schnittlauch, Petersilie, Citrone u. a. mag man hier reichlich Gebrauch machen, besser als von den Ersatzsalzen.

Die *Genußmittel* wird man im allgemeinen nur bei wirklichem Bedarf heranziehen. Es ist zweckmäßig, wenn der Arzt Tee und Kaffee am besten als Arzneimittel betrachtet und gegebenenfalls etwa bei der Notwendigkeit, den Kreislauf anzutreiben und die Diurese zu erhöhen, z. B. eine Tasse starken Bohnenkaffee, heiß genommen, verordnet. Auf alle Fälle erscheint das Dulden von gewohnheitsmäßigem Trinken reichlichen Kaffees und starken Tees in der Krankenbehandlung oder gar die Nichtbeachtung dieser Frage schädlich. Dasselbe gilt von Alkohol, über dessen Wert und Verwendungsbreite auch als Energieträger bereits Darlegungen erfolgt sind.

Gibt man eine gemüse- oder obstreiche Kost, wie das ja grundsätzlich anzustreben ist, reicht man Kartoffeln und Brot, etwa als Vollkornbrot, so besteht keine Gefahr, daß jemals ein Mangel an *Vitaminen* beim Kranken eintritt. Es wird also immer, auch bei darniederliegender Ernährung das Augenmerk auf hinreichende Einbringung der genannten Nahrungsmittel zu richten sein. Es ist darum wichtig, daß der Arzt acht gibt auf die Herstellung und Herkunft der Nahrungsmittel, insbesondere des täglichen Brotes. Hier beginnt sich endlich ein Umschwung anzubahnen, und eine Rückkehr zu einem kräftigen, auch natürliche Schlacken enthaltenden Brot, etwa wie das Vollkornbrot, ist nur zu begrüßen. Jedenfalls ist als Dauerernährung die Benutzung der feinen, gebleichten, hochgemüllerten Mehle bedenklich. Es ist die Kenntnis der Herstellung der Speise für den Arzt auch deshalb wichtig, weil oft durch Konservierungs- und Kochvorgänge die Vitamine zerstört und beseitigt werden. Hier sollte der Arzt Bescheid wissen, unter Umständen direkt praktische Weisungen geben. Beim Gemüse z. B. sollte er lehren, daß das Gemüsewasser beim Kochen nicht weggegossen wird, Kenntnis haben von den Sekretinen in den Gemüsen, von der günstigen Wirkung des Dämpfens — und nicht des Kochens — der Gemüse, das vitaminerhaltend und geschmackverbessernd wirkt. Sollte wirklich Vitaminmangel Krankheitsursache sein, so stehen heute eine Fülle von Vitaminen bereits als Arzneimittel zur Verfügung. Durch bestimmte Kuren wie Rohkostkuren, in milderen Fällen auch durch eine vegetarische, aber rohkostreiche Ernährung wird bei Avitaminose Abhilfe geschaffen. Dies ist Aufgabe der speziellen Ernährungstherapie.

Eine besondere Betrachtung der Nahrungsmittel nach anderen Gesichtspunkten als denen ihres Energiegehaltes, ihres Geschmacksgehaltes, ihrer stofflichen Zusammensetzung ist in rationaler Weise sonst nicht möglich. Etwa nach dem Vorbild neuer Lehren noch eine Gliederung des Wertes der Speisen, z. B. nach ihren Lichtwerten vorzunehmen, ist nach allen wissenschaftlichen Unterlagen nicht möglich. Die Sonnenlichtenergieen, die den Pflanzen und Tieren und den Menschen zufluten, sind nach ihrer Intensität und spektralen Verteilung erkenn- und vorstellbar, aber es ist durch nichts begründet, daß hier noch besondere durch das Sonnenlicht hervorgerufene Potentiale durch eine spezifische Lichtbeziehung wirksam werden. Der Wissenschafter und verantwortliche Arzt wird hier unvoreingenommen auf gut gegründetem Boden der wissenschaftlichen Erfahrung der Ernährungslehre der Physiologie und Pathologie stehen. Das schließt nicht aus, daß er alle Nahrungsmittel und Speisenzusammenstellungen, die die Natur anbietet, soweit Gefahrlosigkeit besteht, in den Kreis seiner ärztlichen Diätverordnungen zieht.

Kuren.

Im einzelnen kann durch betonte Einseitigkeit und durch gewollte Übertreibungen in der Ernährung nach der einen oder anderen Seite, wie gezeigt, beträchtlicher Einfluß auf den körperlichen Bestand und seine Zusammensetzung wie auch auf seine Reaktionslage ausgeübt werden. *Wir haben also in der Ernährung ständig ein Heilmittel zu beachten und abzustufen.* In der speziellen Ernährungstherapie ist hier eine sehr große Menge von Diätformen ausgearbeitet worden. Diese müssen erlernt und in dosierter Form herangezogen werden. Es gibt hier eine Fülle von Entfettungsdiäten, von Diäten für Zuckerkranke, für Gichtkranke, für Herz-, für Nieren-, für Leberkranke, für Magen- und Darmstörungen. Die Milchkuren, Traubenkuren, Wasserkuren, Obstkuren, Hunger- und Durstdiät, die Rohkostkuren, Kartoffelkuren, Quarkkuren und viele andere deuten an, wie mannigfach hier eine gezielte Diätetik zur Heilung beitragen kann.

Jede Diätkur, wie z. B. eine *Entfettungskur*, ist in klarer Überlegung in einen genauen Heilplan als Teilmaßnahme eingeordnet, bei dem der Zustand des Kreislaufs und des Herzens berücksichtigt wird. Man wird je nach Art, Stärke und Entwicklung der Fettsucht unter sorgfältiger Erforschung der Einzelursache des zur Mast führenden Eßfehlers oder der endogenen Stoffwechselstörung diese Mängel abändern, ersetzen oder ihnen gegenwirken, sie auch medikamentös bekämpfen. Hier kommen vor allem die Schilddrüsenpräparate allein oder in Verbindung mit anderen, z. B. Hypophysenpräparaten und denen der Keimdrüse, bevorzugt in Frage. Es wird weiter unter Beachtung der Verträglichkeit und der Wirkung in zunehmendem Ausmaß körperliche Belastung als Arbeits- und gymnastische Therapie hinzugenommen, die Wärmeabgaben durch Hautpflege und Reibung, durch Licht- und Luftbäder, Wasseranwendung gesteigert, die Entwässerung zugleich mit der Erhöhung der Verbrennung und der Entschlackung des Körpers begünstigt und so stufenweise Heilung erzielt. Nie sollte bei diesen Maßnahmen durch Ernährung allein, etwa durch Hunger- und Dursttage und Rohkostbehandlung der Heilerfolg erstrebt werden.

7. Physikalische Therapie.

Wasserbehandlung, Wärme- und Kälteanwendung, Elektrotherapie, Strahlenbehandlung, Mechanotherapie, Massage.

Zu allen Zeiten und bei allen Völkern ist für Heilzwecke von den natürlichen physikalischen Kräften, die zur Verfügung stehen, Gebrauch gemacht worden. Durch die *Energieübertragung* bei der Anwendung der physikalischen Heilverfahren war es möglich, heilende Wirkungen auszuüben. Es ist darum grundsätzlich möglich, durch jede Energieform, soweit sie eben zu einer Energieübertragung oder einer Energieänderung im Körper führt, Heilerfolge zu erzielen. Sieht man von der chemischen Energieform, von der ja durch die Ernährung und Arzneibehandlung reichlich Gebrauch gemacht wird, ab und läßt auch die potentielle Energie der Lage und die Energie der Bewegung (kinetische Energie), die beide eine untergeordnete Rolle spielen, außer Betracht, so sind Heileinflüsse möglich durch mechanische Kräfte, ferner durch Wärme, Licht und andere strahlende Energie, Elektrizität, Magnetismus. Von all diesen Möglichkeiten wird einzeln und in Verbindung miteinander heute reichlich Gebrauch gemacht bei unseren Kranken. In vielen Fällen ist die Art der Einwirkung noch ungeklärt, wie z. B. bei der neuen Kurzwellenbehandlung, bei der neben der Wärmewirkung vielleicht auch elektrische Erscheinungen der Resonanz oder die Einwirkung auf die Dipolnatur vieler Moleküle in Betracht zu ziehen ist. Besonders ungeklärt sind die Verhältnisse bei der Anwendung magnetischer Kräfte, die darum zur Zeit auch keine wesentliche Rolle spielt und hier außer Betracht bleiben kann.

Wasserbehandlung. Praktisch am häufigsten ist die Behandlung mit Wasser verschiedenen Temperaturgrades in mannigfaltigster Zuführung an die Körperoberfläche. Das Wasser wird bald als Bad, als Guß, in Dampfform, als Dusche oder als Aufschlag angewandt. Bald wird es nur auf Teile, bald auf den ganzen Körper gebracht bzw. dieser in das Bad gesteckt. Dieses Wasser kann versetzt werden mit Salzen und anderen chemischen Bestandteilen, es kann künstlich in drehende oder in Wellenbewegung gesetzt werden und dann an den Körper herangeführt und auf ihn zugeleitet werden. Der Körper selbst kann im Schwimmbad, im Süßwasser oder im Seewasser, im Meer sich selbst darin bewegen oder sich dem Wellenschlag aussetzen.

Eine große Fülle von Reaktionen wird durch die verschiedenen Formen dieser Hydrotherapie ausgelöst. Die Wirkungen sind deutlich am Gefäßsystem, das dadurch in stärkster Weise beeinflußt, geübt, leistungstüchtig gemacht werden kann. Andere Reaktionen betreffen die Körpertemperatur, den Stoffwechsel. Im Zusammenhang damit kommt es auch zu Änderungen der Blutzusammensetzung, nicht allein als Folge einer veränderten Blutdurchströmung. Die sekretorischen Vorgänge im Körperinnern werden beschleunigt, die Atmungstätigkeit wird verändert, und zwar oft recht tiefgreifend verändert, zum Teil auch durch die rein mechanische Einwirkung des Druckes einer Wassersäule im Bad auf das Abdomen und damit indirekt auf das Zwerchfell wie auch auf die Brustwand selbst. — Allein schon durch die Gefäßreaktionen wird besonders in Verbindung mit Wärmereizen auf das Minutenvolumen, den Blutdruck und die Herzarbeit eingewirkt. Es werden die Umsetzungen erhöht, besonders auch die Beseitigung der Schlacken begünstigt, die Kraft der Muskulatur erhöht sich. Das Bad erfrischt im ganzen. Es steigt je nach Art der Anwendung die Harnabsonderung, die Magensaftsekretion und der Gallenfluß. Bei Dampfbädern, aber auch ohne Wasser bei reinen Luftbädern durch Wärmeleitung und Konvektion und bei der Zufuhr infraroter Strahlen (Wärmestrahlen) gelingt es, die Schweißsekretion zu erhöhen.

Die Bäder selbst müssen entsprechend den genannten verschiedenartigen Reaktionen insbesondere für die Kranken genau angegeben werden. Das sog. indifferente Warmbad von 34—35^0 C bei reinem Wasser ist ohne Sonderwirkung nur bei normaler Körpertemperatur, bei Fieber muß es heißer sein. Von gleicher Wichtigkeit ist die Zeitdauer des Bades. Aus den Lehrbüchern der speziellen Hydro- und Thermotherapie, ferner durch Erfahrung und Beobachtung beim einzelnen Kranken ist genau zu ersehen, wie man die Heilwirkung in feinster Abstufung erzielt. Je stärker die Abweichung von dieser keinen Reiz verursachenden Ausgangstemperatur (34—35^0 C) ist, um so stärker ist die Reaktion, bei größerer Kälte Hautblässe, Gänsehaut, Cyanose durch Lähmung der Capillaren, bei Wärme anfangs paradoxe Kältereaktion, dann Rötung der Haut und Schweißausbruch, Wärmestauung. — Die *lokalen* Anwendungen, z. B. der Nackenguß, Kühlschlange, kühle Packungen auf die Herzgegend, vermögen jedenfalls auch mehr oder weniger intensive, in den inneren Organen zum Teil gegensinnig ablaufende Durchblutungsänderungen hervorzurufen.

Im einzelnen belehren die speziellen Lehrbücher der Therapie über die Vielfältigkeit der Wasseranwendung.

Eine Fülle verschiedener Kompressen von ganz verschiedener Beschaffenheit und auf mannigfache Weise zu der gewünschten Temperatur gebracht und bei ihr erhalten, mit besonderen chemischen Stoffen, Heilkräutern, Schlammen, Erden, Salzen, Schaum durchsetzt, und eine Unzahl von Apparaten aus Gummi, Metall, Holz und anderen Stoffen mit Wasser verschiedener Temperatur durchströmt oder elektrisch beheizt, nach der Körpergestaltung vorgeformt oder formbar, für die zugängigen Körperhöhlen auch besonders gestaltet, stehen hier für die Heilwirkung, wie sie gewünscht wird, zur Verfügung, spasmenlösend, absceßreifend, förderlich für die Aufsaugung von Flüssigkeiten, entzündungsfeindlich. Mannigfach sind die (Wasser-) Kuren, mit denen die Kranken besonders behandelt werden, wie sie z. B. von Männern wie KNEIPP, SCHROTH, LAHMANN, WINTERNITZ, SCHOTT ausgestaltet wurden.

Wärme- und Kälteanwendung. Die Wärme- und Kältetherapie wird meist zusammen mit der Bädertherapie in Anwendung gebracht. Durch Wärmeanwendung werden starke Gefäßreaktionen erzielt, die Haut wird hyperämisiert, die Entwässerung durch Schwitzen begünstigt, der Puls wird beschleunigt. Durch den Kältereiz werden je nach der Geschwindigkeit seiner Einwirkung und dem Grade und der Art der Abführung der Temperatur in Abhängigkeit von der Wärmeleitfähigkeit der Umgebung (Luft, Dampf, Wasser, Schaum, Schlamm, Sand, Tuch, Holz, Metall) die Verbrennungen erhöht, die Herzarbeit, unter anderem auch die Blutdrucksteigerung verstärkt, die Atmung vertieft und beschleunigt. Hier sind wieder je nach Lage, nach Art des Kranken, nach gegebenen Möglichkeiten eine Fülle von besonderen Maßnahmen zur Anwendung zu bringen. Man wird berücksichtigen, daß ganz trockene Luft leichter ertragen wird als wasserdampfgesättigte bei gleicher Temperatur wegen der Möglichkeit der Wasserabgabe für die bessere Wärmeregulation. Heißer, trockener Sand, heißes Paraffin kann besser ertragen werden einmal wegen der Aufsaugungsfähigkeit des Schweißes, das andere Mal wegen seiner schlechten Wärmeleitfähigkeit und seiner Wärmekapazität, physikalisch anders ausgedrückt, seinem Wasserwert. Auch hier gibt es eine Unmenge von Anwendungsarten. Man bedient sich der reinen Zustrahlung der infraroten Wärmestrahlen, oft in Verbindung mit anderen Einwirkungen strahlender und anderer Art, oder es wird die Wärmekonvektion, d. h. die Mitführung von Wärme in Gasen, z. B. Luft, benutzt, oder die Wärmeleitung wird bevorzugt. Auch hier gibt es wieder an Wannen, Kästen und zeltartigen Raumgestaltungen, an besonderen Badeanlagen, z. B. mit ihren römisch-irischen Bädern für Einzel- und viele Personen alle möglichen Abstufungen.

Besonders erfolgreich sind die neuen Errungenschaften der Wärmebehandlung elektrischer Art durch das Diathermieverfahren, insbesondere die Kurzwellendiathermie, die es gestattet, einfach und durch Überkreuzung in gewünschter Weise die in der Tiefe liegenden Organe und Gewebe zu durchwärmen, zu hyperämisieren, zu „capillarisieren", Möglichkeiten, die in gewaltiger Weise unseren therapeutischen Einwirkungsbereich erweitert haben. Es ist als ein unerhörter Erfolg zu betrachten, daß heute in nicht wenigen Fällen, z. B. durch die Kurzwellendiathermie, es gelingt, die Harnsperre einer akuten Nephritis bei diesem Vorgehen zu beseitigen. Grundsätzlich sollte aber der Arzt sich bei allen Kranken überlegen, was notwendig ist, und ob man nicht durch einfache natürliche Anwendungen, z. B. einen Aufenthalt in einem Sonnenbad oder in einem Luftbad, schon den gleichen Erfolg erzielt.

Elektrotherapie. Die Elektrotherapie ist zum Teil mit Unrecht in den letzten Jahren etwas vernachlässigt worden. Bei schlaffen Gefäßen, schwacher hypotonischer Muskulatur, bei Lähmungen, bei neuralgischen und myalgischen Schmerzen und Bewegungsstörungen, auch bei seelisch-nervösen Veränderungen ist der Gebrauch elektrischer Kräfte zur Heilung durchaus angezeigt. Auch hier muß sorgfältig Stromstärke und -spannung, Stromzufuhr und -form, Dauer, Reaktionsfähigkeit, insbesondere Empfindungsfähigkeit des Kranken, mit für die Behandlung in Rechnung gestellt werden. Es sind beträchtliche Unterschiede, ob man galvanisch Nerven und Muskel durchströmt, ob man einen Öffnungsinduktionsschlag oder Schließungsinduktionsschlag anwendet, ob die zu- oder abführende Elektrodenfläche großflächig, kleinflächig, ja punktförmig ist, ob man einen an- oder absteigenden Strom einführt, wie rasch man ihn an- oder absteigen läßt oder gar unterbricht, ob man den ganzen Körper der Durchströmung aussetzt oder nur Teile desselben. Einzelne Muskeln können beeinflußt und, falls nicht völlige Entartungsreaktion vorliegt, noch zu guter Kontraktion gebracht und dadurch vor vorzeitigem Schwund und Schwächung bewahrt werden. Einzelne Nervenpunkte können gereizt und ihr Innervationsgebiet zur Tätigkeit erweckt werden. Es können im Zweizellen- und Vierzellenbad größere Teile des Körpers der Stromwirkung unterworfen werden, oder elektrische Vollbäder gereicht werden. Sehr empfehlenswert und viel geübt vom Nervenarzt ist in zum Teil suggestiver Weise die elektrische Durchströmung des Kranken unter Zwischenschaltung des Körpers des Arztes selbst, der mit der berührenden Hand den Strom in den Patienten überführt und so zugleich auch gute Aufsicht über die Stromart durch sein eigenes Gefühl besitzt. Auch hier sind es mannigfache in den speziellen Anweisungen zu erlernende Maßnahmen und Besonderheiten, die zu beachten sind, um wirklich zweckmäßig diesen Behandlungszweig zu benutzen und Schaden zu vermeiden.

Auch ohne die Heranziehung des Stromes selbst kann durch elektrische Einwirkung nur durch die *Aufladung* des Körpers unter verschieden guter Isolierung desselben Heilwirkung erstrebt werden. Hier sind besondere elektrische Anlagen, Transformatoren, vor allem Kondensatoren und Isolatoren notwendig, um die nötigen Spannungen zu erzielen. In neueren Erfahrungen glauben dabei einzelne Beobachter auch auf den Blutdruck deutliche Einwirkungen im Sinne der Senkung eines erhöhten Blutdruckes, zum Teil auch durch die Art der Ladung der elektrischen Träger in der Luft, erreicht zu haben. Hierher gehört die Hochfrequenzbehandlung, die Behandlung auf dem Kondensatorbett. — Soweit die Diathermieverfahren, einschließlich der Kurzwellendiathermie, nicht als besondere Art der Wärmetherapie aufgefaßt werden müssen, indem dabei das eingeschaltete, elektrisch durchströmte Körpergebiet zwischen den Elektroden als Ohmscher oder als dielektrischer Widerstand oder als beides zusammen betrachtet werden muß, mag auch eine besondere elektrische, polarisierende und depolarisierende, umladende und entladende, bewegende Kraft im Spiele sein.

Strahlenbehandlung. Grundsätzlich ist auch mit jeder Strahlengattung, soweit sie im Körper zur Absorption gelangt oder darin bei ihrem Durchgang wenigstens Umformungen verursacht, eine Wirkung zu erzielen, und es sind also breite Spektralbereiche für die Heilwirkung heranzuziehen. Der größte Erfolg, die stärksten Veränderungen konnten erzielt werden mit Hilfe der kurzwelligen *Hochfrequenzstrahlung, der Röntgenstrahlung.* Mit Hilfe dieser gezielten, in die Tiefe geschleuderten gewaltigen Energien gelingt es, bösartige Tumoren zum Einschmelzen zu bringen, schadhafte Gebiete zu zerstören. Die Gefahren für das benachbarte gesunde Gewebe sind hierbei beträchtlich. Es gehört hier eine besondere Erfahrung und Auswahl der Röntgenstrahlung und Beherrschung der Röntgentherapie dazu. Die Strahlung muß durch Filterung ausgewählt werden. Es muß nach Maßgabe der angelegten Spannung, d. h. der Härte, die die Durchdringungsfähigkeit der Strahlen bestimmt, und nach der Intensität, d. h. nach der Stromleistung der Röntgenapparatur, dosiert werden. Eine große Rolle spielt die Empfindlichkeit der Haut und der Einfluß der Zeit für die Art der Anwendung. Für viele Tumoren und für manche Körperteile empfiehlt sich eine besonders häufig unterbrochene und in verschiedenen Zeitabschnitten mit einzelnen kleineren Darbietungen durchgeführte Behandlung mehr als langdauernde, nur vereinzelt oder kurz hintereinander gegebene Bestrahlung. Hier spielt auch die Reaktionsfähigkeit der Haut, des Blutes und anderer Organe eine große Rolle. Die Heilwirkungen der Röntgenbestrahlung sind oft sehr eindrucksvoll und unmittelbar. Es ist nur an manche Formen von Gelenkerkrankung und an die Röntgenbehandlung von Hautleiden und des Erysipels zu denken, um sich auf diese gewaltigen Hilfsmittel zu besinnen. Wegen der Gefährlichkeit dieser Behandlung ist hier besondere Fachkunde und Erfahrung notwendig.

Einen weiteren, wichtigen Spektralbereich für die Heilbehandlung stellt das *Ultraviolettgebiet* dar, für das heute kräftige Energiequellen und, vorzugsweise im Quarz, genügend durchlässiger Stoff zur Verfügung stehen. Reichliches

Ultraviolett enthalten auch die höher gelegenen Landschaften und Berge, sehr merklich schon über 1000 m Höhe. Auch in Meereshöhe ist bei staubfreier klarer Luft reichlich ultraviolette Strahlung zur Heilwirkung vorhanden.

Auch hierbei kommt örtliche und allgemeine Anwendung in Frage. Stets ist Abstufung der Bestrahlung nach Zeit und noch mehr nach Entfernung der Strahlenquelle wichtig. Der Behandler muß mit den physikalischen Grundlagen der Behandlung vertraut sein, sich z. B. hinsichtlich einer künstlichen Lichtquelle immer des Entfernungsquadratgesetzes bewußt bleiben, wonach die gleiche Strahlenquelle in 1 m Entfernung die vierfache Intensität auf die Hautfläche strahlt als in 2 m. Es scheint, als ob besondere Wellenlängen im Licht der Quecksilberlampe, die vorzugsweise für die Ultraviolettbehandlung benutzt wird, besonders wirksam sind (um 3000 Ångström). Jedenfalls tritt hier die stärkste Bräunungswirkung der Haut auf. Wegen der starken chemischen Wirksamkeit dieser Strahlung (entsprechend ihrem Energiegehalt) vermag sie besonders leicht Umsetzungen zu erzielen, wie dies auch deutlich wird durch Bestrahlung von Lösungen und Stoffen, die sich unter dem Einfluß des ultravioletten Lichtes vielfach rasch umsetzen. Aus Ergosterin wird durch Ultraviolettbestrahlung das antirhachitische Vitamin gebildet. Der Stoffwechsel wird angeregt bei Ganzbestrahlung, Pigmentation der Haut tritt ein, die Durchblutung derselben bessert sich. Entsprechend groß ist das Anwendungsgebiet bei der Behandlung von Schwächlichen, bei Rhachitis, bei Skrophulose. Bei aktiver Tuberkulose ist die Behandlung nur mit Vorsicht durchzuführen. Hier ist die Gesamtbestrahlung des Menschen mit der natürlichen Sonne in geeigneter, nur wenig absorbierender Luft im Gebirge oder am Wasser vorzuziehen. Auch hier freilich sind nur allmähliche Steigerungen nach besonderen Vorschriften vorzunehmen, sowohl was die Zeit wie auch die Ausdehnung der der Strahlung ausgesetzten Körpergebiete betrifft.

Vom sichtbaren Spektralgebiet wird dem *blauen* Licht ein gewisser Einfluß auf neuralgische und auch andere, mehr oberflächlich empfundene Schmerzen zum guten Teil auf dem Wege über seelische Beeinflussung zugesprochen. Die langwelligeren *roten* Strahlen haben größere Eindringtiefe und finden gelegentlich Verwendung bei exanthematischen Erkrankungen wie Pocken, Windpocken, Scharlach und Masern. Die ultrarote Strahlung wurde schon erwähnt bei der Wärmebehandlung als sehr wirksame, leicht heranzuführende Energie für die Erwärmung der Oberflächengebiete, der Haut und der Schleimhäute. Auch hier stehen heute eine Reihe von bequemen Apparaturen zur Verfügung (Kohlenfadenbirne, Solluxlampen u. a.).

Von ganz kurzwelliger Strahlung mit ihrer starken Durchdringungsfähigkeit wird Gebrauch gemacht in der *Radiumtherapie*. Auch hier gibt es recht mannigfache Abstufungen für den erwünschten Erfolg. Die radioaktiven Stoffe mit ihrem verschiedenen Gehalt an Alpha-, Beta- und Gammastrahlen können von der Haut und auch durch die Inhalation, durch Einführung in Körperhöhlen, in Lösungen oder in Substanz, und auf dem Blutwege im Körper zur Wirksamkeit kommen. Auch hier ist große Erfahrung und sorgfältige Auswahl des Präparats, der Anwendungsart, der zeitlichen Ausdehnung, der Strahlenzufuhr und der besonderen Art des Kranken und der Örtlichkeit der Erkrankung notwendig. Für die Behandlung bösartiger Geschwülste in gut zugänglichen Körpergebieten, Zunge und Speiseröhre, Uterus und Darm, konnten hier durch Spickung des Tumors selbst oder durch besondere Moulagen überzeugende Erfolge erzielt werden.

Grundsätzlich ist von jeder Strahlengattung, die zu einem Energieaustausch führt, auch eine Heilwirkung zu erwarten. In dieser Hinsicht sind für die Zukunft noch weitere Erfolge mit dem Fortschritt physikalischer Kenntnis zu erhoffen (Kathodenstrahlen, Kanalstrahlen!). — Eine besondere biologisch bedeutsame Strahlung, etwa Krebsstrahlen oder geheimnisvolle Erdstrahlen u.dgl., ist nicht wahrscheinlich, jedenfalls nicht erwiesen, und für eine rationale Behandlung ist davon jedenfalls jetzt kein Heil zu erwarten. Bei allen Strahlenbehandlungen mit stärker wirksamen Energieen besonders bei der Radium- und Röntgenbestrahlung, aber auch bei der Ultraviolettbestrahlung sollte am besten fortdauernd und vorschriftsmäßig eine genaue Strahlenmessung während der Behandlung durchgeführt werden, damit jederzeit der Arzt Übersicht hat über das, mit dem er den Kranken in zweifellos zuweilen gefährdender Weise zu heilen sich müht. Nie sollte der Arzt vergessen, daß schärfer und vernichtender als das schneidende Messer des Chirurgen in ungeheuerer gezielter Wucht die Röntgenstrahlung den Organismus zu treffen vermag.

Mechanotherapie. Zunächst fast anspruchslos erscheint die unmittelbare, rein *mechanische Behandlung* vieler Krankheitsherde. Es darf aber nicht vergessen werden, daß eben mit der Bewegung von Körperteilen auch Fernwirkungen immer zu erzielen sind, daß jede Drückung oder Knetung eines Körpergebietes Lymphe und venöses Blut wegdrückt, Zellen und Kolloide preßt, mobilisierend wirkt, reaktive Wirkungen zur Folge hat, die sich nach anfänglicher Anämie in reaktive Hyperämie und in oft weitausgreifenden Gefäßreflexen kundtun. Besonders von der Haut aus auf dem Wege über die sensiblen Empfänger des Tast-, Druck-, Schmerz-, Wärme- und Kältesinnes und über die sensiblen Nerven kommt es zu Empfindungen und Fernwirkungen, bei Bewegung größerer Teile zu starker Durchblutungsänderung, auch Stoffwechselerhöhung, die schließlich bei aktiver und gegen große Widerstände geführter, etwa den größten Teil der Muskulatur beanspruchender Arbeitsleistung zu gewaltigem Ausmaß gesteigert werden kann.

Wird die mechanische Bewegung, sei es durch Kräfte von außen oder aktiv durch willkürliche oder reflektorische oder auch künstliche Muskelerregung mit Hilfe der Hand eines Pflegers oder des Arztes oder mit künstlichen Apparaten übertragen auf die *großen Körperhöhlen des Brustkorbes* oder der *Bauchorgane*, so können in einem besonderen Grade Umstellungen erreicht werden. Die Atmung wird vertieft, der Gasaustausch verstärkt. Druck auf die Abdominalorgane, etwa durch ein aufgebundenes Kissen bei schlaffen Bauchdecken und gesunkenem Tonus der Bauchgefäße, vermag geradezu lebensrettend das Blut des großen Speichers im Splanchnicusgebiet wieder in den Kreislauf einzupressen. Die seitliche Brustwand vermag sich wieder auf einen festen abdominalen Widerstand zu stützen, und bei der Einatmung wird das Zwerchfell wieder tiefer treten und die Lunge sich entfalten können.

Bei den mechanischen Behandlungen der Erkrankungen sind die mannigfachsten Anwendungsarten bewährt und gebräuchlich. Auch sie müssen in den speziellen Lehrbüchern der Mechanotherapie erlernt und vor allem praktisch geübt und nach zunehmender Erfahrung für jeden Kranken in besonderer Weise herausgewählt und dort erprobt werden. Grundsätzlich sind bei den Bewegungsübungen zu unterscheiden die passiven, die aktiven und schließlich solche, die gegen Widerstände ausgeführt werden. Vielfach werden zweckmäßig die passiven Bewegungsübungen unterstützt werden können durch indirekte elektrische Erregung der geschädigten Muskeln vom motorischen Nerven her oder auch durch direkte Erregung des Muskels selbst. Wirklicher Muskelansatz mit der Entwicklung von echter Muskelsubstanz in der Richtung einer Hypertrophie, eines wirklichen Wachstums wird vor allem durch die Widerstandsbewegungen erreicht, weil immer nur unter dem Einfluß der Spannung die tätige Muskelfaser sich verstärkt und vermehrt.

Bei den großen Körperhöhlen des Brustkorbes und des Abdomens kommen mannigfache mechanische Einwirkungen in Frage.

Kann bei einer Erkrankung der Lunge (Kaverne, Absceß, Gangränhöhle) diese nicht durch Zwerchfellähmung vorübergehender oder längerer Art mit Hilfe der Phrenicusdurchfrierung oder — Durchschneidung und — Resektion oder mit Hilfe von einer Pneumo- oder Oleothoraxbehandlung ruhiggestellt werden, um durch größte Schonung der erkrankten Teile Abheilung zu erzielen, so mag zuweilen noch andere mechanische Hilfe Heilung erzielen. Man wird wie beim Rippen- und Schlüsselbeinbruch durch Heftpflasterverband die kranke Seite ruhiger zu stellen suchen, durch geeignete Lagerung auf die erkrankte Seite diese an der Ausdehnung behindern. Man wird auch durch Gummizüge etwa mit elastischen Staubinden bestimmte Teile einengen, z. B. auch bei Bronchiektasen und Asthmabehandlung geeignet. Im Grunde ist das große Fachgebiet der Chirurgie und noch mehr der Orthopädie in wesentlichen Teilen nichts anderes als ein besonders ausgebauter und ungeheuer erfolgreicher Zweig der mechanischen Heilbehandlung. Im gewählten Beispiel einer Lungenerkrankung wird man bei Notwendigkeit durch eine Plombenbehandlung oder durch die Plastik der Lunge, die Resektion mehrerer oder aller Rippen einer Seite erfolgreich, ja rettend einwirken können.

Eine Sonderabteilung aus dem großen Gebiet der Mechanotherapie ist die *Massage*. Sie muß erlernt und geübt werden. Der Arzt wird meist ausgebildete Kräfte dabei als Helfer heranziehen. Hier hängt alles vom Können und der Persönlichkeit der Ausübenden ab, um große Erfolge zu erzielen mit Hilfe von Streichung, Knetung, Drückung, Reibung, Walkung, Klopfung, Klatschung, von Vibrationen und drehenden Bewegungen in verschiedenartigster Stärke und Ausdehnung und Richtung, zum Teil auch unter Wasser bei verschiedener Temperatur ausgeführt, meist nach vorbereitenden erwärmenden, durchfeuchtenden, hyperämisierenden Maßnahmen. Es kann nicht genug immer wieder auf den guten Einfluß gerade dieser Bestrebungen hingewiesen werden. Diese von geschulter Hand durchgeführte mechanische Bearbeitung der Haut und der tieferliegenden Gebiete, besonders auch der Bauchorgane muß meist in zielgerechter, verständnisvoller Weise unterstützt und *vervollkommnet werden* durch eine *Übungsbehandlung*. Es ist dieses noch viel zu sehr vernachlässigte Gebiet der *Krankengymnastik* in erster Linie wichtig.

Diese von unterrichteten Kräften, welche vom Arzt angeleitet und überwacht werden müssen, durchgeführte, für jeden Kranken nach seinen anatomischen Bedingungen und funktionellen Besonderheiten abgestimmte Krankengymnastik ist von einem gewaltigen Erfolg insbesondere bei den chronischen Erkrankungen. Es wird viel zu wenig Gebrauch von dieser Therapie gemacht, die bei den meisten körperlichen Zuständen anzuwenden ist. Der Kreislauf sowohl hinsichtlich des Herzens und der peripheren Gefäße und ihrer Koordination, der Lymphfluß, die Atmung, der Stoffwechsel, die Tätigkeit der großen Drüsen, die Magendarmtätigkeit, die Beweglichkeit der Gelenke, die Fettsucht wie die Ernährungsstörungen der Muskulatur werden auf das erfolgreichste durch dieses Behandlungsverfahren beeinflußt. Es kommt dabei wesentlich auf den Gymnasten oder die Gymnastin an, weil der Arzt für die fast täglichen Maßnahmen gar nicht die Zeit und die Kraft findet. Es darf diese krankengymnastische Übungsbehandlung nicht einfach verwechselt werden mit der Tätigkeit, die ein Masseur oder Bademeister ausübt. Im ganzen muß hier der Arzt auch aus den besonderen Lehrbüchern der Krankengymnastik lernen.

Wie durch eine Gruppe bestimmter Übungen weitgehende Heilwirkung erzielt werden kann, zeigt die Abb. 1 und ihre Beschreibung.

Beispiel einer Übungsbehandlung im Sitzen

allgemein geeignet, wenn z. B. bei Kreislaufschwäche große Rumpfbewegungen und Belastung der Beine vermieden werden müssen;

spezifisch geeignet, wenn eine gezielte örtliche Einwirkung auf die Muskulatur von Rücken, Bauch und Brustkorb und über diese auf die Organe ausgeübt werden soll.

1. Lockerndes Durchbewegen von Becken-Lendenwirbelsäule-Bauch durch *Beckenkippen* (Lordosieren der Lendenwirbelsäule) und *Beckenaufrichten* (Kyphosieren der Lendenwirbelsäule);

geeignet: bei Intercostalneuralgie, Lumbago,
  Wurzelischias,
  Arthropathia der Lendenwirbelsäule,
  spastischen Organstörungen (spastische Obstipation, spastische Menstruationsstörung).
  Asthma-Emphysem.

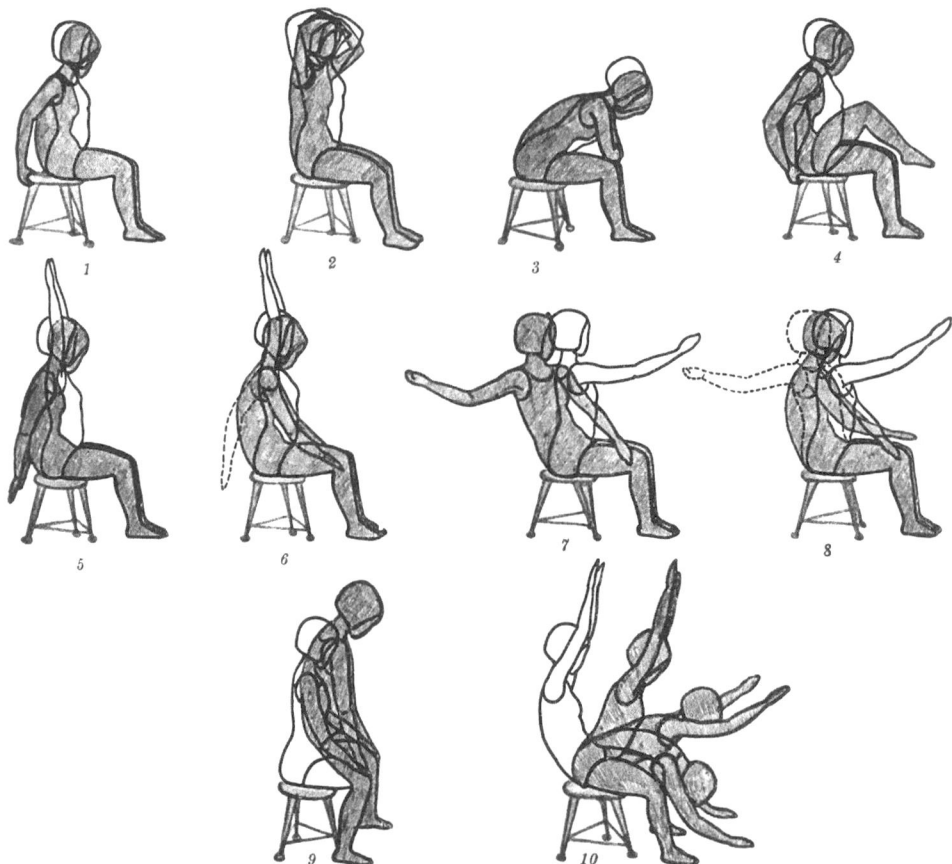

Abb. 1. Erklärung im Text. Beispiel gewählt nach dem Vorbild der Schule für Krankengymnastik von Professor W. KOHLRAUSCH. (Nach H. LEUBE.)

2. Dasselbe mit verstärkter Bauchmuskelarbeit.

Der Brustkorb wird durch die auf den Kopf gelegten Hände in Einatmungsstellung mehr oder weniger festgestellt. Bei der Zusammenziehung der Bauchmuskeln beim Beckenaufrichten ist durch den hierdurch gegebenen Widerstand ein größerer Muskelquerschnitt beteiligt, vor allem im oberen Rectusabschnitt und in den Obliqui externi. Die vermehrte Muskelarbeit ist überall da notwendig, wo ein allgemeiner oder spezifischer stärkerer Stoffwechselreiz im oberen Bauchabschnitt vermittelt werden soll, z. B. bei

allgemeiner Hypotonie des oberen Rectusabschnittes und der Obliqui externi, Rectusdiastase,

verbreitertem epigastrischem Winkel, z. B. bei Asthma-Emphysem usw., Magenptosen,

Status nach Magenulcus, Gastritis,

Gallenbeschwerden durch Gallenstauung (ohne Steine!).

3. *Dasselbe aus stärker gebeugter Hüfthaltung.*

Aus dieser Ausgangshaltung wird mit den Beckendrehungen der untere Teil der Lendenwirbelsäule erfaßt, was bei

Lumbago,
Beschwerden in den Ileosacralgelenken,
Wurzelischias

wünschenswert sein kann.

4. *Becken-Beinbewegung.*

Das Abheben eines Beines geschieht mit dem Aufrichten des Beckens bei gleichbleibendem Becken-Beinwinkel, wodurch die Bauchmuskeln beim Beckenaufrichten stärker beansprucht werden und ein entsprechend größerer Muskelquerschnitt beteiligt ist (unterer Rectusabschnitt, Obliqui interni). Der mit der verstärkten Muskelspannung einhergehende stärkere Stoffwechselreiz ist in dieser spezifischen Form erwünscht

bei atonischen Organstörungen (atonische Obstipation, Enteroptosen, atonischen Menstruationsstörungen),
allgemeiner Schwäche des Unterbauches (z. B. nach Entbindungen),
Parese der Bauchmuskeln nach Operationen (Unterleibsoperationen, Nierenoperationen usw.).

5. *Beckenbewegungen mit Armschwingen.*

Beckenkippen mit Vorhochschwingen,
Beckenaufrichten mit Vorwärts-abwärtsschwingen der Arme.

Das vorwiegend dynamische Wechselspiel in der Muskulatur zwischen Dehnung und Verkürzung wirkt schmeidigend auf Muskeln, Bindegewebe, Bänder, Gelenke.

Diese Beeinflussung der Muskulatur ist erwünscht bei

allgemeiner Steifigkeit des Brustkorbs, Intercostalneuralgie,
Status nach Lumbago,
Wurzelischias,
spastischen Funktionsstörungen der Bauchorgane,

damit diese nach Abklingen der Erkrankung nicht in dem mit dieser meist verbundenen erhöhten Spannungsgrad verharre. Es besteht sonst die Gefahr der Entstehung einer fehlerhaften Entwicklung von der Art:

Organerkrankung — Auswirkung im Bewegungsapparat (Veränderung des Muskelspannungsgrades),
Verharren von Muskeln und Bindegewebe in dem veränderten Zustand nach Abklingen der organischen Krankheit. Wiederaufflackern derselben bzw. Entstehung einer chronischen Organstörung am Bewegungsapparat.

6. Wie 5., nur daß bei den abwärts geschwungenen Armen das Becken noch einmal gekippt wird, wodurch eine stärker durchbewegende Einwirkung auf die Lendenwirbelsäule ausgeübt wird und eine besondere Schmeidigung der Bauch-Lendenmuskulatur erreicht werden kann.

7. *Beckenbewegungen mit Drehbewegungen des Brustkorbes;*

mit Beckenkippen Vordrehen,
mit Beckenaufrichten Zurückdrehen des Brustkorbes.

Einwirkung vorwiegend auf die schrägen äußeren und inneren Bauchmuskeln, die Zwischenrippenmuskeln und die Dreher der Wirbelsäule. Je weiter der Rumpf beim Beckenaufrichten nach rückwärts verlagert wird, desto größer wird der in die Spannung einbezogene Querschnitt der Bauchmuskulatur (ebenso der Hüftbeuger), um so stärker ist auch der Stoffwechselreiz.

8. Wie 7., nur daß bei zurückgeschwungenem Arm das Becken noch einmal wieder gekippt wird (siehe Übung 6).

9. *Beckenkippen und -aufrichten mit Abheben des Beckens beim Beckenaufrichten.*

Geeignet überall da, wo kräftigste Spannung der gesamten Becken-Bauchmuskulatur notwendig ist, also bei allen auf einer atonischen Grundanlage beruhenden funktionellen Organstörungen und allgemein ungenügendem Spannungsgrad der gesamten Bauch-Beckenmuskulatur (z. B. nach Entbindungen, Operationen, lang dauernden Krankheiten).

10. *Becken-Rumpfbewegungen.* Beckenkippen mit weitem Vorsenken und Beugen des Rumpfes. Beckenaufrichten mit Rücksenken des Rumpfes.

Hierbei wechselnd starke Beteiligung der Bauch-Rückenmuskulatur; beim Vorsenken des Rumpfes starke Spannung der Rückenmuskulatur — beim Rücksenken starke Spannung der Bauchdecken.

Ausgezeichnete Verbindung von dynamischer und statischer Muskelarbeit, deren Anwendung besonders dann in Frage kommt, wenn eine wieder geschmeidig arbeitende Muskulatur zu ihrer vollen Leistungskraft erzogen werden soll und über eine kraftvolle Muskelarbeit ein entsprechend kräftiger Stoffwechselreiz allgemeiner oder spezifischer Art vermittelt werden soll.

8. Klimatische und Bäderbehandlung.

Eine weitere große Heilmöglichkeit für unsere Kranken bieten die klimatischen und Bäderkuren. Eine erste wichtige Wirkung beruht schon darauf, daß die Kranken, die dorthin kommen oder geschickt werden, sich meist schon innerlich auf diese Erholungszeit eingestellt haben. Viele haben schon dafür gespart, um hier einmal sorgenfrei in schöner Landschaft ihrer Erholung sich widmen zu können. Sie bringen also günstige Voraussetzungen auch seelischer Art für einen Heilerfolg mit. Es kommt hinzu, daß heute in zunehmendem Grade der Arzt, der seine Kranken in einen Kurort weist, einen zweckmäßigen Bericht an den Kurarzt schickt, damit in richtiger Abstimmung die verschiedenen Heilmaßnahmen des Kurorts, die Festlegung der Tageseinteilung nach Badeart, Badezeit, nach Ruhe, nach Flüssigkeitsaufnahme, nach Trinkkur, nach Art des Bewegungsausmaßes bei den Spaziergängen, ja selbst die Verordnung der Art der Wege mit ihren verschiedenen Steilheitsgraden durchgeführt werden kann. Günstig ist, daß heute der Kurarzt selbst recht bewandert zu sein pflegt in dem besonderen Heilgebiet, für das der Kurort eine Heilanzeige bietet, so daß seinem Wirken zuweilen mehr Bedeutung zukommt als dem besonderen Wasser des Kurortes selbst. Es kommt hinzu, daß durch zahlreiche Prüfungen, durch sorgfältige Ausgestaltung der Orte, durch genaue Analysen der Zusammensetzung der Bade- und Trinkwasser, der Mineralquellen, aber auch der klimatischen Besonderheit des Kurortes Heilungsmöglichkeiten schon weitgehend in scharf abgrenzbaren Heilgebieten für verschiedene Krankheitsgruppen gefunden wurden, so daß viele deutsche Bäder, die die bestgepflegten der Welt sind, unmittelbar in Verbindung gebracht werden mit bestimmten Krankheiten.

So sind beispielsweise Bad Nauheim berühmt als Herzbad, Wildungen und Brückenau als Bäder für Erkrankungen der Harnwege, Reichenhall als Kurort für chronische Bronchitis und ihre Folgezustände, Bad Tölz für Gefäßkrankheiten, Mergentheim und Karlsbad für Leber- und Gallenwegserkrankungen, Wiesbaden, Kissingen für Gelenk-, Stoffwechsel- und Herzerkrankungen, in nicht minderem Grade Baden-Baden. Es kommen viele Thermen, Schwefel- und Salzbäder verschiedener Art, radioaktive Quellen, alpines, Mittelgebirgs- und Flachlandklima, Schon- und Reizklima an Süd- und Nordhängen, Binnensee- und Meerklima als Heilfaktoren in Betracht. Von der Fülle der Kurorte, bei denen auch kleine oft gleich gute Wirkung zu erzielen vermögen wie große und bekannte, ist in Nord und Süd, in Ost und West jede Auswahl möglich.

Hier sollte sich der Arzt möglichst viel Kenntnis selbst verschaffen, damit er weiß, wohin er seine Kranken schickt, eine Kenntnis, die zum Teil aus Büchern, besser durch eigenes Anschauen erworben wird.

Im einzelnen ist recht sorgfältig nach der Art des Orts, der körperlichen und auch wirtschaftlichen Lage des Kranken die Auswahl und Empfehlung des Kurortes zu treffen. Besonders verantwortlich ist dies bei Versendung der Kranken in ferne Gebiete, etwa z. B. bei Lungenkranken oder chronischen Nephritikern in das Wüstenklima von Assuan oder bei der Verordnung von längeren Seereisen, die als eine Form klimatischer Kuren betrachtet werden können. Die Erfahrungen, daß auch in verschiedenen Orten, wie im Hochgebirge so auch im Mittelgebirge wie auch im Flachland, z. B. bei der Lungentuberkulose, gleichgute Erfolge erzielt werden konnten, belehrt darüber, daß nicht nur ein einziger Heilfaktor, etwa Sonnenscheindauer oder Staubgehalt, elektrische Ladung usw. wirksam sind, sondern daß vieles zum Heilerfolg zusammenkommt. Für die vielen Kurorte und ihre immer mehr herausgearbeiteten Anzeigegebiete muß auf die speziellen Lehrbücher der Balneo- und Klimatologie verwiesen werden. Heute ist praktisch für jede Erkrankung und jeden Leidenszustand in unseren deutschen Landen ein Kurort, meist mehrere, geeignet. Die Einrichtungen daselbst sind auch zur allgemeinen Erholung ausgezeichnet, die hygienische Überwachung gut.

9. Symptomatische Behandlung.

Blutung, Bewußtlosigkeit, Vergiftung, Krämpfe, Fieber, Schmerz, Schlaflosigkeit.

Es war bisher grundsätzlich klargelegt, daß alle Behandlung einem Heilplan unterworfen ist, der nach dem Grade der Erkenntnismöglichkeit auf der Seite des Kranken und der Fähigkeit beim Arzt auf eine Beseitigung der Krankheitsursachen, eine Schonung und Kräftigung des gesamten Organismus, auf Erhöhung der Abwehr ausgeht. Es gibt aber viele Krankheiten, bei denen wir hinsichtlich der Entstehungsweise noch völlig im Dunkeln tappen. Auch sind viele Erscheinungen des Kranken oft so heftig und drohend, daß keine Zeit bleibt, mit der Hilfe erst auf eine genügende Erfassung des gesamten Krankheitsbildes und seiner Entstehung zu warten. Vollends bei ganz akuter Gefahr heißt es, zur Rettung des Lebens zuzugreifen und das bedrohlichste Symptom abzuschwächen. So sind wir immer wieder genötigt, bald mehr, bald weniger *eine Behandlung einzelner Krankheitszeichen* durchzuführen.

Im Falle einer akuten Blutung bei einem Magengeschwür ist keine Zeit mit langdauernder vorsichtiger Ernährungsbehandlung, mit Ruhe und Kräftigungstherapie, Behandlung der ganzen Persönlichkeit, ihrer Konstitution, zu verlieren; gebieterisch wird Stillung der Blutung verlangt. Bei einem Lungenödem, bei akutem Versagen des Herzens ist sofortige Beruhigung, auch mit Morphin, Aderlaß, Sauerstoffbehandlung oft dringlich und neben und auch unabhängig von jeder sonstigen auf längere Sicht eingestellten Behandlung durchzuführen.

Eine *symptomatische Therapie* hat also auch ihre großen und wichtigen Aufgaben. Nur sollte sie als Notbehelf betrachtet werden und ihre Rechtfertigung aus dem Mangel anderer Möglichkeiten vorzugsweise erhalten.

Aus der Gruppe der vielen Zeichen, die die ungeheure Fülle der Krankheitsbilder darbieten, heben sich einige Symptome besonders heraus, die oft, abgelöst von der sonstigen Behandlung, rasches Zugreifen notwendig erscheinen lassen.

Hier ist vor allem bei *Gefahr großen Blutverlustes*, besonders der inneren Verblutung, dringliche Hilfe erforderlich. Man wird den blassen Kranken völlig ruhig betten, bei Kenntnis der blutenden Stelle an den Gliedmaßen durch einen Druckverband die Blutung zu stillen versuchen. In anderen Fällen, etwa bei arteriellen Blutungen, den proximalen Abschnitt der Schlagader abbinden, bis in Ruhe die chirurgische Versorgung der Kranken durchgeführt werden kann. Freilich muß man sich bewußt bleiben, daß solche Maßnahmen wegen der schweren Ernährungsstörungen des abhängigen Körperteils nicht lange durchgeführt werden können und nach wenigen Stunden schon die Gefahr des völligen Verlustes des Gliedes unterhalb der Abbindung besteht. Bei inneren Blutungen, mögen sie im Kopf bei der Apoplexie, bei syphilitischer Gefäßerkrankung, Hypertonie oder Arteriosklerose oder auch infolge einer Blutung in ein weiches Gliom stattfinden, mögen sie durch Eröffnung eines Gefäßes in der Lunge durch einen tuberkulösen Prozeß oder durch Tumor hervorgerufen sein, mögen sie in der Leibeshöhle auf Platzen einer Magenvarice bei Pfortaderstauung, auf einer Gefäßzerreißung durch den ulcerösen Prozeß des chronischen Magengeschwürs, auf dem raschen Fortschritt eines typhösen Darmgeschwürs beruhen, bei all diesen und vielen anderen Blutungen, insbesondere auch aus den Harnwegen, wird auf die ruhig und möglichst erhöht gelagerten Körperteile eine Eisblase oder eine kühle feuchte Kompresse gelegt. Mindestens wird dadurch eine Ruhigstellung erzielt und in der Mehrzahl der Fälle meist durch reflektorische Vorgänge auch eine Gefäßkontraktion tieferer Teile. Die weitere Aufgabe ist dann, die Blutung durch chemische Einflüsse zum Stehen zu bringen. Hier ist recht wirksam die intravenöse Einspritzung von 10—50 ccm einer hypertonischen 10%igen und noch höherprozentigen Kochsalzlösung. Weniger wirksam ist Kochsalz durch den Mund gegeben in den Fällen, wo dies möglich ist. Kann örtlich eingewirkt werden, so mag auch eine Gabe von Fermenten, wie sie den Blutplättchen mit ihrer Thrombokinase eigentümlich sind, wirksam sein. Es sind das Clauden, Coagulen, Stoffe, die aufgeträufelt oder in Kompressen gebracht, sich im ganzen bewährt haben, und für die ein Versuch auch mit Einspritzung gemacht werden kann. Vor allem muß der Arzt äußerlich ruhig bei der gefährlichen Blutung bleiben. Meist bei großen Verlusten steht schließlich durch Retraktion des geschädigten Gefäßes und infolge der besonderen serösen Beschaffenheit des blutkörperchen- und blutfarbstoffarmen Blutes die Blutung von allein. Man wird darum im allgemeinen nicht gleich Reizmittel für das Herz geben, die nur geeignet sind, von neuem die Blutung in Gang zu setzen. — Vereinzelt kann man die Kontraktion der peripheren Gefäße durch zusammenziehende Mittel, nämlich Adrenalin oder Sympatol zu fördern trachten. Wegen der Gefahr der allgemeinen Blutdruckerhöhung wird erstrebt, diese Stoffe nur örtlich zur Einwirkung zu bringen. Die Mehrzahl der Blutungen sind ja zugänglich und direkt durch Tamponade zu beeinflussen, in der Nase, in der Rachenhöhle, in der Speiseröhre, im Kehlkopf, in der Luftröhre, im Enddarm.

Bei ständigem Hervorsickern seröser Blutbestandteile etwa bei der Nasenblutung ist zuweilen ein kleiner Aderlaß von 200—300 ccm, der gewissermaßen noch den Vorgang übertreibt, und der zu einer Änderung der gesamten Blutbeschaffenheit führt und eine Auspressung der Blutspeicher bewirkt, nützlich. Meist wird man davon absehen können.

Bei schwersten Blutverlusten kommt oft lebensrettend die Bluttransfusion in Betracht. Hier wird man, am besten mit dem Apparat nach Beck (s. praktische technische Anweisungen, S. 857), in dringender Not auch ohne daß erst die Blutgruppe bestimmt wird, von einem geeigneten Spender (nicht fiebernd, keine Lues) 200, besser 300 ccm und mehr Blut in den Empfänger übertragen. Erfordert die Lage möglichst baldigen operativen Eingriff, z. B. im Magen und Darm, zur Beseitigung der Ursache daselbst durch eine radikale, freilich meist verstümmelnde Maßnahme, so ist auch hier die voraufgehende Bluttransfusion die Voraussetzung für gute Aussicht, das Leben zu erhalten und durch den chirurgischen Eingriff für die Dauer zu retten.

Eine große Hilfe bedeutet auch in den Fällen bedrohlicher Blutarmut die Verbringung des ganzen Kranken in Sauerstoffatmosphäre, in ein Sauerstoffzelt oder wenigstens die Versorgung der Atemwege durch einfache Maskenatmung mit reichlichem Sauerstoff, damit das restliche Hämoglobin des Kranken unter möglichst günstigen Sättigungsbedingungen steht, vor allem aber, damit auch das Serum, physikalisch genügend mit Sauerstoff versorgt, zu seiner Verfrachtung herangezogen werden kann.

Zustände von Bewußtlosigkeit. Auch die Zustände ohnmachtsartiger Natur erfordern meist dringliches Handeln. Ihnen ist eine Beeinträchtigung des Zentralnervensystems eigentümlich, im wesentlichen bedingt durch Sauerstoffmangel desselben, wenn nicht eine besondere Vergiftung des Nervensystems zugrunde liegt. Der Kundige bekommt hier bald Übung in der Beurteilung über die Art der Bewußtseinsstörung und schweren Hinfälligkeit. Schwächliche Personen, gefäßlabile Neurastheniker neigen leicht zu Ohnmacht. Die Kranken sind blaß, haben bezeichnende, umschattete Augen und sinken um oder knicken ein. Man wird alle beengenden Kleidungsstücke namentlich am Hals beseitigen, die andrängenden neugierigen Zuschauer fernhalten, für frische Luft sorgen, den Kranken flach liegen lassen. Entsprechend den günstigen hydrostatischen Verhältnissen kommt dann der Blutumlauf im Gehirn bald wieder in Gang.

Ernster sind die Kollapszustände zu bewerten, die ja besonders bei schweren Infektionskrankheiten, bei organischen Herzerkrankungen, besonders bei Aorteninsuffizienz mit ihrer großen Blutdruckschwankung zu beobachten sind. Trifft Menschen mit einer reaktionsfreudigen Konstitution, namentlich wenn sie durch eine zusätzliche Maßnahme wie etwa eine Blutentnahme geschwächt sind, ein schweres seelisches Erlebnis, ein plötzlicher körperlicher Schmerz, ja nur eine Vorstellung davon oder eine Angst, so wird es ihnen dunkel vor den Augen, sie bekommen ein Zittern in den Knien, die Haut wird blaß, kalter Schweiß tritt auf, die Nase wird spitz, dann schwindet ihnen das Bewußtsein. Bei weiten Pupillen, bei kleinem raschen weichen Puls, ja sogar bei Pulslosigkeit pumpt das Herz zu wenig Blut, das in die großen Blutspeicher, insbesondere des Splanchnicusgebietes, versackt ist. Die Pupillen sind weit, die Atmung ist flach, beschleunigt.

Hier wird, wenn nicht bei flacher Lagerung unter den genannten Maßnahmen bald Änderung eintritt, unter Umständen Druck auf das Splanchnicusgebiet ausgeübt, z. B. auch durch Aufbinden eines Kissens auf den Leib, die Beine werden hochgelagert, vielleicht auch von den Fußspitzen herzwärts mit leichtem Druck eingebunden. Kann der Kranke schlucken — aber nur dann, damit keine Aspiration geschieht — ist ein Schluck heißer Flüssigkeit, z. B. heißen Kaffees oder Tees günstig. Durch zentrale reflektorische Erregung, durch Kitzeln, durch Vorhalten von Ammoniak oder sonst einer riechenden Substanz, durch Abklatschungen der Haut mit einem nassen Handtuch sowie Abreibungen mit reizenden Stoffen, mit Franzbranntwein, mit Spiritus ist weiterer Erfolg zu erreichen. In bedrohlichen Fällen, namentlich, wenn heißer Kaffee als beste Art der Coffeinzufuhr nicht getrunken werden kann, gibt man subcutan Coffein als Coffein salizyl. oder natrium benzoic. (0,2—0,5 g) unter die Haut. Sonst werden Kardiazol oder auch Coramin und die Campherpräparate gegeben. Das Hexeton und auch Lobelin ist besonders geeignet bei schlechter Atmung. Eine kurzfristige Darreichung kohlensaurereicher Luft, etwa aus einer Bombe Carbogen (5—7%ige Kohlensäure enthaltend), reizt dann noch besonders stark das durch solche Mittel wie Lobelin in seiner Empfindlichkeit gesteigerte Atemzentrum.

Steht eine Herzerkrankung etwa bei einem infektiösen Prozeß im Vordergrund, so müssen die Herzmittel selbst hinzugenommen werden, und zu der Campherspritze gesellt sich hier die intravenöse Strophanthineinspritzung, beim Erwachsenen nicht unter 0,3 mg, vielleicht aufgefüllt auf 10 ccm mit einer 20%igen Zuckerlösung. Erweist es sich als notwendig, bei Pulslosigkeit, tiefgesunkenem oder nicht mehr meßbarem Blutdruck gerade auf die Vasomotorenschwäche einzuwirken, so ist die Injektion einer 1⁰/₀₀igen Adrenalinlösung, $^1/_2$—1 ccm, d. h. 0,5—1 mg unter die Haut unter Umständen notwendig.

Ein dritter, nicht seltener Zustand, der rasches Handeln erfordert, ist der *Shock*. Er kommt zustande bei schweren Infektionen, insbesondere Darminfektionen, bei Hirnerschütterungen, überhaupt bei schweren Gewalteinwirkungen, bei Zuständen von Überempfindlichkeit, bei sensibilisierten Personen bei der Zufuhr oder Entstehung von Histamin oder histaminähnlichen Stoffen, bei vielen Giften, z. B. Schlangengiften, die als Capillargifte durch Lähmung der Capillaren erhöhte Durchlässigkeit verursachen. Dieselben sind diffus erweitert, blutüberfüllt, die Kranken werden cyanotisch, sehen elend und verfallen aus, die Haut wird blaß und kalt, hat einen klebrigen Schweiß. Es treten Untertemperaturen auf, der Atem wird flach, beschleunigt, auch aussetzend. Der Puls wird unfühlbar, die Pupillen sind weit. Der Kranke ist bewußtlos. Auch hier arbeitet das Herz mehr oder weniger leer. Das Minutenvolumen ist gesunken. Neben den genannten Mitteln beim Kollaps ist hier die subkutane und intravenöse Infusion von Flüssigkeitsmengen noch in Betracht zu ziehen, am besten von Ringer- oder Normosallösung. Man mag auch 5%ige Traubenzuckerlösung nehmen. Kleine Hilfen bringen auch etwa 15—20 ccm hypertonischer Kochsalzlösung oder 20—50%ige Dextroselösung. Das Wichtigste ist vor allem wieder, das Splanchnicusgebiet zur Entleerung seiner Blutspeicher zu veranlassen. — In neuerer Zeit werden auch Hormonpräparate, so Hypophysin, Pituitrin, Pituglandol u. a. empfohlen.

Beruht eine Bewußtlosigkeit auf einer *Hirnerschütterung* oder einer *Hirnblutung* durch andere Ursachen (Apoplexie), so wird am besten die Erholung von der Druckerhöhung in der festen Schädelkapsel und der Beeinträchtigung wichtiger zentraler Abschnitte abgewartet. Sind die Hirndrucksymptome bedrohlich, kenntlich am langsamen Puls, am Erbrechen, an Veränderungen des Augenhintergrundes, so vermag zuweilen wie bei allen Hirndrucksymptomen eine entlastende Punktion durch Lumbalstich oder bei Beherrschung der Technik auch durch den Occipitalstich Besserung und Rettung zu bringen. Bei großen Blutungen mit Durchbruch in den Ventrikel ist freilich meist Rettung doch nicht möglich. Solche Entlastungen müssen unter Umständen wiederholt durchgeführt werden, besonders bei entzündlichen Vorgängen an den Hirnhäuten oder bei bestimmten Tumoren mit Stauungssymptomen.

Ist die Bewußtlosigkeit erkannt als Folge einer exogenen *Vergiftung* etwa durch Kohlenoxydgas oder als Folge einer endogenen Vergiftung bei diabetischer Acidose oder urämischer Nephritis bzw. Nephrosklerose, so ist z. B. durch Verbringung in gute Luft, unter Umständen reinen Sauerstoff, oder im letzteren Falle durch Beseitigung von Giften, z. B. Auspumpen des Magens und Waschung des Darms, sofort der vergiftende Vorgang abzudrosseln und die Ausscheidung zu begünstigen. Beim diabetischen Koma wirkt die Insulineinspritzung, in dringenden Fällen sogar die intravenöse, zauberhaft. Nur muß der Arzt wissen, daß beim Diabetiker der Insulingebrauch durch Überdosierung und Blutzuckersenkung einen hypoglykämischen Zustand hervorrufen kann, der recht bedrohlich aussieht, freilich nicht so gefährlich ist. Rasche intravenöse Zuckerzufuhr wirkt hier im allgemeinen schnell bessernd.

Treten Krämpfe durch Erstickung bei Diphtherie, Fremdkörperverschluß der Luftröhre oder Durchbruch von Geschwülsten in die Trachea und durch andere Beeinträchtigungen des Gasaustausches auf, so ist schnell für freie Passage zu sorgen, durch Intubation, durch Einlegung eines Gummirohres in die Luftröhre, unter Umständen nach operativer Eröffnung der Trachea. Die Atemlähmung selbst, z. B. bei schweren zentralen Vergiftungen, z. B. Morphiumvergiftung, wird bekämpft durch kurze Kohlensäureatmung, durch Anreizung des Atemzentrums mit Lobelin (1,0 g pro Injektion), das seinerseits wieder das Atemzentrum kohlensäureempfindlicher macht.

Behandlung von Krämpfen. Zu allgemeinen Krampfzuständen gerufen, wird der Arzt am allermeisten durch ruhiges Verhalten wirken. Er wird verhüten, daß der um sich schlagende, sich schüttelnde, etwa in tonisch-klonischen Krämpfen zuckende Kranke sich an den Wänden und Gegenständen der Umgebung verletzt. Er wird ihn flach auf den Boden legen oder in ein Bett verbringen. Er wird, wenn nichts anderes vorhanden ist, ein Stück Holz zwischen die Zähne zu klemmen suchen, um Zungenbiß zu verhüten. Mit freigemachtem Hals wird man ruhig den Kranken seinen Krampf beenden lassen. Meist dauern die Krämpfe nicht sehr lange, insbesondere wenn sie organischer Natur sind. Sie wiederholen sich allerdings dann oft schnell. Bei *hysterischen* Krämpfen wird besondere medikamentöse Behandlung nicht durchgeführt. Ein Guß kalten Wassers, gegebenenfalls auch ins Gesicht, bringt hier oft rasch Beseitigung des hysterischen Schauspiels.

Beim Epileptiker sind akute Maßnahmen nicht notwendig, es sei denn, daß ein wirklicher sog. epileptischer Status eintritt. Dann sind oft starke Beruhigungs- und Schlafmittel wie Chloralhydrat und die verschiedenen Barbitursäurepräparate, ja sogar Narkosen brauchbar. Sind die Krämpfe Zeichen einer Eklampsie oder einer eklamptischen Urämie, so wird durch Lumbal- oder Occipitalstich mit Entlastung des Gehirnes und Entgiftung prompter Augenblickserfolg herbeigeführt. Im übrigen müssen alle besonderen Maßnahmen, die eine Urämie erfordert, herangezogen werden.

Bei den Krämpfen der Tetanie ist Kalkzufuhr notwendig. Hier wie bei Wundstarrkrampf selbst ist augenblicklich wirksam auch die Säuerung des Blutes etwa durch eine, in ernsten Fällen auch intravenöse Dauerinfusion von Magnesiumsulfat. Im übrigen muß dann bald die Sonderbehandlung des Zustandes einsetzen.

Behandlung des Fiebers. Nur in seltenen Fällen erfordert hohes Fieber wegen des Kräfteverbrauches des Kranken, wegen der Erscheinungen, die durch die hohen Temperaturen im Stoffwechsel und im Nervensystem und im Kreislauf hervorgerufen werden, besondere Beachtung. Es sind das jene ernsten fieberhaften Zustände längerer Dauer bei manchen Tropenkrankheiten und bei großer Widerstandslosigkeit des Kranken, bei schlechtem Ernährungszustand desselben, die eine symptomatische Bekämpfung des Fiebers erfordern. Hier geht es nicht an, die hohen Temperaturen nur als günstiges Heilsymptom, das wir zu fördern trachten sollen, gleichsam als Heilfieber anzusehen, oder gar noch wie bei der „Fieberbehandlung" (Eiweißkörper, Spirozid-, Recurrenz-, Malariaimpfung) anzutreiben. Der deutliche Beweis der Richtigkeit von solchen, ja vereinzelten Maßnahmen ist in dem unmittelbar günstigen Erfolg der Maßnahme selbst zu erblicken. Der umnebelte Typhuskranke wird nach dem Herunterdrücken der Temperatur auf etwa 38^0 und darunter wieder klar, gibt Auskunft, atmet besser, kommt zur vorher verweigerten Nahrungsaufnahme.

Solche Kranken werden durch Einschlagen in nasse Tücher für die Dauer von 5—20 Minuten abgekühlt, in anderen Fällen genügt schon ein leichter Nackenguß aus einem Wasserkrug, einer Karaffe, einer Gießkanne. Auch Kniegüsse und kalte Abreibungen sind stark wärmeentziehend. In anderen Fällen wird der Kranke, der sorgfältig nach seiner Reaktionsweise ausgewählt werden muß, am bequemsten durch Lagerung auf ein Bettuch und Einsenkung durch mehrere Hilfskräfte in ein Bad abgekühlt. Dieses Bad beginnt mit einer Temperatur von 34^0 und wird nun abgekühlt bis auf 25, ja bis auf 20^0 C. Schonend ist dabei das Eintauchen in Kohlensäurebäder, weil der Kranke hierbei nicht so leicht Kältegefühl verspürt.

Neben den physikalisch abkühlenden, wärmeentziehenden Maßnahmen treten in ihr Recht die zentral angreifenden Mittel, vor allem das Pyramidon und das Chinin unter ständiger Temperaturkontrolle, etwa zweistündigen Messungen. Soweit dies ohne Belastung des Kranken ertragen wird, soll in den besonderen Fällen das *Pyramidon* in kleinen Dosen (z. B. 0,05), am besten in Lösungen immer wieder gereicht und so über Tage hin die Temperatur z. B. unter 38^0 C gehalten werden. Es ist erstaunlich, wie gut Kranke sich hierbei fühlen, besser essen und trinken, ihre Widerstandskraft erhöhen. Freilich ist sorgfältige Pflege, Vermeidung von Schweißausbrüchen mit nachfolgenden starken Temperaturanstiegen, womöglich gar mit neuen Schüttelfrösten zu verhüten. Ist dies nicht zu verhindern, so ist die Behandlung abzusetzen. — In ähnlicher Weise wirkt *Chinin*, dem wohl nach Maßgabe seiner Wirkung bei der Malaria auch noch eine besondere antitoxische Wirkung neben einer Angriffsweise an den wärmeregulierenden Zentren des Zentralnervensystems innewohnt. Daß im übrigen der Fiebernde im gefährdeten Ernährungs- und Kräftezustand einer besonderen Ernährungsbehandlung bedarf, ist dort erwähnt. Man wird die leicht verdaulichen und verwertbaren Kohlenhydrate in flüssiger und breiiger Form, wie Fruchtsäfte, Hafersuppe, Schleimsuppe, Grieß- und Reisbrei, Puddings, leichte Mehlspeisen, Cakes, Toast neben leichten Gemüsen, Obst und Kompotten bevorzugen.

Behandlung des Schmerzes. Die Behandlung des Schmerzes, der in mannigfachster Form den Kranken belastet, soll *immer im Rahmen des gesamten Heilplanes* geschehen. Oft freilich ist dieses Signal der Erkrankung so eindringlich, so heftig, daß dem entgegengewirkt werden muß. — Bei dem *Entzündungsschmerz* von infizierten Körperteilen, kenntlich durch die alten Zeichen der Entzündung, Hitze, Röte, Schwellung, Funktionsbeeinträchtigung und eben Schmerz sehr verschiedener Färbung, drückend, anschwellend, hämmernd, schneidend, reißend, brennend, stechend usw. sind im allgemeinen feuchte Umschläge, vor allem kühle Umschläge schmerzlindernd. Man wird oft einen Mittelweg einschlagen und laue Packungen auflegen in der Form der sog. PRIESSNITZschen Packung. Bei inneren Schmerzen entzündlicher Herkunft, namentlich bei solchen des Leibes, sind feuchtwarme Aufschläge zweckmäßig. Sie wirken verteilend, entspannend, der Darm wird ruhig gestellt. Es ist dabei in den meisten Fällen nicht von besonderer Bedeutung, ob man zu dem Umschlag besondere Lösungen, etwa eine Heublumenabkochung wählt, essigsaure Tonerde oder alkoholische oder salzige Flüssigkeiten nimmt. — Ableitende Verfahren namentlich durch Einwirkung auf die HEADschen Zonen wirken oft günstig. Hier sind die Senfmehlpackungen, das Senfpflaster, Abreibungen oder Packungen mit Campherspiritus, Chloroformöl zu nennen, Pinselungen mit Jodtinktur, die früher erörterten Schröpfköpfe, Blutegel und Kantharidenpflaster zu wählen. In neuerer Zeit kommt bei einzelnen Therapeuten auch die sog. Fontanellenbehandlung (Kantharidenpflaster und anschließende Verätzung von etwa handtellergroßen Hautgebieten) in Gebrauch.

Wie der Leistungsausfall andeutet, das Symptom der „Functio laesa" zeigt, wird man den erkrankten schmerzenden Körperteil durch ruhige Lagerung, durch Schonung, durch Fixierung mit Heftpflasterverbänden, je nach der Örtlichkeit durch Einpackung in Sandsäcke ruhig stellen. Bei manchen Formen von *Kopfschmerzen* wirken Kopflichtbäder, bei wieder anderen Fußwechselbäder, Kniegüsse günstig und oft auch plötzlich. Bei Hirndruck mit quälenden Kopfschmerzen, z. B. Meningitis, ebenso wie bei Blasenüberfüllung durch Lähmung oder Entzündung oder Verlegung wirken Punktionen und Katheterismus befreiend. Bei krisenhaften Zuständen der Tabes, auch bei heftigen Schmerzen eines Magen- oder Zwölffingerdarmgeschwüres und Gelenkerkrankungen wird bei einer schulgerechten Röntgenbestrahlung oft schmerzlindernder Erfolg gesehen.

In vielen Fällen muß zur medikamentösen Behandlung geschritten werden. Hier hängt alles wieder von der Ursache des Schmerzes ab. Die rheumatischen und neuralgischen Erkrankungen werden bekämpft durch eine Fülle von Präparaten, von denen besonders die *Salicylsäure* (Aspirin, Melubrin) und das *Pyramidon* allein und in Kombination mit weiteren Präparaten des Chinins und des Coffeins zu nennen sind. Diese Präparate werden lokal durch Packungen, Einreibungen, Pflaster und Salben teilweise aufgebracht, vor allem aber innerlich gegeben. Es sind hier eine große Zahl von Präparaten noch hinzugekommen, Anilinpräparate und Phenacetin, Antipyrin, Atophan und andere. Wenn die Präparate notwendig sind, mag man sie gebrauchen. Man muß sich aber besonders beim Atophan wie bei jedem Medikament auch über seine Gefährlichkeit klar sein.

Wieder eine andere Gruppe schmerzlindernder Mittel betrifft die *krampflösenden Heilstoffe*, wie wir sie bei Koliken im Magen-Darmkanal, in den Gallenwegen, in den Harnwegen, aber auch beim Bronchialkrampf, zum Teil auch bei arteriellen Krämpfen benötigen. Hier sind das Atropin und die verschiedenen Ersatzpräparate in einer Dosis von $1/2$—1 mg deutlich wirksam.

Wohl die fürchterlichsten akuten Schmerzen werden beim Anfall von Angina pectoris empfunden. Hier bewähren sich die verschiedenen Purinabkömmlinge, Theobromin pur.

0,5, Euphyllin 0,4, Deriphyllin 0,5, Theocin 0,1, Diuretin 0,5 g gut. Außerdem sind Nitrite, Natrium nitros., auch bei anderen Gefäßkrampfen, zuweilen wirksam. In den schweren Fallen wird man das Hauptmittel zur Schmerzlinderung und zur Krampfstillung, das Morphin, nicht entbehren können.

Das *Morphium* beseitigt die Schmerzen durch seinen Angriff in der Großhirnrinde. Doch lähmt es auch weitere Zentren; insbesondere gefahrdet es das Atemzentrum. Das Morphin selbst wie die mannigfachen Ersatzpräparate erzeugen bei längerem Gebrauch leicht Sucht, besonders bei willensschwachen Menschen. Der im wesentlichen ungehinderte Ablauf der sonstigen seelischen Funktionen bei völliger Schmerzbefreiung ist in dieser Richtung sehr verderblich und jeder Arzt sollte immer und immer wieder sich die Gefahren längerdauernden Morphiumgebrauches vor Augen führen. Die gesetzlichen Bestimmungen uber Führung eines genauen Buches über Verordnung dieser Gifte von der Art des Morphiums belehren über die Notwendigkeit und den starken Mißbrauch, der durch die Unachtsamkeit der Ärzte entstehen konnte. Nie, aber auch nie sollte es dem Kranken selbst uberlassen bleiben, sich bei Bedarf eine Morphiumspritze zu geben. — Entschließt man sich im gegebenen Falle zur Anwendung dieses wunderbaren und richtig gegebenen wahrhaft segensreichen Mittels, so kann gelegentlich ein schwerer Zustand gut überbrückt werden. Am wirksamsten ist die Einspritzung unter die Haut, aber auch die Gaben durch den Mund oder den Darm bringen schmerzlindernden Erfolg. Es sind mannigfache Veränderungen des Morphins erstrebt worden. Die Wirkung ist nicht besser, meist schwächer. Recht wirksam ist Pantopon, besonders bei subcutaner und rectaler Anwendung, recht schwach meist durch den Mund gegeben. Zur Bekämpfung lästigen schmerzhaften Hustens ist das Codeinum phosphoricum zu empfehlen. — Viele Menschen sind morphiumüberempfindlich, sie kommen nicht in Entspannung und Ruhe, sondern in Erregung. Bei vielen kommt es zum Erbrechen infolge zentraler Reizung. Zuweilen kann hier eine Zugabe von Atropin dem entgegenwirken.

Von *örtlich betaubenden* Mitteln, die vorzugsweise in der Chirurgie verwendet werden, ist noch das Cocain und seine Ersatzpräparate zu erwahnen. Es ist meist entbehrlich, zumal es noch recht gefahrlich ist. Es kann durch oberflachliches Aufbringen auf die Haut und Schleimhaut, so auch auf den Magen in der Form des (nicht billigen) Anaesthesins günstig wirken.

Behandlung der Schlafstörungen. Nicht regelmäßig und nur bei Bedarf sollte der Arzt das *Symptom* eines *schlechten Schlafes* für sich bekämpfen. In erster Linie sollte das Zugrundeliegen von Magen-Darmstörungen, Blasenfüllung, Herzerkrankungen, Infekten ausgeschlossen werden. In den meisten Fallen ist eine unvernünftige Lebensweise, Gehetztsein, Zerfahrenheit oder auch Faulheit, aufpeitschendes Leben, Zufuhr von Genußmitteln die Ursache. Die Art der Lebensführung ist viel häufiger maßgebend, als allgemein geglaubt wird. Nicht wenige dieser schlaflosen Menschen wandeln die Nacht zum Tage, stürzen sich von einem Vergnügen ins andere, rauchen stark und kommen auch zu einem gewissen Alkoholismus. Dieser wieder schädigt den Kreislauf und bewirkt vermehrte Blasenfüllung des Nachts und früheres Wachwerden. Grundsatzliche Abänderung der Lebensweise mit genauen Vorschriften über Zeit, Größe und Art der Mahlzeit und der Getränkezufuhr, kurzfristige Herausnahme aus dem Beruf durch Urlaub, regelmäßige, entspannende Spaziergänge, auch systematisch gesteigerte körperliche Belastung führt oft Besserung herbei.

Zweifellos das Wichtigste ist hier die *seelische Einwirkung*. Der Kundige erlebt immer wieder, wie durch eine ruhige Aussprache, durch ein Sichausweinenlassen, durch erzieherische Hinweisungen, durch Hinlenkung auf die eigene innere Kraft, auch durch seelische, willensmäßige und ethische Kräfte überraschender Erfolg erzielt werden kann. Hier tritt die ganze Mannigfaltigkeit von Einflüssen, wie sie der Neurosenbehandlung eigentümlich ist, in ihr Recht. Manchen mangelt die Fähigkeit, sich zu entspannen, ihre Sorge einmal abzutun. Sie sind verkappte Neurotiker. Bei diesen ist oft eine Ablenkung, vielleicht auch einmal die Beseitigung stiller Hemmungen durch einen kleinen Trunk Bier oder Wein wirksam, die keineswegs getrieben werden muß bis zu jenen Dosen, die der Stammtischler oder gar der Alkoholiker zur „Bettschwere" braucht.

An sich ist der Schlaf des Menschen unerläßlich. Es kommt im einzelnen mehr auf die *Schlafmenge* als einem Produkt aus Schlaftiefe und Schlafzeit an, als auf allgemeine mehr oder weniger ausgedehnte Schlafzeiten. Es erscheint vernünftig, sich im allgemeinen wirklich nach den Tageszeiten zu richten bezüglich des Schlafes, also die Nacht auch wirklich für diesen in Anspruch zu nehmen. Im einzelnen sind die Schlafstörungen recht verschieden. Die einen können nicht recht einschlafen, andere werden nach gutem Einschlafen bald wieder wach oder wieder andere haben keinen tiefen Schlaf oder aber ihre Schlaftiefe verlagert sich in die späten Morgenstunden. Als ein Schlafmittel eignet sich wegen seines raschen Abbaus im Körper das Bromural (0,3), ferner das Phanodorm (0,2) und das Noctal (0,1). Die beiden letzteren sind bereits Barbitursäurepräparate. Recht günstig ist bei einem Erwachsenen, aber in einer Dosis von 1,0 g, Adalin, ein Bromdiäthylacetylharnstoff. Recht prompt und langdauernd wirkt Paraldehyd und Amylenhydrat. — Als Durchschlafmittel gelten im allgemeinen die Barbitursäurepräparate Veronal (0,5), Luminal u. a. Sie werden am besten heiß gelöst gegeben. Die Wirkung tritt im allgemeinen spätestens in einer halben Stunde ein. Auch Chloralhydrat 1,0—2 g und dem Sulfonal ist eine gute Wirkung zuzuerkennen, besonders dem ersteren. Bei Fiebernden sollte man das erste Mittel aber nicht gebrauchen wegen des starken Einflusses auf das Vasomotorenzentrum. Ein recht promptes Mittel unter manchen anderen Präparaten der Barbitursäurereihe (Allional, Medinal, Somnifen, Pernocton) ist das Evipan, das recht rasch abgebaut wird und keine lange Nachwirkung zeigt. — In vielen Fällen ist es zweckmäßig, gewissermaßen eine Schlafvorbereitung zu treiben durch Verbot von irgendwelchen erregenden Getränken wie Tee und Kaffee am Abend, durch Verbot anstrengender geistiger Arbeit noch in später Stunde vor dem Schlaf, durch Hinweis auf leichtverdauliche geringe Abendmahlzeit zur Vermeidung von Meteorismus. Zuweilen wirken kleine, nachmittags gegebene Beruhigungsmittel, Luminaletten, auch Brom in kleinen Dosen schlaferzeugend, oft, teilweise rein suggestiv, wirken auch einige Baldriantropfen oder eine Tasse Baldriantee, etwa kalt angesetzt und warm, aber nicht gekocht, getrunken.

Der Arzt soll wissen, daß ein großer Mißbrauch mit Schlafmitteln getrieben wird, dem eine geschäftige Industrie hier Vorschub leistet, und daß die höhere Aufgabe die Fernhaltung dieser Mittel und die Erzeugung eines natürlichen Schlafes ist. Die wichtigere Aufgabe ist in nicht seltenen Fällen für den Arzt die dringliche Abverordnung falsch gegebener oder selbst von Kranken besorgter und immer wieder genommener Mittel!

10. Medikamentöse Therapie.

Nicht ohne Absicht ist an das Ende der internen allgemeinen therapeutischen Maßnahmen die Behandlung durch *die starke Waffe der chemischen Heilmittel* gestellt. Im Bewußtsein der Stärke der Arzneiheilwirkung, der weitreichenden allgemeinen Umstellungen, Entlastungen, aber auch Antreibungen und Belastungen sollte der Arzt nur nach reiflicher Überlegung und auf Grund gesicherter Kenntnis seine Verordnung über ein Medikament geben. Er soll wissen, daß die Einführung einer Droge eine neue Aufgabe für den Körper stellt, die irgendwie, da es sich ja nicht um gleichgultige Ballaststoffe handeln soll, bewaltigt werden muß. Kommt man gut und mit schnellem Erfolg mit einfachen Heilmaßnahmen der früher erörterten Art aus, so mag man jede medikamentöse Behandlung lassen: sie vermag ja nicht mehr zu nutzen, als schon erreicht wurde. In sehr vielen Fällen freilich nützen die erörterten Maßnahmen nicht genügend, und man wird das stärkere Geschoß der Arzneiwirkung in den Abwehrkampf gegen feindliche Gewalten in den Heilplan an der richtigen Stelle einfügen.

Auf alle Falle sollte aber der Arzt nicht immer bei verschiedenen Erkrankungen gleich mit einem Medikament einspringen, wo dieses leicht zu entbehren ist. Insbesondere sollte das der junge Arzt nicht tun, da er keine Erfahrung über die Wirkung der Medikamente, ihre wechselnde Kraft bei besonderen Begleitumstanden, ihr veranderliches Ausmaß bei verschiedenen Menschen besitzt. Es haben sich in fehlerhafter Weise geradezu krankhafte Reflexe in den Vorstellungen mancher Ärzte herausgebildet, die etwa den Reaktionsverlauf erkennen lassen: Herzmuskelschwache — Digitalis, Diabetes — Insulin, Kollaps — Campher, Obstipation — Abführmittel usw. Bei den Herzkranken mit Stauungen und Ödemen wird vergessen, daß erst die Flüssigkeitszufuhr abgeriegelt werden muß durch Durst-, Obsttage, daß die erschopften Energiereserven des Herzens erst allmahlich durch strenge Ruhe und Entlastung, durch ableitende Verfahren der Entwasserung in gestufter Weise und durch ebenso sorgfaltige Übungsbehandlung wiedergewonnen und gesteigert werden können. In diesen Verordnungen wird meist zweckmaßig *auch* die Digitalisdroge als höchst wirksames Mittel, das am Herzen und in der Peripherie regulierend eingreift, mitbenutzt, wird aber nur *mitbenutzt im Rahmen aller anderen Heilanordnungen*. Wie in diesem Beispiel, so ist es praktisch in allen Fallen. Das Heilmittel spielt nur *eine*, freilich nicht unwichtige Rolle im ganzen Behandlungsplan.

Gerade durch die Anwendung der Drogen hat der Arzt im Volk immer etwas das Ansehen auch des Zauberers gehabt. Weil manche Mittel so prompt und stark wirken, ist das begreiflich. Wer nur einmal das Erlebnis gehabt hat, wie mit einer Insulinspritze ein drohender Zustand von diabetischer Acidose beseitigt wurde, wie ein in rasender Schlagfolge gejagtes Herz durch eine starke Gabe eines Glykosids (Digitalis oder Strophantin) innerhalb weniger Minuten zu ruhiger Tätigkeit gebracht wird, wird sich selbst dem Wunder solcher Wirkung nicht entziehen, die Berechtigung solchen Glaubens im Volk verstandlich finden. In der Tat ist es zu allen Zeiten und heute noch besonders bei den Naturvolkern das Bestreben, solche besonderen Mittel in der belebten und unbelebten Natur zu finden, um uberraschende Zauber- und Heilwirkung zu erzielen. *Die Heilmittel sind* hiernach durchaus *natürlichen Ursprunges* und werden zu Unrecht und durchaus einseitig in einen Gegensatz zu anderen natürlichen Heilmitteln gebracht.

Mit den Fortschritten der Wissenschaft, der besseren Beobachtung der Reaktionsweisen mit den verfeinerten Verfahren der Laboratoriumstechnik gelang es, *in durchaus natürlicher und vernunftiger Entwicklung* viele dieser Heilmittel aus dem Mineralreich und aus der Pflanzen- und Tierwelt mehr und mehr von schadlichen Ballaststoffen zu reinigen, immer scharfer und klarer schließlich das Molekül, an das letzthin die chemische Wirkung gebunden ist, herauszuarbeiten und herauszukrystallisieren. Ja, als Krone der nachschöpfenden Kraft und oft auch nicht nur der nachschöpfenden, sondern erst schöpfenden Kraft des Menschen gelang es, den wirksamen Heilstoff auch künstlich aus den Atomen aufzubauen und neue Heilmittel zu bilden. Durch willkürliche Veränderung bestimmter Gruppen der meist recht komplexen Moleküle vermochte man die eine oder andere Wirkung zu steigern, andere abzuschwächen. Es ist leicht einzusehen, daß hier noch ungeheure Möglichkeiten bereitliegen. Es tut nur not, daß mit größter Gewissenhaftigkeit und Sorgfalt diese Mittel untersucht und geprüft werden, ehe sie am Kranken für den Heilzweck zur Anwendung kommen.

An sich sind diese Arzneistoffe, wie sie unmittelbar in der Natur gefunden werden, meist schwer zu dosieren. Vom Wuchsort, von der Jahreszeit abhängig, haben die meisten Heilpflanzen einen verschiedenen Gehalt an Wirkstoffen. Es ist ein Rückschritt, dann einfach die Pflanzen zu verwerten, ohne sie auf ihren Gehalt zu prüfen. Es werden dann, ohne es zu wissen, verschiedene Mengen der gewünschten chemischen Verbindung gegeben. Jeder Stoff aber, in unvernünftiger Menge gegeben, auch die sonst harmloseste Verbindung, wie etwa Kalium, Fett oder Eiweiß als unsere Nahrungsstoffe, sie mögen pflanzlichen oder tierischen Ursprungs sein, wird dann zur Schädlichkeit, zum Gift. Die Giftfrage ist vorzugsweise eine Frage der Menge des dargereichten Arzneimittels, dessen Gabe man also genau kennen muß. Im einzelnen sind den Arzneimitteln — in der Natur wie den künstlich hergestellten — sehr verschieden starke Wirkungen eigentümlich. Es sind darum Stoffe, die schon bei geringster Gabe schwere und bedrohliche Wirkungen hervorrufen, mit Recht als Gifte gefürchtet und müssen bei ihrer Anwendung in höchst verantwortlicher Weise von einem Kenner dieser Mittel beherrscht werden. Meist wird man der gefährlichen Gifte völlig entraten können.

Bei der Arzneimittelbehandlung tut also für den Arzt die genaue Kenntnis ihrer chemischen Beschaffenheit oder wenigstens ihrer Wirkungsweise not. Er wird dann die für seinen Schutzbefohlenen und für seinen Gewichts-, Kräfte- und Reaktionszustand geeignete Menge des Arzneistoffes im Rahmen der anderen Maßnahmen heranziehen. — Immer müssen wir uns bewußt bleiben, daß der *gleichzeitige Gebrauch mehrerer Mittel* sich oft stark beeinflußt, und daß das gleiche Mittel, auch allein gegeben, abhängig ist von der ganzen Reaktionslage des Körpers, so daß es gegebenenfalls sogar zur Unwirksamkeit verurteilt sein kann, während es an anderen Tagen wirksam ist. Es ist darum notwendig, daß sich jeder Arzt bei Gebrauch fertiger Präparate der zum Teil sehr geschäftigen Arzneimittelindustrie stets Rechenschaft gibt über den tatsächlichen Inhalt und die Menge des Wirkstoffes im Präparat, das er verordnet. Es ist zu fordern, daß genau und verläßlich und überprüft der Arzneimittelgehalt auf den Flaschen, Rollen, Packungen der pharmazeutischen Fabriken angegeben ist. Wegen der Fülle der Heilmittel, die ja meist auf einzelne Grundstoffe zurückgehen, sollte der Arzt, vor allem der junge Arzt, selbst durch Rezeptverordnung auf Grund seiner Kenntnisse die Arznei verschreiben. Er weiß dann, was er gibt. Er ist auch noch zu einer besonderen Überlegung und Überprüfung seines Arzneiheilweges gezwungen. Der gute Arzt kann heute den größten Teil der viel zu zahlreichen Fabrikpräparate entbehren und durch geeignete Rezeptur Besseres erreichen. Es ist im Hinblick auf die Gefährlichkeit mancher Stoffe, auf die Inanspruchnahme und Verantwortlichkeit gerade auch des vielbeschäftigten Arztes durchaus zu raten, daß er nicht immer nur rein aus dem Kopf die Dosen, namentlich der starkwirkenden Arzneistoffe hinschreibt, sondern diese ruhig auch in Gegenwart des Kranken aus dem gedächtnistreuen Rezeptbuch überprüfend herausnimmt. Wer so verfährt in der Darreichung seiner Arzneimittel, wird auch fernbleiben von einer Überschüttung des Körpers mit chemischen Verbindungen. Es ist unverantwortlich und aufs schärfste zu verurteilen, wenn ohne genaue Kenntnis und Beobachtung des Kranken etwa mit verschiedenen Mitteln im raschen Wechsel ohne klares Ziel eine Mißbehandlung getrieben wird, der freilich durch übereifrige Arzneimittelreklame aus allen Lagern, durch ungünstige Aufklärung der Laienkreise und durch die Fülle und Mannigfaltigkeit der oft dem Arzt geradezu aufgedrungenen Mittel Vorschub geleistet wird.

Eine besondere Form der arzneilichen Behandlung ist die Behandlung nach den Gesichtspunkten der *homöopathischen* Lehre. Diese gründet sich im wesentlichen auf zwei Betrachtungsweisen, erstens nämlich auf die Ähnlichkeitsregel, wonach das Krankheitsbild, die einzelnen Symptome des Kranken ähnlich denen sein müssen, die die Vergiftung durch das Arzneimittel etwa beim Gesunden hervorruft, und zweitens auf die Anschauung, daß der kranke Organismus für das „ähnliche" Mittel immer eine erhöhte Empfindlichkeit besitzt. Die Homöotherapie benutzt daher gleichartige Mittel wie die sonstige Arzneimittellehre, nur in sehr starker Verdünnung, oft in ungeheuer starker Verdünnung. Es ist nirgends überzeugend dargetan, daß grundsätzlich diese Prinzipien durchweg Geltung für alle Kranken beanspruchen können, noch auch, daß die Erfolge dieser Behandlung besser seien. Zu ihren Gunsten kann nur sicher gesagt werden, daß der Leitsatz, nicht zu schaden, freilich meist gewahrt sein dürfte. Bei großer Gefahr muß der Arzt, der sich nicht in vorgefaßten Bindungen festlegt, alle Waffen, unter Umständen auch scharf geschliffene heranziehen, und er wird also auch oft in starker Weise, also mit hohen Dosen im Einzelfalle dem Kranken zu helfen suchen. Es bedarf für den Einbau der homöopathischen Heilregeln in das Gesamtgebäude der Medizin, insbesondere einer rationalen und lehrbaren Medizin, noch weiterer Prüfungen, bei denen es auch als ein Vorteil bewertet werden kann, daß alle Erfahrungen der Homöopathie sich vor allem von der Beobachtung am Menschen und weniger vom Tierversuch ableiten. Es sollte aufhören, diese Behandlungsweise noch dogmatisch in den Gegensatz zu anderer arzneilicher Behandlungsweise zu stellen. Nur Forschungsarbeit tut not.

Es bedarf guter Einsicht in die Krankheitsentstehung, in die anatomischen Verhältnisse und veränderten physiologischen Abläufe, in die Lehren der Pharmakologie, Toxikologie und Serologie und vor allem auch einer guten Beobachtungsgabe und Erfahrung, um wirklich erfolgreich mit Arzneimitteln zu behandeln. Es ist keineswegs so, daß ein irgendwie im Krankheitsablauf auftretendes Symptom zu bekämpfen ist. Es entspricht dies ja vielfach einer Heilbestrebung des Organismus. Man wird dieses gegebenenfalls unterstützen.

Der Durchfall bei einer Magen-Darminfektion ist durchaus als natürliche Heilbestrebung zu deuten und wird anfangs zur Herausschaffung der Gifte, der Erreger entzündlicher Produkte zweckmäßig von uns unterstützt. Wir werden hier, solange nicht Gegengründe, etwa die Gefahr der Wasserverarmung und allgemeiner Entkräftung, Kreislaufschwäche, zentralnervöse Erregungen Einhalt gebieten, sogar künstlich noch mit Abführmitteln behandeln und nicht etwa mit Opiumtinktur und anderen Mitteln den Darm ruhigstellen. — Wir werden beim Husten eines Kranken mit eitriger Bronchitis diesen Vorgang der Herausbeförderung schädlichen Inhalts unterstützen durch Darreichung von verflüssigenden Mitteln. Wir werden ursächlich gegen die Infektion zu wirken trachten. Wir werden aber nicht, wenn nicht eine besondere Anzeige dazu vorliegt, den Husten unterbinden. Auf diesem Gebiet ist alle wahrhafte Kunst und ein verdienter Erfolg abhängig vom Wissen und Können des Arztes. Er darf nicht töricht und feindlich natürliche Heilbestrebungen unterdrücken, er wird diese unterstützen, er wird aber ebenso zuweilen Symptome, die sich als feindlich darstellen, systematisch angreifen. — Er wird bei bedrohlicher Herzinsuffizienz wenigstens einmal in 24 Stunden für Ruhe sorgen unter Umständen unter Heranziehung *narkotischer Mittel*. Er wird dem grellen, kräfteverbrauchenden Schmerz eines Angina pectoris-Anfalles, einer frischen Pleuritis Rechnung tragen, nicht anders, als wie der Morphiumgebrauch beim frischen Knochenbruch, bei einer Zertrümmerung oder dgl. nur als lindernd und heilsam betrachtet werden kann.

Bei der Art der Mittel ist der Grundsatz gut, bei gleicher Wirksamkeit das ungefährlichere vor dem stark eingreifenden Mittel zu verwenden. Bei einer chronischen Darmentzündung wird man ein Adsorbens wie die Tierkohle oder Tonerde eher verwenden als Adstringentien (Tanninverbindungen u. a.) und als Desinfizientien. Im einzelnen ist immer auch hier abzuwägen.

Ob man in fester oder flüssiger Form das Heilmittel gibt, ist nicht entscheidend. Den natürlichen Zugangsweg durch den Mund wird man im allgemeinen bevorzugen, doch darf nicht außer acht gelassen werden, daß z. B. bei Herzmuskelschwäche infolge der Leberstauung dabei oder bei anderen Stauungszuständen im Pfortadergebiet gerade die Aufnahme der Stoffe vom Magen und Darm her erschwert ist und im einzelnen der Arzt dann gar nicht weiß, wieviel wirksame Substanz in bestimmter Zeit in den Kreislauf aufgenommen wird und am Wirkungsort sich durchsetzen kann. Hier ist dann die Einbringung der Stoffe durch den Mastdarm oder auch durch die Einspritzung unter die Haut, in den Muskel, ja in das venöse Blut selbst je nach Art des Mittels, seiner Verträglichkeit, seiner Aufsaugungsfähigkeit angezeigt. Für einzelne Mittel kommt auch die Einführung durch die Schleimhaut der Nase und durch Inhalation in die Bronchien und die Lunge in Betracht, insbeondere für die gasförmigen Heilmittel (Kohlensäure, Narkotica). Die *wahllose* Zufuhr von Mitteln durch Einspritzungen ist stets zu vermeiden und nur geeignet, die wunderbare Möglichkeit, bei einem geeigneten Kranken durch eine intravenöse Gabe des Mittels kritische Wendung und Rettung zu erzielen, in Verruf zu bringen. Jede Spritze, die der Arzt gibt, insbesondere jede intravenöse oder intralumbale erfordert eine besondere Anzeige zu dieser Maßnahme. Vielleicht ist es gut, wenn sich hier jeder Arzt stets fragt, ob er sich diese Spritze bei gleicher Lage jetzt auch geben würde. Auf alle Fälle bedeutet es eine gewaltige, wahrhaft zauberhafte Möglichkeit, daß der Arzt bei einer intravenösen Darreichung weiß, daß er wirklich in den Kreislauf zur Verfrachtung an die gewünschte Stelle in genau bestimmter Form einen wirksamen Stoff einbringen kann. Aber gerade wegen dieses Wissens ist größte Vorsicht geboten. Auch ist freilich zu beachten, daß z. B. für die Leber es richtiger ist, auf natürliche Weise über die Pfortader vom Darm her die Stoffe zuzuführen und der mißbräuchlichen Anwendung intravenöser Gaben zum Zwecke einer Leberbehandlung, die also in erster Linie über die Arteria hepatica erfolgen würde und demnach in geringer Weise das Parenchym dieser Drüse erreicht, zu steuern.

Bei der einzelnen Verordnung soll der Arzt sich noch richten neben der Notwendigkeit der Verordnung auch nach der Möglichkeit der Beschaffung. Da bei der Lenkung großer Teile des Volksvermögens durch die ärztliche Hand dieser der Gemeinschaft und seinem Schutzbefohlenen mitverantwortlich ist, muß er über die Wirtschaftlichkeit seiner Verordnungen sich Rechenschaft geben. Hierfür sind auch gesetzliche Bestimmungen maßgebend. In unserem Lande wird man sich nach den Arzneiverordnungsbüchern der deutschen Arzneimittelkommission im ganzen richten. Im einzelnen gibt es noch Anweisungen seitens der Kassen und anderer Versicherungsträger und Richtlinien für wirtschaftliche Verordnungsweise. — Das Bewußtsein darf den Arzt nicht verlassen, daß entgegen der herrschenden Unsitte und dem unnötigen und oft schädlichen Übergebrauch an Arzneimitteln durch Sparsamkeit dem Kranken und der Gemeinschaft stark genützt werden kann.

D. Technische Anweisungen.

Wie bei chirurgischen Eingriffen ist einwandfreie Asepsis bei allen Eingriffen wie Punktionen oder Einspritzungen notwendig. Nadeln, Kanülen, Spritzen werden sterilisiert entweder im Dampfsterilisator oder in der Praxis draußen durch einfaches Auskochen in Wasser mit etwa 2—3% Soda. Das Aufbewahren der Spritzen geschieht entweder in sterilem Mull, verschlossenen sterilen Metallkästen oder in 70%igem Alkohol. Zur Vermeidung von Reizerscheinungen an der Haut beim Einstich ist es notwendig, daß die Spritze entweder völlig trocken ist oder vorher mit sterilem frisch ausgekochtem Wasser durchgespritzt ist. Grundsätzlich wird vor einem Einstich die Haut sorgfältig gereinigt, gegebenenfalls z. B. beim Suboccipitalstich sogar freirasiert. Abgerieben wird mit Alkohol (70—100%ig), mit Äther, auch Benzin. Ein Anstrich mit Jodtinktur ist dann meist entbehrlich.

1. Punktionen.

a) Venenpunktion (vgl. auch Bild auf S. 858).

Mit mittelstarker bis starker Kanüle je nach Zweck wird in der Längsrichtung die Nadel durch die Haut in die Vene eingestochen. Es ist vor jedem Einstich darauf zu achten, daß die Kanüle durchlässig ist, durch einmaliges Hin- und Herbewegen des Spritzenkolbens in der aufgesetzten Spritze. Zuweilen wird vergessen, den Mandrin aus der Kanüle vorher herauszuziehen. Bei den schräg abgeschliffenen, ja etwas ausgehöhlt abgeschliffenen Nadeln ist immer das Spitzenende beim Einstich der Haut zugekehrt zu nehmen.

Die Venen werden gestaut durch Blutdruckmanschette, einfache Binde, ein um den Arm gedrehtes Handtuch, das gegebenenfalls der Kranke zu zweckmäßiger Ablenkung selbst hält, durch umgeklammerten Gummischlauch oder auch nur durch den Druck einer den Oberarm umfassenden Hand. Bei sehr schlechten Venen besonders bei Fettleibigen ist oft ein Unterarmbad einschließlich des Ellbogens in heißem Wasser von etwa 42° C mit anschließendem kräftigen Abfrottieren zweckmäßig. Auch kräftiges Öffnen und Schließen und Drücken der Hand bei gleichzeitiger Stauung am Oberarm läßt die Venen besser hervortreten.

Geschieht die Venenpunktion zum Zwecke des *Aderlasses*, so ist es zweckmäßig, vorher die möglichst nicht zu dünne Kanüle mit etwas sterilem Campheröl durchzuspritzen. So gut wie sicher ist dadurch vorzeitige Gerinnung zu verhüten. Gelingt die Blutabnahme nicht an der gestauten Stelle der Ellenbeuge durch Punktion, so ist nach den Grundsätzen der Chirurgie Freilegung und Eröffnung der Vene für den Aderlaß notwendig. Der Verschluß geschieht dann bei aseptischem Vorgehen durch Hautnaht und Druckverband.

b) Lumbalpunktion.

Lumbalnadeln stets vor dem Einstich darauf prüfen, ob der Mandrin genau paßt, ob bei den Nadeln, die am Ende einen Hahn zum Abstellen des abtropfenden Liquors besitzen, sich dieser auch gut dreht, ob das Ansatzstück für Messung des Liquordruckes gut ist, das freistehende Nadelende eingepaßt ist. Empfehlenswert ist auch die Wechselkanüle, die das Nachsickern des Liquors verhindert und damit die zum Meningismus führenden Reizerscheinungen verringert.

Der Kranke wird in Seitenlage möglichst nahe dem Bettrand gehalten. Die Knie werden dem Kinn zu angezogen, der Kopf nach vorn gebeugt, so daß ein möglichst ausgewölbter Rücken entsteht. Eine Hilfsperson sorgt für Beibehaltung der Lage. Bequemer ist die Punktion im Sitzen bei starker Beugung des Kopfes nach vorn. Nach sorgfältiger Reinigung der Haut, Desinfektion mit Alkohol (zuweilen auch Jodanstrich) und nach Reinigung der Hände des Arztes, am besten nach Anziehen steriler Gummihandschuhe, wird die Punktion durchgeführt. Bei sehr empfindlichen Kranken Lokalbetäubung der Haut durch Einstich mit sehr feiner Nadel und Einspritzung von 1—2%iger Novocainlösung. Unter gleichzeitigem Druck auf den Spritzenstempel wird dann der Weg in die Tiefe bei Verbrauch von höchstens 2 ccm der anästhesierenden Lösung unempfindlich gemacht.

Die Nadel wird eingestochen meist zwischen 3. und 4. oder 4. und 5. Lendenwirbel in der Mittellinie senkrecht zur Rückenfläche (s. Abb. 2). Zuweilen muß der Einstich auch einen Zwischenwirbelraum höher durchgeführt werden. Der 4. Lendenwirbel wird gefunden durch eine Verbindungslinie der höchsten Punkte der Crista iliaca. Beim Vordringen in die Tiefe wird die Spritze etwas kopfwärts gerichtet. Stößt man auf Knochen, wird die Nadel einige Millimeter zurückgezogen und mit leichter Veränderung wieder vorgeschoben. Beim Durchdringen durch die Dura mater fühlt man meist ein gewisses Nachgeben eines leichten Widerstandes. Nach Herausziehen des Mandrins tropft oder fließt Liquor cerebrospinalis ab. Sofort Ansetzen des Steigrohres meist mit Schlauchverbindung, Druckmessung, Beobachtung der Schwankungen des Liquorstandes in Abhängigkeit von Atmung und Pulsen. Liquor langsam abtropfen lassen in sterile Reagensgläschen oder Schälchen für die Untersuchungen. Im allgemeinen nur wirklich notwendigen Liquor ablassen, möglichst nicht mehr

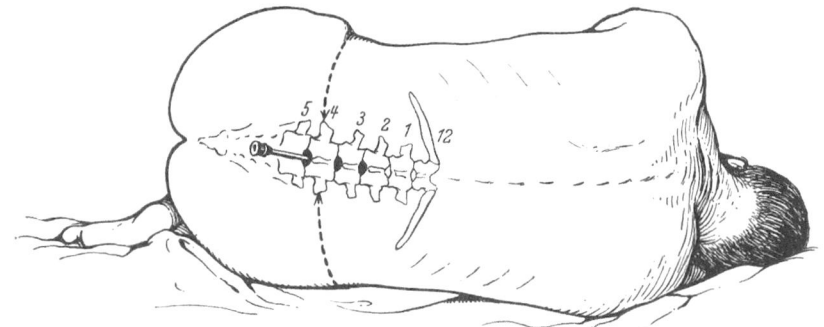

Abb. 2. Lumbalpunktion. Die meist gewählten Einstichstellen sind schwarz gezeichnet (vgl. Text S. 847).

als 30 ccm, bei therapeutischer Punktion auch wesentlich mehr. Der Kranke bleibt nachher flach liegen.

Bei starkem Meningismus Eisblase, Gaben von Salicyl, 5—10 ccm hypertonischer Kochsalzlösung intravenös. Narkotika sind meist entbehrlich.

Gelingt die Punktion nicht, so kann ein Einstich wiederholt werden, etwa 1 cm seitlich der Mittellinie in gleicher Höhe des ersten Versuches. Die Nadel wird dann median und kopfwärts gehalten, so daß sie etwa in der Mittellinie in einer Tiefe von etwa 5—7 cm beim Erwachsenen durchschnittlichen Gewichtes in die Dura eindringt. Ist zu tief gestochen worden, so braucht die Kanüle nur etwas zurückgezogen zu werden, der Mandrin muß nur immer wieder herausgenommen bzw. herausgelassen werden.

Bei intralumbaler Einspritzung ist das Vorgehen das gleiche, nur läßt man möglichst ein wenig mehr Liquor abtropfen, als der einzuspritzenden Luftmenge oder Serum oder sonstiger Flüssigkeit entspricht. Die Einspritzung erfolgt mit gut aufpassender Spritze langsam ohne jeden Druck. Bei auftretender Bradykardie, Verfall, Atemstörungen, sonstigen Schwächezuständen kurz warten mit der weiteren Einspritzung und dann diese vollenden oder ganz aufhören.

c) Suboccipitalstich.

Grundsätzlich sollte die Zysternenpunktion nur durchgeführt werden von Ärzten mit genügender Vorübung. Die Punktion ist als gefährlich zu betrachten, obwohl sie ohne Notwendigkeit der Aufnahme ins Krankenhaus durchgeführt werden kann. Genaue Indikation ist wichtig. Diese ist gegeben, 1. wenn Lumbalpunktion besonders schwierig, nicht ausführbar ist oder der Lumbalpunktionsbefund nicht verwertbar ist, z. B. bei blutigem Liquor spinalis.

2. Zu therapeutischen Maßnahmen bei entzündlichen Vorgangen an Hirnhauten.
3. Für die Zwecke der *Myelographie* und Ventrikulographie.

Die *Gegenanzeige* ist gegeben bei Verdacht auf cerebellare und medulläre Tumoren, bei abnormen Schadelgestaltungen, bei schwerer, auch cerebraler Arteriosklerose.

Gerat: mittelstarke glatte Nadel mit kurzer Spitze. Ein steriles Korkstuck markiert die Länge für den Erwachsenen bei 5 cm fur ein Urteil, wie weit man eingestochen hat. Der Kranke sitzt. Der Kopf wird (s. Abb. 3) leicht gebeugt gehalten. Meist ist es notwendig, den Kranken etwas auszurasieren. Nach sorgfältiger Desinfektion mit Alkohol wird an der Einstichstelle die Nadel eingeführt.

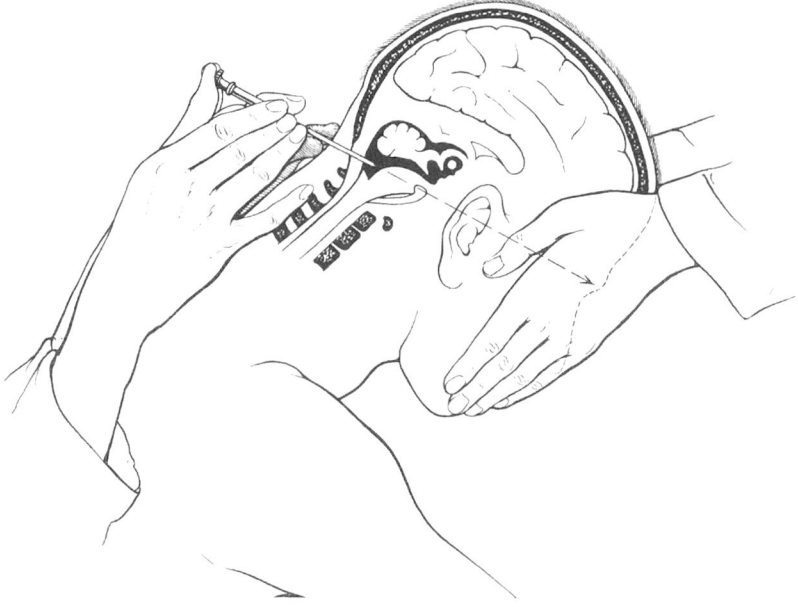

Abb. 3. Suboccipitalstich.

Die Einstichstelle wird bestimmt durch Abtastung der Protuberantia occipitalis externa und des Dorns des Epistropheus. In der Mitte zwischen diesem Epistropheusdorn und dem oberhalb in der Mittellinie fuhlbaren untersten Knochenrand der Hinterhauptschuppe wird genau in der Mittellinie schrag aufwarts mit der Zielrichtung (s. Abb. 3) etwa in der Richtung der Nasenwurzel oder noch hoher eingestochen. Die Nadel trifft dann haufig auf die Hinterhauptschuppe. Nunmehr Senken der Spitze bis zum Aufhoren des Knochenwiderstandes. Die vorwartsdringende Nadel uberwindet jetzt einen meist deutlich fuhlbaren elastischen Widerstand seitens der Membrana atlanto-occipitalis in 4—5 cm Tiefe, zuweilen aber schon bei 3 cm, besonders bei Kindern. Hier pflegt die Nadel meist selbst zu halten, auch wenn man sie losläßt. Tropft der Liquor nunmehr nach Herausziehen des Mandrins nicht ab, so kann vorsichtig mit der Spritze mit einem gut passenden Conus eingesaugt werden. Grundsatzlich in einer solchen Tiefe nur ganz langsam und vorsichtig millimeterweise vorgehen und immer wieder mit Ansaugen auf Liquorabfluß prufen. Nach der Punktion wird die Nadel nicht zu rasch herausgezogen und mit einem kleinen sterilen Pflaster die Stichwunde verschlossen. Der Patient braucht anschließend nicht flach zu liegen.

d) Pleurapunktion.

Gerät: Mittellange Nadeln und 5—20 ccm große Spritzen zum Ansaugen. Für eine anzuschließende Entleerung größerer Flüssigkeitsmengen ist recht brauchbar eine Rotantaspritze. Brauchbar ist für längeres Absaugen auch der POTINsche Topf (s. Abb. 4) (auch mit doppelt durchbohrtem Stopfen), der eine Öffnung für den Sog der Luftpumpe, eine andere für einen Anschluß an die Punktionsnadel bzw. den Punktionstroikart hat. Beide Zufuhrwege in das Gefäßinnere sind verschließbar. Das Glasgefäß ist graduiert. — An die Punktionskanüle muß durch gutsitzenden Conus ein Schlauch angeschlossen werden können, dessen unteres Ende ein kleines Glastrichterchen trägt, das in das mit etwas Wasser gefüllte Sammelgefäß eintaucht. Die Leitung von der Kanüle bis zum Auffanggefäß ist mit sterilem Wasser oder Ringerlösung gefüllt. Erwartet man eitriges, dickflüssiges Exsudat, z. B. bei interlobären Empyemen oder Abscessen, so sind entsprechend dickere und auch längere Kanülen zu wählen.

An die Probepunktion wird häufig gleich die volle Entlastung angeschlossen. Bei Über-

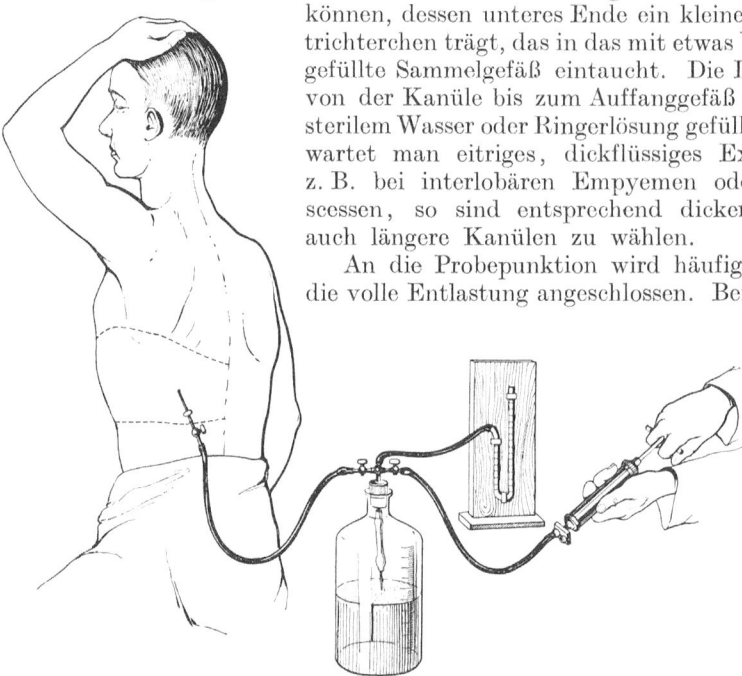

Abb. 4. Pleurapunktion.

druck läuft das Exsudat zunächst von selbst ab, oder aber man setzt gleich die wassergefüllte Schlauchleitung an und läßt durch Heberwirkung das Exsudat ablaufen. Zuweilen kann der Schlauch auch von der Pleurahöhle her gefüllt werden durch Husten oder Pressen des Kranken.

Die Punktionsstelle muß sorgfältig gesucht werden. Es ist ratsam, nicht, etwa aus hydrodynamischen Gründen, an der untersten Stelle einer Dämpfung zu punktieren, besonders nicht bei Zwerchfellnähe. Besser sind Stellen etwas oberhalb der niedersten Dämpfungsgrenze. Bei Mißerfolg muß weiter gesucht und gegebenenfalls an verschiedenen Stellen probepunktiert werden zum Aufsuchen etwa abgekapselter Exsudate.

Nach Desinfektion der Punktionsstelle durch Abreiben mit Alkohol entweder Lokalanästhesie oder Vereisung mit Chloräthylspray. Meist ist beides nicht notwendig. Die Spritze wird rasch vom oberen Rand einer Rippe eingestoßen. Meist füllt sich beim Eindringen in ein Exsudat die Spritze leicht schon bei geringem Ansaugen mit Flüssigkeit. Man wird bei der anschließenden Entlastungspunktion meist mit Hilfe der liegengebliebenen Nadel vor allem den Überdruck beseitigen. Tritt starker Unterdruck ein bei der Zuhilfenahme der Heberwirkung oder des Sogs der Spritze oder eines evakuierten (POTINschen) Topfes, so wird durch Einblasen der Luft, die oft von selbst bei freigelassener Kanülenöffnung eingesaugt wird, ein gewisser Druck im Brustraum wieder hergestellt. Grundsätzlich sollten gegen auftretende Kollapszustände Analeptika, Kardiazol, Coffein, Campher, auch Strophanthin, griffbereit sein. Anstechen einer am unteren Rand der Rippe verlaufenden Intercostalarterie wird sich wohl immer vermeiden lassen. Bei sehr unruhigen Kranken oder bei sehr starkem Hustenreiz sind Gaben von Codein, ja Morphin vor oder bei der Punktion notwendig.

Dauerabfluß aus dem Pleuraraum: Der Kranke wird so gelagert, daß am besten der Arm der kranken Seite etwas nach aufwärts gehoben und gelegt wird. Der Oberkörper ist erhöht. Nach Desinfektion erfolgt lokale Betäubung durch infiltrierte Novocainlösung mit Adrenalinzusatz. An der Stelle der vorausgehenden Probepunktion wird ein dicker Troikart mit Abschlußhahn kräftig eingestoßen. Der meist dreieckig zugeschliffene Mandrin wird aus der Hülse zurückgezogen, und nun wird durch die Kanüle ein passender Gummikatheter eingeführt. Über diesen eingeschobenen Katheter wird die Hülse herausgezogen, und der nun gut liegende Gummischlauch wird mit Pflasterstreifen an der Haut befestigt. Durch eine Sicherheitsnadel, die durch den Schlauch gestochen wird, läßt sich ein Hineinrutschen in den punktierten Raum verhüten. Der Katheter wird durch Glasverbindungsstücke mit dem Auffanggefäß verbunden. Oft ist Erzeugung von Unterdruck notwendig, bei eitrigen Vorgängen häufige Spülung durch das Drainrohr. Manchmal ist Wechsel des Drainrohres nach chirurgischen Grundsätzen notwendig.

e) Perikardpunktion.

Bei halbsitzender Lagerung des Patienten wird in oder etwas außerhalb der Mammillarlinie oder am linken Rand der verbreiterten relativen Dämpfung im 5.—6 Intercostalraum mit einer langen, nicht zu dünnen Nadel eingestochen. Der Durchtritt der Nadelspitze durch das Perikard macht sich durch einen kleinen Widerstand bemerkbar; befindet sich die Nadelspitze am Herzen, so fühlt man deutlich dessen Pulsationen. Ist der Perikarderguß sehr groß und findet sich, was dann meist der Fall ist, auch in der Pleurahöhle ein Erguß, so können beide Punktionen miteinander kombiniert werden: Einstichstelle links hinten in der Skapularlinie und Absaugen des Pleuraergusses (s. Pleurapunktion); dann tiefer einstechen in der oben geschilderten Weise in den Herzbeutel. Am zweckmäßigsten ist für die Entleerung des Herzbeutels die Absaugung des Exsudats mittels Spritzenaspiration; steht keine Hahnkanüle zur Verfügung, so kann der Kanülenansatz mit dem Finger nach dem Absetzen der Spritze verschlossen werden. Bei langsamem Absaugen können auf diese Weise unbedenklich 500 ccm und mehr abgesaugt werden. Bei Zwischenfällen unterbricht man die Punktion und gibt Analeptica und Cardiaca. Das Eindringen geringer Mengen von Luft in den Herzbeutel ist ohne Belang; Lufteinblasungen (Pneumoperikard) werden aus therapeutischen Gründen, z. B. bei einer trockenen Perikarditis oder auch bei einer wäßrigen Perikarditis, nach Absaugung des Exsudats zur Verhinderung von Verwachsungen zwischen Herz und Herzbeutel (Concretio pericardii) verwandt.

f) Bauchpunktion.

Vorbereitung. Lagerung des Kranken in bequemer halb sitzender Stellung nahe dem linken Bettrand, nachdem die Harnblase entleert wurde (evtl. durch Katheterismus). Hautdesinfektion des linken Unterbauchs mit Alkohol (70%) oder Jodtinktur. Aufsuchen der Punktionsstelle in der RICHTER-MONROEschen

Linie (Verbindungslinie des Nabels mit der Spina iliaca anterior superior sinistra) im 3. äußeren Viertel, um einen Anstich der Arteria epigastrica zu vermeiden, die am äußeren Rand des Musculus rectus abdominalis verläuft. Vorbereitung für Zwischenfälle (Schwäche, Ohnmacht, Kollaps).

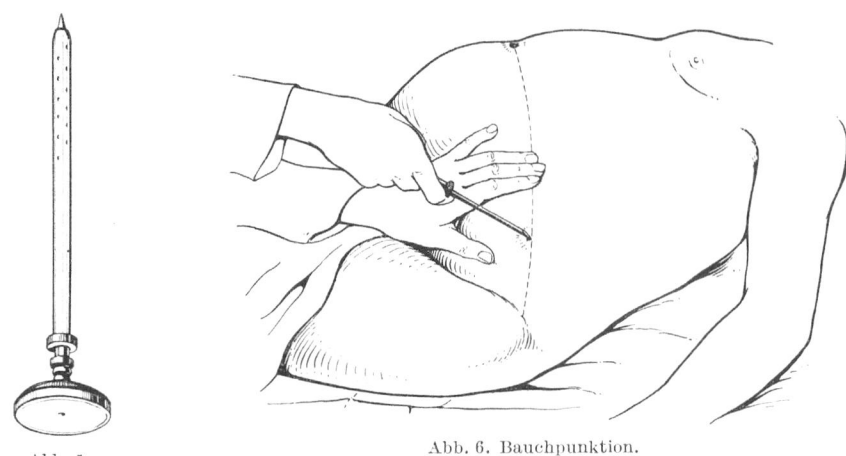

Abb. 5.   Abb. 6. Bauchpunktion.

Ausführung. Lokalanästhesie mit Novocain-Adrenalin (1 ccm einer 1—2%-Novocainlösung) mit anschließender Probepunktion. Punktion an der gleichen Stelle mit einem mittleren Hahntroikart, auf den nach Zurückziehen des Stiletts

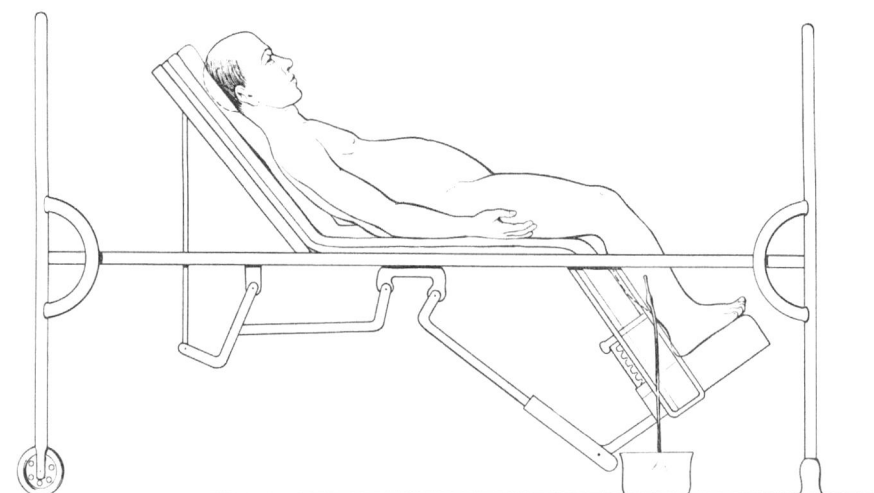

Abb. 7. Hautpunktion.

und Hervorströmen des Ascites ein Heberschlauch gesteckt wird. Langsames Ablassen der Flüssigkeit und Auffangen derselben in einem graduierten Glasgefäß. Es können unbedenklich große Flüssigkeitsmengen (bis zu 10 Liter und mehr) langsam abgelassen werden. Zum Schluß vorsichtiges Auspressen mit der Hand, um eine möglichst vollständige Entleerung zu bewirken. Nach Entfernung des Troikarts nochmalige Desinfektion der Stichstelle und Verschluß durch komprimierenden und hautzusammenziehenden Tampon-Heftpflasterverband, evtl. Naht; Nachsickern von Flüssigkeit unbedenklich. Kompressionswickel um den ganzen Leib.

g) Hautpunktion.

Es wird am besten mit Kanülen von der Art der Abbildung (s. Abb. 5) bei starker Wassersucht, die auf die gewöhnlichen entwässernden Maßnahmen nicht weicht, vorzugsweise in den abhängigen Teilen, besonders an den Unterschenkeln die Haut und das subcutane Gewebe entlastet. Große Vorsicht ist wegen der prallen Spannung der Haut und zuweilen vorhandener Hautrisse und der dadurch bedingten Infektionsgefahr notwendig. Die Hautröhrchen werden mit Troikart eingestochen, dann mit Heftpflasterstreifen befestigt, der Troikart herausgezogen und die Ödemflüssigkeit durch einen mit sterilem Wasser vorgefüllten Schlauch mit Auslauftrichterchen in ein Auffanggefäß abgeleitet (s. Abb. 7). Man läßt die Ödemflüssigkeit über 24 Stunden, aber auch länger, bis zu 3 Tagen, abtropfen. Auf diese Weise können zuweilen viele Liter abgeleitet werden.

Sehr zweckmäßig ist, wie in der Abb. 7 angedeutet, die Lagerung des Kranken in einem sog. Herzbett, bei dem für die erforderliche Bequemlichkeit und je nach Wunsch der Oberkörper bequem aufgerichtet und die Beine in beliebigem Grade gesenkt werden können. Für die Punktion wird eine bequeme, fast sitzende Haltung mit Abstützung durch Kissen gewählt. Die punktierten Beine werden mit sterilen Tüchern u. dgl. bedeckt.

2. Magensondierung.

Die Magenaushebung bzw. -spülung geschieht durch einen etwa kleinfingerdicken, unten verschlossenen und seitlich gefensterten Gummischlauch, der dem Kranken unter abwechselnden Schluck- und tiefen Atembewegungen in sitzender Stellung oder in Seitenlage (jedenfalls bei seitwärts gedrehtem Kopf, um Aspiration von Erbrochenem zu vermeiden) eingeführt wird. Bei komatösen Patienten muß ein Kiefersperrer verwandt werden, um ein Schlauchdurchbeißen zu vermeiden; bei unruhigen Patienten drückt man die Zunge mit dem mit einem Metallschutz bekleideten Finger herunter, um so den Magenschlauch einführen zu können. Durch Vorwärtsbeugen und Pressen auf den Bauch entleert sich der Magen. Die Spülungen werden so vorgenommen, daß man auf den Magenschlauch einen mit einem Trichter armierten zweiten Schlauch mittels eines passenden Ansatzstückes aufsteckt und in den Trichter die zur Magenspülung zu verwendende Flüssigkeit (nicht mehr als $1/2$—1 Liter auf einmal) körperwarm eingießt. Durch Senken des Trichters erhält man die eingegossene Flüssigkeit wieder zurück. Auf diese Weise können mehrere Liter den Magen passieren und ihn von Speiseresten und in Selbstmordabsicht genommenen Arzneimitteln befreien. Bei Säure- oder Laugenverätzungen ist die Magenspülung, wenn überhaupt durchführbar, nur mit größter Vorsicht wegen der Perforationsgefahr anzuwenden; meistens genügen hier chemische Gegenstoffe.

3. Zwölffingerdarmsondierung.

Hierzu wird ein etwa 150 cm langer Gummischlauch mit 2 mm lichter Weite verwandt, dessen Länge von 5 zu 5 cm markiert ist, und dessen Anfang eine Metallolive, die mehrfach gelöchert ist, trägt. Behelfsmäßig kann auch ein gewöhnlicher Schlauch zu dieser Sondierung verwandt werden, bei dem man sich vorher 40, 70 und 80 cm markiert, um so die Lage des Sondenknopfes an der Kardia, im Bulbus und im Duodenum feststellen zu können. Steht ein Röntgenapparat zur Verfügung, so geschieht am zweckmäßigsten hiermit die Kontrolle der Lage des Sondenknopfes. Ist der Schlauch 40—50 cm tief eingeführt (s. Magensondierung), so lagert man den Patienten flach auf die rechte

Seite mit angezogenen Beinen und mit etwa 30 cm erhöhtem Fußende des Bettes; letzteres kann am zweckmäßigsten durch Holzklötze, Fußbank oder Bettfahrer geschehen. Jetzt läßt man den Patienten den Schlauch langsam weiter schlucken, und zwar mit einer Geschwindigkeit von 5 cm pro 10 Minuten. Ist der Sondenknopf ins Duodenum eingetreten, so fließt jetzt alkalischer Darmsaft von gelber Farbe (Galle) ab. Beim Aufrollen des Schlauches im Magen wird dieser wieder bis 50 cm herausgezogen, worauf der Patient ihn erneut in dem angegebenen Tempo schluckt.

Die Duodenalsondierung dient sowohl diagnostischen wie therapeutischen Zwecken. Einmal kann Aufschluß über den Fermentgehalt des Pankreassaftes, die Besiedlung des Dünndarmes mit Bakterien und die Gallenzusammensetzung erhalten werden, wobei die Entleerung der Gallenblase durch Eingießen von Magnesiumsulfatlösung (20 ccm einer 20%igen Lösung) oder Olivenöl oder subcutane Hypophysininjektion geprüft werden kann (kenntlich an dem Ausfluß von tiefdunkler Galle). Auch die Stelle eines blutenden Ulcus kann durch diese Sondierung festgestellt werden, indem man bei langsamem Weiterschlucken kleine Saftmengen aspiriert und mittels der Benzidinprobe auf okkultes Blut untersucht. Schließlich dient die Sonde zu einer Dauerernährung beim Vorliegen von schlecht heilenden Ulcera, Pylorospasmus usw.; hierbei wird der Schlauch am zweckmäßigsten durch die Nase eingeführt; diese transduodenale Ernährung geschieht natürlich mit einer calorisch ausreichenden flüssigen Nährlösung, die man mittels eines Irrigators langsam körperwarm einfließen läßt.

4. Rektoskopie.

Das Instrument besteht aus einem 30—40 cm langen, mit Handgriff versehenen Rohr, in das sowohl ein Lichtträger sowie ein conusartiger Verschluß des Rohranfanges (Obturator) eingeführt werden kann. Nach vorheriger Darmsäuberung mittels Einläufen wird das gefettete, mit dem Obturator versehene Instrument dem Patienten in Knie-Ellenbogenlage eingeführt, bis der Sphincter passiert ist. Hierauf zieht man den Obturator heraus, steckt den Lichtträger ein und schiebt den Tubus evtl. unter leichtem Drehen bei dauernder Augenkontrolle in Richtung des Darmlumens vorsichtig und, ohne Gewalt anzuwenden, vor. Gleichzeitig orientiert man sich über das Aussehen der Schleimhaut und achtet auf Schwellungen, Geschwüre, Eiter usw. Gelingt es nicht, das Rohr im Darmlumen hinaufzuschieben, so hilft man sich durch Ausweitung des Darmes mittels Lufteinblasung; liegt ein Carcinom vor, so verzichtet man auf die weitere Einführung des Rektoskops, da hierbei leicht Perforationen vorkommen können. Zur Überwindung der Flexur ist eine gewisse Erfahrung in der Rohrführung notwendig. Beim Herausziehen des Instrumentes hat man nochmals Gelegenheit, die ganze bislang passierte Darmschleimhaut zu besichtigen.

5. Blasenkatheterismus.

Hierzu werden Instrumente verwandt, deren vordere Öffnung sich dicht unterhalb der verschlossenen Spitze befindet. Sie sind entweder weich, halbstarr oder starr. Ihre Spitze kann zylindrisch, konisch, geknöpft, ein- oder zweimal leicht abgewinkelt sein. Die Dicke der Katheter wird nach der CHARRIÈRE-Skala bestimmt, wobei z. B. Nr. 21 einer Katheterdicke von 7 mm entspricht (CHARRIÈRE-Zahl dreimal so hoch als wirkliche Katheterdicke). Die Sterilisierung der starren Metallkatheter oder der weichen Gummikatheter geschieht durch Auskochen; die halbstarren Katheter aus Seidengespinst werden durch Formalindämpfe (Aufbewahren in einem verschlossenen Glasgefäß) keimfrei gehalten. Die Harnröhrenmündung wird vor dem Katheterismus mit Sublimattupfern gereinigt. Die Katheter werden vor dem Einfuhren mit sterilem Öl oder mit Katheterpurin gleitfähig gemacht.

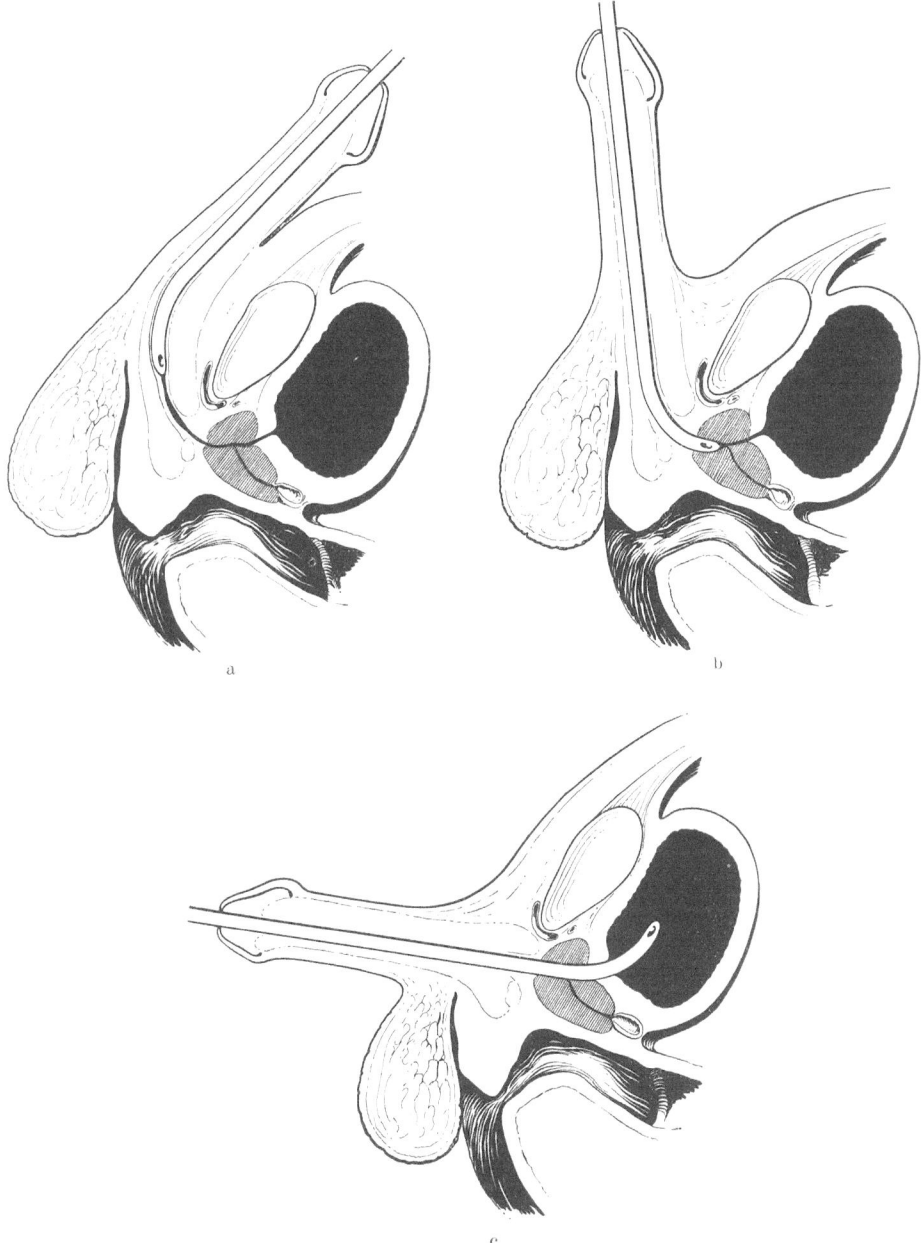

Abb 8a—c. Blasenkatheter.

Beim Manne geschieht der Katheterismus folgendermaßen: 1. Verwendung von halbstarren und weichen Kathetern. Der Operateur steht an der linken Seite des Kranken, der flach mit etwas gebeugten und gespreizten Beinen liegt. Zur Einführung wird der Penis mit der linken Hand senkrecht hochgehoben und die Katheterspitze in die Harnröhrenmündung mittels einer Pinzette langsam eingeschoben. Bei Kathetern mit abgewinkelter Spitze ist darauf zu achten, daß die Schnabelspitze immer der oberen Harnröhrenwand zugekehrt bleibt. Die Pars membranacea urethrae macht sich durch einen mäßigen Widerstand bemerkbar, der auf leichten Druck überwunden werden kann. Die Lage der Katheterspitze in der Blase wird durch Ausfließen des Harns kenntlich.

2. Verwendung von starren Kathetern. Lagerung des Kranken und Stellung des Arztes wie oben. Der Katheter wird zur Einführung waagerecht gehalten, wobei die gekrümmte Katheterspitze nach unten zeigt. Jetzt wird der Penis mit der linken Hand über den Katheter nach oben herübergezogen, wobei die Katheterspitze bis vor die Pars membranacea urethrae gelangt. Die weitere Einführung geschieht nun so, daß das Katheterende langsam nach oben, schließlich weiter in derselben Bewegungsrichtung nach unten geführt wird (s. Abb. 8c), wodurch die Katheterspitze in die Blase gelangt.

Bei der Frau ist der Blasenkatheterismus ohne Schwierigkeit auszuführen, da die Harnröhre kurz und gerade verläuft. Man verwendet hierbei meistens Glaskatheter, die leicht auskochbar sind. Die Säuberung der Harnröhrenöffnung sowie die Einführung geschieht wie oben geschildert.

Das Ablassen einer stark gefüllten Harnblase erfolgt wegen Blutungsgefahr sehr langsam; gewöhnlich läßt man in einer Sitzung niemals mehr als einen Liter heraus.

Zur Vornahme einer Blasenspülung ist ebenfalls der Blasenkatherismus notwendig. Nach Ablassen des Harns aus der Blase wird der Katheter mittels eines Gummischlauches entweder mit einem Trichter oder einem Irrigator verbunden, der die körperwarme Spülflüssigkeit enthält bzw. in den dieselbe hineingegossen wird. Nach Hineinlaufenlassen von etwa 100—300 ccm der Spülflüssigkeit läßt man die Blase sich wieder entleeren, wobei auch eine manuelle Expression erlaubt ist. Die Blasenspülungen werden so lange fortgesetzt, bis die auslaufende Flüssigkeit klar bleibt. Als Spülflüssigkeiten werden isotonische Kochsalz-, 3%ige Borsäure-, $^1/_2$—2%ige Arg. nitr.-, 0,1%ige Permanganat-, 1—5%ige Targesinlösungen (näheres s. spezieller Teil) verwandt.

6. Darmeinläufe.

Gerät. Ein Irrigator oder großer Trichter, Schlauchverbindung, ein Darmrohr oder ein ziemlich starker Katheter, der in den Mastdarm eingeführt wird. Zweckmäßig ist für Tröpfcheneinlauf Einfügung eines Tropfenzählers in die Schlauchverbindung vom Vorratsgefäß zum Darm. Das Mastdarmrohr aus Gummi ist etwa 30—40 cm lang, hat meist zweiseitige Öffnungen.

Beim Einlauf am besten linke Seitenlage mit etwas erhöhtem Gesäß. Selten ist Knie-Ellenbogenlage notwendig. Das Mastdarmrohr wird gut eingefettet mit Öl oder Salbe und langsam etwa 10 cm tief eingeschoben. Nach Anschluß des Irrigatorschlauches läßt man langsam von einer Höhe von 1—1$^1/_2$ m die Flüssigkeit (physiologische Kochsalzlösung, Ringerlösung usw., Wasser, Öl) einlaufen, im allgemeinen 1 Liter in 4—5 Minuten. Bei Abflußbehinderung wird der Druck durch Erhöhung des Irrigatorgefäßes erhöht, auch wird das Mastdarmrohr ein wenig verschoben nach vorne oder auch nach rückwärts. Nach dem Einlauf Entfernung des Rohres. Der Kranke nimmt dann Rückenlage ein. — Wird längeres Verweilen der Flüssigkeit im Darm erstrebt, so läßt man langsamer und unter niedrigerem Druck körperwarm einlaufen. — Bei Nährklistieren, bei Verweilklistieren läßt man kleinere Mengen eintropfen. Die Tropfenzahl wird bestimmt mit Hilfe einer Schlauchklemme oder einem in die Schlauchleitung eingeschalteten Zwischenstück mit Hahn. Als Klistierflüssigkeit kommt Wasser allein oder als Kochsalzlösung, auch mit Glycerinzusatz, Kamillentee, Salbeitee, körperwarme Öle, flüssiges Paraffin in Frage. Medikamente werden häufig zugesetzt (Gummi arabicum, Opiumtinktur, Extr. Belladonnae, Protargol, Dermatol, Tierkohle usw.). (Nährklistiere s. im speziellen Teil.)

7. Einspritzungen.

Bei Einspritzungen sich immer klar machen, daß die Körperbedeckung durchbohrt wird und nicht wie sonst vorgebildete Öffnungen zur Einführung von Stoffen benützt werden. Jede Einspritzung bedarf einer Indikation dazu.

a) Subcutan. Desinfektion der Haut, dann Emporheben einer Hautfalte. In das Dreieck zwischen dem Gipfel der Hautfalte und den von da ausgehenden beiden Hautfalten bis zur Unterfläche der Haut wird mit kurzem Ruck die möglichst dünn zu wählende Nadel eingestoßen. Vor der Einspritzung noch einmal Ansaugen, damit nicht zufällig die Nadelspitze in einem eröffneten Gefäß liegt, dann langsam einspritzen.

b) Intramuskulär. Am besten sitzt der Arzt. Der Kranke steht mit dem Rücken ihm zugewandt vor ihm möglichst entspannt. In den äußeren oberen Quadranten der Glutäalmuskeln wird eingespritzt. Die Spritze mit nicht zu kurzer Nadel wird am besten wie eine Lanze zwischen Daumen und Zeigefinger der rechten Hand genommen und senkrecht in einem Stoß bis in die lockere Muskulatur vorgetrieben. Dann Ansaugen zur Klarstellung, ob etwa die Nadelspitze in ein Blutgefäß geraten ist; dann langsam Einspritzen der Lösung. Achtgeben auf Schmerzhaftigkeit für den Fall, daß die Nadel einen Nervenast getroffen hat. Wegen des kräftigen Fettpolsters besonders beachten, daß nicht eine subcutane Injektion gemacht wird. Nach Herausziehen Verschluß mit Tupfer und Heftpflaster.

c) Intravenös. Die Einspritzung erfolgt am häufigsten in die Ellenbeugenvene. Bequeme Lagerung des gestreckten Armes auf Kissen. Stauung wie bei Venenpunktion. Nach dem Einstich der Nadel durch die Haut bis in die Vene erst Blut in die Spritze eintreten lassen und nun nach Abnahme der Stauung langsam Einspritzen ohne Luftblasen. Zum Schluß mit Tupfer bei noch liegender Kanüle Druck auf das proximale Stück der Vene, Herausziehen der Kanüle. Leichter Druckverband mit Heftpflaster.

d) Intrakardial. Dicht am linken Brustbeinrand im 4. oder 5. Rippenzwischenraum wird rasch eingestochen. Nach Eintreten des Blutes in die Spritze Injektion der Lösung (Adrenalin, Sympatol, Kardiazol usw.). Strenge Indikation notwendig, meist Indicatio vitalis.

8. Bluttransfusion.

Gruppenbestimmung von Spender und Empfänger. Zusammensetzung der steril gemachten Teile des BECKschen Transfusionsapparates, der hauptsächlich in internen Abteilungen wegen seiner einfachen Handhabung und Umgehung der Venenfreilegung verwandt wird, bei strenger Wahrung der Sterilität. (Eine Eichung der durchgetriebenen Kubikzentimeter Flüssigkeit pro Umdrehung ist vor Inbetriebnahme und Sterilisation des Apparates vorzunehmen.) Füllung des gesamten Schlauchsystems mit steriler physiologischer Kochsalzlösung (s. schematische Darstellung auch für die weiteren Ausführungen) durch entsprechende Stellungen des Vierweghahns. Bequeme Lagerung von Spender und Empfänger. Einstechen der Transfusionskanülen in die gestauten Venen von Spender (Stauung durch die Manschette des Blutdruckapparates) und von Empfänger und Anschluß der Schläuche an die Kanülen. Bei Stellung des Vierweghahns in

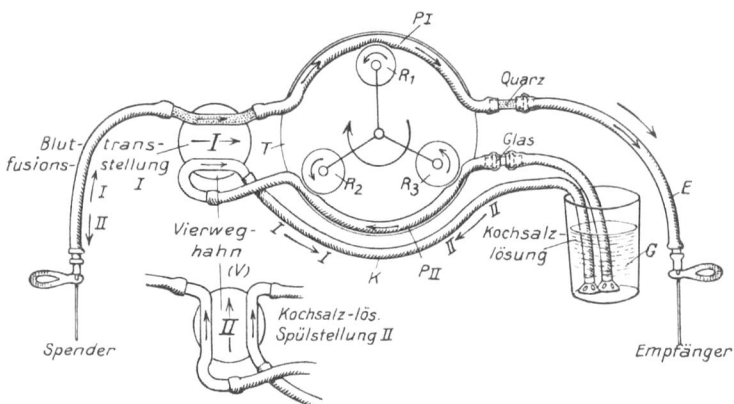

Abb. 9. Schematische Darstellung des Bluttransfusions-Apparates nach BECK.

Zeichenerklärung: Vierweghahn (V) I in Transfusionsstellung, II in Spülstellung. T Trommel, an deren Innenwand die beiden Pumpschläuche (Blutpumpschlauch PI und Kochsalzpumpschlauch PII) durch 3 Rollen (R_1, R_2, R_3) angepreßt und damit bei Drehung des Rollensystems in Uhrzeigerrichtung ausgedrückt werden. G Glasgefäß mit steriler physiologischer Kochsalzlösung. K Kochsalzspülschlauch. — Bei Vierweghahnstellung I (Transfusionsstellung) wird durch Drehung des Rollensystems Blut im Blutpumpschlauch PI vom Spender zum Empfänger gedrückt, während durch den Kochsalzpumpschlauch PII Kochsalzlösung aus dem Glasgefäß G angesaugt und durch den Kochsalzspülschlauch K wieder zurückgedrückt wird. Bei Vierweghahnstellung II (Spülstellung) wird durch Drehung des Rollensystems einmal Kochsalzlösung aus dem Glasgefäß G angesaugt und durch den Schlauch PI in die Empfängervene gepreßt, das andere Mal Kochsalzlösung durch den Schlauch PII in die Spendervene gedrückt. (Beachte die durch die Pfeile angegebene Flußrichtung.)

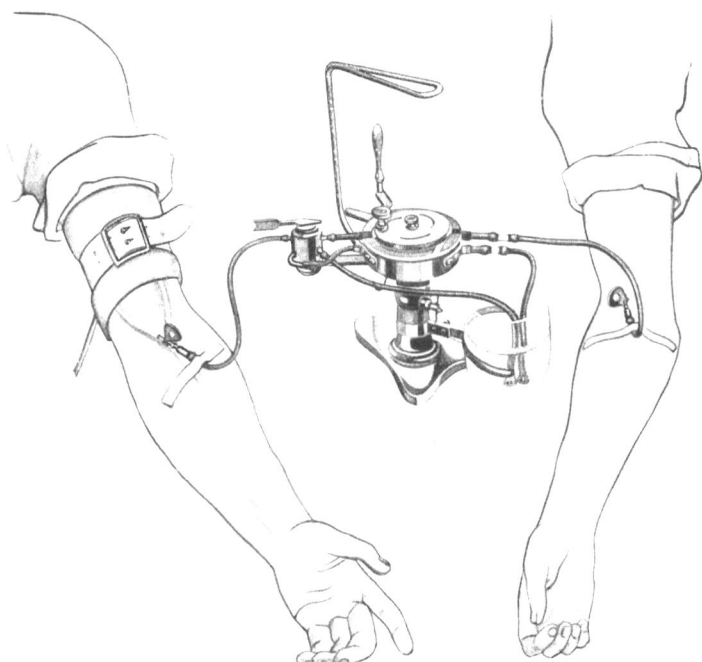

Abb. 10. Bluttransfusion mit dem Transfusionsapparat nach BECK.

Spülstellung (II) werden mehrere Umdrehungen der Kurbel ausgeführt, wodurch Kochsalzlösung in die Venen von Spender und Empfänger gedrückt wird und eine Kontrolle der richtigen Lage der Venenkanülen vorgenommen werden kann.

Dann Vierweghahn in Transfusionsstellung (I) und Ausführung von 2—3 Umdrehungen (Umdrehungstempo der Kurbel 1—1$^1/_2$ Sekunden pro Umdrehung); hierdurch wird eine kleine Menge Blut transfundiert. Darauf Spülstellung des Vierweghahns (II) und Ausführung von 5—7 Umdrehungen, einige Minuten Warten. Erneute Transfusion von etwa 15 ccm Blut und Kochsalznachspülung; beide 2—3mal mit einer Wartezeit von mehreren Minuten nach der Kochsalzspülung durchgeführt, wodurch der sog. biologischen Probe Genüge getan ist. Hierauf Ausführung der eigentlichen Transfusion, die zweckmäßig bei jeden 100 ccm herübergedrückten Blutes unterbrochen wird, um das Schlauchsystem und die Kanülen mit Kochsalzlösung durchzuspülen. Je nach der Anämie des Empfängers werden 100—800 ccm Blut transfundiert. Nach Entfernung der Venenkanülen Pflasterverschluß der Stichstellen.

9. Infusion.

a) Subcutan. Vorratsgefäß, am besten oben durch mehrfach durchbohrten Stopfen abgeschlossen, zur Not Irrigatorgefäß, mit sterilem Mull bedeckt. Der Ablauf geschieht durch Gummischlauch mit angeschlossener Infusionskanüle. Die Flüssigkeit (RINGER-Normosallösung — möglichst nicht sog. physiologische Kochsalzlösung —) wird in das subcutane Gewebe infundiert. Die Außenseiten der Oberschenkel, das Unterhautgewebe in der Gegend der Musculi pectorales und an der seitlichen Bauchgegend sind geeignete Injektionsstellen. Wölbt sich die Haut stärker vor und tritt schmerzhafte Spannung ein, wird die Infusion eine Weile unterbrochen, dann wieder fortgesetzt.

b) Intravenös. Meist genügt bei Mengen bis zu 50 ccm die intravenöse Einspritzung mit einer großen Rekordspritze. Bei langdauernder Infusion wird die intravenös eingeführte Nadel in der Ellenbeuge mit Heftpflasterstreifen befestigt. Diese ist über ein Ansatzstück mit einem Schlauch verbunden, der zum Vorratsgefäß führt. Die Kanüle soll nicht zu dünn sein. Am besten vorher einmal mit sterilem Campheröl durchspritzen, um Gerinnung durch etwa eintretendes Blut zu verhindern. Die Infusion kann fast immer percutan vorgenommen werden. Selten ist Freilegung der Venen notwendig. Besondere, abgestumpfte Infusionskanülen wie bei der Bluttransfusion sind nicht notwendig. Bei über viele Stunden hin erfolgenden Tröpfcheninfusionen ist die Temperatur der Lösung (möglichst körperwarm) zu berücksichtigen, ein Tropfenzähler zweckmäßig einzuschalten oder mit der Uhr die Einflußgeschwindigkeit zu beaufsichtigen. Häufig ist bei den Schwerkranken Lagerung des Armes in gutgepolsterter Schiene und Festbinden darin notwendig. Auf alle Fälle ist zu beachten, daß keine Luft in die Kanüle eintritt und Luftembolie hervorruft.

Literatur.

BOTTENBERG, H.: Biologische Therapie des praktischen Arztes. München: J. F. Lehmann 1936.

DIETRICH u. KAMINER: Handbuch der Balneologie, medizinischen Klimatologie und Balneographie. Leipzig: Georg Thieme 1924.

GOLDSCHEIDER, A.: Therapie innerer Krankheiten, 2. Aufl. Berlin 1931. — GUMPRECHT, F.: Die Technik der speziellen Therapie. Jena: Gustav Fischer 1906.

HOFFMANN, F. A.: Vorlesungen über allgemeine Therapie. Leipzig: F. C. W. Vogel 1892.

KREHL, L. v.: Entstehung, Erkennung und Behandlung innerer Krankheiten. Leipzig: F. C. W. Vogel 1931.

LEWIS, TH.: Herzkrankheiten. Berlin: Julius Springer 1935.

STRASSER, KISCH u. SOMMER: Handbuch der klinischen Hydro-, Balneo- und Klimatotherapie. Berlin-Wien: Urban u. Schwarzenberg 1920.

VON DEN VELDEN, R. u. P. WOLFF: Handbuch der praktischen Therapie. Leipzig 1926.

WEIZSÄCKER, V.: Ärztliche Fragen. Studien zur Pathogenese. Leipzig: Georg Thieme 1935.

Sachverzeichnis.

A. basilaris, Aneurysma der II 557.
Abortiva, Vergiftung mit II 755.
Absceß, subphrenischer I 837.
—, — und Cholecystitis I 942.
—, Terpentin- I 177.
Absencen II 671.
Acetessigsäure II 155.
Achylia gastrica I 739.
— — und Anämie I 740, II 289.
— —, Avitaminose bei I 707.
— — und Cholecystopathie I 929.
— — und Fäulnisdyspepsie I 775.
— — und Gastroenteritis I 777.
— —, Histaminprobe bei I 741.
— — bei Magencarcinom I 744.
— — bei perniziöser Anämie I 740, II 297.
— — nach Ruhr I 259.
— —, Therapie I 741.
Aconitinvergiftung II 755.
Acusticus, Störungen des II 488.
ADAM-STOKESscher Anfall I 370, 412.
ADDISONsche Krankheit II 241.
— —, Anämie bei II 312.
— —, Hypotonie bei I 441.
— —, Magersucht bei II 145.
Addisonismus und chronische Gastroenteritis I 780.
Aderlaß, Technik II 814.
Adermin II 107.
Adiadochokinese II 493.
Adipositas s. a. Fettsucht.
— dolorosa II 131, 135.
Adrenalin II 239.
—, Kreislaufwirkung I 355.
Adrenalinversuch bei Zwillingen I 61.
Aerophagie I 764.
Äthervergiftung II 749.
Agglutination bei Bacillenruhr I 261.
— bei BANGscher Krankheit I 256.
— bei Fleckfieber I 297.
— bei Maltafieber I 254.

Agglutination zur Serodiagnostik I 150.
— bei Tularämie I 304.
— bei Typhus abdominalis I 245.
Aggravation, Beurteilung II 722.
— und Hysterie II 719.
Agnosie, optische II 513.
—, taktile II 513.
Agranulocytose I 675, II 679, 318.
—, Stomatitis bei I 663.
Agraphie II 519.
Akarina I 830.
Akrocyanose I 460.
Akromegalie II 226.
Aktinomykose I 272.
—, Knochen- II 426.
— der Leber I 922.
— der Lunge I 623.
— des Magens I 761.
Albuminurie bei Diabetes mellitus II 159.
—, febrile I 72.
—, gutartige II 45.
— bei Lipoidnephrose II 73.
— bei Nierenkrankheiten II 44.
—, orthostatische II 45.
—, Therapie II 66.
Aleukie II 310.
Alexie II 514.
Alkaliverigiftung II 735.
Alkaloidvergiftung II 751.
Alkalose des Blutes II 475.
— der Nierenkranken II 49.
Alkaptonurie II 178.
Alkohol und Hepatopathie I 882.
— und Lebercirrhose I 906.
Alkoholismus II 748.
Alkoholvergiftung II 748.
Allastrim I 200.
Allergie I 151.
— und Asthma bronchiale I 504.
— und Durchfall I 771.
— und Gastritis I 735.
— und Gastroenteritis I 777.
— und Immunität I 155.
— und Infektionskrankheiten I 128.
— und Konstitutionstherapie II 805.

Allergie, Lokalreaktionen bei I 154.
— und Lungentuberkulose I 565.
—, Überempfindlichkeit und I 153.
— und Vererbung I 64.
Alterskrankheiten I 13.
Alveolarluft, Zusammensetzung I 327.
Alveolarpyorrhöe I 664, 672.
AMBARDsche Konstante II 57.
Ameisensäure zur Reizkörpertherapie I 177.
Aminosäuren und Leber I 861.
Aminurie II 179.
Amnesie II 513.
Amputationsneurom II 451.
Amyloidleber I 912.
Amyloidmilz II 356.
Amyloidniere II 75.
— pseudoleucaemica infantum II 302.
Anämie, achlorhydrische I 740, II 289.
—, alimentäre II 287.
— bei Ankylostomiasis II 291.
—, aplastische II 309.
—, — symptomatische II 312.
—, Arsentherapie II 292.
— bei BANGscher Krankheit I 255.
—, Blei- II 304.
—, Eisenmangel- II 287, 289.
—, Eisentherapie II 292.
—, Erythroblasten- II 304, 308.
—, hämolytische kongenitale II 304.
—, — erworbene II 308.
—, —, Knochenmark bei II 278.
—, —, konstitutionelle II 304.
—, —, symptomatische II 309.
—, hyperchrome II 266, 294.
—, — bei Sprue I 782.
—, —, Therapie II 292.
— bei Infektionskrankheiten II 291.
— bei Knochenmetastasen II 431.

Anämie, Kugelzellen- II 304.
— bei Lebercirrhose I 909.
— bei Magenerkrankungen II 303.
— bei Myxödem II 198.
— bei Pellagra II 302.
— nach Röntgenbestrahlungen II 785.
— bei Sprue II 303.
— bei Tumoren II 292.
— bei Urämie II 52, 292.
— bei Wurmkrankheiten I 820, II 291, 303.
— durch γ-Strahlen II 312.
—, perniziöse II 295.
—, — und Achylie I 740.
—, — und Bothriocephalus latus I 821.
—, —, Knochenmark bei II 278.
—, — bei Magencarcinom I 746.
—, —, Myelose bei II 619.
—, —, Pathogenese II 299.
—, —, Therapie II 299.
—, posthämorrhagische II 285.
—, Schwangerschafts- II 303.
—, Sichelzellen II 304, 308.
—, Ziegenmilch- II 302.
Anämien, hypochrome II 285.
Anamnese, Allgemeines I 24.
—, Schema der I 27.
Anaphylaxie I 153.
—, lokale I 128.
— und Serumkrankheit I 171.
Androsteron II 251.
Aneurysma s. bei den einzelnen Gefäßen.
—, arteriovenöses der Hirnarterien II 538.
— bei Endocarditis lenta I 386.
Angina agranulocytica I 675, 679, II 318.
— catarrhalis I 674.
—, chronische I 676.
—, Komplikationen I 678.
— lacunaris I 674.
— Ludovici I 666.
—, Monocyten- I 675, II 317.
— pectoris s. a. Coronarinsuffizienz.
— — bei Aorteninsuffizienz I 399.
— — und Coronarinsuffizienz I 412.
— — bei Hypertonie I 439.
— — bei Mitralstenose I 403.
— — und ROEMHELDscher Symptomenkomplex I 414.
— — subdiaphragmatica I 839.
— — vasomotorica I 423.
— phlegmonosa I 674.

Angina Plaut-Vincent I 676.
—, Scharlach- I 192, 194, 677.
—, Seitenstrang- I 677.
— septica I 676.
— tonsillaris I 672.
— typhosa I 236.
Angioma cavernosum II 550.
Angioneuropathien I 459.
Anguillula intestinalis I 830.
Anilinvergiftung II 746.
Anisocytose II 266, 286.
Ankylostoma duodenale I 826.
— —, Anämie bei II 291.
Anorexie und Magersucht II 143.
Anosmie II 481.
Anthrakosis der Lunge I 551.
Antikörper und Immunität I 144.
Antikörperreaktion, heterophile II 318.
Antipyretica I 179.
Anurie II 48.
— bei Lebererkrankungen I 863.
— bei Nephritis II 64.
— bei Quecksilbervergiftung II 76.
—, reflektorische II 90.
— bei Stauungsleber I 342.
Aolan zur Reizkörpertherapie I 176.
Aorta, Isthmusstenose I 401.
—, Röntgenuntersuchung I 376.
—, Windkesselfunktion I 433.
Aortenaneurysma I 450.
—, Behandlung I 451.
—, Rekurrenslähmung bei I 486.
Aorteninsuffizienz I 395.
— und Aortenlues I 448.
—, Röntgenbild I 398.
Aortenlues I 448, 451.
Aortensklerose I 444.
Aortenstenose I 400, 401.
Aortenton, zweiter klingender I 399.
Aortitis luetica I 448, 451.
Apästhesie II 463.
Aphasie, amnestische II 518.
—, Leitungs- II 522.
—, motorische II 521.
—, sensorische II 520.
—, Total- 522 II.
Aphthae epizooticae I 663.
Apoplexie II 533.
— bei Lues II 630.
—, meningeale II 538.
—, posttraumatische Spät- II 543.
Appendicitis, akute I 787.
—, — und Peritonitis I 834.
—, Therapie I 791.
—, chronische I 790, 792.
Appetit, Störungen I 659.

Apraxie II 514, 515.
Aptyalismus I 670.
Arbeit, Pulsfrequenz nach I 348.
Arbeitsfähigkeit, Beurteilung der I 38.
Arbeitsstoffwechsel II 99.
Arbeitstherapie II 723.
Arhythmia absoluta I 363.
— —, Digitalis bei I 354.
— —, Elektrokardiogramm bei I 365.
— — bei Hyperthyreose I 419.
— —, Therapie I 365.
Arhythmie, extrasystolische I 361.
—, respiratorische I 333.
Arsenvergiftung II 341.
—, Gastroenteritis bei I 777.
—, Polyneuritis bei II 618.
—, Stomatitis bei I 665.
Arterien, Syphilis der I 448.
—, Thrombose der I 456.
Arteriitis und Arteriosklerose I 442.
—, rheumatische I 379, 452.
—, — und Coronarinsuffizienz I 413.
—, septische I 453.
Arteriographie I 454.
Arteriosklerose I 441.
— der Bauchgefäße I 446.
— und Diabetes mellitus II 159.
— der Extremitätenarterien I 445.
—, Symptomatologie I 443.
—, Therapie I 446.
Arteriovenöse Kurzschlüsse I 335.
Arthritis, anaphylaktische II 385.
— bei BANGscher Krankheit I 256.
—, chronische, Reizkörpertherapie I 176.
— deformans II 396.
—, Gonokokken- II 382.
—, Infekt- II 381.
— bei Infektionskrankheiten II 383.
—, luische II 384.
— tuberculosa II 384.
Arthritismus II 174.
Arthropathie, neuropathische II 402.
ARTHUSsches Phänomen II 28.
Arzneimittelexantheme und Masern I 188.
Arzneimittelvergiftung, Stomatitis bei I 665.
Arzt, Aufgaben des I 22.
— und Kranker I 23.
Asbestose der Lunge I 553.

Ascaris lumbricoides I 825.
— — im Magen I 761.
ASCHNERscher Bulbusdruckreflex I 360.
Ascites I 832.
—, Ätiologie I 832.
—, chylöser I 832.
— bei Magencarcinom I 744.
— bei Pfortaderthrombose I 956.
— bei Pseudolebercirrhose I 899.
Ascitespunktion, Technik II 851.
Ascorbinsäure s. a. Vitamin C II 107.
Asialie I 659, 670.
Asphyxie I 473.
Assoziationsversuch II 706.
Asthma bronchiale I 501.
— — und Arteriosklerose I 444.
— —, Therapie I 505.
— cardiale I 344.
— — und Arteriosklerose I 444.
— — und Asthma bronchiale I 504.
— — bei Hypertonie I 438.
— cerebrale der Hypertoniker II 52.
—, hysterisches I 504.
— urämicum I 505.
Astrocytom II 552.
—, cerebellares II 555.
A. T. 10 II 110.
— und Arteriosklerose I 442.
— und Tetanie II 215, 218.
Ataxie II 450.
—, cerebellare II 492.
—, hereditäre II 657.
—, spinale II 454.
— bei Tabes dorsalis II 635.
Atebrin bei Malaria I 316.
Atelektase bei Bronchialcarcinom I 631.
Athetose II 498.
Athétose double II 665.
Atemanhalten als Herzfunktionsprüfung I 348.
Atemferment, gelbes II 106.
Atemgrenzwert I 328.
Atemminutenvolumen I 347.
Atemzentrum I 471.
Atmung, Allgemeine Pathologie der I 469.
—, äußere I 329.
—, große I 475.
—, innere I 329.
—, periodische I 345, 475.
—, Physiologie I 471, 473.
—, Steuerung der I 472.
— bei Thoraxstarre I 476.
Atmungsregulation II 19.
Atmungsstörungen bei Urämie II 52.

Atophanvergiftung II 754.
Atropinvergiftung II 752.
Auge, vegetative Innervation II 503.
Augenbewegungen, Störungen der II 486.
Augenmuskelkerne II 483.
Augenmuskellähmung bei Botulismus I 252.
— bei Diphtherie I 229.
Augenuntersuchung, neurologische II 527.
Auslöschphänomen I 152.
— bei Scharlach I 197.
Autointoxikation, hepatische I 903.
Avitaminose B und Obstipation I 810.
— B_1 II 124.
— — und Polyneuritis II 598.
— B_2 II 124.
— — und Colitis gravis I 784.
— C II 125.
— — bei Magenerkrankungen I 707.
— — und Stomatitis I 664.
— D II 126.
— — und Osteomalacie II 413.
— — und Rachitis II 415.
— H II 124.
Avitaminosen bei Gastritis I 734.
— und Gastroenteritis I 780.
— und Lebercirrhose I 909.
— und Paradentose I 672.
— bei Sprue I 783.
Azidose des Blutes I 475.
— der Nierenkranken II 49.

BABINSKIscher Reflex II 51, 462, 525.
Bacillenausscheider und latente Infektion I 112.
Bacillenträger I 77.
Bäderbehandlung II 826, 834.
— bei Fieber I 179.
— der Kreislaufinsuffizienz I 356.
— bei Typhus abdominalis I 247.
Bainbridge Reflex I 338.
Bakteriämie und Sepsis I 104, 273.
Bakterien als Fremdkörper I 127.
—, Giftwirkungen I 125.
—, Nachweis im Blut I 101.
—, — im Tierexperiment I 103.
—, Pathogenität I 68, 69.
—, Serumfestigkeit I 82.
—, Speciesdisposition I 73.

Bakterien als toxigene Saprophyten I 87.
Bakterien, Typenvariabilität I 83.
—, Vermehrungsgeschwindigkeit I 116.
—, Virulenzverlust I 80.
Bakteriengifte und Fieber I 126.
— und Inkubation I 118.
Bakteriologie, allgemeine I 68.
Bakteriurie II 84, 86.
Balantidium coli I 819.
Bandwürmer I 819, 824.
BANGsche Krankheit I 253, 254.
— —, Agglutination bei I 151.
— —, Arthritis bei II 383.
— — und Sepsis I 283.
— — und Typhus abdominalis I 245.
BANTIsche Krankheit I 905, II 303, 354.
Barbitursäurevergiftung II 750.
Bariumvergiftung II 741.
Bartonella bacilliformis I 321.
Basedowoid II 206.
— und vegetative Stigmatisation II 699.
BASEDOWsche Krankheit II 200.
— —, Achylie bei I 740.
— —, Herz bei I 419.
— — nach Jodmedikation II 205.
— —, Knochenatrophie bei II 410.
— — und Myxödem II 205.
— —, Therapie II 207.
— — und vegetative Stigmatisation II 699.
— —, Vererbung und I 62.
Bauchfell s. Peritoneum I 830.
Bauchpunktion II 851.
Bauchspeicheldrüse s. Pankreas.
Bauchwassersucht s. Ascites I 832.
BECHTEREWsche Krankheit II 392.
Begutachtung I 38.
BENCE-JONESscher Eiweißkörper II 44, 429.
Benzinvergiftung II 745.
Benzolvergiftung II 745.
Bergkrankheit II 760.
Beriberi II 105, 124.
—, Herz bei I 380, 421.
— Ödem bei II 38.
Beschäftigungsneurosen II 664.
Bettnässen II 83.

Bewußtlosigkeit, Behandlung II 836.
Bewußtseinsstörungen II 522.
— bei Epilepsie II 671.
Bezoare I 761.
Bigeminus bei Digitalismedikation I 352.
Bilharziosis I 323.
Bilirubin, Chemie II 264.
—, direktes und indirektes I 865.
BIOTsches Atmen I 475.
Blase, vegetative Innervasion II 504.
Blasenbilharziosis I 323.
Blasenkatheterismus, Technik II 854.
Blasenpapillome II 92.
Blasensteine II 91.
Blastomykose der Lunge I 625.
Blattern s. Pocken.
Blausäurevergiftung II 744.
Bleivergiftung II 737.
—, Anämie bei II 304.
—, Gastroenteritis bei I 777.
—, Polyneuritis bei II 617.
—, Stomatitis bei I 665.
Blitzschlag II 770.
Blut, Atmungsfunktion des I 328.
—, Azidose und Alkalose I 475.
—, chemische Zusammensetzung II 13.
—, Isohydrie des II 13, 18.
—, Kohlensäurebindungskurven II 14.
—, Nachweis von Mikroben im I 101.
—, Osmoregulation II 18.
—, physiologische Aufgaben II 255.
—, Reststickstoff im II 48.
—, Säurebasengleichgewicht II 14.
—, Untersuchung im Tierexperiment I 103.
—, Untersuchungsmethoden II 260.
Blutausstrich, Untersuchung II 261.
Blutbild, Linksverschiebung II 272.
Blutbildung II 261, 283.
Blutdepots I 337.
Blutdruck s. a. Hypertonie, Hypotonie, Hochdruck.
—, Allgemeines I 431.
— und Arteriosklerose I 443.
—, Regulation I 336.
—, systolischer und diastolischer I 433.
Blutdruckkrisen II 78.
Blutdruckmessung I 334.

Blutdrucksteigerung, Pathogenese II 40.
Blutegel II 810.
Bluteiweiß II 256.
Bluterbrechen s. Hämatemesis.
Blutgase I 328.
Blutgerinnung II 257.
Blutgruppen II 258.
Blutkörperchensenkung II 257, 261.
Blutmenge II 256.
— bei Herzklappenfehlern I 389.
—, zirkulierende II 10.
Blutplättchen s. Thrombocyten.
Blutplasma II 256.
Bluttransfusion I 174, 306, II 259, 808, 836, 857.
Blutungen, Therapie II 835.
Blutungszeit, Bestimmung II 261.
Blutverlust, Kollaps bei I 346.
Blutzucker bei Diabetes mellitus II 149, 153.
— bei hypophysärer Magersucht II 233.
— bei Leberinsuffizienz I 904.
Blutzuckerkurve bei Sprue I 782.
Blutzusammensetzung, extrarenale Regulation II 17.
BOEKsches Sarkoid und Lungentuberkulose I 599.
BORNHOLMsche Krankheit II 367.
Bothriocephalus latus I 820, 823.
— —, Anämie bei II 303.
Botulismus I 252.
—, Infektionsmodus I 87.
—, Inkubation I 118.
Bradykardie bei Grippe I 213.
—, Sinus- I 360.
— durch Vagusreizung I 333.
BRILLsche Krankheit I 298.
Bromvergiftung II 736.
Bronchialcarcinom I 627.
—, Atelektase bei I 513.
— und Bronchioskopie I 634.
— und Lymphangitis carcinomatosa I 633.
— und Pleuraerguß I 634.
— und Pneumokoniose I 554.
Bronchialdiphtherie I 227.
Bronchialdrüsentuberkulose und Keuchhusten I 222.
Bronchiektasien I 495.
— nach Lobärpneumonie I 533.
— bei Lungenschrumpfung I 551.
— und Lungensyphilis I 626.

Bronchiektasien bei Lungentuberkulose I 593.
—, Röntgenbild I 496.
Bronchien, Fremdkörperaspiration I 500.
—, Innervation I 470, II 503.
Bronchiolitis acuta I 489, 491.
— fibrinosa I 492.
— bei Grippe I 214.
— obliterans I 491.
Bronchitis, chronische I 493.
—, — und Emphysem I 508.
— und Eosinophilie I 494.
— bei Icterus infectiosus I 268.
— bei Masern I 186.
— pituitosa I 494.
—, putride I 494.
— bei Typhus abdominalis I 241.
Bronchoblennorrhoe I 494.
Bronchopneumonie I 539.
—, Aspirations- I 545.
—, Atelektasen bei I 513.
—, Behandlung I 545.
— bei Grippe I 214, 542.
— und Lungensyphilis I 627.
— und Lungentuberkulose I 542.
— bei Masern I 187, 543.
— bei Pocken I 204.
— bei Psittakosis I 543.
— bei Typhus abdominalis I 543.
Bronchoskopie bei Bronchialcarcinom I 634.
Bronchusstenose I 500.
— bei Bronchialcarcinom I 630.
Bronzediabetes I 158.
— und Lebercirrhose I 905.
Brucellosis I 253.
BRUDZINSKIsches Phänomen II 453, 572.
Bulbärläsion, Symptome II 509.
Bulbärparalyse, apoplektische II 535.
—, progressive II 656.
—, Pseudo- II 466.
—, symptomatische progressive II 629.
Bulbusdruckreflex I 360.

Caissonkrankheit II 759.
Calcaneussporn II 370.
Calcinosis II 183.
— intervertebralis II 401.
— universalis II 369.
Calciumstoffwechsel bei Tetanie II 214.
Calorimetrie, klinische II 98, 114.
Campher I 155.

Capillardruck I 334.
Capillaren, Physiologie I 335.
Capillarmikroskopie bei Hypertonie I 438.
Capillaropathia universalis I 434.
Capillarpuls bei Aorteninsuffizienz I 399.
Capillartoxikose, allergische II 340.
Capillartoxikosen II 339.
Caput medusae I 900.
Carbolsäurevergiftung II 735.
Cardiazol I 181, 355.
Cardiolyse I 351.
Carotin II 104.
CARRIONsche Krankheit I 321.
Caseosan zur Reizkörpertherapie I 176.
CASTELLANIsche Krankheit I 490, 544.
CASTLEsches Ferment und Blutbildung II 294.
Cauda equina, Läsion II 563, 565.
Cerasin II 146.
CHAGASsche Krankheit I 320, II 210.
Chalicosis der Lunge I 552.
Charakter, Typeneinteilung II 690.
CHARCOT-LEYDENsche Kristalle I 502.
Chemotherapie der Infektionskrankheiten I 170.
— bei Sepsis I 284.
—, unspezifische I 177.
CHEYNE-STOKESsches Atmen I 345, 476, II 512.
Chiasma opticum, Gliom II 554.
— —, Läsion des II 484.
Chinidin bei Arhythmia absoluta I 366.
Chinin bei Arhythmia absoluta I 366.
— bei Endokarditis I 381.
— bei Lobärpneumonie I 538.
— bei Malaria I 316.
Chininvergiftung II 754.
Chloralhydratvergiftung II 749.
Chloranämie, achylische II 289.
Chloroformvergiftung II 749.
Chlorom II 333.
Chlorose II 287.
Chlorurämie II 51.
Chlorvergiftung II 736.
Cholämie I 897.
Cholalurie I 867.
Cholangie I 880, 881, 953.
Cholangitis I 953.
— und Hepatopathie I 883.
— und Leberabscesse I 917.

Cholangiolitis I 880, 953.
Cholecystektomie, Nachkrankheiten I 951.
Cholecystitis I 884, 941.
— und Ikterus I 946.
—, luische I 914.
— und Paratyphus I 250.
—, Pathogenese I 944.
— und Sepsis I 286.
— und subphrenischer Absceß I 942.
— bei Typhus abdominalis I 238.
Cholecystographie I 934.
Cholecystopathie und Achylia gastrica I 929.
—, Allgemeines I 883.
—, Begriffsbestimmung I 922.
— und Diabetes mellitus II 158.
—, Diät bei I 948.
—, Duodenalsonde bei I 934.
— und Dyspepsie I 929.
—, HEADsche Zonen bei I 932.
— und Ikterus I 931.
—, larvierte I 885.
— und Migräne I 933.
—, Operation bei I 950.
— und Pankreas I 931.
— und Pyelitis I 930.
—, Symptomatologie I 929.
—, Therapie I 946.
— und Ulcus duodenii I 930.
Choledochuscarcinom I 955.
Choledochusstenose I 951.
Choledochusverschluß I 932.
— bei Cholelithiasis I 940.
—, Operation bei I 950.
Cholelithiasis I 884, 926.
— und Choledochusverschluß I 940.
— und Gallenblasencarcinom I 945.
— und HEADsche Zonen I 941.
— und Pankreatitis I 942.
—, Pathogenese I 943.
—, Röntgenbild I 935.
—, Symptomatologie I 939.
Cholera, aktive Immunisierung I 146.
— asiatica I 290.
— —, Agglutination bei I 151.
—, Komplikationen I 293.
— —, Therapie I 294.
— gravis I 291.
— nostras I 248, 250, 293, 777.
Cholerese I 863.
Cholerine I 291.
Cholesteatom II 554.
Cholesterin, Leber und I 864.
Chondrodystrophie II 236, 407.
Chorea II 498.

Chorea Huntington II 661.
— minor II 603.
— — bei Gelenkrheumatismus II 378.
Choriodeatuberkulose bei Miliartuberkulose I 601.
CHRISTIAN-SCHÜLLERsche Krankheit II 359, 427.
Chromvergiftung II 741.
Chylurie bei Filariosis I 325.
Chylothorax I 651.
Cocainismus II 754.
Cocainvergiftung II 753.
Coecum mobile I 795.
Coeliakie s. a. Sprue I 783.
Coffein I 181, 355.
— und Arteriosklerose I 447.
Colchicinvergiftung II 755.
Colica mucosa I 793.
Colitis gravis I 784.
— und Polyposis I 817.
— bei Quecksilbervergiftung I 798.
— ulcerosa I 784.
— —, Pferdeserum bei I 177.
— — und Ruhr I 260.
— bei Urämie I 798.
Colon, Stenose des I 799.
—, vegetative Innervation II 503.
Coloncarcinom I 811, 813.
Colondivertikel I 817.
Colonpolypen I 816.
Coloptose und Gastroptose I 754.
Commotio cerebri II 541.
Compressio cerebri II 543.
Concretio pericardii I 430.
— — und Zwerchfell I 852.
Coniinvergiftung II 755.
Contusio cerebri II 542.
Coramin I 181, 355.
Coronarinsuffizienz I 412.
—, akute I 44.
— bei Aortenlues I 448.
—, chronische I 416.
—, Therapie I 417.
Coronarsklerose I 413, 414.
Corpus luteum-Hormon II 251.
— Luysi, Läsion II 499.
CORRIGANsche Cirrhose I 550.
Corticosteron II 243.
Cortin II 240.
COURVOISIERsches Zeichen I 932.
Crepitatio indux und redux I 526.
CURSCHMANNsche Spiralen im Sputum I 502.
CUSHINGsche Krankheit II 236.
— — und Blutdrucksteigerung II 41.
— —, Osteoporose bei II 409.

Sachverzeichnis.

Cyanose bei Herzschwäche I 343.
— bei Mitralstenose I 403.
— bei Pulmonalsklerose I 518.
Cycloide II 690.
Cylindrurie II 44.
Cystinurie II 179.
Cystitis, akute II 85.

Darm, Aktinomykose des I 798.
—, Anatomie I 764.
—, Autointoxikation I 769.
—, Gonorrhöe I 497.
—, Innervation I 503.
—, Physiologie I 765.
—, Syphilis des I 797.
—, Vitaminresorption I 768.
Darmasthma I 794.
Darmbakterien I 768.
Darmblutungen bei Typhus abdominalis I 237.
Darmcarcinom I 813.
Darmdiverdikel und Sigmoiditis I 795.
Darmdyspepsie I 770, 772.
Darmeinläufe II 856.
Darmentzündung s. Enteritis, Gastroenteritis, Colitis u. a.
Darmerkrankungen, allgemeine Therapie I 769.
Darmfermente I 767.
Darmintussusception I 803.
Darminvagination I 803.
Darmmotilität I 765.
Darmokklusion I 801.
Darmparasiten I 817.
Darmpolypen I 816.
Darmresorption I 767.
Darmsarkom I 816.
Darmsekretion I 767.
Darmtuberkulose I 796.
Darmtumoren, gutartige I 813.
Darmverschluß s. Ileus I 801.
Darmvolvulus I 803.
Dauerausscheider und Endemieen I 163.
Dauertropfklistier zur Kreislauftherapie I 356.
Debilität II 523.
Deferveszenz I 137.
Degeneration I 18.
Delirium cordis I 364.
— tremens II 149, 616.
Dengue I 318.
— und Immunität I 140.
DERCUMsche Krankheit II 131, 135.
Deriphyllin I 350.
Dermatomyositis II 372.
Detoxin I 177.
Déviation conjugée II 463, 486.

Dextrokardie und Zwerchfellhernie I 853.
Diabetes, Bronze- II 158.
—, Hunger- II 151.
— insipidus II 22, 237.
— — und Dystrophia adiposo genitalis II 231.
— mellitus, Achylie bei I 740.
— —, Ätiologie II 151.
— — und Akromegalie II 226.
— — und Blutzucker I 149, II 153.
— — und Fettsucht II 136.
— — und Insulin II 164.
— — und Ketonkörper II 154.
— —, Kohlehydratstoffwechsel bei II 147.
— —, Koma bei II 155.
— —, Komplikationen II 158.
— — und Lungentuberkulose I 614.
— — und Magersucht II 144.
— —, Ödem bei II 38.
— —, Polyneuritis bei II 620.
— —, Symptomatologie II 153.
— —, Therapie II 160.
— —, Vererbung I 59.
—, renaler II 150.
Diät s. bei den einzelnen Krankheiten.
Diätetik I 181, II 116, 816.
Diagnose, Allgemeines I 32.
—, Individual- I 34.
Diarrhöe s. Durchfall.
Diastase bei Pankreaserkrankungen I 961.
Diathese, hämorrhagische II 335.
—, — bei BANGscher Krankheit I 255.
—, — bei Diphtherie I 228.
—, — bei Sepsis I 280.
—, harnsaure II 182.
—, steinbildende II 180.
Diathesen I 17.
Dickreaktion bei Scharlach I 190.
Digitalis, klinische Anwendung I 353.
—, Pharmakologie I 351.
— bei Pneumonie I 536.
Digitalisvergiftung II 756.
Dionin I 350.
Diphtherie I 225.
—, Altersverteilung I 77.
— und antitoxische Immunität I 142.
—, bakteriologische Diagnose I 229.
—, Bazillenträger I 77.
—, Bronchial- I 227.
— bei Eskimos I 76.

Diphtherie, individuelle Disposition I 77.
—, Kehlkopf- I 227.
—, Kreislaufstörungen bei I 228.
—, Lähmungen bei I 228, 486.
—, maligne I 227.
—, Nasen- I 231.
— Oesophagus I 684.
— und Polyneuritis II 600.
—, Rachen- I 226.
— und Scharlach I 195.
—, Schickprobe bei I 226.
—, spezifische Immunität I 77.
—, Therapie I 229.
Disposition I 17.
— und Therapie II 805.
Distomum hepaticum I 920.
— pulmonale I 639.
DITTRICHsche Pfröpfe I 496.
Diuretika I 350, II 39.
DONDERSscher Druck I 470.
Dracunculus medinensis I 326.
Druckluftkrankheit II 758.
Drüsenfieber, PFEIFFERsches, Knochenmark bei II 278.
Ductus Botalli, Offenbleiben I 407.
Dünndarmsarkom I 816.
Dünndarmstenose I 799.
Duodenaldivertikel I 758.
— und Gallenwege I 925.
Duodenalsonde zur Gallenblasendiagnostik I 870, 934.
— bei Pankreaserkrankungen I 959.
—, Technik II 833.
Duodenalstenose I 749.
Duodenitis, chronische I 733.
Duodenum und Gallenblase I 936.
Durchfälle I 770, 771.
— bei Amöbenruhr I 263.
— bei BASEDOWscher Krankheit II 203.
— bei Cholera I 291.
— bei Dengue I 318.
— bei Malaria I 315.
— bei Masern I 188.
— bei Nahrungsmittelvergiftung I 251.
— bei Paratyphus I 250.
—, Pathogenese I 766.
— bei Ruhr I 258.
— bei Sepsis I 280.
—, Therapie I 770.
— bei Trichinosis I 322.
— bei Typhus abdominalis I 237.
DUROZIEZsches Doppelgeräusch I 399.
Durst und Wasserhaushalt II 17.
Durstkrankheit II 27.

Durstkur bei Kreislaufinsuffizienz I 349.
— und Transmineralisation II 33.
Durstversuch bei Diabetes insipidus II 24.
Dysbasia angiosklerotica I 445.
Dyschezie I 810.
Dyscholie I 865.
Dysenterie s. Ruhe I 257.
Dyspepsie und Cholecystopathie I 929.
— des Darmes I 770, 772.
Dysphagie I 661.
— bei Oesophagusdivertikel I 689.
— bei Oesophaguslähmung I 695.
Dyspnoe I 473, 474.
— bei Kreislaufinsuffizienz I 344.
—, urämische II 52.
Dyspraxie II 515.
Dystrophia adiposogenitalis II 133, 229.
— musculorum progressiva II 666.

Echinococcus des Hirns II 557.
— der Leber I 917, 919.
— der Lunge I 637.
Echolalie II 518.
Eigenblutinjektion I 175.
Eiweiß, Aufgabe im Stoffwechsel II 100.
—, Energiewert II 98.
Eiweißbedarf II 115.
Eiweißmenge, tägliche II 821.
Eiweißminimum II 100.
Eiweißstoffwechsel im Fieber I 133, 135.
— und Leber I 861.
Ektotoxine I 126.
Elektrischer Unfall II 770.
Elektrokardiogramm zur Herzfunktionsprüfung I 348.
Elektrokardiographie I 357.
— bei Herzinfarkt I 415.
— bei Herzmuskelerkrankungen I 408.
Elektrolyte, Bedeutung der II 11.
Elektrotherapie II 827.
Elephantiasis I 325.
ELLIS-DAMOISEAUsche Kurve I 642.
Embolie, Extremitäten- I 456.
—, paradoxe I 407.
—, septische I 106.
Emetin bei Amöbenruhr I 266.
Emphysemherz I 341.
Encephalitis, akute hämorrhagische II 594.

Encephalitis, Diabetes insipidus nach II 237.
— und Grippe I 215.
— lethargica II 576.
— — und Botulismus I 252.
—, postvaccinale II 597.
Encephalographie II 559.
Encephalomyelitis II 593.
— bei Infektionskrankheiten II 597.
—, metastatische II 571.
Encephalopathia saturnina II 617.
Enchondrome, multiple II 427.
Endarteriitis obliterans I 379, 453.
— — syphilitica I 448.
— tuberculosa I 452.
Endemien I 156, 163.
Endokarditis I 381.
— und Angina I 678.
— bei Gelenkrheumatismus II 377.
— und Herdnephritis II 70.
— lenta I 385.
— puerperalis I 384.
—, rekurrierende I 389.
— rheumatica I 383.
— bei Scharlach I 195.
— septica I 279, 384.
— simplex I 383.
— ulcerosa I 381.
— verrucosa I 378, 381.
Endotoxine I 126.
Energiestoffwechsel II 97.
Entamoeba histolytica I 265.
Entartung I 18.
Entartungsreaktion II 530.
Enteritis und Gastritis I 776.
Enteroptose und Obstipation I 809.
—, Zwerchfelltiefstand bei I 852.
Entfettungskur II 138, 819.
Entfieberung I 137.
Entgiftung bei Vergiftungen II 727.
Entlastungsreflexe I 336.
Entzündung und Allergie I 128.
—, seröse I 889.
Enuresis nocturna II 83, 695.
Enzyme und Vitamine II 112.
Eosinophilie bei Asthma bronchiale I 502.
— bei Bilharziosis I 323.
— bei Colica mucosa I 794.
— bei Scharlach I 193.
— bei Trichinosis I 322.
Ependymom II 555.
Ephedrin I 355.
Ephetonin I 355.
Epidemien I 156.
—, Explosiv- I 165.
—, Kontakt- I 165.

Epidemien, Periodizität I 168.
—, Tardiv- I 166.
Epidemiologie, statistische I 156, 159, 161.
Epididymitis II 96.
Epidurale Blutungen II 543.
Epilepsie, genuine II 669.
— und Hirnarteriosklerose II 537.
— bei Hirntumoren II 550.
—, Rinden- II 539, 543, 672.
—, traumatische II 543.
Epiphyse II 245.
—, Tumoren II 556.
Epithelkörperchen II 212.
Epithelkörperchenadenome II 220.
— und Ostitis-fibrosa II 417.
Erbkrankheiten I 12, 52.
Erbpathologie, allgemeine, innerer Erkrankungen I 47.
—, Familienuntersuchungen I 55.
— und Zwillingsforschung I 56.
Erbrechen, Vorgang I 702.
Erbregeln, MENDELsche I 49.
ERBsches Phänomen bei Tetanie II 216.
Erfrierungen II 763.
Ergotismus I 757.
Erkältungskrankheiten II 765.
Ernährung bei Fieber I 134.
—, künstliche I 181, II 817.
—, spezifisch-dynamische Wirkung II 99.
Ersatzsystolen I 363.
Erschöpfung, nervöse II 715.
Erysipel I 286.
— und Pocken I 203.
Erysipeloid I 289.
Erythema exsudativum multiforme bei Gelenkrheumatismus II 378.
— infectiosum I 140, 210.
Erythrocyten, basophilpunktierte II 267.
—, Bildung II 262.
—, Jugendformen II 265.
—, Resistenzbestimmung II 305.
—, Untersuchungsmethoden II 260.
Erythromelalgie I 459.
Erythropoese, Störung der II 278.
Eucalyptusölvergiftung II 755.
Eunuchoidismus II 249.
Euphyllin I 350.
Evipanvergiftung II 751.
Exanthem bei Fleckfieber I 296.
— bei Masern I 185.
— bei Pocken I 201.

Exanthem bei Röteln I 199.
— bei Scharlach I 191.
— bei Windpocken I 208.
Exantheme, akute I 182.
— bei Bangscher Krankheit I 255.
— bei Malaria I 314.
— bei Sepsis I 280.
Exophthalmus bei Basedowscher Krankheit II 201.
Exostosen II 427.
Expectoration albumineuse I 645.
Extrapyramidales System II 496.
Extrasystolen I 352, 361.

Facialislähmung II 473, 612.
— bei Botulismus I 252.
—, cortical bedingte II 464.
Facies abdominalis I 801.
Faeces, Bildung I 769.
Färbeindex II 260.
Fäulnisdyspepsie I 774.
Familienuntersuchungen I 31.
Fastenkur I 816.
— bei Fieber I 134.
— bei Kreislaufinsuffizienz I 349.
—, Transmineralisation und II 33.
Febris herpetica I 211.
— miliaris I 211.
— undulans I 253.
— recurrens I 306.
Fettbedarf II 115.
Fette, Aufgaben im Stoffwechsel II 101.
—, Energiewert II 98.
Fettembolie der Lunge I 522.
Fettherz II 135.
Fettleber I 894.
Fettstoffwechsel, Leber und I 800.
Fettstuhl bei Pankreaserkrankungen I 960.
Fettsucht II 127.
—, cerebrale II 231.
— bei Dystrophia adiposogenitalis II 230.
— und Herz I 420.
— bei Hydrocephalus internus II 232.
— hypophysäre II 133.
—, insuläre II 249.
—, Kastraten- II 252.
— und Klimakterium II 252.
—, lokalisierte II 131.
—, Mast- II 132.
—, Therapie II 138.
—, Vererbung I 60.
— und Wasserhaushalt II 130.
Fibrin II 257.
Fibrinogen II 257.

Fibrinopenie II 344.
Fieber, Arten I 131.
— und Bakteriengifte I 126.
—, Behandlung I 178, II 839.
—, Ernährung bei I 134, II 122.
—, Heil- I 138.
—, nervöser Mechanismus I 135.
—, psychogenes I 138.
—, Stoffwechsel im I 132, II 122.
— und Wärmeregulation I 129.
Fiebererregende Stoffe I 137.
Fièvre boutonneuse I 298.
Filariosis I 324.
Filatow-Dukessche Krankheit I 200.
Fischvergiftung I 249, II 757.
Fleckfieber I 295.
—, aktive Immunisierung I 146.
—, antiinfektiöse Immunität I 144.
—, Epidemiologie I 164.
— und Immunität I 140.
—, Letalität I 78.
— und Typhus abdominalis I 245.
—, Weil-Felix-Reaktion I 151.
Fleischvergiftung I 249.
Flintsches Geräusch I 399.
Fluktuation bei Ascites I 833.
Fluorvergiftung II 736.
Focalinfection I 285.
Follikulin II 251.
Foramen ovale, offenes I 407.
Friedreichsche Krankheit II 657.
Fröhlichsche Krankheit II 134, 229.
Fruchtsäuren II 822.
Frühinfiltrat bei Lungentuberkulose I 578, 606.
Fünftagefieber I 308.
Funktionelle und organische Störungen I 10, II 698.
Funktionsprüfungen s. bei den einzelnen Organen.
—, Allgemeines I 29.
Fußklonus II 461, 525.

Gärungsdyspepsie I 772.
Galle, Blasen- I 871.
—, pleiochrome I 868, 871.
—, weiße I 939.
Gallebereitung I 863.
Gallenblase s. a. Cholecystopathie I 876.
—, Dyskinesie I 885.
—, Funktion der I 923.
—, Funktionsprobe I 870.
—, Hydrops der I 932, 939.

Gallenblase, Motilität I 924.
—, Stauungs- I 885, 922.
—, vegetative Innervation II 504.
Gallenblasencarcinom I 954.
— und Cholelithiasis I 945.
Gallenblasenempyem I 942.
Gallenblasenperforation I 942.
Gallenkolik I 927.
— bei Lebercirrhose I 902.
—, Therapie I 949.
Gallensäuren I 864.
Gallensteinbildung I 871, 943, II 183.
Gallensteine, Zusammensetzung I 872.
Gallensteinkolik I 938.
Gallenthromben I 888.
Gallenwege s. a. Cholecystopathie I 922.
—, Carcinom der I 954.
— und Duodenaldivertikel I 925.
—, Dyskinesie I 923.
—, Lamblieninfektion der I 818.
—, Physiologie I 869.
Galopprhythmus, präsystolischer I 393.
Gangrän, arteriosklerotische I 446.
—, jugendliche I 453.
Gangstörungen II 524.
Garlandsches Dreieck I 642.
Gasbrand, Infektionsmodus I 87.
—, latenter I 111.
Gastritis I 731.
—, Ätiologie I 732, 734.
—, akute I 731, 737.
— und Allergie I 735.
—, Avitaminosen bei I 734.
—, Beschwerden I 735.
—, chronische I 733, 737.
—, Diät bei I 737.
— und Enteritis I 776.
—, Magenspülung bei I 738.
— phlegmonosa I 742.
— polyposa I 760.
—, Röntgenbild I 736.
— nach Ruhr I 259.
—, Therapie I 737.
— und Ulcus ventriculi I 713.
Gastroenteritis I 732.
— acuta bei Vergiftungen II 729.
—, akute I 777.
—, chronische I 779.
— und Colitis gravis I 784.
— bei Grippe I 214.
— und Hypochlorämie II 30.
— paratyphosa I 249, 250.
Gastroparese, chronische I 756.
Gastroptose I 753.

GAUCHERsche Krankheit II 146, 357.
— —, Knochenerkrankungen bei II 427.
Gaumenreflex II 529.
Gefäße, Erkrankungen I 431.
—, Innervation I 335, II 503.
—, Physiologie I 333.
Gefäßelastizität, Bedeutung für Blutdruck I 433.
Gefäßschwäche I 345.
—, Therapie I 355.
Gelbfieber I 317.
—, Epidemiologie I 164.
— und Immunität I 140.
—, Leberatrophie bei I 898.
—, Mäuseschutzversuch bei I 151.
—, Übertragbarkeit auf Tiere I 72.
Gelenkerkrankung bei Hämophilie II 405.
Gelenkhydrops, intermittierender II 385.
Gelenkrheumatismus s. a. Arthritis.
—, akuter II 374.
—, chronischer II 387.
—, PONCETscher II 384.
— bei Ruhr I 259.
Gelenktuberkulose II 384.
Gemüse und Diät II 824.
Genotypus und Phänotypus I 14, 47.
Geschmackprüfung II 528.
Gesundheit und Krankheit I 8.
Gicht II 168, 406.
—, chronische II 171.
—, Diät bei II 177.
— und Harnsäure II 173.
—, Kalk- II 183.
—, Stoffwechsel bei II 173.
—, Therapie II 176.
—, viscerale II 172.
Gießfieber II 740.
Glanzauge II 202.
Gleichgewichtsprüfung II 526.
Gliome II 550.
Glomerulonephritis II 60.
—, chronische II 66.
Glottisödem I 484.
— bei Pocken I 204.
— und QUINCKEsches Ödem I 460.
Glykogen und Diabetes mellitus II 148.
—, Leber- I 859.
Glykogenie I 859.
Glykogenspeicherkrankheit II 168, 360.
—, Herz bei I 380, 420.
Glykosurie bei Diabetes mellitus II 149.

Glykosurie bei Phlorrhizinvergiftung II 150.
Goldpräparate I 178.
Goldvergiftung II 741.
Gonorrhöe, Komplementbindungsreaktion bei I 151.
GRAEFEsches Zeichen II 201.
Granulocytopenie II 318.
Granulom, rheumatisches I 452.
Granulome, infektiöse I 127.
Grippe I 121.
— und Bronchopneumonie I 542.
—, Erreger I 212.
— und Fleckfieber I 297.
—, Komplikationen I 214.
—, Kopf- I 215.
—, Letalität I 216.
—, pandemische I 212.
—, sporadische I 217.
—, Therapie I 217.
— und Typhus abdominalis I 245.
—, unkomplizierte I 213.
Grippepneumonie I 214.
GROCCO-RAUCHFUSSsches Dreieck I 642.
Grundumsatz bei BASEDOWscher Krankheit II 204.
—, Berechnung II 98.
— bei Myxödem II 198.
GUARNERIsche Körperchen I 200.
Gutachten I 38, II 723.
Gymnastik II 832.
Gynäkomastie II 251.

Hämatemesis bei Oesophagusvaricen I 717.
— bei Ulcus ventriculi I 717.
Hämatomyelie II 545.
Hämatoporphyrin II 264.
Hämatothorax I 651.
Hämaturie bei Glomerulonephritis II 60.
— bei Hypernephrom II 92.
Hämin II 264.
Hämochromatose und Lebercirrhose I 905, 913.
Hämoglobin, Bildung II 263.
Hämoglobinurie II 46, 344.
—, paroxysmale II 765.
— bei Sepsis I 281.
Hämophilie II 341.
—, Gelenkerkrankungen bei II 405.
—, Pseudo- II 344.
—, Vererbung I 57.
Hämoptoe bei Aortenaneurysma I 450.
— bei Bronchialcarcinom I 629.

Hämoptoe bei Lungenembolie I 520.
—, Therapie I 618.
Hämorrhoiden I 457, 806.
Haffkrankheit II 365.
HALLERVORDEN-SPATZsche Krankheit II 665.
Harn, Blut im — bei Glomerulonephritis II 61.
—, Chlorausscheidung bei Pneumonie I 133.
—, Diazoreaktion bei Masern I 186.
—, — bei Typhus abdominalis I 241.
—, Eiweiß im, s. Albuminurie.
—, Reaktion II 6.
—, Zusammensetzung II 5.
Harnbereitung, Theorien II 8.
Harnblase s. Blase II 83.
Harnentleerung, Physiologie und Pathologie II 82.
Harnkonzentration bei Diabetes insipidus II 23.
Harnmenge II 55.
Harnsäure im Blut bei Urämie II 50.
— und Gicht II 173.
— im Urin II 182.
Harnstoff im Blut bei Urämie II 50.
Harnstoffbelastung bei Nierenkranken II 56.
Harnstoffbildung und Leber I 861.
— bei Leberinsuffizienz I 897.
Harnuntersuchung II 53.
— zur Diagnostik der Infektionskrankheiten I 120.
— nach Probekost II 55.
Harnzucker bei Diabetes mellitus II 149.
HAUFFEsche Teilbäder I 357, 418.
Hautpunktion II 853.
Hautschuppung bei Scharlach I 193.
HEADsche Zonen II 453, 582.
— — bei Cholecystopathie I 932, 941.
— — bei Magenerkrankungen I 707.
— — bei Pankreaserkrankungen I 960.
HEBERDENsche Knoten II 399.
Heilfieber I 138.
Heilkunde, Begriffsbestimmung I 1.
HEINE-MEDINsche Krankheit II 584.
Heiserkeit bei Aortenaneurysma I 450.
— bei Kehlkopfsyphilis I 485.
— bei Kehlkopftuberkulose I 484.

Sachverzeichnis.

eiserkeit bei Mediastinaltumoren I 464.
— bei Perichondritis laryngea I 485.
HEJMANS V. D. BERGHsche Bilirubinreaktion I 878.
Helminthiasis I 819.
Helpin I 177.
Hemeralopie und Gastroenteritis I 780.
Hemianopsie II 485.
—, bitemporale bei Akromegalie II 226.
Hemikranie II 674.
Hemiplegie II 403, 534.
— bei Hirnlues II 630.
Hepar lobatum I 915.
Hepatargie I 897.
Hepatitis-Hepatose I 878.
Hepatopathie, akute ikterische I 887.
—, Allgemeines I 876.
—, Alkohol und I 882.
—, Einteilung I 883, 878.
—, Infekte und I 882.
—, latente I 891.
—, schwere diffuse I 896.
Herdinfekt I 285.
— und Angina pectoris vasomotorica I 423.
— und Arteriitis rheumatica I 453.
— und Arteriosklerose I 447.
— und Glomerulonephritis II 62.
— und Kreislauf I 380.
Herdnephritis II 70.
Heredoataxie, cerebellare II 657.
Hernia diaphragmatica I 853.
Herpes bei Typhus abdominalis I 236.
— labialis bei Grippe I 215.
— — bei Paratyphus I 250.
— simplex, Genese I 68.
— zoster II 590.
— — und Immunität I 140.
— — und Windpocken I 209.
Heuschnupfen I 478.
Herz s. a. Kreislauf.
—, Allergie und I 379.
—, Aorten- I 392, 396.
—, Arbeits- I 331.
— bei asthenischem Habitus I 378.
—, Basedow- I 419.
— bei Beriberi I 380, 421.
—, Dekompensation I 388.
—, Digitaliswirkung I 351.
—, Dilatation I 330, 388.
—, Elektrokardiographie I 359.
—, Fett- I 420, II 135.
—, Frequenzstörungen I 333.
—, Funktionsprüfung mittels Pulsfrequenz I 348.

Herz bei Glykogenspeicherkrankheit I 380, 420.
— bei Hypertonie I 437.
—, Hypertrophie I 393.
—, Kropf- I 420, II 209.
— bei Kyphoskoliose I 342.
—, Lageanomalien I 375.
—, Mitral- I 402.
—, Myxödem und I 420.
—, Nerveneinfluß I 333.
—, Orthodiagraphie I 375.
—, Reizbildungsstörungen I 360.
—, Reizleitungsstörungen I 368, 369.
—, Rheumatismus I 378.
—, Rhythmusstörungen I 357.
—, Röntgenuntersuchung I 375.
—, Schenkelblock I 371.
— und Schilddrüse I 419.
—, Septumdefekte I 407.
—, Sport- I 331.
—, Tropfen- I 375, 421.
—, vegetative Innervation II 503.
—, Verzweigungsblock I 372.
—, Wachstums- I 421.
— und Zwerchfell I 421.
Herzbeutel, Erkrankungen s. a. Perikarditis I 425.
Herzblock I 369.
Herzdynamik I 330.
Herzfehler, angeborene I 407.
Herzfehlerzellen I 340.
Herzfunktionsprüfung bei Atemanhalten I 348.
— und Elektrokardiogramm I 348.
— und Vitalkapazität I 348.
Herzgeräusche s. bei den einzelnen Herzfehlern.
—, akzidentelle I 392.
—, Allgemeines I 392.
— bei Aorteninsuffizienz I 396.
— bei Aortenstenose I 400.
— bei Mitralinsuffizienz I 404.
— bei Mitralstenose I 402.
Herzgröße I 375.
Herzhypertrophie I 331.
— und Blutdrucksteigerung II 43.
Herzinduration I 378.
Herzinfarkt I 414.
—, Elektrokardiogramm bei I 409.
—, Therapie I 418.
Herzinsuffizienz, Behandlung I 349.
—, Diurese bei I 350.
Herzkammerautomatie I 371.
Herzklappenfehler, Allgemeines I 387.
—, Dekompensation I 387.

Herzklappenfehler, Hypertrophie bei I 393.
—, Komplikationen I 391.
—, Prognose I 394.
— und Schwangerschaft I 390.
—, Therapie I 395.
Herzkrankheiten, Anamnese I 372.
—, Pathogenese I 377.
—, Untersuchung I 374.
Herzleistung I 330.
Herzminutenvolumen I 329.
—, Bestimmung I 347.
—, Regulation I 337.
Herzmuskel, Durchblutung und Elektrokardiogramm I 409.
—, Erkrankungen I 408, 410.
Herzmuskelerkrankungen s. Myokarditis.
Herzneurosen I 421, II 694.
—, toxische I 423.
Herzschwäche I 339.
—, Cyanose bei I 343.
— bei Emphysem I 341.
— und Lungenstauung I 340.
— bei Pulmonalsklerose I 341.
—, Stauungsleber bei I 342.
—, Störungen des Wasserhaushalts I 343.
Herztaille I 402.
Herztherapie bei Infektionskrankheiten I 181.
Herztöne I 391.
Hiatushernien I 758, 855.
Hiatusinsuffizienz I 758.
Hiluslymphknoten, Tuberkulose der I 596.
Hinken, intermittierendes I 445, 454.
HIPPELsche Krankheit II 341, 556.
Hirn, Aktionsströme II 444.
—, Anatomie II 434.
—, Arteriosklerose II 532.
—, Echinococcus II 557.
—, Encephalographie II 559.
—, Massenblutungen II 535.
—, Mißbildungen II 645.
—, Parasiten des II 557.
—, Solitärtuberkel II 557.
Hirnabsceß II 568, 571.
Hirnarterien, Aneurysma der II 538.
Hirndruck bei Hirntumor II 558.
Hirndrucksymptome II 547.
Hirnembolie II 533.
Hirnerschütterung s. Commotio cerebri II 541.
—, Behandlung II 838.
Hirngefäße II 441.
Hirnhäute, Anatomie II 440.
Hirnlues, apoplektische II 630.

Hirnmetastasen II 557.
Hirnödem II 57, 547.
Hirnrinde, motorische Lähmungen bei Läsion der II 463.
—, — Zentren II 459.
—, Sensibilitätsstörungen bei Läsion der II 459.
Hirnsinusthrombose II 540, 567.
Hirnstamm, Pyramidenbahnläsion II 466.
—, sensible Bahnen II 456.
—, Tumoren des II 551.
Hirntumor, Allgemeines II 546.
—, Diagnose II 557.
—, Fernwirkungen II 549.
—, Therapie II 560.
Hirnventrikel, Tumoren II 552.
—, vierter, Tumoren II 555.
Hitzschlag II 767.
Hochdruck, roter I 434.
—, — und blasser II 42.
Hochdruckstauung I 399.
Hoden, Leisten- II 95.
Hodenatrophie II 96.
Hodentuberkulose II 96.
Höhenkrankheit II 760, 772.
Hörprüfung II 528.
Homöopathie II 845.
Homogentisinsäure II 178.
Hormone, Definition II 186.
— und Vitamine II 111.
Hormontherapie II 820.
HORNERscher Symptomenkomplex bei Aortenaneurysma I 450.
Hunger, Stoffwechsel im II 120.
Hungerdiabetes II 151.
Hungergefühl I 659.
Hungerkuren II 818.
Hungerödem II 38.
Husten I 472.
Hyalinose I 442.
Hydrothorax I 650.
Hydrämie II 256.
Hydrocephalus congenitus II 646.
— internus, Fettsucht bei II 232.
— — bei Hirntumor II 547, 554.
Hydromyelie II 651.
Hydronephrose II 88.
Hymenolepis nana I 825.
Hyperadrenalismus II 243.
Hyperinsulinismus II 129, 168, 249.
Hyperkinesie II 498.
Hyperkinesien, lokalisierte II 663.
Hypernephrom II 92.

Hypernephrom, Knochenmetastasen bei II 433.
—, Lungenmetastasen bei I 635.
Hyperosmie II 481.
Hyperthyreose II 200.
—, experimentelle II 195.
— und Herz I 419.
— und Klimakterium II 252.
Hypertonie, Formen I 431, 434.
—, essentielle I 434, II 77.
—, — und Angina pectoris I 439.
—, — und Arteriosklerose I 444.
—, — bei CUSHINGscher Krankheit II 237.
—, —, Diät bei I 440.
—, — und Hyperadrenalismus II 244.
—, —, Lungenödem bei I 514.
—, —, Pathogenese I 434, 435, 436, II 41.
—, — und Pseudourämie II 51.
—, —, Therapie I 439.
Hypertrichose bei Interrenalismus II 244.
Hyperventilationstetanie II 217.
Hypnose II 713.
Hypochlorämie II 20, 29.
— bei ADDISONscher Krankheit II 243.
— bei Gastroenteritis I 778.
— bei Quecksilbervergiftung II 77.
Hypoglykämie II 166.
—, spontane II 249.
Hypokinese II 497.
Hypophyse und Diabetes insipidus II 25.
— und Fettsucht II 129.
— und Myxödem II 199.
— und Nebenschilddrüsen II 215.
—, Physiologie II 220.
— und Retinitis pigmentosa II 233.
— und Schilddrüse, Wechselbeziehungen II 189.
— und Tuber cinereum II 220.
— und Vitamin E II 113.
— und Wärmeregulation I 130.
— und Wasserhaushalt II 19.
— und Zwergwuchs II 235.
Hypophysenadenom, basophiles II 236.
—, eosinophiles II 227.
Hypophysenexstirpation II 223.
Hypophysenhormone II 223.
Hypophysentumoren II 552.

Hyposthenurie II 47, 55.
— bei Stauungsleber I 342.
Hypothalamus II 494.
— und Fettsucht II 231.
—, Läsion II 499.
Hypothermie und Kollaps I 138.
Hypothyreoidismus s. Myxödem II 195.
Hypotonie I 441.
Hypovitaminosen s. a. Avitaminosen und Vitamine II 123.
Hysterie II 689, 717.
—, Bewußtseinsstörungen II 522.
— und Epilepsie II 673.

Icoral I 181.
Idiosynkrasie II 728.
Idiotie II 523.
—, amaurotische II 665.
—, encephalopathische II 645.
Ikterus catarrhalis I 881, 887.
— — und Ikterus infectiosus I 268.
— bei Cholecystitis I 946.
— und Cholecystopathie I 931.
—, epidemischer I 269.
—, hämolytischer I 867, II 304.
—, — bei Lungeninfarkt I 341, 522.
—, hepatocellulärer I 867.
— infectiosus I 266, 888.
—, mechanischer I 866.
— bei Mitralstenose I 403.
— bei Pankreaserkrankungen I 961, 967.
— bei Rückfallfieber I 307.
—, Salvarsan- I 916.
— simplex I 881, 887.
— —, Pathogenese I 888.
— —, pathologische Anatomie I 889.
— bei Stauungsleber I 342.
Ileocöcalgurren bei Typhus abdominalis I 236.
Ileocöcaltuberkulose I 791.
Ileocöcaltumor I 788, 790.
—, tuberkulöser I 796.
Ileus I 798.
—, akuter I 801.
—, Ascariden- I 805.
—, Differentialdiagnose I 802, 803.
—, dynamischer I 798, 804.
—, Gallenstein- I 805.
—, Kohlenhydratstoffwechsel bei I 766.
— und Koterbrechen I 801.
—, mechanischer I 799.
—, Obturations- I 799.

Ileus, paralytischer bei Pankreasnekrose I 963.
—, — und Peritonitis I 836.
—, Strangulations- I 799.
—, Therapie I 805.
Imbezillität II 523.
Immunisierung, aktive I 173.
—, — antitoxische I 143.
—, antiinfektiöse I 146.
—, antitoxische und Botulismus I 253.
—, — bei Diphtherie I 230.
—, passive I 143, 170.
Immunität und Allergie I 155.
—, antiinfektiöse I 144.
— und Antikörper I 144.
—, antitoxische I 142.
— bei Diphtherie I 226.
—, erworbene I 139.
—, — spezifische I 77.
— bei Grippe I 213.
— bei Lungentuberkulose I 564.
—, natürliche I 139.
— bei Parotitis epidemica I 223.
— bei Pocken I 201.
— bei Scharlach I 191.
Immunotherapie s. Immunisierung.
Impfung I 148, II 803.
Indikationen, Allgemeines I 42.
Individualdiagnose I 34.
Individualpsychologie II 684.
Infantilismus I 15.
Infektion, Allgemeinerscheinungen I 125.
—, atypische Verlaufsformen I 120.
—, Ausbreitung im menschlichen Organismus I 98, 106, 107.
—, bakteriologische Untersuchung I 120.
—, Begriffsbestimmung I 68.
—, Empfänglichkeit für I 73.
—, fokale, s. a. Herdinfekt I 101.
—, Gewebsdisposition I 73.
—, Giftwirkungen I 125.
—, Herd- I 101, 285.
—, individuelle Disposition I 75.
—, Inkubationszeit I 114.
—, — und Latenz I 112.
—, Kontakt- I 95.
—, latente I 110.
—, — und Endemien I 164.
—, — und Immunität I 141, 147.
—, manifeste und latente I 111.
—, Misch- I 120, 123.
—, Rassedisposition I 74.

Infektion, Reizkörpertherapie bei I 176.
—, Rezidiv I 112.
—, Sekundär- I 123.
— durch Trauma I 93.
—, Übertragungsarten I 92.
—, Zwischenwirt I 90.
Infektionsimmunität I 149.
Infektionskrankheiten, spezifische Therapie I 170.
—, Übertragbarkeit I 72.
—, Vererbung und I 62.
— und Zwillingsforschung I 63.
Infektionsweg I 97.
Infektiosität I 69, 117.
—, Abschwächung der I 80.
Infektketten I 87, 89.
Influenza s. Grippe I 211.
Influenzabacillenerkrankungen I 219.
Influenzabacillus I 212.
Infusion, subcutane und intravenöse II 859.
Injektionen, Technik II 857.
Inkubationszeit der Infektionskrankheiten I 115.
— und Latenz der Infektion I 112.
—, Tabellen I 116.
Inselzelladenome II 249.
Insuffizienz, pluriglanduläre II 253.
—, —, Anämie bei II 312.
Insulin II 248.
— bei ADDISONscher Krankheit II 243.
— bei Diabetes mellitus II 164.
— bei Lebererkrankungen I 899.
Insulinresistenz II 166.
Insult, apoplektischer II 533.
Intelligenzstörungen II 512, 522.
— bei Hirnarteriosklerose II 537.
Intentionstremor II 493.
Intercostalneuralgie II 610.
— bei Mediastinaltumoren I 466.
Intermedin II 225.
Interrenalismus II 244.
Inzucht und Krankheitsentstehung I 49.
Ionengleichgewicht II 12.
Ischiadicuslähmung II 480.
Ischias II 607.
—, LASÈGUEsches Phänomen II 448.
—, traumatische II 545.
Ischuria paradoxa bei Tabes dorsalis II 635.
Isohydrie des Bluts II, 13, 18.
Isosthenurie II 47.
Isthmusstenose der Aorta I 401.

Jod und Arteriosklerose I 447.
Jodbasedow II 205.
Jodbelastung zur Nierenfuntionsprobe II 56.
Jodoformvergiftung II 749.
Jodsalz zur Kropfprophylaxe II 210.
Jodvergiftung II 736.
Jugularisthrombose I 676.

Kachexia strumipriva II 212.
Kachexie und Unterernährung II 121.
—, hypophysäre II 233.
—, — und ADDISONsche Krankheit II 243.
Kältehämoglobinurie II 345.
Kältetod II 763.
KAHLERsche Krankheit II 334.
Kala Azar I 319.
Kalkgicht II 183, 369.
Kampfstoffvergiftung, Lunge bei I 514, 555.
Kampfstoffvergiftungen II 747.
Kapillaren s. Capillaren.
Kapsel, innere II 457.
Kardiospasmus I 685.
KASCHIN-BECKsche Krankheit II 405.
Kastration II 250.
Kauakt I 658.
Kehlkopfcarcinom I 489.
Kehlkopfdiphtherie I 227.
Kehlkopfgeschwülste I 488.
Kehlkopfkatarrh, akuter I 482.
—, chronischer I 483.
Kehlkopflähmung I 486, II 475.
Kehlkopfsyphilis I 485.
Kehlkopftuberkulose I 484.
— und Lungentuberkulose I 614.
Keimdrüsen II 249.
— und Fettsucht II 129.
Keimdrüsenhormon II 251.
Keimschädigung und Vererbung I 51.
Kerasin bei M. Gaucher II 357.
Keratomalacie II 124.
KERNIGsches Phänomen II 453, 572.
Ketonkörper bei Diabetes mellitus II 154.
Keuchhusten I 219.
—, Erreger I 220.
— und Immunität I 140.
—, Komplementbindungsreaktion I 151.
Kieferhöhle, Empyem I 477.
Kinderkrankheiten, Epidemiologie I 164.
Kinderlähmung, cerebrale II 647.

Kinderlähmung, spinale II 584.
Kleinhirn, Physiologie II 491.
Kleinhirnbrückenwinkeltumoren II 556.
Kleinhirnläsionen, Symptome II 492.
Kleinhirntumoren II 554.
Klimaallergene I 503.
Klimakterium II 252.
Klimakuren II 834.
Kneippkuren II 826.
Knochenaktinomykose II 426.
Knochenatrophie II 409.
Knochenechinokokken II 426.
Knochenlues II 424.
Knochenmark bei aplastischer Anämie II 309.
—, Blutzellen im II 265.
—, Morphologie II 274.
—, Reizzustand II 275.
Knochenmarkausstrich II 267, 274.
Knochenmarkpunktion II 275.
Knochenmetastasen I 635, II 429.
Knochensarkom II 432.
Knochentuberkulose II 426.
Knochenwachstum und endokrine Drüsen II 406.
Knorpelknötchen II 401.
Kochsalzentzug II 34, 823.
Kochsalzfieber II 29.
KÖHLERsche Krankheit II 405.
Körperasche II 15.
Körperbau und Neurose II 692.
Kohlehydrate, Aufgabe im Stoffwechsel II 100.
—, Energiewert II 98.
Kohlehydratbedarf II 115.
Kohlehydratstoffwechsel und Diabetes mellitus II 147.
— bei Ileus I 766.
— und Leber I 859, 873.
Kohlenoxydvergiftung II 743.
Kohlensäure zur Kreislauftherapie I 355.
Kohlensäurebäder I 357.
Kohlensäurebindungskurven im Blut II 14.
Kohlensäurevergiftung II 744.
Kollaps I 345.
—, Behandlung des II 837.
— bei Cholera nostras I 777.
— und Hypothermie I 138.
— bei Infektionskrankheiten I 180.
— bei Peritonitis I 839.
— bei Pneumonie I 530.
— und seröse Entzündung I 346.
—, Therapie I 355, II 732.
—, Vasomotoren- I 346.
— bei Vergiftungen II 730.
Kollargol I 178.

Koma II 523.
— bei Apoplexie II 534, 535.
—, Behandlung II 836.
—, Cholera- I 292.
— diabeticum II 155, 165.
— bei Leberinsuffizienz I 896, 903.
— bei Urämie II 50.
Komplementärluft I 470.
Konditionalismus in der inneren Medizin I 12.
Konstitution, Begriff I 12.
—, hämolytische I 57.
Konstitutionsanomalien I 17.
Konstitutionstypen I 15.
Kontrakturen II 464.
Konzentrationsversuch zur Nierenfunktionsprobe II 55.
Kopfschmerzen bei Hirntumor II 548.
— und Migräne II 676.
— bei Typhus abdominalis I 238.
KOPLIKsche Flecken bei Masern I 185.
Korrelationsrechnung I 19.
KORSAKOWscher Symptomenkomplex II 541, 617.
Kot, Bildung I 769.
Koterbrechen bei Ileus I 801.
Krämpfe, Behandlung II 838.
— bei Diphtherie I 228.
— bei Hirntumoren II 548.
— bei Keuchhusten I 221.
— bei Vergiftungen II 732.
Kraniopharyngeom II 553.
Krankenbeobachtung I 30.
Kranker und Arzt I 23.
— und Lebensraum I 19.
Krankheit und Gesundheit I 8.
—, vierte I 200.
Krankheiten, Abnutzungs- I 13.
Krankheitsbedingungen und Krankheitsursachen I 12.
Kreislauf s. a. Herz.
— bei BASEDOWscher Krankheit II 202.
—, Behandlung bei Infektionskrankheiten I 180.
— bei Cholera asiatica I 292.
— bei Diphtherie I 228.
—, Funktionsprüfungen I 346.
— bei Grippe I 215.
— bei Icterus infectiosus I 268.
— bei Lobärpneumonie I 530.
— bei Lungentuberkulose I 591.
— bei Myxödem II 197.
— bei Nephritis II 61.
— und Nicotin I 350.
—, peripherer, bei Infektionskrankheiten I 180.

Kreislauf, peripherer, Physiologie I 333.
—, Regulationsprüfung nach SCHELLONG I 348.
—, Selbststeuerung I 334.
— bei Sepsis I 279.
— bei Typhus abdominalis I 239.
— und Zwerchfell I 848, 852.
Kreislaufinsuffizienz, Behandlung I 349, 351, 355, 365.
—, Definition I 327, 338.
— und Massage I 357.
Kreislaufkollaps s. Kollaps.
Kreislaufkrankheiten, Anamnese I 372.
—, Untersuchung I 374.
Kreislaufreflexe I 336.
Kreislaufregulation I 329.
Kremasterreflex II 462.
Kresolvergiftung und Leber I 862.
Kretinismus II 209.
—, endemischer II 209.
— und Zwergwuchs II 235.
Kropf II 209.
— bei CHAGASscher Krankheit I 320.
Kropfherz II 209.
Kupfervergiftung II 740.
KUPFFERsche Sternzellen, Funktion I 862.
Krysolgan I 178.
Kyphoskoliose, Atelektasen I, 513.
Kyphoskoliosenherz I 342.

Labyrinthstörungen II 493.
Lähmung, Halbseiten- II 507.
Lähmungen bei Botulismus I 252.
—, corticale II 463.
— bei Diabetes mellitus II 159.
— bei Diphtherie I 228.
— nach Poliomyelitis II 587.
—, schlaffe II 486.
—, spastische II 461.
—, Untersuchungstechnik II 524.
Lävulosurie II 153.
Laktoflavin II 106.
Lamblia intestinalis I 818.
Laryngitis, akute I 482.
— bei Masern I 186.
Laryngospasmus I 488.
LASÈGUEsches Phänomen II 448, 608.
Latenz, periodische I 112.
Latenzzeit, Ursachen I 113.
Lateralsklerose, amyotrophische II 656.
LAURENCE-BIEDLsche Krankheit II 233.
Lebensraum und Kranker I 19.

Leber s. a. Hepatopathie I 876.
— und Aminosäuren I 861.
—, Amyloid- I 912.
—, Anatomie I 857.
— und Bilirubinstoffwechsel I 863, 865.
— und Cholesterin I 864.
— und Eiweißstoffwechsel I 861.
—, entgiftende Funktion I 862.
—, Farbstoffausscheidung I 864.
—, Fett- I 894.
— und Fettstoffwechsel I 800.
— bei Fettsucht II 136.
— und Harnstoffbildung I 861.
— und Kohlehydratstoffwechsel I 859, 873.
—, Lymphogranulomatose der I 921.
—, Metastasen- I 918.
— und Mineralhaushalt I 862.
—, Muskatnuß- I 899.
—, Pigment- I 913.
—, seröse Entzündung I 889.
—, Stauungs- I 342.
—, Topographie I 875.
—, vegetative Innervation II 504.
— und Vitamine I 868.
— und Wasserhaushalt I 862, II 20.
—, Zuckerguß- I 899, 921.
— und Zuckerstich I 873.
Leberabsceß I 916.
— bei Amöbenruhr I 264, 917.
Leberaktinomykose I 922.
Leberarterie, Aneurysma der I 957.
Leberatrophie, akute I 896.
Lebercarcinom I 918.
Lebercirrhose I 899.
—, Ätiologie I 880.
— und Alkohol I 906.
—, Anämie bei II 303.
— und Avitaminosen I 909.
—, biliäre I 910.
—, cholangitische I 910.
— und chronische Peritonitis I 842.
—, circumskripte I 913.
—, Differentialdiagnose I 908.
—, Einteilung I 900.
—, experimentelle I 905.
— und Gastroenteritis I 780.
—, hämatogene, diffuse I 900.
— und Hämochromatose I 905, 913.
—, hypertrophische I 905, 911.
—, kardiale I 342, 899.
— und Leberfunktionsproben I 904.

Lebercirrhose und Leberinsuffizienz I 903.
—, Pathogenese I 905.
—, pathologische Anatomie I 907.
—, Pseudo- I 430, 899.
— und Syphilis I 915.
—, Therapie I 909.
— bei WILSONscher Krankheit I 906.
Leberdistomenkrankheit I 324.
Leberechinococcus I 917, 919.
Leberfunktionsprüfungen I 874, 904.
Leberglykogen I 859.
Leberinsuffizienz, akute I 896.
— bei Lebercirrhose I 903.
—, subakute I 890.
Leberkoma I 903.
Leberleukämie I 921.
Lebersarkom I 919.
Leberschädigung bei Vergiftungen II 729.
Lebersyphilis I 914.
— der Neugeborenen I 916.
Lebertuberkulose I 921.
Lebertumoren, gutartige I 919.
Lebervenen, Kompression der I 957.
Leishmaniosis I 319.
Lepra I 298.
—, Knochenerkrankungen bei II 426.
Letalität, Begriffsbestimmung I 159.
Leucin im Harn bei akuter Leberatrophie I 896.
Leukämie, akute II 322.
—, chronische II 325.
—, Leber bei I 921.
—, Monocyten- II 332.
—, Myeloblasten- II 322.
—, Pathogenese II 321.
—, Plasmazellen- II 333.
Leukämien s. a. Lymphadenose, Myelose II 321.
Leukocyten, Arten II 269.
—, Bildung II 268.
—, Morphologie II 270.
—, Untersuchungsmethoden II 260.
Leukocytose II 316.
Leukoplakie der Mundschleimhaut I 666.
Leukopoese, Störung II 278.
Leukose s. Leukämie.
Libido und Neurose II 684.
Lingua geographica I 668.
— villosa nigra I 668.
Linitis plastica I 735.
Lipathren I 177.
Lipatrophia circumscripta II 144.
Lipodystrophie II 132.
Lipoidnephrose II 73.

Lipoidosen II 146, 357.
Lipoitrin II 224.
Lipomatosis II 131.
Liquor cerebrospinalis II 441, 443.
— —, Goldsolreaktion II 531.
— — bei Herpes zoster II 590.
— — bei Hirnabsceß II 570.
— — bei Hirntumor II 558.
— — bei Meningitis epidemica II 573.
— — — tuberculosa II 645.
— —, Normomastixreaktion II 531.
— — bei Parotitis epidemica I 225.
— — bei progressiver Paralyse II 640.
— —, Untersuchungsmethoden II 530.
— —, Xanthochromie II 443, 508, 539.
LITTLEsche Krankheit II 648.
Lues s. a. b. den einzelnen Organen.
—, cerebri, Liquorreaktionen II 531.
— cerebrospinalis II 628.
— —, Therapie II 640.
—, Infektionsimmunität I 149.
—, Seroreaktionen bei I 151
—, Übertragbarkeit auf Tiere I 72.
Luftembolie der Lunge I 522.
Luftfahrtmedizin II 772.
Luftkrankheit I 763.
Lumbago II 607.
Lumbalpunktion II 530, 847.
— zur Diagnostik der Infektionskrankheiten I 120.
Luminalvergiftung II 750.
Lunge, Anatomie und Physiologie I 469.
Lungen, Anthrakosis I 551.
—, Chalicosis der I 552.
—, Fettembolie I 522.
—, Gummata der I 626.
—, Kampfgasvergiftung I 555.
—, Luftembolie I 522.
—, Lymphangitis carcinomatosa I 633, 637.
—, Lymphogranulomatose der I 623.
—, Siderosis I 553.
—, Silicosis I 552.
—, Soor I 625.
—, Staubkrankheiten der I 551.
—, Steinhauer- I 553.
Lungenabsceß I 545.
— und Bronchialcarcinom I 632.
— nach Lobärpneumonie I 534.

Lungenabsceß und Lungeninfarkt I 522.
Lungenaktinomykose I 273, 623.
Lungenasbestose I 553.
Lungenaspergillose I 544.
Lungenatelektase I 512.
— bei Bronchusstenose I 500.
— bei Lungenstauung I 518.
— bei Lungentuberkulose I 573.
— und Zwerchfellhochstand I 851.
Lungenblastomykose I 544, 625.
Lungencarcinom s. a. Bronchialcarcinom I 627, 635.
—, Schneeberger I 554, 628, II 741.
Lungencirrhose I 611.
Lungendistomenkrankheit I 324.
Lungenechinococcus I 637.
Lungenembolie I 340, 518.
Lungenemphysem I 507.
—, Herz bei I 341.
—, interstitielles I 510, 512.
—, komplementäres I 511.
— und Lungentuberkulose I 510.
—, Therapie I 511.
— und Zwerchfelltiefstand I 852.
Lungenentzündung, croupöse s. Pneumonie, lobäre.
Lungengangrän I 548.
— und Bronchialcarcinom I 631.
— nach Lobärpneumonie I 534.
Lungeninduration, braune I 516.
—, nach Röntgenbestrahlung II 782.
Lungeninfarkt I 518, 341.
Lungenkollaps, akuter I 513.
Lungenmetastasen I 635.
Lungenmilzbrand I 270.
Lungenödem I 514.
— bei Kampfgasvergiftungen I 555.
— bei Mitralstenose I 403.
— bei Pleurapunktion I 645.
Lungenpest I 302.
Lungensarkom I 635.
Lungenschrumpfung I 550.
Lungenschwindsucht s. Lungentuberkulose.
Lungenspitzenkatarrh I 609.
Lungenstarre I 516.
Lungenstauung I 516.
Lungenstreptotrichose I 544, 625.
Lungensyphilis I 625.
Lungentotalkapazität I 470.

Lungentuberkulose, acinösnodöse I 589, 609.
—, Ätiologie I 561.
—, Allergie und I 565.
—, Allgemeinbefund I 594.
—, Allgemeinbehandlung I 623.
—, Alters- I 587, 613.
—, Amyloidose bei I 614.
—, angeborene I 564.
—, Atelektase bei I 573.
—, Bacillennachweis I 561, 593.
—, Blutveränderungen I 592.
—, Boecksher Sarkoid und I 599.
— und Bronchialcarcinom I 635.
—, Bronchiektasen bei I 593.
— und Bronchopneumonie I 542.
—, cirrhotische I 588.
— und Diabetes mellitus I 614, II 158.
—, Diät bei I 618.
—, Diagnose I 614.
—, Disposition I 564.
—, Durchseuchungsresistenz I 569.
—, Entwicklungsgang I 569.
—, epituberkulöse Infiltration I 573.
—, Erstinfektion I 567, 577.
—, exsudative I 588, 589.
—, Fieber I 590.
—, Frühinfiltrat I 578, 606.
—, gelatinöse Pneumonie I 605.
— und Grippe I 216.
—, Hämoptoe bei I 618.
—, Harn bei I 592.
—, Hiluslymphknoten bei I 571, 596.
—, Historisches I 558.
—, Immunität I 564, 565.
—, Infektionswege I 563.
—, käsige Pneumonie I 606.
—, Kavernen I 583.
—, Kehlkopftuberkulose und I 614.
—, Kollapstherapie I 620.
—, Komplikationen I 613.
—, Kreislauf bei I 591.
—, Lichtbehandlung I 618.
—, Lungencirrhose nach I 611.
— und Lungenemphysem I 510.
—, Lymphangitis reticularis I 575.
—, Magendarmstörungen I 591.
—, Meerschweinchenversuch I 566.
—, Miliartuberkulose I 575, 599.

Lungentuberkulose, Nachtschweiße I 591.
—, Oleothorax bei I 621.
—, pathologische Anatomie I 587.
—, perifokale Entzündung bei I 604.
—, Phrenicusexhairese bei I 621.
—, physikalischer Befund I 594.
—, Pleuraempyem bei I 646.
—, Pleuraschwarten bei I 585.
—, Pleuritis bei I 585, 598.
—, Plombierung I 622.
—, Pneumolyse I 622.
— und Pneumonie I 534.
—, Pneumothorax bei I 608, 620.
—, Primärherd I 569, 581, 595.
—, produktive I 588.
—, Prognose I 616.
—, Pubertäts- I 586.
—, Pyopneumothorax bei I 613.
—, Reinfektion I 568, 577, 589.
—, Röntgenbild I 595.
—, Säuglings- I 586.
—, Senkungsgeschwindigkeit I 592.
—, Sepsis tuberculosa acutissima I 604.
—, Serodiagnostik bei I 616.
—, Seropneumothorax bei I 613.
—, Spitzenmetastasen I 575.
—, Spitzenschwielen I 586.
—, Spontanpneumothorax I 613.
—, Sputum bei I 593.
—, Stadieneinteilung nach RANKE I 567.
—, Statistisches I 559.
—, Strahlenbehandlung I 618.
—, Streuung, bronchogene I 576.
—, Streuungen, lymphohämatogene I 574, 597.
—, Superinfektion I 568, 577, 589.
—, Therapie I 617.
—, Thorakoplastik bei I 621.
—, Tuberkelbacillus, Arten I 562, 563.
—, Tuberkulide bei I 598.
—, Tuberkulinbehandlung I 619.
—, Tuberkulinreaktion I 561, 569, 614.
—, WASSERMANNsche Reaktion bei I 614.
Lungentumoren, gutartige I 627.
Lymphadenose, akute II 324.

Lymphadenose, aleukämische II 331.
—, chronische II 329.
—, Knochenmark bei II 278.
—, Mediastinaltumoren bei I 467.
Lymphatisches Gewebe, Morphologie II 281.
Lymphdrüsen, Lepra der II 352.
Lymphdrüsenerkrankungen II 347.
Lymphdrüsenlues II 352.
Lymphdrüsentuberkulose II 352.
Lymphocyten, Morphologie II 270.
Lymphogranuloma inguinale I 798, II 353.
Lymphogranulomatose II 347.
— und BANGsche Krankheit I 256.
—, Knochenerkrankungen bei II 426.
— der Leber I 921.
— der Lunge I 623.
—, Mediastinaltumoren bei I 467.
— und Sepsis I 283.
Lymphosarkom II 333.
Lyssa II 589.
—, Ausbreitung der Infektion I 108.
—, latente I 112.
—, Übertragbarkeit I 73.
—, Vaccinetherapie I 173.

MACBURNEYscher Druckpunkt bei Appendicitis I 789.
Magen, Anatomie I 696.
—, Angelhaken- I 699.
—, Erosion des I 712.
—, Fremdkörper im I 761.
—, Hypertonus des I 756.
—, Innervation I 697.
—, Lageveränderungen I 753.
—, Parasiten des I 761.
—, Reiz- I 738.
—, Röntgenuntersuchung I 699.
—, Salzsäuresekretion I 704.
—, Sanduhr- I 723.
—, —, spastischer I 720.
—, Stierhorn- I 699.
—, vegetative Innervation II 503.
Magenaktinomykose I 761.
Magenarteriosklerose I 761.
Magenatonie I 754.
Magencarcinom I 742.
—, Achylie bei I 740, 744.
—, Anämie bei I 746.
—, Gastritis und I 743.
—, Gastroskopie bei I 748.

Magencarcinom, Heredität I 742.
—, Milchsäurenachweis bei I 745.
— und Pylorusstenose I 750.
—, Röntgenbild I 745.
—, Symptome I 743.
—, Teerstuhl I 745.
—, Therapie I 749.
Magendilatation bei Pylorusstenose I 750.
Magendivertikel I 758.
Magenerkrankungen, Diät bei I 708.
— und HEADsche Zonen I 707.
Magengeschwür s. Ulcus ventriculi I 710.
Magenlähmung, akute I 757.
Magenlues I 761.
Magenmotilität I 698, 700.
Magenneurosen I 762, II 695.
Magenperforation und Peritonitis I 834.
Magenperistaltik I 700.
Magenpolypen I 760.
Magensaft, Anacidität I 705.
—, Blut im I 705.
—, Fermente des I 703.
—, Hyperchlorhydrie I 704.
— bei Magencarcinom I 744.
—, Milchsäure im I 705.
— bei Reizmagen I 738.
—, Superacidität I 704.
—, Supersekretion I 705.
— bei Ulcus ventriculi I 716, 718, 724.
Magensaftmangel I 739.
Magensaftsekretion I 702.
— und Vitamin B_1 II 112.
Magensarkom I 760.
Magenschleim I 703.
Magenschmerzen I 706.
Magensondierung, Technik II 853.
Magenspülung, Technik II 853.
— bei Vergiftungen II 730.
Magenstraße I 697.
Magentonus I 699.
Magentuberkulose I 761.
Magersucht II 142.
—, hypophysäre II 144, 233.
—, senile II 144.
Maladie de porchers und Immunität I 140.
Malaria I 309.
—, Ätiologie I 309.
—, Anämie bei II 292.
—, Diagnose I 315.
—, Erreger I 309.
—, Melano- und Ferro-Flokkulation I 151.
— und Pest I 303.
—, quartana I 314.
—, Schwarzwasserfieber I 317.
—, Symptomatologie I 313.

Malaria, tertiana I 313.
—, Therapie I 316.
— tropica I 314.
—, Ursache des Fiebers I 113.
Maltafieber I 253, 254.
—, Agglutination bei I 151.
Mandelabsceß I 674, 679.
Mandeln s. a. Tonsillen I 679.
Manganvergiftung II 740.
Marmorknochenkrankheit II 422, 427.
—, Anämie bei II 312.
Marschhämoglobinurie II 346.
Masern I 184.
—, Ansteckungsfähigkeit I 118.
— und Bronchopneumonie I 543.
—, Encephalomyelitis bei II 596.
—, Immunität bei I 140, 144, 184.
— Komplikationen I 187.
—, Kontagiosität I 164.
—, Prophylaxe I 189.
— und Scharlach I 188.
—, Symptomatologie I 185.
—, Therapie I 189.
Massage II 831.
— bei Kreislaufinsuffizienz I 357.
Mastdarm s. Rectum I 814.
Mastkuren II 121, 816.
Maul- und Klauenseuche I 269, 663.
Medianuslähmung II 477.
Mediastinalhernie I 462.
Mediastinaltumoren I 463.
—, Röntgenbild I 464.
Mediastinitis I 462, 467.
—, syphilitische I 468.
Mediastinum, Krankheiten des I 461.
—, Verdrängung bei Pleuritis serosa I 644.
—, Verlagerung durch Pneumothorax I 655.
—, Verlagerung I 462.
—, Verziehung durch Pleuraschwarte I 652.
Medinawurm I 326.
Medizin, Begriffsbestimmung I 1.
Medulla oblongata, Läsion II 509.
— —, Sensibilitätsstörung bei Läsion II 457.
— —, Tumoren II 556.
Medulloblastom II 555.
Megakaryocyten II 273.
Megaloblasten II 262, 267.
Megalocyten II 267.
Melanin, Entstehung II 239.
Melorheostose II 422.
MENDEL-BECHTEREWscher Reflex II 525.

MÉNIÈREsche Krankheit II 494, 612.
Meningiom II 550.
Meningiome, suprasellläre II 553.
Meningismus II 592.
— bei Grippe I 215.
— bei Lobärpneumonie I 532.
— bei Typhus abdominalis I 239.
Meningitis, chronisch adhäsive II 593.
—, eitrige II 575.
— epidemica II 571.
— bei Lobärpneumonie I 532.
— luica II 627.
— und Paratyphus I 250.
— serosa II 592.
— — bei Icterus infectiosus I 268.
— — bei Parotitis epidemica I 224.
— tuberculosa II 644.
— —, Liquorreaktionen II 531.
Meningoencephalitis luica II 627.
Meningomyelitis luica II 563, 630.
Merkfähigkeit II 523.
Meryzismus I 695.
Mesenterialarterien, Amyloidose I 805.
—, Arteriosklerose der I 806.
—, Embolie I 802, 805.
—, Thrombose der I 805.
Metasyphilis II 632.
Meteorismus bei Lebercirrhose I 901.
— bei Peritonitis I 840.
— bei Schilddrüsenexstirpation II 193.
— bei Stauungskatarrh I 343.
— bei Typhus abdominalis I 236.
Methämoglobinämie bei Peritonitis I 837.
Methylalkoholvergiftung II 748.
— und Botulismus I 252.
Miesmuscheln, Vergiftungen durch II 757.
Migräne II 674.
— und Cholecystopathie I 933.
— bei Vasoneurose I 459.
MIKULICZsche Krankheit I 670.
Milchpräparate zur Reizkörpertherapie I 176.
Miliartuberkulose der Lunge I 575, 599.
— und Typhus abdominalis I 245.
MILLONsches Reagens zur Leberfunktionsprobe I 875.

Milz, Amyloid- II 356.
—, Funktion II 281.
—, Geschwülste der II 356.
Milzabsceß II 356.
Milzbrand I 269.
— und Immunität I 140, 144.
Milzechinococcus II 356.
Milzinfarkt II 355.
Milzpunktion II 282.
Milztuberkulose, Polyglobulin bei II 313.
Milztumor s. a. Splenomegalie.
— bei Agranulocytose I 675.
— bei BANTIscher Krankheit II 354.
— bei hämolytischer Anämie II 306.
— bei Infektionskrankheiten II 353.
— bei Kala Azar I 319.
— bei Lebercirrhose I 902, II 354.
— bei Lymphadenose II 330.
— bei Lymphogranulomatose II 349.
— bei Malaria I 314.
— bei M. Gaucher II 357.
— bei Myelose II 325.
— bei NIEMANN-PICKscher Krankheit II 358.
— bei Parotitis epidemica I 223.
— bei Pfortaderthrombose II 355.
— bei Polycythämie II 314.
— bei Sepsis I 281.
— bei Typhus abdominalis I 238.
Milzvenenthrombose II 303, 355.
Mineralhaushalt und Diät II 823.
— und Fieber I 133.
— und Leber I 862.
—, Physiologie II 16.
—, Störungen des II 29.
Mineralien des Körpers II 15.
Miserere bei Ileus I 801.
Mitralinsuffizienz I 404.
Mitralstenose I 401.
—, Atelektase bei I 513.
—, Schwangerschaft und I 390.
Mittelhirnsymptome II 511.
MÖLLER-BARLOWsche Krankheit II 126, 416.
Monarthritis gonorrhoica II 382.
Monocyten, Morphologie II 271.
Monocytenangina, Knochenmark bei II 278.
Monocytenleukämie II 273, 332.
Mononucleose II 317.
Monoplegie II 534.

Morbidität, Begriffsbestimmung I 157.
Morbilli s. Masern I 187.
Morbus coeruleus I 344, 407.
— maculosus Werlhofii II 336.
Morphinismus II 752.
Morphiumvergiftung II 751.
Mortalität, Begriffsbestimmung I 158.
Mumps s. Parotitis epidemica.
Mundbodenphlegmone I 666.
Mundfäule I 663.
Mundgeruch I 660.
Mundhöhle, Anatomie und Physiologie I 658.
Mundschleimhaut, Soor der I 665.
—, Syphilis der I 667.
—, Tuberkulose der I 667.
Muskelarbeit und Fieber I 138.
Muskelatrophie, Inaktivitäts- II 363.
—, neurogene II 363, 659.
—, spinale progressive II 655.
—, syphilitische spinale II 629.
Muskeldefekte, angeborene II 362.
Muskeldegeneration, wachsartige II 364.
Muskelfibrillieren I 453.
Muskelkater II 366.
Muskelphysiologie II 361.
Muskelrheumatismus II 370.
Muskelschmerzen bei Amöbenruhr I 267.
Muskelstarre, arteriosklerotische II 537.
Muskeltonus II 445, 498.
—, Störungen II 496.
Mutation I 51.
Mutterkornvergiftung II 757.
Myalgie II 370.
Myasthenia gravis pseudoparalytica II 665.
Myatonia congenita II 653.
Myelitis, infektiös toxische II 595.
—, Querschnitts- II 595.
Myeloblasten II 273.
Myelom, multiples II 334, 428.
Myelose, akute II 322.
—, aleukämische II 327.
—, chronische II 325.
—, funikuläre II 619.
—, — bei perniziöser Anämie II 298.
—, Leber bei I 921.
—, Mediastinaltumoren bei I 467.
Myiasis I 830.
Myodegeneratio cordis I 414, 416.

Myoglobinurie bei Haffkrankheit II 365.
—, Muskeldegeneration bei II 365.
—, paroxysmale II 347.
Myokardinfarkt s. Herzinfarkt.
Myokarditis, akute I 410.
—, Angina und I 678.
—, chronische I 411.
—, Extrasystolen bei I 363.
—, rheumatische I 410.
— bei Scharlach I 195.
Myoklonie II 662.
Myoklonusepilepsie II 665.
Myositis II 372.
— acuta epidemica II 367.
— ossificans II 367.
Myotonia congenita II 669.
Myxödem II 195.
—, Anämie bei II 312.
— und Basedowsche Krankheit II 205.
—, experimentelles II 193.
—, Herz bei I 420.
—, Vererbung und I 62.

Nabelmetastasen bei Magencarcinom I 744.
Nährwert II 818.
Nagelveränderungen bei Sprue I 782.
Nahrungsbedarf II 113.
Nahrungsmittel, Verwertung II 821.
—, Zusammensetzung II 117.
Nahrungsmittelvergiftungen I 248, 251, II 757.
Narkolepsie II 673.
Narkotica, Vergiftung mit II 747.
Nase, Geschwülste I 481.
—, Lues der I 480.
—, Tuberkulose der I 480.
Nasenbluten I 481.
—, familiäres II 341.
Nasendiphtherie I 231.
Nasenkatarrh, akuter I 476.
—, chronischer I 480.
Naturwissenschaft und Medizin I 2.
Nebenniere und Wasserhaushalt II 20.
Nebennieren, Physiologie II 238.
—, vegetative Innervation II 504.
— und Wärmeregulation I 130.
Nebennierenrinde und Vitamin B₁ I 105.
Nebennierenrindenadenom II 244.
Nebennierenrindenhormon II 240.

Nebennierentuberkulose bei M. Addison II 242.
Nebenschilddrüsen II 212.
Nephritis, Angina und I 678.
— bei Cholera I 292.
—, chronische, Therapie bei II 68.
— bei Gelenkrheumatismus II 378.
—, Glomerulo- II 60.
—, —, chronische II 66.
—, —, Pathogenese II 63.
—, —, Therapie II 64.
—, Herd- I 386, II 70.
—, Hydrothorax bei I 650.
— bei Icterus infectiosus I 268.
—, Lungenödem bei I 515.
— bei Masern I 188.
— und Nephrose II 67.
— bei Ruhr I 259.
— bei Scharlach I 196.
— bei Sepsis I 281.
—, seröse II 72.
Nephrose, Lipoid- II 72.
— und Nephritis II 67.
Nerven, Aktionsströme II 444.
—, Druckpunkte II 447.
—, elektrische Erregbarkeit II 529.
—, periphere motorische II 469.
—, — sensible II 448.
—, —, Trauma der II 545.
—, trophische Störungen II 451.
Nervenfieber I 232.
Nervensystem, vegetatives II 500.
—, — und Neurosen II 696.
Nervenverletzungen II 451.
N. accessorius II 475.
— acusticus II 488.
— axillaris II 477.
— cochlearis II 490.
— cut. femor. lat. Neuralgie II 610.
— depressor I 336.
— dors. scapulae II 476.
— facialis s. a. Facialis II 473.
— femoralis II 479.
—, Neuralgie II 610.
— glossopharyngeus II 473.
—, Neuralgie II 606.
— glutaeus sup. und inf. II 479.
— hypoglossus II 475.
— ischiadicus II 480.
— medianus II 477.
— musculo-cutaneus II 477.
— obturatorius II 479.
— oculomotorius, Lähmung II 487.

N. olfactorius II 481.
— opticus, Atrophie II 484.
— —, Neuritis II 484, 615.
— —, Physiologie II 481.
— peronaeus II 480.
— phrenicus II 476.
— — und Zwerchfell I 848.
— radialis II 478.
— recurrens s. a. Recurrens II 475.
— subscapularis II 477.
— suprascapularis II 477.
— sympathicus s. a. Sympathicus, Anatomie II 500.
— thoracales II 478.
— — ant. II 476.
— thoracalis longus II 476.
— thoracodorsalis II 477.
— tibialis II 480.
— trigeminus s. a. Trigeminus II 470.
— ulnaris II 477.
— vagus s. a. Vagus II 474.
— vestibularis II 490.
— —, Läsion des II 493.
— —, Prüfung II 528.
Neuralgien s. bei den einzelnen Nerven II 605.
—, Therapie II 611.
Neurasthenie II 715.
Neuritis bei Diabetes mellitus II 159.
— bei Grippe I 215.
— bei Lebercirrhose I 909.
—, progressive hypertrophische II 660.
— bei Typhus abdominalis I 239.
Neurofibromatose II 649.
Neurolipomatose II 137.
Neurolues, Therapie II 640.
Neurom, Amputations- II 451.
Neuromyositis II 366.
Neuropathie, Erblichkeit II 678.
Neuroprobasie I 108.
Neurosebereitschaft II 687.
Neurosen I 11, II 678.
—, Begriffsbestimmung II 680.
—, Behandlung II 708.
—, Beschäftigungs- II 664.
— und Erbanlage I 66.
— und Hysterie II 718.
—, Organ- II 695.
—, Psychogenese der II 682.
—, Rechts- II 721.
—, Renten- II 720.
—, Symptomwahl II 692.
—, traumatische II 720.
—, vegetative I 422, II 696.
— der Versicherten II 719.

Neurosen, Zwangs- II 691.
Neurosyphilis II 627.
—, tertiäre II 628.
Nickelvergiftung II 741.
Nicotin und Arteriosklerose I 442.
— und Extrasystolen I 363.
— und intermittierendes Hinken I 445.
— und Kreislauf II 350.
Nicotinvergiftung II 753.
Niemann-Picksche Krankheit II 146, 358.
—, Knochenerkrankungen bei II 427.
Niere, Amyloid- II 75.
—, Anatomie II 2.
—, Arteriosklerose der II 81.
—, Hufeisen- II 93.
—, Hypernephrom der II 92.
—, maligne Sklerose der II 77.
—, Mißbildungen II 93.
—, Physiologie II 3.
— bei Quecksilbervergiftung II 75.
—, Schrumpf- II 67.
—, Schwangerschafts- II 71.
—, Stauungs- I 343, II 81.
—, vegetative Innervation II 504.
—, Wander- II 89.
Nierenbecken s. Pyelon.
Nierencarcinom II 92.
Nierenerkrankungen und Albuminurie II 44.
—, Blutdrucksteigerung und II 40.
—, doppelseitige hämatogene II 57.
— bei Fettsucht II 137.
Nierenfunktionsprüfung II 53.
Niereninfarkt II 92.
Niereninsuffizienz II 47.
— und Urämie II 50.
Nierensklerose, maligne II 77.
Nierenstein II 89.
Nierensteinbildung II 183.
Nierentuberkulose II 87.
Nierentumoren II 92.
Niesen I 472.
Nitrobenzolvergiftung II 746.
Nitroglycerin bei Coronarinsuffizienz I 417.
Nitroglycerinvergiftung II 746.
Nitrosegasevergiftung II 747.
Noctalvergiftung II 751.
Noma I 666.
Normocyten II 264.
Novoprotin I 177.
Nucleinsäure zur Reizkörpertherapie I 177.
Nucleinstoffwechsel II 173.

Nucleus ruber, Läsion II 499.
Nykturie II 47, 55.
— bei Herzkranken I 343.
Nystagmus II 493, 527, 612.

Obstipation I 807.
—, Ätiologie I 807.
— und Durchfall I 771.
—, Einteilung I 808.
—, spastische und Ileus I 800.
—, Therapie I 812.
Occipitalneuralgie II 611.
Oculomotoriuslähmung II 487.
Ödeme bei Herzschwäche I 343.
—, Hunger- II 38.
—, kachektische II 38.
— bei Lipoidnephrose II 73.
— bei Myodegeneratio cordis I 417.
—, Therapie II 38.
— bei Trichinosis I 322.
Ödementstehung, Theorie der II 35.
Oesophagismus I 694.
Oesophagitis I 683.
Oesophagoskopie I 661.
Oesophagus, Anatomie und Physiologie I 660.
—, Anomalien der I 683.
—, Diphtherie der I 684.
—, Fremdkörper I 694.
—, Lageänderungen I 683.
—, Parasiten I 694.
—, Ruptur I 694.
—, Ulcus pepticum I 684.
—, vegetative Innervation II 503.
—, Verätzungen I 684.
Oesophaguscarcinom I 691.
Oesophagusdilatation, diffuse I 685.
Oesophagusdivertikel I 688.
Oesophaguslähmung I 695.
Oesophagusneurosen I 694.
Oesophagussarkom I 693.
Oesophagusspasmus I 462, 694.
Oesophagusstenose I 685.
Oesophagustumoren, gutartige I 694.
Oesophagusvaricen, Hämatemesis bei I 717.
— bei Lebercirrhose I 900.
Oestron II 251.
Olecranonsporn II 370.
Oleum chenopodii, Vergiftung mit II 755.
Oligämie II 256.
Oligurie, primäre II 27.
— bei Stauungsleber I 342.
Olobinthin I 177.
Omnadin I 177.

Onanie und Neurose II 683.
Onchocerca caecuticus I 326.
— volvulus I 326.
Ophthalmoplegia externa II 577, 586.
Ophthalmoplegie II 487.
Opiumvergiftung II 751.
Oppenheimscher Reflex II 463, 525.
Opticusatrophie II 633.
Optochinvergiftung II 754.
Orchitis II 96.
— bei Bangscher Krankheit I 255.
— bei Parotitis epidemica I 224.
— bei Pocken I 204.
Organerkrankungen und Allgemeinerkrankungen I 11.
Organische und funktionelle Störungen I 10.
Organminderwertigkeit I 17.
— und Neurose II 700.
Organneurosen II 695.
Orientbeule I 319.
Oroyafieber I 321.
Orthopnoe I 473.
Oslersche Krankheit II 341.
Osmoregulation, des Blutes II 18.
Osteoarthropathie hypertrophiante pneumique I 499, II 422.
— bei Tabes dorsalis II 635.
Osteoarthrosis deformans II 396.
— — juvenilis II 404.
Osteogenesis imperfecta II 408.
Osteomalacie II 410.
Osteomyelitis II 423.
— und Sepsis I 277.
— bei Typhus abdominalis I 242.
Osteoporose II 409.
— bei Cushingscher Krankheit II 237.
— bei Sprue I 782.
Osteopsathyrosis II 408.
Osteosklerose II 421.
Ostitis s. a. Knochen II 426.
— deformans II 419.
— fibrosa II 218, 416.
Otitis media, Angina und I 678.
— — bei Grippe I 216.
— — bei Scharlach I 195.
— — bei Schnupfen I 478.
— — bei Typhus abdominalis II 423.
Oxalsäurevergiftung II 735.
Oxalurie II 181.
β-Oxybuttersäure II 155.
Oxydasereaktion II 261, 270.
Oxyuris vermicularis I 828.
Ozaena I 480.

Pachymeningitis cervicalis hypertrophica II 631.
— haemorrhagica interna II 544.
— hypertrophica circumscripta II 563.
Pallidum II 494.
— Läsion des II 499.
Pankreas, Allgemeines I 958.
— und Cholecystopathie I 931.
— und Fettsucht II 129.
—, innersekretorische Funktion II 249.
—, vegetative Innervation II 504.
Pankreasabsceß I 966.
Pankreascarcinom I 967.
Pankreascysten I 969.
Pankreaserkrankungen und Diastase I 961.
—, Fettstuhl bei I 960.
— und HEADsche Zonen I 960.
— und Ikterus I 961.
—, Therapie I 962.
—, Zucker und Urin bei I 962.
Pankreasnekrose I 963.
Pankreasschmerz I 959, 965.
Pankreassteine I 967.
Pankreastumor I 960.
Pankreatitis nach Cholecystektomie I 952.
— und Cholecystitis I 885.
— und Cholelithiasis I 942.
—, leichte I 965.
Panmyelophthise II 310.
Panophthalmie bei Sepsis I 280.
Papageienkrankheit I 305.
Papilla Vateri, Carcinom der I 955.
Pappatacifieber I 318.
Parästhesien II 450.
Paraganglien I 337.
Paralyse, progressive II 637.
—, —, Liquorreaktionen II 531.
—, —, Reizkörpertherapie I 176.
Paralysis agitans II 660.
Paranephritis II 91.
— und Sepsis I 284.
Paraphasie II 518.
Parasympathicus, Anatomie II 500.
Parathormon II 214.
Paratyphus A I 249.
— abdominalis I 249.
—, Agglutination bei I 151.
—, B I 249.
— und Cholecystitis I 250.
—, Epidemiologie I 249.
— durch Nahrungsmittelvergiftung II 757.

Paratyphus und Ruhr I 261.
— und Sepsis I 283.
— und Typhus abdominalis I 248.
Parkinsonismus II 524, 578.
—, Leberschädigung bei I 906.
—, postencephalitischer II 581.
—, Ptyalismus bei I 670.
Parodontose I 671.
Parotitis epidemica I 222.
— — und Immunität I 140.
—, metastatische I 669.
— bei Speichelstein I 669.
PASCHENsche Körperchen I 200.
Patellarklonus II 461, 525.
Patellarreflex II 525.
Pathergie und Allergie I 128.
PELGERsche Krankheit II 316.
Pellagra II 125.
—, Anämie bei II 302.
—, Polyneuritis bei II 598.
— und Sprue I 782.
Pellagraschutzstoff II 107.
Pentosurie I 153.
Pepton zur Reizkörpertherapie I 177.
Periarteriitis nodosa I 379, 455.
— tuberculosa I 452.
Periarthritis humeroscapularis II 370.
Perichondritis laryngea I 485.
Perikard, Hämo- I 431.
—, Hydro- I 431.
—, Pneumo- I 431.
Perikardektomie I 351.
Perikarditis I 425.
— acuta I 426.
— calculosa I 430.
— bei Gelenkrheumatismus II 377.
— bei Lobärpneumonie I 531.
— bei Ruhr I 259.
—, Therapie I 429.
— tuberculosa I 426.
Perikardpunktion I 851.
Perikardschwielen I 429.
Periostitis hyperplastica II 422.
Peritonealverwachsungen I 842.
Peritoneum, Anatomie und Physiologie I 830.
—, Geschwülste I 844.
—, Pneumo- I 843.
Peritonitis, akute I 834.
—, —, Ätiologie I 834.
—, —, circumscripte I 837.
—, carcinomatöse I 841.
—, chronische I 840.

Peritonitis und dynamischer Ileus I 804.
—, Singultus bei I 856.
—, tuberculosa und Lebercirrhose I 908.
—, tuberkulöse I 840.
— bei Typhus abdominalis I 237.
— bei Ulcusperforation I 722.
Perityphlitis I 787.
— bei Ruhr I 259.
Peronaeuslähmung II 480.
Perseveration II 514, 522.
Persuasion II 713.
PERTHESsche Krankheit II 405.
Perthisal I 177.
Pertussis s. Keuchhusten I 219.
Pest I 301.
—, Ätiologie I 301.
—, aktive Immunisierung I 146.
—, Bubonen- I 301.
— und Immunität I 140, 144.
—, Lungen- I 302.
—, lymphogene Ausbreitung I 106.
PFEIFFERsches Drüsenfieber II 317.
Pfortaderstauung I 900.
Pfortaderthrombose I 955, II 355.
Phänotypus und Genotypus I 14, 47.
Phanodormvergiftung II 751.
Pharyngitis acuta I 680.
—, chronische I 681.
Pharynxcarcinom I 683.
Phenacetin I 179.
Phenolentgiftung und Leber I 862.
Phenolvergiftung II 734, 735.
Phenylhydrazinvergiftung II 746.
Phlebotomenfieber I 140, 318.
Phlogetan I 177.
Phlorrhizinvergiftung und Glycosurie II 150.
Phosgenvergiftung, Lungenödem bei I 514.
Phosphaturie II 30, 182.
Phosphorvergiftung II 743.
—, Leberatrophie bei I 898.
Phrenicusneuralgie II 611.
PIERRE MARIE-STRÜMPELLsche Erkrankung II 392.
Pigmentierungen bei ADDISONscher Krankheit II 241.
— nach Röntgenstrahlen II 778.
Pigmentleber I 913.
Pilzvergiftung II 756.

Pilzvergiftung, Leberatrophie bei I 898.
Pituitrin II 224.
Placentahormon II 252.
Plantarfluchtreflex II 462, 525.
Plasmazellen II 272.
Plasmochin bei Malaria I 316.
PLAUT-VINCENT-Stomatitis I 663, 664.
Plethora II 256.
Pleuradruck I 470.
Pleuraempyem I 646.
—, abgesacktes I 647.
—, Beschaffenheit I 642.
— bei Grippe I 214.
—, interlobäres I 648.
— bei Lobarpneumonie I 535.
Pleuraerguß, Atelektase bei I 513.
—, Beschaffenheit I 641.
— bei Bronchialcarcinom I 634.
—, chylöser I 651.
—, interlobärer I 648.
— bei Mediastinaltumoren I 466.
— bei Pleuratumoren I 657.
—, spezifisches Gewicht I 641.
—, sympathischer I 640.
Pleurapunktion II 815, 850.
— bei Herzinsuffizienz I 350.
—, Lungenödem bei I 514.
Pleurareiben I 640.
Pleuraschwarte I 651.
Pleuratumoren I 657.
Pleuritis, Ätiologie I 639.
— und Cholelithiasis I 942.
— diaphragmatica I 647.
—, interlobäre I 648.
— bei Leberabsceß I 917.
— bei Lobarpneumonie I 535.
— bei Lungeninfarkt I 521.
— bei Lungentuberkulose I 585.
— mediastinalis I 467, 647.
—, rheumatische I 640.
— bei Ruhr I 259.
— serosa I 641, 644.
— —, physikalische Symptome I 642.
— —, Röntgenbild I 642.
— sicca I 640.
— tuberculosa I 639.
Plexus brachialis II 476.
— —, Läsion II 545.
— —, Neuralgie II 610.
— cardiacus I 333.
— lumbalis II 479.
— sacralis II 479.
Pneumococcen I 524.
Pneumomykose I 625.
Pneumonia alba I 625.
Pneumonie, Asthma bronchiale nach I 504.
—, chronische und Zwerchfellhochstand I 851.

Pneumonie bei Diphtherie I 228.
—, FRIEDLÄNDER- I 536.
—, Grippe- I 214.
— und Immunität I 141.
—, karnifizierte I 533.
—, lobäre I 523.
—, —, Ätiologie I 542.
—, — und Appendicitis I 791.
—, —, Behandlung I 536.
—, —, Chinin bei I 538.
—, —, Chlorausscheidung bei I 133.
—, —, Digitalisbehandlung bei I 536.
—, —, Erreger I 524.
—, — bei Kindern I 535.
—, —, Komplikationen I 532.
—, —, Kreislauf I 530.
—, —, Krise bei I 533.
—, —, Lungenabsceß nach I 534.
—, —, Meningitis I 532.
—, —, pathologische Anatomie I 525.
—, —, Pleuritis bei I 535.
—, —, Röntgenbild I 527.
—, —, Serumbehandlung I 537.
—, —, Symptomatik I 526.
—, —, Transmineralisation bei II 32.
—, —, Typendifferenzierung I 538.
—, Mittellappen I 528.
— bei Psittacosis I 305.
—, tuberkulöse I 534.
— bei Typhus abdominalis I 241.
—, zentrale I 532.
Pneumonokoniosen I 551.
Pneumonose I 328, 344.
— und Lungenstauung I 340.
Pneumoperitoneum I 843.
Pneumothorax, doppelseitiger I 654.
— bei Lungentuberkulose I 613.
—, physikalische Symptome I 654.
—, Spontan- I 653.
—, — bei Lungentuberkulose I 613, 620.
—, Therapie I 656.
—, Ventil- I 653.
—, Zwerchfelltiefstand bei I 852.
Pneumotyphus I 241.
Pocken I 200.
—, Agglutination I 151.
—, aktive Immunisierung I 146.
—, Diagnose I 205.
— und Immunität I 140.
—, Komplikationen I 203.
—, Schutzimpfung I 207.

Pocken, Therapie I 207.
—, weiße I 205.
— und Windpocken I 210.
Poikilopikrie II 49.
Polioencephalitis haemorrhagica sup. II 616.
Poliomyelitis anterior acuta II 584.
— — —, aktive Immunisierung I 147.
— — —, Epidemiologie I 165.
— — — und Immunität I 140.
— — —, Infektionsausbreitung I 109.
Pollakisurie II 84.
Polyarthritis acuta s. a. Gelenkrheumatismus.
— — und Chorea minor I 603.
—, primär chronische II 391.
— bei Ruhr I 259.
—, sekundär chronische II 388.
Polycythaemia vera II 256, 313.
Polycythämie II 268.
—, Blutdruck I 432.
— bei CUSHINGscher Krankheit II 237.
— bei maligner Sklerose II 79.
— bei Pulmonalstenose I 407.
— symptomatische II 313.
Polydipsie II 23, 26.
— bei Diabetes mellitus II 156.
Polyglobulie s. a. Polycythämie II 268.
Polymyositis II 366.
Polyneuritis II 598.
— alcoholica II 615.
— arsenicosa II 618.
—, Augenmuskellähmung bei II 488.
— bei Diphtherie I 229, II 600.
— luica II 632.
— saturnina II 617.
—, Schwangerschafts- II 621.
Polyurie bei Diabetes mellitus II 156.
— bei Hirnbasisverletzungen II 237.
— bei Nierenkranken II 47.
—, symptomatische II 26.
Pons, Läsion des, Symptome II 511.
—, Tumoren II 556.
Porphyrie II 180.
Porphyrinopathica II 179.
Porphyrurie bei Bleivergiftung II 738.
Präcipitation als Serodiagnostik I 150.
Preßdruckprobe als Herzfunktionsprüfung I 348.
Pressoreceptoren I 336.
Proerythroblast II 265.
Prognose, Allgemeines I 36.

Proktitis I 795.
— gonorrhoica I 797.
— syphilitica I 797.
Promyelocyten II 273.
Prontosil I 178, 385.
Prophylaxe II 803.
Propulsion II 497.
Prostatacarcinom II 95.
Prostatahypertrophie II 94.
—, Miktionsstörungen bei II 84.
Prostatitis II 95.
Protoplasmaaktivierung I 175, II 809.
Protusio bulbi II 201.
Pseudobulbärparalyse II 466.
—, spastische II 537.
Pseudocroup I 482.
Pseudohämophilie II 344.
Pseudolebercirrhose I 899.
— bei Perikarditis I 343, 430.
Pseudosklerose I 665.
Pseudotabes II 450.
Pseudotyphus von DELI I 298.
Pseudourämie II 51.
Psittacosis I 305.
— und Bronchopneumonie I 543.
Psychasthenie II 689.
Psychoanalyse II 684.
Psychologie und innere Medizin I 6.
Psychopathie II 688.
— und vegetative Stigmatisation II 700.
Psychotherapie II 712, 795.
Ptyalismus I 659, 670.
Pubertas praecox II 244.
Pulmonalinsuffizienz I 407.
Pulmonalsklerose I 341, 446, 518.
Pulmonalstenose I 407.
Pulmonalton, Akzentuation I 348, 403.
Puls, arterieller I 393.
Pulsfrequenz nach Kniebeuge I 348.
Pulsus alternans I 372.
— celer I 394, 399.
— irregularis perpetuus I 363.
— paradoxus bei Concretio pericardii I 430.
— tardus I 394, 400.
Pupille, Innervation II 488.
Pupillenstarre, reflektorische II 488, 633, 639.
Purpura s. a. Thrombopenie.
— abdominalis II 340.
— fulminans II 337.
— majocchi II 341.
— rheumatica II 340.
— simplex II 340.
Pustula maligna I 269.
Pyelitis, akute II 85.
— und Appendicitis I 791.

Pyelitis und Cholecystopathie I 930.
— und Sepsis I 286.
Pyelographie II 82.
Pyelonephritis II 86.
Pylephlebitis I 955.
Pylorus, Funktion I 701.
Pyloruscarcinom I 744, 750.
Pylorusspasmus I 750.
Pylorusstenose I 749.
— und Hypochlorämie II 29.
Pyonephrose II 85, 88.
Pyopneumothorax I 656.
— subphrenicus I 837.
Pyramidenbahn II 460.
Pyramidon I 179.
Pyramidonvergiftung II 755.

Quecksilbervergiftung II 739.
—, Colitis bei I 798.
—, Gastroenteritis bei I 777.
— und Niere II 75.
—, Stomatitis bei I 665.
—, Transmineralisation bei II 32.
QUINCKEsches Ödem I 460.
Quotient, respiratorischer II 97.

Rachendiphtherie I 226.
Rachenhöhle, Anatomie und Physiologie I 658.
Rachenkatarrh s. Pharyngitis.
Rachentumoren I 683.
Rachitis II 126, 413.
—, renale I 416.
— und Tetanie II 214.
— und Vitamin D II 109.
Radialislähmung II 478.
— bei Bleivergiftung II 617.
—, Periostreflex II 525.
Radiumschädigungen II 775.
—, Therapie II 790.
Rasse und Epidemiologie I 160.
— und Immunität I 141.
— und Infektionsresistenz I 75.
Rattenbißkrankheit I 321.
RAYNAUDsche Krankheit I 460.
Rechtsneurosen II 721.
RECKLINGHAUSENsche Krankheit II 137, 649.
Rectalgonorrhöe I 797.
Rectaltuberkulose I 797.
Rectum, vegetative Innervation II 504.
Rectumcarcinom I 814, 815.
— und Obstipation I 811.
Recurrenslähmung I 486.
Reflex I 444.
—, bedingte I 6.
—, motorische, Schema II 469.

Reflexe, Untersuchungstechnik II 525.
—, vegetative II 502.
Regurgitation I 661, 694.
Reizkörpertherapie I 176.
Reizmagen und Magensaft I 738.
Rektoskopie, Technik II 854.
Relaxatio diaphragmatica I 854.
Rentenneurosen II 720.
Reserveluft I 470.
Residualluft I 470.
Respirationsluft I 470.
Reststickstoff im Blut II 48.
Reticulocyten II 266.
Reticuloendothel II 261.
— und Immunität I 145.
—, Morphologie II 283.
Reticuloendothelsarkom II 334.
Reticulose, akute II 324.
Retinitis diabetica II 160.
— pigmentosa und Hypophyse II 233.
— bei Urämie II 52.
Retrokardialraum I 376.
Retropharyngealabsceß I 682.
Retropulsion II 497.
Rheumatismus der Arterien I 452.
—, Herz und I 378.
—, Muskel- II 370.
—, Ruhr- I 259.
Rhinitis atrophicans I 480.
— vasomotorica I 479.
Rhinosklerom I 480.
Rhythmusstörungen des Herzens I 357.
— bei Mediastinaltumoren I 464.
Rickettsia Prowazecki I 295.
— quintana I 308.
Rickettsiosen I 298.
Riesenwuchs II 229.
Rift-Valley-Fieber und Immunität I 140.
Rigor II 496.
Rocky Mountains fever I 298.
ROEMHELDscher Symptomenkomplex I 414.
Röntgenbestrahlung, Allgemeinschädigungen II 775, 785.
Röntgencarcinom II 780.
Röntgenkater II 787.
Röntgenschädigungen, Therapie II 790.
—, Ursachen II 787.
Röntgentiefenbestrahlungen, Schädigungen II 780.
Röteln I 199.
— und Immunität I 140.
Rose I 286.
Roseola bei Miliartuberkulose I 602.

Roseola bei Sepsis I 280.
— bei Trichinosis I 322.
— bei Typhus abdominalis I 235.
Rossolimoscher Reflex II 525.
Rotz I 270.
—, Bronchopneumonie bei I 544.
Rubeola scarlatinosa I 200.
Rubeolen s. Röteln I 199.
—, Encephalitis bei II 597.
Rückenmark, Anatomie II 438.
—, Halbseitenlähmung II 507.
—, Hinterstrangsymptome II 455.
—, Kompressionssymptome II 508, 562.
— Querschnittsläsion II 506, 545.
—, motorische Zentren II 467.
—, Pyramidenbahnläsion II 466.
—, sensible Bahnen II 453.
—, traumatische Läsion II 545.
—, Tumoren des II 560.
—, Vorderhornsymptome II 467.
—,Vorderseitenstrangsymptome II 455.
—, Wurzelläsion II 451, 508.
Rückenmarksabsceß II 568, 570.
Rückenmarkkompression bei Wirbeltuberkulose II 643.
Rückenmarktumoren, Lokalisation II 564.
Rückfallfieber I 306.
Ruhr I 257.
—, Agglutination bei I 151.
—, Amöben- I 263.
—, — und Leberabsceß I 264, 266, 917.
—, Arthritis bei II 383.
—, Bacillen- I 257.
—, —, Bakteriologie I 261.
—, —, chronische I 260.
—, —, Komplikationen I 259.
—, —, Therapie I 262.
— und Colitis gravis I 785.
Rumination I 695.
Rumpe-Leedesches Phänomen bei Skorbut II 125.

Sackniere s. Hydronephrose II 88.
Säurebasengleichgewicht des Blutes II 14.
— bei chronischer Nephritis II 69.
—, diätetische Beeinflussung II 34.
— und Fieber I 133.
— und Nierenfunktion II 5, 49.

Säurevergiftung II 734.
Salicylsäure I 179.
Salicylsäurevergiftung II 754.
Salvarsan, Encephalopathie nach II 618.
— bei Rattenbißkrankheit I 321.
Salvarsanvergiftung II 742.
Salyrgan I 350.
Sanarthrit I 177.
Sandfly-fever I 318.
Sanokrysin I 178.
Saprovitan I 177.
Sauerstoffatmung bei Herzinsuffizienz I 350.
Sauerstoffkapazität des Blutes I 328.
Sauerstoffverbrauch in Ruhe und Arbeit I 329.
Scarlatina s. Scharlach.
Scharlach I 190.
—, abortiver I 193.
—, Arthritis bei II 383.
—, Auslöschphänomen I 152.
— und Diphtherie I 195.
— und Endokarditis I 195.
— und Immunität I 140.
—, Komplikationen I 194.
— und Masern I 188.
— und Myokarditis I 195.
—, Therapie I 198.
—, toxischer I 194.
Scharlachnephritis I 196.
Scharlachsepsis I 274.
Scheintod, elektrischer II 771.
Schenkelblock I 371.
Schickprobe bei Diphtherie I 226.
Schilddrüse bei Basedowscher Krankheit II 200.
—, Entfernung bei Kreislaufinsuffizienz I 351.
— und Fettsucht II 129.
— und Hypophyse II 189, 225.
— und Magersucht II 145.
—, Physiologie II 191.
— und Vitamin A II 113.
— und Wärmeregulation I 130.
— und Wasserhaushalt II 20.
— und Zwergwuchs II 235.
Schilddrüsencarcinom II 206.
Schilddrüsenexstirpation, Ausfallserscheinungen II 193.
Schilddrüsenfütterung, Stoffwechselwirkung II 194.
Schistosomiasis intestinalis I 324.
— urogenitalis I 323.
Schizoide II 690.
Schizotrypanum cruzi I 320.
Schlafkrankheit, afrikanische I 320.

Schlafmittelvergiftung II 749.
Schlafstörungen, Behandlung II 841.
Schlafsucht II 523.
Schlangenbiß II 758.
Schlingkrämpfe I 660.
Schluckakt I 658.
Schluckbeschwerden I 464.
Schmerzreceptoren II 447.
Schmidtsche Probekost I 772.
Schnupfen I 476.
—, angioneurotischer I 479.
—, chronischer I 480.
—, Heu- I 478.
Schonung und Übung I 44.
Schreibkrampf II 664.
Schrothkuren II 826.
Schrumpfniere, sekundäre II 67.
Schüller-Christiansche Erkrankung II 146.
Schwangerschaft, Glykosurie bei II 154.
— und Herzklappenfehler I 390.
Schwangerschaftsniere II 71.
— und eklamptische Urämie II 51.
Schwangerschaftstetanie II 217.
Schwarzmannsches Phänomen I 129.
Schwarzwasserfieber I 317.
Schwefel zur Reizkörpertherapie I 177.
Schwefelkohlenstoffvergiftung II 744.
Schwefelwasserstoffvergiftung II 745.
Schweinerotlauf I 289.
Schweißfriesel I 211.
Scopolaminvergiftung II 752.
Seekrankheit II 762.
Seelenblindheit II 513.
Sehbahn, Schema II 482.
Sehprüfung II 527.
Seifendyspepsie I 781.
Sekretion, innere II 186.
Senilität I 15.
Sensibilität der Haut, Schema II 449, 452.
—, Physiologie II 447.
—, Tiefen- II 448, 454, 527.
—, zentrale II 451.
Sensibilitätslähmung, dissoziierte II 455.
Sensibilitätsprüfung II 526.
Sepsis I 273.
— und Angina I 676, 678.
— und Bakteriämie I 104.
—, chronische I 285.
—, Embolie bei I 106.
— und Endocarditis ulcerosa I 382.
—, Erreger I 275, 282.

Sepsis, Krankheitsbild I 277.
—, Milzbrand- I 270.
—, orale I 101.
— bei Ruhr I 259.
—, Staphylokokken, Metastasen bei I 105.
—, subakute I 285.
—, Therapie I 284.
— tuberculosa acutissima I 604.
Septineuritis I 109.
Serodiagnostik I 150.
Seropneumothorax I 656.
— bei Lungentuberkulose I 613.
Serum, normales II 257.
Serumkrankheit I 171.
— und normierte Inkubation I 118.
— und Vererbung I 65.
Serumtherapie I 171, II 808.
— bei Botulismus I 253.
— bei Diphtherie I 229.
— bei Erysipel I 290.
— bei Meningitis epidemica II 575.
— bei Pneumonie I 537.
— bei Poliomyelitis II 588.
— bei Ruhr I 262.
— bei Scharlach I 198.
— bei Sepsis I 284.
— bei Tetanus II 602.
— bei Tularämie I 304.
Sexualhormone II 251.
Shock, Behandlung II 837.
Sialorrhöe I 659, 670.
Siderosis bei Lebercirrhose I 913.
— der Lunge I 553.
Sigmoiditis I 795.
Silicosis der Lunge I 552.
SIMMONDsche Krankheit II 233.
Simulation, Beurteilung II 722.
— und Hysterie II 719.
Singultus I 856, II 535.
Sinusbradykardie I 360.
Sinustachykardie I 360.
Sinusthrombose II 540.
Sklerodermie, Fieber bei I 138.
Sklerose, multiple II 621.
Skorbut II 125.
—, Hämatothorax bei I 651.
—, Stomatitis bei I 664.
Sodoku I 321.
Solaninvergiftung II 757.
Solganal I 178.
Solvochin I 385.
Somnolenz II 523.
Sonnenbrand II 769.
Sonnenstich II 767.
Soor der Lunge I 625.
— der Mundschleimhaut I 665.

Soor bei Typhus abdominalis I 236.
Soziologie, medizinische I 20.
Speichelsekretion I 658.
Speichelstein, Parotitis bei I 669.
Speiseröhre s. Oesophagus.
Spitzenstoß, hebender I 340.
Spina bifida II 647.
Spinalparalyse spastische II, 629, 654.
Spirochaeta icterogenes I 266.
— recurrentis I 307.
Splenomegalia infantum I 319.
Splenomegalie s. a. Milztumor.
—, ägyptische I 320.
Spondylarthritis ankylopoetica I 476, II 392.
Spondylitis tuberculosa II 642.
Spondylosis deformans II 400.
Sporozoen des Darmes I 818.
Sportherz I 331.
Spotted fever I 298.
Sprachstörungen II 516.
Sprachzentrum II 517.
Sprue I 782, II 126.
—, Anämie bei II 303.
— und Gastroenteritis I 781.
—, symptomatische I 783.
—, Stomatitis bei I 663.
Sputum, CHARCOT-LEYDENsche Kristalle im I 502.
—, CURSCHMANNsche Spiralen im I 502.
— bei Lobärpneumonie I 529.
— bei Lungengangrän I 549.
— bei Lungentuberkulose I 593.
Status thymico-lymphaticus II 247.
Staubkrankheiten der Lunge I 551.
Stauungsbronchitis I 340.
Stauungsleber I 342.
Stauungslunge I 339, 340, 516.
Stauungsniere II 81.
Stauungspapille II 483, 548.
— bei Hirntumoren II 548.
Steinbildung, Allgemeines II 183.
Steinhauerlunge I 553.
STELLWAGsches Symptom II 201.
Sternalpunktion II 275.
Stigmatisation, vegetative II 699.
—, — und Magenneurosen I 763.
—, — und Psychopathie II 700.
STILLsche Krankheit II 394.
Stirnhöhle, Empyem I 477.
STOCKESscher Kragen I 464.
Stoffwechsel, Allgemeines II 97.

Stoffwechsel, Arbeits- II 99.
— bei BASEDOWscher Krankheit II 204.
— bei Fettsucht II 128.
— und Fieber I 132, II 122.
— bei Gicht II 173.
— bei Myxödem II 198.
— bei Schilddrüsenexstirpation II 193.
—, spezifisch-dynamische Wirkung II 99.
Stomatitis und Alveolarpyorrhöe I 664.
— catarrhalis I 662.
— gangraenosa I 666.
— mercurialis I 665.
— PLAUT-VINCENT I 663, 664.
— bei Sprue I 782.
— ulcerosa I 663.
— — und Maul- und Klauenseuche I 269.
— aphthosa I 663.
Strabismus, paralytischer II 486.
Strahlenbehandlung II 828.
Streptococcus viridans I 282, 386.
Streptokokken, hämolytische bei Scharlach I 190.
Streptotrichose der Lunge I 625.
Striatum II 494.
—, Läsion des II 499.
Stridor bei Mediastinaltumoren I 464.
Strophanthin und Coronarinsuffizienz I 417.
—, klinische Anwendung I 353.
Struma s. a. Kropf, BASEDOWsche Krankheit II 210.
—, Pubertäts- II 210.
Strychnin I 181, 355.
Strychninvergiftung II 754.
Stuhluntersuchung bei Infektionskrankheiten I 120.
— auf Wurmeier I 819.
Subarachnoidealblutung II 539.
Sublimatvergiftung II 739.
Suboccipitalpunktion II 530, 849.
Substantia nigra, Läsion II 499.
Sucussio Hippocratis I 656.
Sufrogel I 177.
Suggestivtherapie II 713.
Superinfektion und Infektionsimmunität I 149.
Sympathicotonie II 699.
— und Vagotonie II 15.
Sympatol I 181, 355.
Symptomenkomplex, gastrokardialer I 414.

Synkinesien II 462.
Synthalin bei Diabetes mellitus II 166.
Syringobulbie II 653.
Syringomyelie II 146, 563, 651.
—, Arthropathie bei II 403.

Tabes dorsalis II 633.
— —, Arthropathie bei II 402.
— —, familiäre Disposition I 64.
— —, Liquorreaktionen II 531.
— —, Ptyalismus bei I 670.
—, Pseudo- II 450.
Tachykardie I 333.
— bei BASEDOWscher Krankheit II 202.
—, paroxysmale I 364, 366.
—, — bei BASEDOWscher Krankheit I 420.
—, — und Polyurie II 26.
—, Sinus- I 360.
Taenia nana I 825.
— saginata I 820, 821.
— solium I 822.
TAKATA-Reaktion bei Lebercirrhose I 904.
TALMAsche Operation I 843.
Tarbadillofieber I 298.
Teerstuhl bei Magencarcinom I 745.
Teilbäder, HAUFFEsche I 357.
Telatuten I 177.
Teleangiektasia annularis II 341.
Temperatursinn I 447.
Terpentinabsceß zur Reizkörpertherapie I 177.
Terpentinvergiftung II 755.
Tetanie II 215.
—, parathyreoprive II 213.
Tetanus II 601.
—, Immunisierung I 143.
—, Infektionsmodus I 87.
—, latenter I 111.
—, Toxinausbreitung auf dem Nervenwege I 110.
Tetrachloräthanvergiftung II 745.
Tetrachlorkohlenstoffvergiftung II 745.
Thalamus, Läsion II 499.
—, sensible Bahnen II 456.
Thalamussyndrom II 458.
Thalliumvergiftung II 740.
Theophyllin I 350.
Therapie, ableitende II 810.
—, ätiotrope II 801.
—, allgemeine I 40, II 792.
—, — bei Vergiftungen II 731.
—, Ernährungs- II 816.

Therapie, Konstitutions- II 805.
—, Mechano- II 831.
—, medikamentöse II 842.
—, physikalische II 825.
—, soziale II 796.
—, spezielle und allgemeine II 797.
—, spezifische der Infektionskrankheiten I 170.
—, Strahlen- II 828.
—, Substitutions- II 801.
—, Übungs- II 831.
—, umstimmende II 808.
—, unspezifische I 174.
—, vorbeugende II 803.
Thorakoplastik bei Lungentuberkulose I 621.
Thoraxstarre und Lungenemphysem I 507.
Thrombangiitis obliterans I 379, 453.
Thrombendarteriitis pulmonalis I 341.
Thrombocyten II 271.
—, Bildung im Knochenmark II 279.
Thrombopathie, hereditäre II 339.
—, konstitutionelle II 339.
Thrombopenie, essentielle II 336.
—, symptomatische II 335.
Thrombophlebitis I 457.
— bei BANGscher Krankheit I 255.
— bei Sepsis I 280.
Thrombose, Arterien- I 456.
Thymus II 246.
— bei BASEDOWscher Krankheit II 203.
Thymustod II 247.
Thyroxin II 192.
Tibialisphänomen II 462.
Tic-Krankheit II 662.
Tiefenperson II 697.
Toluolvergiftung II 745.
Tonsillarabsceß I 674, 679.
Tonsillen, Hyperplasie I 679.
Tonsillitis, chronische I 676.
Torticollis spasticus II 475, 663.
Totalkapazität der Lunge I 470.
Toxikologie, allgemeine II 725.
Toxinneutralisation, Serodiagnostik und I 150.
Trachealstenose I 499.
Tracheitis, akute I 489.
Transmineralisation II 32.
Traubenzucker, intravenöse Injektion I 355, 418.
Traumdeutung und Neurose II 706.
Tremor, essentieller II 662.

Tremor, extrapyramidaler II 498.
—, Intentions- II 624.
—, Schüttel- II 582.
Trichinose, Muskelschmerzen bei II 372.
Trichinosis I 321.
Trichloräthylenvergiftung II 745.
Trichocephalus dispar I 829.
Trichomonas intestinalis I 817.
Tricuspidalinsuffizienz I 405.
Tricuspidalstenose I 407.
Trigeminusneuralgie II 473, 605.
Trinitrotoluolvergiftung II 746.
Triphal I 178.
Trommelschlegelfinger II 422.
— bei Bronchiektasen II 498.
— bei Endocarditis lenta I 386.
— bei Pulmonalstenose I 406.
Tropfklystier I 182.
TROUSSEAUsches Phänomen bei Tetanie II 216.
Trypaflavin I 178.
Trypanosoma gambiense I 320.
Tuberkelbacillen im Blut bei Gelenkrheumatismus I 102.
Tuberkelbacillus I 561.
Tuberkulin bei Asthma bronchiale I 506.
Tuberkulinreaktionen I 154.
Tuberkulinüberempfindlichkeit und Allergie I 154.
Tuberkulose und chronische Sepsis I 286.
—, Infektionsimmunität I 149.
— und Zwillingsforschung I 64.
Tularämie I 303.
—, Agglutination bei I 151.
— und Immunität I 140.
—, lymphogene Ausbreitung I 106.
Typhlatonie I 795, 810.
Typhlitis stercoralis I 794.
Typhobacillose I 604.
Typhus abdominalis I 232.
— —, Ätiologie I 232.
— —, Agglutination bei I 151, 245.
— —, aktive Immunisierung I 146.
— — ambulatorius I 243.
— — und Appendicitis I 791.
— —, Arthritis bei II 383.
— — Bacillennachweis I 240, 241, 244.
— — und BANGsche Krankheit I 245, 256.

Sachverzeichnis.

Typhus abdominalis, Blutbild I 240.
— — und Bronchitis I 241.
— —, Bronchopneumonie bei I 543.
— — und Cholera I 293.
— —, Dauerausscheider I 238.
— —, Diazoreaktion im Harn I 241.
— —, Fieber I 234.
— — und Fleckfieber I 245.
— — und Grippe I 245.
— — und Immunität I 140.
— —, Kehlkopflähmung bei I 486.
— —, Komplikationen I 243.
— —, Kreislaufveränderungen bei I 239.
— —, Magendarmsymptome I 236.
— — und Miliartuberkulose I 245.
— —, nervöse Symptome I 239.
— —, Ostitis bei II 423.
— —, Pneumonie bei I 241, 534.
— —, Prognose I 243.
— —, Prophylaxe I 245.
— —, Rezidive I 242.
— —, Roseola bei I 235.
— — und Sepsis I 283.
— —, Symtomatologie I 233.
— —, Therapie I 246.
— exanthematicus I 295.
— recurrens I 306.
Tyrosin im Harn bei akuter Leberatrophie I 896.

Überarbeitung II 715.
Übung und Schonung I 44.
Ulcus duodeni s. a. Ulcus ventriculi.
— — und Cholecystopathie I 930.
— —, Diät bei I 709, 710.
— —, duodenale Motilität bei I 721.
— — und Pankreatitis I 966.
— —, Pathogenese I 714.
— —, Röntgenuntersuchung I 720.
— jejuni pepticum I 711, 714, 730.
— pepticum oesophagi I 684.
— ventriculi I 710.
— —, Ätiologie I 710.
— —, Alkalibehandlung I 727.
— —, Avitaminosen bei I 724.
— —, Blutung, große I 721, 726.
— —, callöses I 722.

Ulcus ventriculi, Diät bei I 709, 710, 725, 728.
— —, Druckpunkte bei I 718.
— — und Duodenalstenose I 752.
— —, Erosion und I 712.
— —, Gastritis und I 713, 721.
— —, Hämatemesis bei I 717.
— —, Magensaft und I 711, 716, 718, 724.
— —, Operation I 729.
— —, penetrierendes I 715, 722.
— —, perforiertes I 715, 722.
— —, Prognose I 723.
— — und Pylorusstenose I 750.
— —, Röntgenuntersuchung I 719.
— —, Schmerzen bei I 716.
— —, Sodbrennen bei I 716.
— —, Sondenernährung bei I 729.
— —, Symptome I 717.
— —, Therapie I 724, 728.
— —, traumatisches I 714.
— —, Trinkkuren bei I 727.
— —, Zunge bei I 716.
Ulnarislähmung II 477.
Umgebungsuntersuchungen I 31.
Umstimmungstherapie I 175.
Unbewußtes I 7.
— und Neurose II 706.
Unternährung II 120.
Untersuchungsbefund, Allgemeines I 28.
Untertemperatur s. Hypothermie I 138.
Urämie II 49.
—, Anämie bei II 292.
—, Colitis bei I 798.
—, eklamptische II 51.
—, — bei Glomerulonephritis II 64.
—, — bei Lipoidnephrose II 73.
—, hypochlorämische bei Gastroenteritis I 778.
—, Lungenödem bei I 514.
— bei Nephritis II 65.
—, Pseudo- II 51.
Uraturie II 182.
Ureterkatheterismus II 82.
Urina spastica II 26.
Urobilin, Stoffwechsel I 864.
Urobilinogen im Harn bei Cholecystopathie I 937.
—, Stoffwechsel des I 864.
Ursolasthma I 503.

Vaccination gegen Pocken I 207.
Vaccinetherapie I 173.

Vaccinetherapie bei BANGscher Krankheit I 257.
— bei Keuchhusten I 222.
Vaccineurin I 177.
Vagotonie II 699.
— und Sympathikotonie I 15.
Vaguslähmung I 487.
VALSALVAscher Versuch I 473.
Varicellen s. Windpocken I 208.
Variola s. Pocken I 200.
Variolois I 206.
Vasomotorenzentrum I 336.
Vasoneurosen I 459.
Venendruck bei Mediastinaltumoren I 463.
—, Messung I 334.
— bei Perikarditis I 429.
Venenpuls I 334, 394.
—, positiver bei Tricuspidalinsuffizienz I 405.
Venenpunktion II 847.
Venenthrombose I 457.
— bei Typhus abdominalis I 240.
Ventilationsäquivalent I 327.
Ventrikulographie II 559.
Venülen I 121.
Veramonvergiftung II 751.
Veratrinvergiftung II 755.
Verbrennungen II 766.
Vererbungsgesetze I 48.
Vergiftungen II 725.
—, allgemeine Therapie II 731.
— und Entgiftung II 727.
—, Erkennung II 729.
—, gewerbliche II 733.
—, Verhütung von II 733.
Veritol I 181, 355.
Veronalvergiftung II 750.
Verruga peruviana I 321.
Verstopfung s. Obstipation I 807.
Verzweigungsblock I 372.
Vierte Krankheit I 200.
Virulenz I 69.
—, Abschwächung der I 80.
Viruskrankheiten I 84.
Vitalkapazität I 470.
— zur Herzfunktionsprüfung I 348.
— und Lungenstauung I 340.
Vitamine s. a. Avitaminose.
Vitamin A II 104.
— A und Vitamin D II 112.
— — und Leber I 868.
— — und Schilddrüse II 113.
— B_1 II 105.
— — und Leber I 868.
— — und Magensaftsekretion II 112.
— B_2-Komplex II 106.
— B_6 II 107.
— C II 107.
— — und Leber I 869.

Vitamin C und Nebenniere II 241.
— —, Resorption im Darm I 768.
— D II 108.
— — und Kalkstoffwechsel II 215.
— — und Vitamin H II 112.
— E II 110.
— — und Hypophyse II 113.
— H II 111.
— K II 111.
— (Faktor) T II 111.
Vitamine, Diät und II 824.
— und Enzyme II 112.
— und Hormone II 111.
—, Synergismus und Antagonismus II 111.
—, Übersicht II 102.
VOLHARDscher Wasserversuch II 55.
Vorhofflattern I 363.
Vorhofflimmern I 363.
—, Digitalis bei I 354.
Vorhofpropfung I 369.
Vorniere II 17.
Vuzin I 178.

Wachstum und Hypophyse II 223, 226, 229.
— bei Schilddrüsenexstirpation II 193.
— und Thymus II 246.
Wärmebehandlung II 826.
Wärmeregulation und Fieber I 129.
Wärmeregulationszentrum I 130.
Wärmestich I 135.
Wanderniere II 89.
Wasser im Blut und im Gewebe II 9.
Wasserbedarf, täglicher II 10.
Wasserbehandlung II 825.
Wasserhaushalt II 1, 9.
— bei Diabetes mellitus II 156.
— und Diät II 823.
— und Durst II 17.
— und Fettsucht II 130.
— und Fieber I 133.
— bei Herzschwäche I 343.
—, hormonale Regulation II 19.
— und Leber I 862.
—, zentrale Regulation II 21.
WASSERMANNsche Reaktion I 150.
— — bei Lungentuberkulose I 614.

Wasserstich II 20.
Wasserstoß bei Glomerulonephritis II 64, 65.
Wasserverarmung II 28.
Wasservergiftung II 27.
Wasserverlust bei Cholera asiatica I 292, 294.
Wasserversuch zur Nierenfunktionsprobe II 55.
WEIL-FELIXsche Reaktion bei Fleckfieber I 297.
WEILsche Krankheit I 266.
— —, Leberatrophie bei I 898.
WENCKEBACHsche Periode I 369.
WERLHOFsche Krankheit, Hämatothorax bei I 651.
WILSONsche Krankheit II 665.
— —, Lebercirrhose bei I 906.
Windpocken I 208.
—, Encephalitis bei II 597.
— und Immunität I 140.
— und Pocken I 205.
Wirbeltuberkulose, Rückenmark bei II 642.
Wismutvergiftung, Stomatitis bei I 665, II 741.
WOHLGEMUTHsche Probe bei Pankreaserkrankungen I 961.
Wundrose I 286.
Wurmmittel, Vergiftungen durch II 755.

Xanthomatosen II 357.
—, essentielle II 146.
—, generalisierte II 359.
Xanthose bei Diabetes mellitus II 158.
Xerophthalmie II 124.
Xerostomie I 659, 670.
Xylolvergiftung II 745.

Yatren bei Amöbenruhr I 266.

Zähne, Granulome I 672.
—, Stellungs- und Formanomalien I 671.
Zahncaries I 671.
Zahnveränderungen bei Tetanie II 216.
Zentralnervensystem, allgemeine Reaktionen II 441.
—, Anatomie II 434, 439.
—, Durchblutungsstörungen II 531.

Zentralnervensystem, entzündliche Erkrankungen II 566.
—, Erbkrankheiten II 649.
—, Physiologie II 443.
Ziegenpeter s. Parotitis epidemica I 222.
Zinkvergiftung II 740.
Zirbeldrüse II 245.
Zuckerkrankheit s. Diabetes mellitus II 147.
Zunge bei achylischer Chloranämie II 290.
— bei Anaemia perniciosa II 297.
—, Haar- I 668.
—, Leukoplakie der I 666.
— bei Peritonitis I 836.
— bei Scharlach I 192.
— bei Sprue I 782.
—, Syphilis der I 669.
—, Tuberkulose der I 669.
— bei Typhus abdominalis I 236.
— bei Ulcus ventriculi I 716.
Zungenbändchen, Geschwür am I 660.
Zungenlähmung I 660.
Zungenmandel, Erkrankungen der I 680.
Zwangsneurosen II 691.
Zwerchfell, Anatomie I 846.
— und Concretio pericardii I 852.
— und Herz I 421.
— und Herzlage I 376.
— und Kreislauf I 852.
—, Physiologie I 847.
—, Röntgenuntersuchung I 849.
Zwerchfellhernien I 853.
Zwerchfellhochstand I 850.
—, Extrasystolen bei I 363.
— bei Peritonitis I 836.
Zwerchfellkrampf I 856.
Zerchfellähmung I 855.
Zwerchfellstand I 847, 849.
Zwerchfelltiefstand I 851.
— bei Pneumothorax I 655.
Zwergwuchs, chondrodystrophischer II 236.
— hypophysärer II 234.
—, primordialer II 235.
—, renaler II 416.
Zwillingsforschung und Erbpathologie I 56.
— und Infektionskrankheiten I 63.
Zwischenhirn, vegetative Zentren II 21.

If you have any concerns about our products,
you can contact us on
ProductSafety@springernature.com

In case Publisher is established outside the EU,
the EU authorized representative is:
**Springer Nature Customer Service Center GmbH
Europaplatz 3, 69115 Heidelberg, Germany**

Printed by Libri Plureos GmbH
in Hamburg, Germany